高等职业教育创新教材

供口腔医学技术专业用

总主编 **牛东平**

口腔数字化技术

第2版

主编 **王 勇** 副主编 **赵 创 赵一姣**

编者（以姓氏笔画为序）

王 勇（北京大学口腔医学院）
石虹霞（山西齿科医院）
刘亦洪（北京大学口腔医学院）
吴邵波（北京联袂义齿技术有限公司）
张 波（北京联袂义齿技术有限公司）
张天亮（北京联袂义齿技术有限公司）
张兴明（北京联袂义齿技术有限公司）
赵 创（北京联袂义齿技术有限公司）
赵 瑞（北京联袂义齿技术有限公司）
赵一姣（北京大学口腔医学院）
赵鹏飞（北京联袂义齿技术有限公司）
姜向瑞（山西齿科医院）
贺瑞俊（山西齿科医院）
薛 坤（山西联袂义齿技术有限公司）

人民卫生出版社

·北 京·

图书在版编目（CIP）数据

口腔数字化技术 / 王勇主编 . —2 版 . —北京：人民卫生出版社，2023.8（2025.8重印）
ISBN 978-7-117-34838-6

Ⅰ.①口… Ⅱ.①王… Ⅲ.①数字技术 – 应用 – 口腔科学 Ⅳ.①R78-39

中国国家版本馆 CIP 数据核字（2023）第 093854 号

人卫智网	www.ipmph.com	医学教育、学术、考试、健康，购书智慧智能综合服务平台
人卫官网	www.pmph.com	人卫官方资讯发布平台

口腔数字化技术
Kouqiang Shuzihua Jishu
第 2 版

主　　编： 王　勇
出版发行： 人民卫生出版社（中继线 010-59780011）
地　　址： 北京市朝阳区潘家园南里 19 号
邮　　编： 100021
E - mail： pmph @ pmph.com
购书热线： 010-59787592　010-59787584　010-65264830
印　　刷： 北京顶佳世纪印刷有限公司
经　　销： 新华书店
开　　本： 787 × 1092　1/16　**印张：** 16
字　　数： 389 千字
版　　次： 2018 年 11 月第 1 版　2023 年 8 月第 2 版
印　　次： 2025 年 8 月第 7 次印刷
标准书号： ISBN 978-7-117-34838-6
定　　价： 86.00 元
打击盗版举报电话：010-59787491　E-mail：WQ @ pmph.com
质量问题联系电话：010-59787234　E-mail：zhiliang @ pmph.com
数字融合服务电话：4001118166　E-mail：zengzhi @ pmph.com

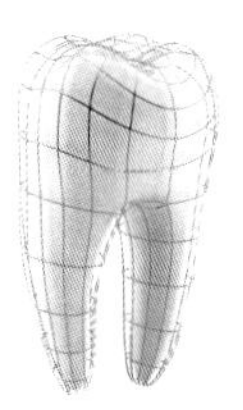

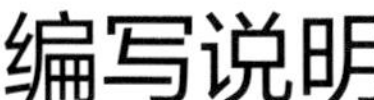

编写说明

对一个国家来说，完善的教育体系，需要在精英教育与职业教育之间寻找平衡。没有精英教育，就没有"中国创造"；而没有职业教育，高品质的"中国制造"也就成了"空中楼阁"。完善的教育体系让每位学生都有机会去创造出彩的人生，国家也能通过源源不断输入的各类职业技术人才，提高"中国制造"的市场竞争力，这是国家层面对教育的顶层设计。职业教育使命是培养有知识的"能工巧匠"，而教材是知识的载体，也是教学的指导性文件，其重要性不言而喻。

本套创新教材基于我及团队30年来一直从事口腔医学技术专业相关教学、教材编写。创新的力量无可限量，可以突破禁锢，开辟出一片新的天地。对我们既是挑战，更是机遇。30多年来，我国义齿制造业的发展突飞猛进，但我及团队潜心研究我国与世界上几个制造强国在该领域的反差，危机感顿生，这就促使我们编写本套教材时，一定要体现"中国制造"在该领域的态度与担当。

一、专业课程设置

《中国制造2025》是我国政府在新一轮产业革命中做出的积极举措，强调制造业在中国经济中的基础作用，以及如何将制造大国升级为制造强国。

义齿制造是否属于制造业，属于什么样的制造业？与《中国制造2025》有什么关系？是本套教材的编者和师生们首先需要明确的。制造业的定义是将原材料通过制造过程，转化为人们使用的工具、工业品和生活日用品的行业。国家有关部门将"定制式义齿"确定为"医疗器械"，自然属于制造业。不仅如此，目前义齿制作技术领域在很大程度上依赖蓬勃发展、方兴未艾的现代技术支撑，如数字化、网络化、数控机床、3D打印已十分普遍，因此，属于地地道道的现代制造业范畴。而为制造业培养主力军队伍的高等院校，应把培养目标置于这个大背景下，对每位学生来说，更应把国家发展需要与实现自己梦想相结合。

鉴于此，专业课程设置必须服务、服从于这一目标。强化学生的动手能力训练，教育学生牢牢树立"守正笃实、精益求精、久久为功"的工匠精神，把培养千千万万有知识的"能工巧匠"作为不二使命。因此，口腔医学技术专业课程设置时，把与培养目标不密切相关的《口腔内科学》《口腔颌面外科学》《口腔预防医学》等课程删除，增加了对本专业具有基石意义的《牙体形态与功能》《优殆理论与技术》，以及适应产业"互联网+"需要的《口腔数字化技术》。理论课与实践课之比为1∶2.5（具体见附表）。

专业课程设置取决于培养目标。因此，本套创新教材的**专业课程设置包括：**

1. 牙体形态与功能
2. 优殆理论与技术
3. 口腔工艺材料
4. 口腔美学基础
5. 固定修复体工艺技术
6. 可摘局部义齿工艺技术
7. 全口义齿工艺技术
8. 口腔数字化技术

二、"交叉理论"处理

"交叉理论"是指既涉及口腔医学又涉及口腔医学技术专业的理论。属于这一问题的范围，集中在两门课程：一是口腔解剖学，二是口腔修复学。因此，本套书将涉及解剖学内容的部分，分别在《牙体形态与功能》和《优殆理论与技术》中讲解。例如，牙齿的进化、发育和结构等知识点，放在《牙体形态与功能》中；而有关咀嚼系统的颌骨、肌肉、关节和神经等知识点，则放在《优殆理论与技术》中。涉及修复学内容的部分，主要是有助于对医师设计的理解和对牙体制备及制取的印模是否符合要求进行判断方面的内容，分别在三种义齿制作技术中作为基本理论单列章节讲解。

三、关于殆学

问题的提出是基于殆学对口腔医学技术专业的重要性及其易被忽视的普遍性。殆学被普遍认为是最难教、最难学的一门课程，但义齿是外壳，殆是灵魂。没有对殆学的深刻理解，不可能制作出高质量义齿。

咀嚼系统是一个多元素功能共同体，功能链条的末端是牙齿，其冠的表面虽然覆盖一层人体最硬的组织，但一点不影响其感知度。上、下颌牙齿间的感知度为7μm，容忍度为20μm，意味着超过此值可能给器官造成伤害。轻者影响功能，重者会造成"医源性疾病"，给患者带来难以想象的痛苦。

古人云："天下无难事，在乎人为之，不为易也难，为之难亦易"。万物发展都是一个过程，恩格斯将过程思想称为伟大的哲学思想。俗话说，"台上一分钟，台下十年功"，就是生活中的哲学，过程通常是枯燥的，而结果是丰富的。没有过程就没有结果。因此，想让义齿获得优质咬合，也有一个过程，而且这个过程存在着内在逻辑性联系，概括如下：

1. 重基础　牙齿是构成殆的主体元素，也是殆的基石。从形态到功能、理论到实践，要

投入足够精力。学习总时间应达到450~500学时。

2. 强主体　牙列是𬌗的主体功能结构。牙齿、牙周组织与颌骨共同构成牙列，它是牙齿实现功能的形式。要强化对牙列的结构、形态、功能以及上、下颌牙列关系的学习。

3. 保顺畅　上、下颌牙列要行使功能，前提是下颌处于运动状态，即动态𬌗。如何保持下颌运动顺畅，需要在前面所学知识的基础上，继续学习相关关节、骨骼、肌肉、神经、组织结构的功能，以及下颌各种功能位置。

4. 用信息　像人的面孔、指纹一样，义齿也具有个性化特质。接收和运用医师提供的患者个性化信息，是技师的一项重要基本功，是制作个性化义齿的基础。

四、专业技术

专业技术体现工匠精神，动手能力则是重要的教学目标。教师和学生需了解2年在校学习期间，除了理论课程，应初步或基本掌握哪些技术。因此，我们提炼出以下10项技术，这些只是基本的概括，例如，数据转移技术是个复杂的过程，既包括医师用面弓、转移台、𬌗架传递各种与𬌗相关的信息，也涉及技师通过转移台、𬌗架对信息的接收和应用；再如失蜡铸造技术既包括金属铸造，也包括树脂和陶瓷铸造技术；而美学技术涉及牙齿的排列、位置、角度、颜色及表面形态细节等，每项技术都有着丰富的内涵，不能将它们孤立地区分开来。

1. 模型代型技术
2. 数据转移技术
3. 失蜡铸造技术
4. 数字化技术
5. 表面加工技术
6. 卡环弯制技术
7. 仿天然牙堆蜡技术
8. 饰面技术（瓷及树脂成形技术）
9. 排牙技术
10. 美学技术

五、质量检测

质量检测是保证产品质量的重要手段。义齿质量检测是一项非常重要的工作，分为阶段性质量检测和最终质量检测。

义齿作为一种产品，它的制造过程是由若干阶段完成的，只有每个阶段的质量达标，才会有产品最终质量的合格。因此，在每个阶段有其相对独立的质量标准，称为阶段质量目标。建立这种检测制度，可防止阶段不合格产品往下游延续和叠加。最终质量检测是在上述各阶段质量检测基础上进行全面的检测。这种理念贯穿于各种义齿制作过程。

六、引领作用

目前，我国处于由制造大国提升为制造强国的大变革时代，即进入产业结构调整、供给侧改革、重质量的新常态。因此，教材必须肩负起引领作用，体现先进性。

经过近 30 年的发展，义齿制作由失蜡技术（属于传统工艺技术，以手工作坊式为主）通过基于印模 / 模型的 CAD/CAM 过渡到半数字化（图 0-1）；而由半数字化到用“互联网 +”将临床数字印模通过网络传递给设计制造车间，实现了义齿制造的“全数字化”，只用了不到 10 年时间。谁会设想下个 10 年制造业会发生什么变化？

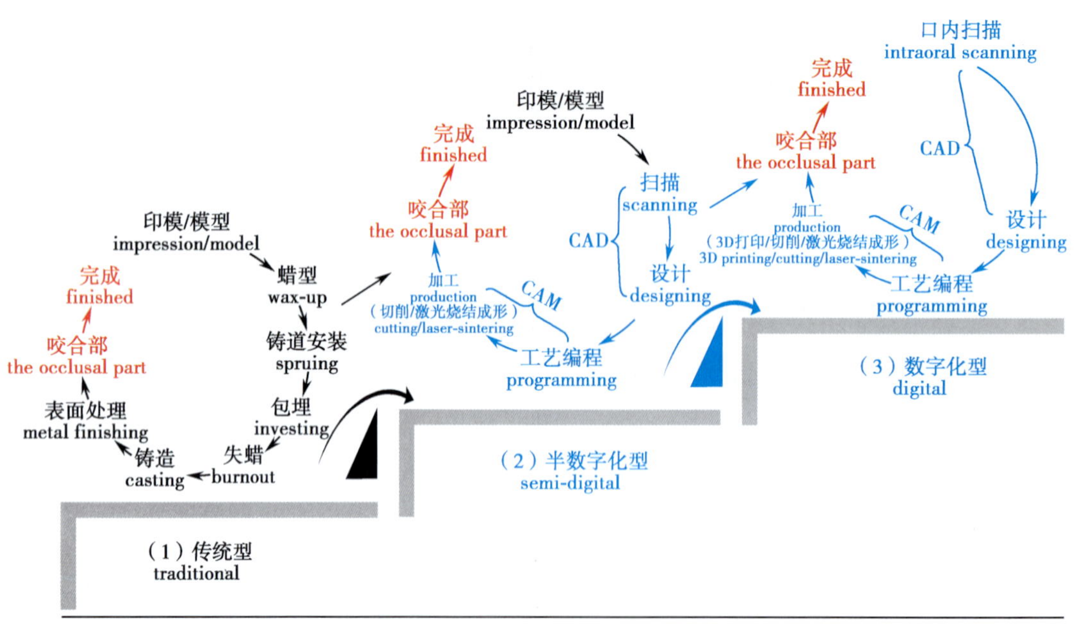

图 0-1 产业结构转型升级示意图

黑色：传统工艺；蓝色：数字化工艺；红色：手工完成

蓝色、黑色均用于制作基底部；红色用于制作咬合部

由传统型到数字化型的发展过程，体现着该行业产业结构的调整：由劳动密集向科技密集、由高耗能向低耗能、由低质量向高质量的转型升级

“互联网 +”提供了一个“共享”的手段，不仅可以提速，更能提质，因为它免除了若干可能造成工作失误的环节，这也无疑给义齿制造业带来了发展先机。

值得说明的是，在本套教材编写过程中，得到了各位专家、各位同事以及出版社领导和编辑的大力支持。感谢易新竹、巢永烈、冯海兰、王新知、赵信义等教授在百忙之中为本套教材担任主审。感谢原双斌医师协助总主编参与并指导了编写的全过程；林文元所长、郭俊秀同事在资料收集方面给予了大力协助；王收年医师完成了全部绘图工作；贺志芳、牛凤娴医师在文字整理等方面做了默默无闻的贡献；山西省职工医学院李海龙老师、河北唐山职业技

术学院蒋菁、库莉博老师为教材的顺利出版也给予了大力支持，在此一并致谢！

由于编写时间短，编写经验有限，本套教材难免有不妥之处，恳请广大师生及同行提出宝贵意见，以供再版时修改。

牛东平

2018 年 3 月 29 日

附表　专业课程设置及时间分配

（仅供参考）

序号	课程名称	学时数		
		总学时	理论学时	实训学时
1	牙体形态与功能	450	40	410
2	优殆理论与技术	220	56	164
3	口腔工艺材料	58	44	14
4	口腔美学基础	50	50	0
5	固定修复体工艺技术	200	48	152
6	可摘局部义齿工艺技术	156	54	102
7	全口义齿工艺技术	76	40	36
8	口腔数字化技术	40	22	18
合计		1 250	354	896

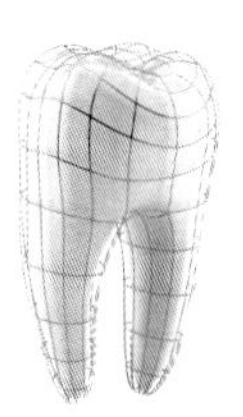

第 2 版前言

2017 年，牛东平老师带领团队到北京大学口腔医学院商谈编写《口腔数字化技术》一书，恍如昨日。这本书是由牛老师担任总主编，供口腔医学技术专业使用的“高等职业教育创新教材”之一，具有独特的教学知识体系。第 1 版于 2018 年正式出版，出版后深受读者欢迎，截至 2023 年 4 月，累计印刷 13 次、累计印数近 25 000 册。近年来，口腔数字化领域发展迅速，业内人士渴求更新知识，在实际使用中提出了许多建议反馈，同时，编委们也一直在收集整理最新技术的资料，因此，第 2 版的修订工作提上了日程。

教育部在 2018 年批准设立“医学技术”为一级学科，“口腔医学技术”是其中的一个二级学科。因此，口腔修复工艺技术现在也称为口腔医学技术，涉及口腔修复、口腔种植、口腔正畸、口腔颌面外科和儿童口腔科，以及口腔材料、口腔设备等多个口腔临床学科。这样，口腔医学技术就可以形成一个完整的教学培养体系，并在高校开展口腔医学技术专业的本科及研究生培养。

全书分为三部分，即基础理论、共性知识和专业知识（各口腔临床学科知识），定位为高等职业教育口腔医学技术学生、口腔技师及口腔全科医生。全书共分六章，包括绪论、口腔数字化技术基础理论、口腔数字化扫描工艺技术、口腔数字化设计工艺技术、口腔数字化制造工艺技术和口腔数字化技术应用材料，以及附录和教学大纲。本书结构和内容着眼于为学习者开阔视野和打下扎实的基础，不仅能胜任当前的工作，也可为将来的深造机会提供起点。

口腔数字化技术需要通过设备和软件来实现，本书突出软件实操技能，配有大量图片。需要注意的是，不同的设备、不同的软件或版本略有差异，所以学习过程中请务必注意领悟其中共性，既要知其然也要知其所以然，触类旁通，举一反三，才能适应口腔数字化领域日新月异的飞速发展，不断学习和掌握新的设备和软件。

我国是人口大国，经济区域发展尚不均衡。第四次全国口腔健康流行病学调查报告的相关数据说明我国的口腔健康情况任重道远，口腔医生、口腔技师责任重大。国务院于 2019 年发布《国家职业教育改革实施方案》，再次强调职业教育的基础作用。在口腔数字化技术推动下，口腔医生和口腔技师的技术界线也有所变化，口腔技师可以发挥更多的作用。通过口腔数字化技术，口腔技师可以和口腔医生一起为患者提供更优质的医疗服务。

王　勇

2023 年 8 月

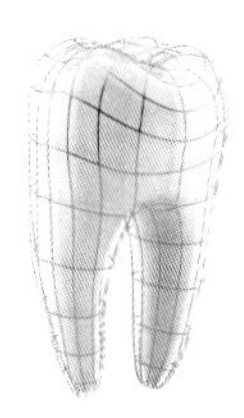

目　录

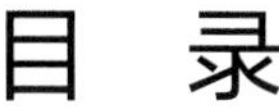

第一章　绪论——鉴往知来　论义齿

在结束专业基础知识学习后，下一步要开始学习各种修复体的设计和加工技术。修复是对牙、牙列及颌面部其他组织形态完整性受到损坏后的一种恢复，通常用人工材料制作修复体，然后将修复体附着或者固定到缺损部位，以恢复缺损组织的形态和功能。因此，修复体范畴包括修复牙体缺损或牙列缺损及缺失的嵌体、各类冠、义齿等，还包括义耳、义颌等颌面部赝复体。义齿的概念比较局限，仅用于牙齿缺失的修复体，属于替代缺失牙的人工器官。根据我国2015—2017年第四次全国口腔健康流行病学调查报告，全国65~74岁年龄组平均存留牙数为20.50颗，无牙颌率为4.5%。由此可见，我国口腔修复工作者的任务是非常繁重的。因此，口腔修复体（主要是指义齿，以下为叙述方便，使用“义齿”表述）的概念、结构、质量等基本问题都需要在系统学习之前有所了解。下面从五个方面来叙述：

一、义齿制造技术发展史

历史固然只能说明过去，但是它能帮助人们深刻地理解现实，科学地预测未来。

笔者年轻时，很少认真学习教材卷首的“发展史”，只把它当作摆设。其实，学习历史是认识世界的科学途径，它是一种特定的社会记忆，是人类社会发展过程的记录。纵观几千年义齿制作发展历程，亦未能违背这一规律。人有一种天性，无论遇到什么困难，都会与之进行顽强地抗争。对牙体缺损或牙列缺损及缺失也不例外，因为牙体缺损或牙列缺损及缺失会导致相应功能的减弱或者丧失。唐代于公元659年颁行的药典《新修本草》（苏敬）中记载：“以白锡和银薄（即银箔）及水银合成之”，制成银汞合金——汞齐，用以“补牙齿缺落”，“凝硬如银”，可见我国古代的牙科治疗技术已非常先进。这是世界上最早的银汞合金补牙术。宋朝还出现了镶假牙的专业医生，假牙的选材有竹子、木材、象牙、牛骨等，不过当时的“牙桥”是用金丝线把假牙与口内的天然牙捆扎在一起，只能起到装饰作用，却没有咀嚼功能。

据史书记载，国外与上述方法基本类似。巴黎卢浮宫博物馆存放着一个公元前400—公元前300年腓尼基人的下颌骨标本，在这个颌骨上，可看到用金丝将两颗去除牙根的天然中切牙结扎在两侧的两颗邻牙上。1478年法国出版的《外科学》里就有用异体牙或小牛骨雕刻成的人工牙修复患者少量缺失牙的方法。1789年，美国首任总统华盛顿（1732—1799）就任时口内仅剩1颗左侧下颌第一前磨牙，曾有7位牙科医生为他服务。他的牙托由铅、金组成，其上的假牙有的来自于动物，有的来自于他人。方法是在牙托上钻一个洞，用金铆钉固定在仅剩的一颗牙齿上。这副假牙并不实用，只能咀嚼软食，主要是在重要场合发挥维护形象、日常交流的作用。

19世纪中叶，人们开始用陶瓷烧制义齿的人工牙部分，用橡胶制作义齿基托，用金、银等金属锤造牙冠和固定桥，使义齿质量发生了质的飞跃。

失蜡铸造技术是一项古老的成形技术，在我国已有6 000多年的历史，但直到1907年由美国人W. H. Taggart将该技术和铸造机引入口腔科后，才在口腔工艺学中得到广泛应用。学术界将此视为义齿制造技术发展的第一个里程碑。在此基础上逐渐发展出精密铸造技术。20世纪50年代金瓷结合问题的解决使烤瓷熔附金属（金属烤瓷）修复体得到广泛应用，这种修复将金属与陶瓷的优点结合在一起，实现了功能与美学的统一。20世纪60年代起步的种植义齿，经过几十年的研究和完善，现已被广泛应用，而且是深受患者欢迎的一种修复体。20世纪30—40年代出现了计算机，20世纪80年代被引入义齿工艺技术行业，产生了计算机辅助设计（CAD）和辅助制作（CAM）的数字化技术，它是义齿制造技术发展的第二个里程碑。

古今异时，穿越时空，在义齿发展史的表象背后探究其规律，会发现早期义齿与余留的天然牙之间采用金线或银线“柔性”连接，这种连接方式不能充分发挥牙齿的功能。而19世纪中叶出现的锤造冠、桥，尽管工艺粗糙，却使义齿与基牙的结合由“柔”变“刚”，“刚”性结合使颌骨成为其受力载体。这种改变像一缕阳光，让人见微知著，闪耀着智慧之光，向世人宣告：义齿因有了“载体”而成为真正意义上的义齿，具有划时代意义。至于后来的失蜡铸造技术、数字化技术等则是辉煌的继续。

二、现代义齿

现代义齿，简称义齿，可归纳为一个原则、两种结构、三个要素。

（一）一个原则——义齿的载体原则

义齿的载体是指承载义齿的物体，主要指颌骨。义齿的作用是替代缺失的天然牙行使功能。天然牙是咀嚼系统中一个不可或缺的重要元素，对食物进行机械性粉碎，并与唾液进行混合至糜状食团，是消化系统的第一道关口。人类是杂食动物，食物不仅有谷物、果蔬，还有肉类，粉碎它们往往需要几十甚至上百千克的咬合力；除此之外，咀嚼过程是动态的，下颌每天需进行数以千计（约3 000次/天）的复杂运动，天然牙如果没有坚强的载体传导和分散咬合力，何以完成如此艰巨的任务？咀嚼系统中既有与之相匹配的动力源——咀嚼肌群，也有运动枢纽——颞下颌关节及神经系统。但是与咀嚼肌群和颞下颌关节直接联系的不是牙齿，而是颌骨。牙齿只有以特定的顺序深深根植于上、下颌骨内，并依据功能的需要排列成纵向和横向咬合曲线，才能实现咀嚼循环。由此可以看出，颌骨在咀嚼系统中扮演着天然牙载体的角色。义齿既然是替代天然牙的人工器官，前提是必须以颌骨为载体，才能充分发挥其功能。而锤造冠、桥的成功，就在于使义齿与天然牙实现了以颌骨为载体的“刚性连接”。义齿与颌骨载体之间联系越紧密，义齿的修复效果越好。例如种植义齿，它的骨内部分与颌骨直接形成骨性结合（没有天然牙的牙周膜），其效果与其他修复体相比最接近天然牙（天然牙有牙周膜，起缓冲作用）。这就是义齿的载体原则，有则是，无则非。这一观点既是对历史实践的总结，也为现实的科学所证明。

（二）两种结构——基底部和咬合部

结构之于人体，小至细胞，大至组织和器官无所不在。义齿作为替代缺失牙齿的人工器官亦然，结构是功能的物质基础。口腔修复学教材中也有医师论及各种义齿的组成，与结构的提法相比，只是设计者和制作者看问题的角度不同而已，所谓“横看成岭侧成峰，远近高低各不同”。

为了便于技师理解和制作义齿，根据所在部位、功能、作用、使用材料和技术特点的不同，将义齿分为基底部结构和咬合部结构（图 1-0-1，表 1-0-1）。

1. 基底部结构功能类似牙根的基底部，位于义齿的底部，起固位、支持、传导和分散咬合力的作用，它与载体颌骨接触。基底部与载体间结合越牢固，义齿的固位性与稳定性越好，越有利于发挥其功能。基底部制作关键在于坚固性（与所选材料的强度有关）和外形尺寸的精确度。制作方法用成形技术，如失蜡铸造和数字化技术。固定义齿的基底冠、可摘局部义齿的支架及全口义齿的基托等均属基底部结构。

2. 咬合部结构功能类似牙冠的咬合部，位于基底部之上，主要是恢复缺失牙咀嚼功能。除此以外，前牙还要兼顾美学、发音等功能，因此对每颗牙齿的三维位置、邻接关系、形态、色彩、层次等要求更为个性化。这是咬合部结构制作的突出特点。例如，固定义齿的饰面瓷部分以及可摘局部义齿与全口义齿的人工牙，均属咬合部结构。

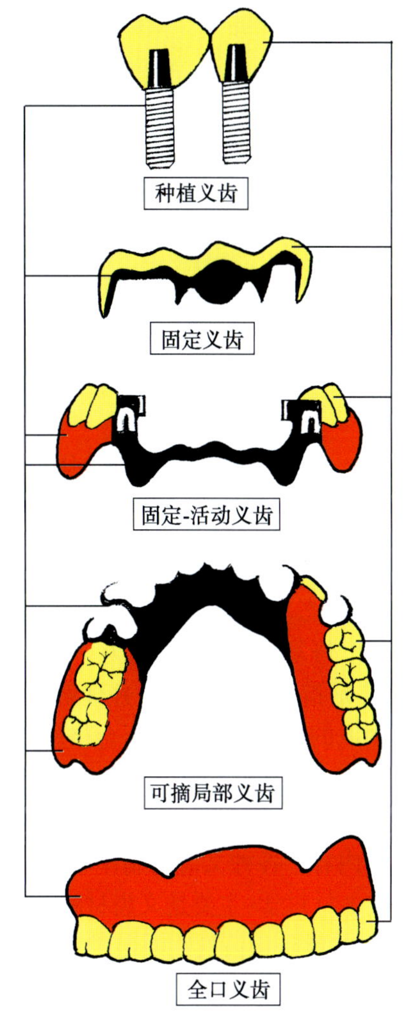

图 1-0-1　义齿的结构
（图中黄色部分为咬合部，红色与黑色部分为基底部）

表 1-0-1　义齿各部分结构与特点

结构	特点		
	位置	功能	技术要点
基底部	与颌骨载体相连，位于义齿底部	固位、支持、传导和分散咬合力	外形尺寸的精确度、强度
咬合部	与对颌牙接触，在基底部上方	咀嚼食物、美学、发音	牙的个性化功能形态特点

（三）三个要素——义齿制作需要的知识、材料和技术

如果对口腔工艺技术专业基础课程和专业课程内容进行系统的梳理、提炼和归类，不难发现义齿的制作依赖知识、材料和技术三种体系的支撑。其中知识是理论基础，材料是物质基础，技术是实现方法（图 1-0-2）。

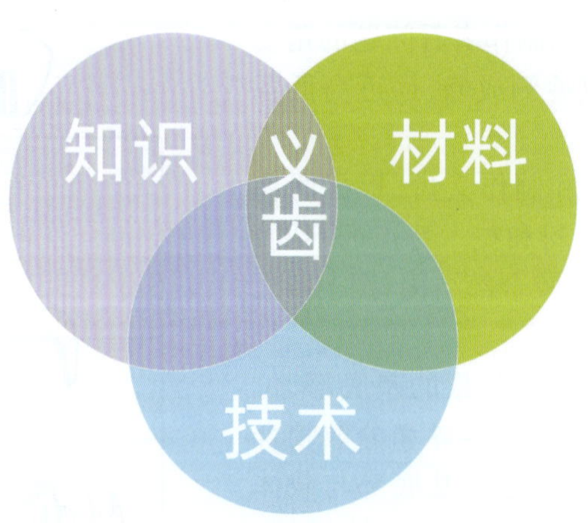

图1-0-2 义齿三要素与义齿关系示意图

1. 知识何谓知识？知识是人类在生产、生活实践中的认识成果。初级形态称为经验知识，高级形态是系统的科学理论。结合本专业来讲，知识体现在以下三个方面：

（1）修复学：可以归纳为一个“理解”、两种“判断能力”和一个“接收和应用”。一个“理解”是指技师可以看懂并理解医师义齿设计单；两种“判断能力”是指对医师的牙体预备及制取的印模和模型是否合格的判断能力；一个“接收和应用”是指与𬌗相关的信息的接收和应用。这些均是制作义齿的基础和依据，也是医技沟通的重点。

（2）𬌗：是体现义齿功能方面的知识，包括优质咬合的概念，三种实现机制和四步法所涉及的内容。各种义齿的制作均应遵循𬌗的基本原则。

（3）材料学：主要是义齿材料的理化性能及应用。

2. 材料是义齿的物质基础。制作义齿可能涉及上百种材料，但体现在义齿结构中的仅有三种义齿材料，即金属、陶瓷及树脂。它们多依据“优势互补”原则相互搭配使用。

3. 技术即方法，它涵盖了制作义齿的所有技术，是本专业学习的重点。知识、材料固然重要，但终极目标是通过各种不同的方法和手段制作出材质、形态、功能各异的义齿。同一种材质制作同一种义齿，质量的优劣彰显技术的重要性。

三、义齿品质与未来

义齿品质指义齿满足患者需要的程度，从稳定性、舒适性、持久性、口腔异物感（对口腔卫生影响）、对基牙的损伤、咀嚼效率等方面进行评价。这些指标都和义齿基底部与颌骨载体的结合方式密切相关。换言之，义齿基底部与颌骨载体的结合方式决定着义齿的品质。其结合方式有三种：①通过黏膜将咬合力传递给其下方的颌骨，如全口义齿与可摘局部义齿的基托；②借助基牙的牙周膜与颌骨直接相连，如固定义齿的基底冠、可摘局部义齿的卡环与𬌗支托、套筒冠的内冠与附着体等；③与颌骨直接形成骨性结合，如种植义齿的骨内部分。一般而言，与颌骨载体的结合越直接、越紧密，义齿的品质越好（图 1-0-3）。

义齿的过去和现在告诉我们，科学技术发展已进入快车道，生命科学正在改变着人类的生活，不难想象，超越时代，高质量义齿的希望在于生命科学。

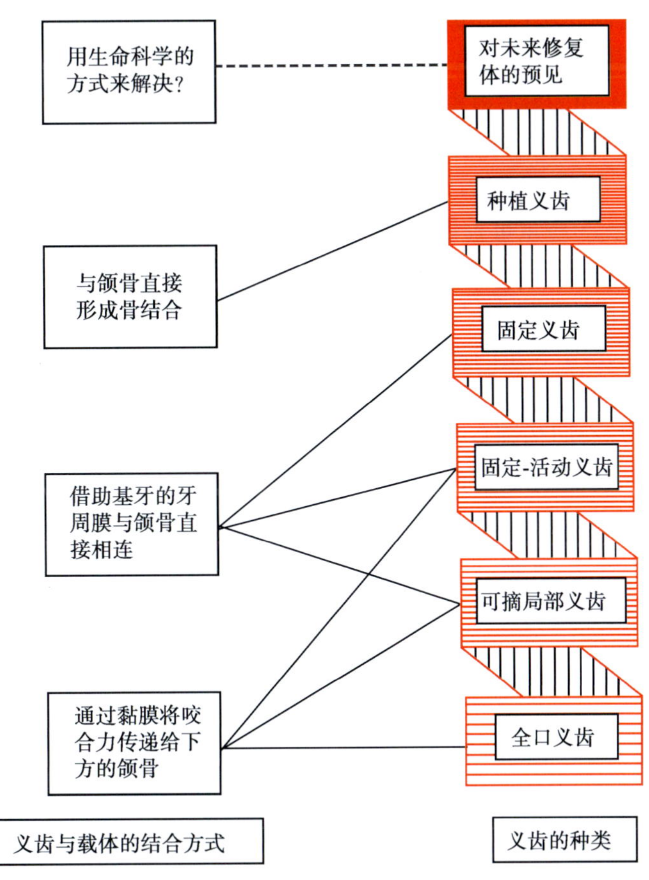

图 1-0-3 义齿品质的阶梯

(竖向格表示阶梯式进展中需要从理论、材料、工艺各方面进行大量探索,颜色深浅提示从下往上义齿品质越来越好)

(牛东平 原双斌)

附 义齿基底部成形技术

义齿基底部成形技术有以下两种方法:

1. 失蜡法技术(传统技术) 失蜡法也称熔模法,是将义齿基底部蜡型转变为义齿基底部的过程。之所以称为“失蜡法”,是由于该技术中蜡型被包埋材料包埋后,通过失蜡,形成阴模腔,然后将义齿材料铸入其中形成铸件。铸件应与蜡型完全一致,包括形态及边缘的适合性。其核心技术是将蜡型转换成义齿材料,即“偷梁换柱”,重点是过程形成的材料转换腔尺寸的精准度。在义齿制造行业,这种方法得到广泛应用,例如,金属、树脂和陶瓷均可采用该方法制作义齿基底部。

然而,这一曾经辉煌过的技术,由于污染、高能耗和产品质量的难以控制性,现在正面临着被淘汰的境地。

2. 数字化技术 是把各种信息转换为计算机可识别和传递的信息,输入计算机进行各种处理过程的总称。义齿制作数字化技术是计算机广泛应用的必然产物。对义齿制作而言，是通过对口腔制作义齿部位进行三维扫描，数据经互联网传送至设计生产车间，设计人员利用数据库（不同类型义齿有专门的数据库）等多媒体系统获取有关资源（软件依据制作义齿不同类型有不同内容），根据设计单要求，完成义齿计算机辅助设计（CAD）。在此基础上，选择加工方式（切削或3D打印技术），以高效、安全和节约材料为原则来编程，进入计算机辅助加工程序（CAM）。数字化技术有以下特点：①精度高，全过程误差小；②速度快；③污染小；④低耗能；⑤质量可控制；⑥适用广。特别是激光熔附成形技术是一种三维“打印”技术，只要能设计出来，即可加工出产品。

近几年，口内扫描技术发展已近巅峰。口内扫描的精准度、速度、景深以及对高反射、无特征表面的处理都取得了长足的进步。在设计软件方面（CAD），多种软件深度整合，简化操作程序，并且开始加入人工智能（AI）的概念，使软件具有“深度学习”功能，每一位使用者操作和生成的结果都会回传到总部的数据中心，成为软件自动形成牙齿形态的教材。在加工技术方面（CAM），研磨机改进了操作界面，删除了繁杂的表单，改用简单易懂的图形化界面，使操作更为直观。3D打印的发展主要体现在流程设计的简化，另外打印材料的种类也在多样化发展，除了金属、树脂，近年还推出了氧化锆的打印材料，但其精准度和强度还有待于进一步的临床实验和文献验证。

相信未来义齿加工的主流技术必然是数字化技术。

第二章　口腔数字化技术基础理论

本章作为后续深入学习和了解口腔数字化技术的铺垫，将简要介绍口腔数字化技术的内涵、分类和学科应用情况，并针对本书重点内容——口腔修复 CAD/CAM 技术，概括介绍其发展历程、CAD/CAM 系统组成和各功能单元的工作原理，为后续章节的学习奠定理论基础。

第一节　口腔数字化技术概述

伴随着工业革命的进程，人类社会生产力的发展与工业技术的进步息息相关。20 世纪和 21 世纪的第三次和第四次工业革命，带来了计算机技术和智能化技术的重大突破，计算机辅助设计（computer aided design，CAD）、计算机辅助制造（computer aided manufacturing，CAM）、三维扫描技术、3D 打印技术、机器人技术、人工智能技术等被口腔医学陆续引进，上述技术被统称为“数字化技术”（也称“数字技术”），进而形成具有交叉学科特色的“数字口腔医学”学科。

直接应用或通过定制化改造用于解决口腔各二级学科临床诊疗实际需求的数字化技术，称为“口腔数字化技术”，其特点是可以实现精确、高效、微创、自动、质量可控的口腔疾病诊疗。目前，口腔数字化技术已被应用于口腔修复、口腔种植、口腔正畸、口腔颌面外科、牙体牙髓、牙周、儿童口腔等多个二级学科领域，并逐渐发挥着越来越重要的作用。特别在口腔修复、种植、正畸领域，口腔数字化技术与传统义齿工艺技术紧密融合，发展出的口腔数字化工艺技术、口腔修复 CAD/CAM 技术是其中的典型代表技术，也是本书后续章节重点阐述和介绍的内容。

按技术特点，口腔数字化技术可大致分为：口腔三维扫描/数字化扫描技术（three-dimentionalscan/digital scan）、口腔计算机辅助设计/数字化设计技术（computer aided design/digital design）、口腔计算机辅助制造/数字化制造技术（computer aided manufacturing/digital manufacturing）、口腔计算机辅助诊断分析/数字化诊断分析技术（computer aided diagnosis & analysis/digital diagnosis & analysis）、口腔计算机辅助导航/数字化导航技术（computer assisted navigation/digital navigation）、口腔医疗机器人技术（medical robot）及其他技术，例如人工智能 AI、深度学习（deeplearning）等。本书后续章节将重点介绍与口腔数字化工艺技术最为密切的口腔数字化扫描技术、口腔数字化设计技术和口腔数字化制造技术。

第二节　口腔修复 CAD/CAM 技术

一、口腔修复 CAD/CAM 技术简介

计算机辅助设计与计算机辅助制造技术，简称 CAD/CAM 技术，最早产生于工业领域，在航空航天、军工、汽车等机械制造领域应用比较广泛。CAD/CAM 技术是制造工程技术与计算机软件技术紧密结合、相互渗透而发展起来的一项综合性应用技术，具有知识密集、学科交叉、综合性强、应用范围广等特点。应用 CAD/CAM 技术进行产品的设计与制造，可提高生产效率、降低生产成本和缩短生产周期。

1983 年，法国牙医 Francois Duret 研发出第一台口腔修复 CAD/CAM 系统样机，并于 1985 年在法国国际牙医学术会议上，报道了该系统的首个后牙全瓷冠病例应用，开创了数字化口腔医学的新时代。迄今为止，国内外市场上已先后出现数十种不同类型的口腔修复 CAD/CAM 系统，其在口腔工艺技术领域的应用和普及程度，现今已占有极为重要的地位。口腔修复 CAD/CAM 技术对传统口腔修复工艺技术专业的影响可以说是革命性的，其优势在于能够普遍提高义齿加工中心工艺制作流程的整体质量，缩短大部分类型修复体的制作周期，降低修复体批量生产的制作成本。特别是一些传统工艺难以处理的特殊材料（如氧化锆等），目前只能采用数字化工艺技术加工。

发展至今，市场上商业化的口腔修复 CAD/CAM 系统可根据能否输入和输出通用三维格式数据，即 STL 格式（standard tessellation language），分为封闭式系统和开放式系统两类。封闭式系统的特点在于只能兼容其自身专用的扫描设备、设计软件与加工设备，不能与其他通用设备进行数据交换，典型的系统如早期的 Everest、Procera、Cercon、Lava、SironaCerec 系统。相对于封闭式系统而言，开放式系统可与各种通用扫描、加工设备进行数据交换，加工设备的材料兼容性方面也更为灵活（特别是对国产材料的兼容性），典型系统如 3Shape、EXOCAD、Sirona inLab 系统等。目前开放式的口腔修复 CAD/CAM 系统是发展趋势和主流。

此外，根据口腔修复 CAD/CAM 系统的应用模式，还可分为椅旁系统和技工室系统。椅旁 CAD/CAM 系统主要用于数字化口腔诊室，由口腔医生或口腔技师配合下在椅旁完成口内数字印模扫描、修复体设计和制作的工艺流程。椅旁 CAD/CAM 系统的一般配备为口内扫描设备和小型椅旁加工设备，制作的修复材料以玻璃陶瓷和树脂类为主，也有部分系统支持可快速烧结的氧化锆，制作的修复体类型多以单冠、嵌体、贴面为主。技工室系统主要针对数字化义齿加工中心，由口腔技师完成数字化印模扫描（或通过网络获得临床的口内数字印模）、修复体设计及制作的工艺流程。技工室系统的设计软件和硬件设备面向口腔专业技师研制，设计软件提供了较多的可供技师灵活调整的工艺参数，CAM 加工设备多以四轴、五轴的专业加工设备为主，可满足口腔临床对各种修复类型及修复材料的制作需求。

二、口腔修复 CAD/CAM 系统的组成及工作原理

口腔修复 CAD/CAM 系统通常由三个功能单元组成（图 2-2-1，图 2-2-2），分别为数字化扫描设备、数字化 CAD 软件及数字化 CAM 设备。这三部分的功能相当于口腔技师的眼、脑和手，分别用于完成口腔牙颌数据采集、义齿数字化设计和义齿数字化制造。三者协同配

数字化扫描设备
数字化CAD软件
数字化CAM设备

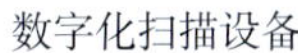

图 2-2-1 口腔修复 CAD/CAM 系统的功能单元组成

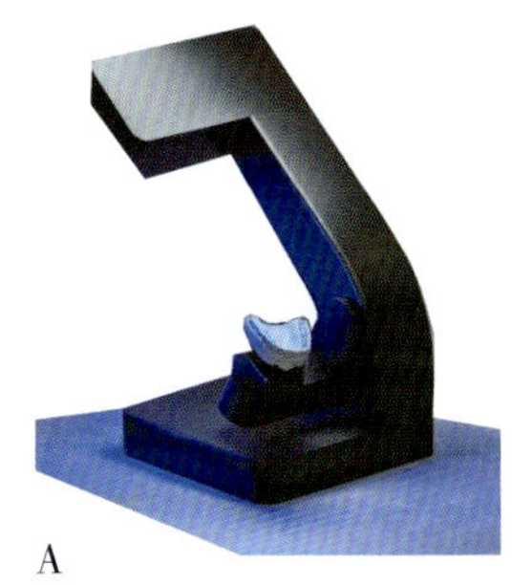

A

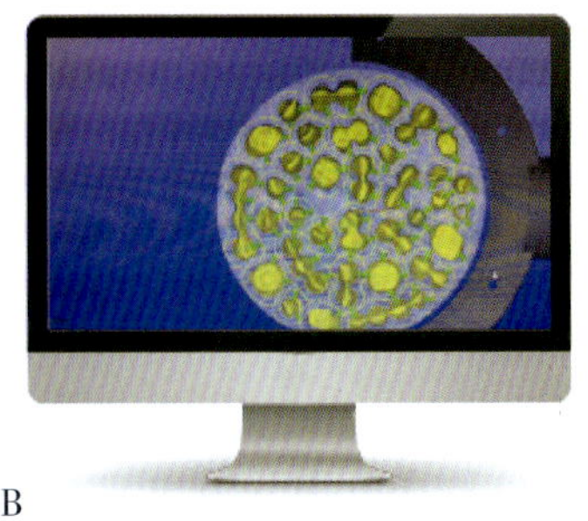
B

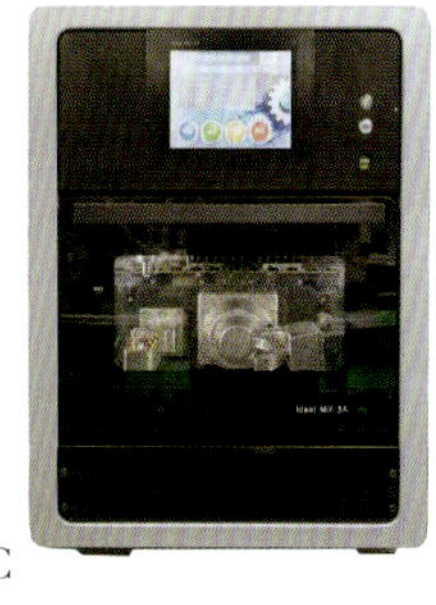

C

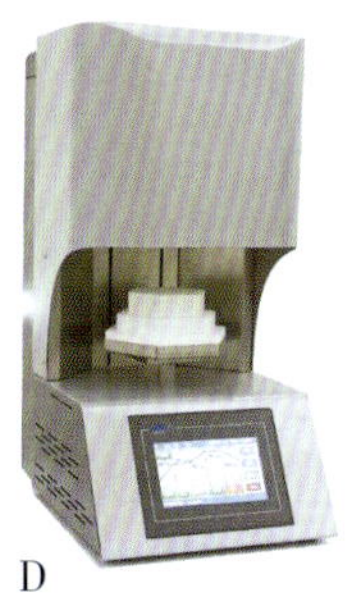

D

图 2-2-2 口腔修复 CAD/CAM 技工室系统组成
A. 数字化扫描单元 B. 数字化设计单元 C. 数字化制造单元 D. 数字化烧结单元

合,构成口腔修复 CAD/CAM 系统的有机整体。

(一) 口腔数字化扫描设备

口腔数字化扫描设备(也称“口腔三维扫描设备”)作为数字化工艺流程的数据输入环节,其技术原理是借助各种光学或影像学扫描技术,将义齿设计所需的各种患者信息(包括口腔牙列、牙龈、黏膜三维形态,颌位关系信息,颅颌面软、硬组织信息,下颌运动轨迹信息等),转换成计算机中的三维数字模型/三维数据,并尽可能在数字模型中还原患者解剖结构真实特征的一类技术。这种三维数字模型是后续义齿设计的数据基础,可在专用的数字化CAD 软件中实现三维可视化编辑,通常是一种开放格式的数据模型,常见格式有 STL、OBJ、PLY 等。

三维扫描技术根据其技术原理可分为接触式三维扫描技术、光学三维扫描技术和影像学三维扫描技术等;根据其应用模式可分为牙颌模型三维扫描技术、口内三维扫描技术、颜面三维扫描技术、体数据三维扫描技术和下颌运动跟踪技术等。本书第三章将对各种口腔数字化扫描技术的特点、原理和应用工艺进行详细介绍。

(二) 义齿数字化设计软件

义齿数字化设计软件(简称“义齿 CAD 软件”),作为数字化工艺流程中至关重要的设计环节,其工作原理是基于口腔三维扫描设备采集建立的患者口腔软、硬组织三维数字模型,借助高度自动化、智能化的计算机建模算法及义齿图形数据库的支持,采用人机交互式的操作模式,实现精确、量化的义齿数字模型设计。

在义齿 CAD/CAM 工艺流程中,义齿的数字化设计环节相当于传统修复工艺流程中的义齿蜡型制作环节,由于义齿形态设计的个性化特点,在雕蜡塑形的工艺环节中,技师人为因素对义齿精度的影响不可避免。义齿 CAD 软件的一大突出特点就是可实现定量、参数化控制下的三维精确设计，最大限度地降低人为因素的不稳定性，控制义齿设计的各项关键指标精度。此外，义齿 CAD 软件还具有强大的个性化参数设置能力和人机交互的灵活操作方式，给予技师充分发挥经验与创造力的空间，从而获得兼顾关键部位精度与个性化特征表达的义齿 CAD 数字模型。

与传统义齿蜡型制作工艺相比，义齿 CAD 设计的优势在于：CAD 软件是一种凝结了义齿形态设计知识与经验的数学建模工具，可有效地帮助年轻技师快速提高义齿设计水平和设计效率，缩短技师的学习成本，提高义齿的生产效率。本书第四章将对各种典型的义齿 CAD 工艺技术进行详细介绍。

（三）义齿数字化加工设备

义齿数字化加工设备（也称“义齿 CAM 设备”）作为数字化工艺流程的输出环节，是实现义齿实物最终制作的技术手段，其工作原理是将 CAD 软件设计完成的义齿数字模型，首先通过数控加工工艺规划软件生成 CAM 设备可识别的加工工艺文件，然后 CAM 设备通过精确的软件程序控制，执行相应工艺文件中的加工工艺程序，从而完成满足指定精度要求的义齿实物模型制作。上述义齿 CAM 工艺流程又可细分为加工工艺设计和加工工艺执行两个环节，前者基于加工工艺软件完成；后者由 CAM 设备执行，二者共同作用于最终的义齿加工精度。

义齿 CAM 设备按工作原理可分为数控切削设备（numerical control processing，NC）和 3D 打印设备（three-dimensional printing，3DP），二者也被分别称为减法加工技术和加法加工技术。目前义齿 CAM 技术可加工的口腔修复材料涵盖了各种主流口腔材料，如金属、陶瓷及复合树脂，而一些传统制作工艺难以加工或是无法加工的材料（如氧化锆陶瓷），现只能采用 CAM 技术加工。

（赵一姣）

思考题

1. 简述口腔修复 CAD/CAM 系统的组成。
2. 口腔修复 CAD/CAM 系统常用的开放式三维数据格式是什么？
3. 简述口腔修复 CAD/CAM 系统各功能单元的工作原理。

第三章　口腔数字化扫描工艺技术

前一章概括介绍了口腔数字化工艺技术的系统组成和各流程单元的工作原理，其作为数字化工艺流程开端的三维扫描环节，是为后续设计和加工提供数据基础的重要环节，其数据获取方式、获取精度和获取效率直接影响着整个义齿制作工艺流程。因此，本章将详细介绍各种口腔三维扫描技术的工作原理，分析其技术特点和适应证，并对现有典型技工室三维扫描技术的操作工艺流程进行详细介绍。

第一节　口腔三维扫描技术原理

口腔三维扫描技术是一种用于获取口腔颅颌面软、硬组织三维形态信息的测量技术，按扫描原理可分为：接触式三维扫描技术、光学三维扫描技术和影像学三维扫描技术。其中，接触式三维扫描技术和光学三维扫描技术常被用于口腔数字印模（digital impression）的获取；影像学三维扫描技术常被用于颅颌面软、硬组织（如牙槽骨、颌骨、牙根、神经、肌肉等）三维体数据的获取。

接触式三维扫描技术、光学三维扫描技术和影像学三维扫描技术各有其技术特点，技师应充分了解并掌握这些扫描技术的工艺特点，并在义齿制作过程中根据实际需求选择适宜的扫描工艺，获取所需口腔及颅颌面组织的三维数据。

一、接触式三维扫描技术

接触式三维扫描技术的原理是将测量探头（传感器）与被测物体（一般为工作模型）表面接触，感应探头反馈接触点位置信息并获得被测物体接触点的三维坐标值。扫描过程通过测量探头遍历被测物体表面，从而获得其几何三维形状信息。图 3-1-1 所示为单牙预备体模型的接触式三维扫描示意图。

接触式三维扫描的主要优点为：数据获取的可靠性和准确性较好，三维数字模型的细节表现力较好。其不足之处在于：扫描过程中测量探头需遍历被测模型表面并逐点记录扫描数据，因此扫描效率不高；只能扫描硬质的模型表面，不适合印模扫描；测量探头尺寸大多为球形或针形，对较为复杂的模型表面形态测量存在盲区。因此，接触式三维扫描技术早期仅应用于三维形态相对简单的 1~3 单牙位冠桥预备体代型扫描，典型的扫描系统包括 Procera 扫描仪和 Roland MDX 扫描仪（图 3-1-2）。

二、光学三维扫描技术

光学三维扫描技术是现今口腔技工室获取数字牙颌模型的主流技术，可进一步细分为：

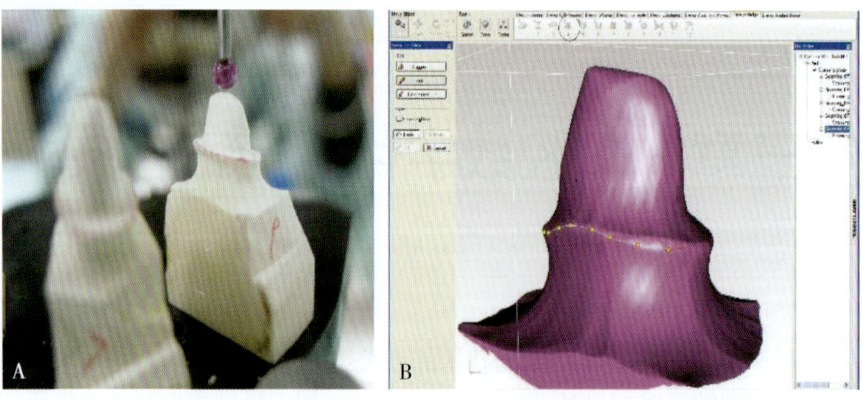

图 3-1-1　接触式三维扫描技术

A. 单牙预备体模型接触式三维扫描　B. 扫描获得的单牙预备体三维数字模型

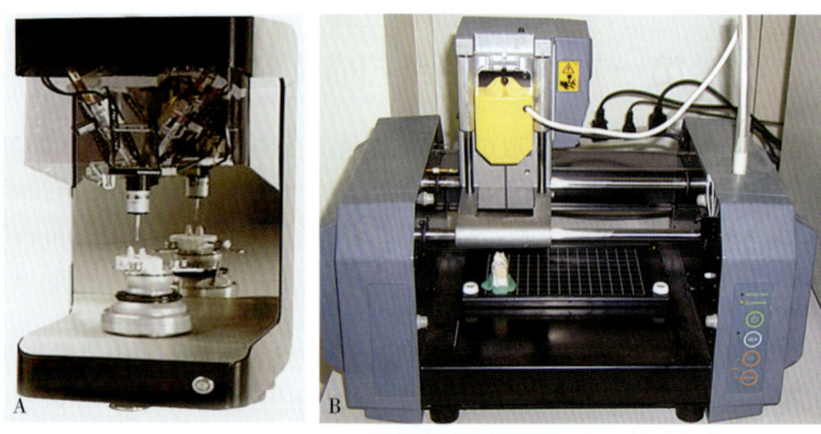

图 3-1-2　典型接触式三维扫描仪

A. 球状测量探头的 Procera 扫描仪　B. 针状测量探头的 Roland 扫描仪

点光扫描技术、线光扫描技术和光栅扫描技术，其原理都基于光学三角测量原理。

（一）光学三角测量原理

三角测量原理是光学三维测量的基本原理，其三维成像原理如图 3-1-3 所示：光源发出的光束照射到参考平面（也称基准平面）上 O 点时，其反射光路经过相机透镜在图像传感器（charge coupled device，简称 CCD）上成像为基准点 O′ 点，O′O 为成像系统的主光轴，并与入射光路相交成 θ 角。主光轴上的物距（O 点到透镜距离）和像距（O′ 点到透镜距离）、主光轴与 CCD 成像平面的夹角 ϕ 及上述 θ 角均为系统预设的已知参数。当光源发出的光束扫描被测物体表面时，某一时刻光束投射到被测物体表面 P 点（物点），P 点处光斑在 CCD 上的成像为 P′ 点（像点），并形成 P′P 的反射光路。通过读取 CCD 上 P′ 到 O′ 的偏移距离，基于 P 点反射光路（P′P）与成像系统主光轴（O′O）所构成的对顶角三角形关系，求解三角形边长 PO，即可推导出被测物体表面 P 点到参考平面的位置偏差 L，进而转化为被测点 P 的三维空间坐标。

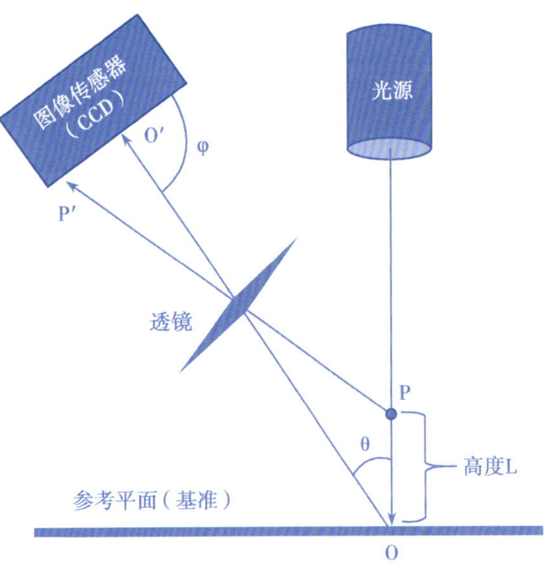

图 3-1-3　三角测量原理示意图

牙颌模型扫描的过程为点状光束投射到牙颌模型表面并被 CCD 拍摄，伴随扫描程序控制下光束或被测物体的规律移动和转动，光束得以遍历物体表面，即可获得光束遍历点的三维空间坐标，从而获得物体表面的三维形态数据。

（二）点光/线光三维扫描技术

光源投射到物体表面的光束形成一点状光斑时，称为点光扫描；投射光束形成线状光束（直线排列的密集点状光斑）时，称为线光扫描，二者均基于上述三角测量原理。点光/线光三维扫描的过程为：点状或线状光束投射到被测物体表面，其反射的光斑或光线被 CCD 拍摄获得模型表面相应光点或光线范围内的三维坐标信息，伴随光源或被测物体的移动与转动，光点或光线遍历物体表面，即可获得遍历表面的三维形态数据。根据扫描仪机械部件运动轴的自由度，可分为三轴、四轴、五轴等扫描设备，自由度越多可实现的扫描轨迹越复杂，扫描盲区也就越小。点光扫描技术噪点少、精度较好，但由于扫描效率和细节表现力欠佳，为早期口腔三维扫描设备使用，目前应用较少。

线光扫描技术兼顾了扫描精度和扫描效率的优点，目前光源大多采用蓝色激光或 LED 光（波长短、抗干扰能力强、受环境光影响小），在口腔技工室牙颌模型扫描设备中应用较多。该技术的典型系统包括 3shape 扫描仪、Dental Wings 扫描仪等（图 3-1-4）。

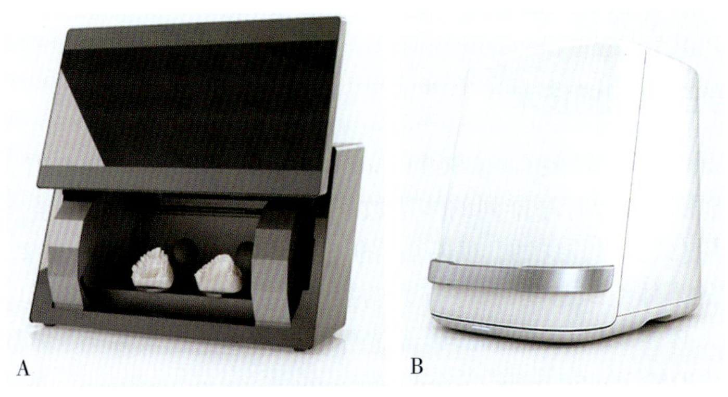

图 3-1-4　线光原理技工室三维扫描仪
A. 3shape 扫描仪　B. Dental Wings 扫描仪

（三）光栅扫描技术

光栅扫描技术在口腔技工室牙颌模型扫描中应用也较多，其同样基于三角测量原理，特点在于投射的光束为黑白相间的条纹。光栅的类型可分为物理光栅和数字光栅，光源常采用白光和蓝光。当光栅投照到被测物体表面后，由于物体表面的凹凸起伏使得明暗相间的条纹发生变形扭曲，随着光栅条纹粗细和分布的改变，CCD 拍摄一系列变形条纹图像，通过相位运算获得被测物体表面光栅条纹覆盖区域的三维形态信息。多角度拍摄模型，再通过对重复拍摄区域数据的拼接融合，即可获得完整性较好的三维模型数据。

光栅扫描技术的扫描速度较快、数据点密度较高、扫描数据的细节表现力较好，扫描软件一般还可根据实际需要自定义角度扫描，扫描的灵活性较好，扫描盲区较少。但该技术多角度扫描拼接产生的数据冗余和噪点较多，对扫描软件数据拼接和后处理效率的要求较高。该技术的典型系统包括 Sirona inEos 扫描仪、Medit Identica 扫描仪、Imetric 扫描仪和先临扫描仪等（图 3-1-5）。

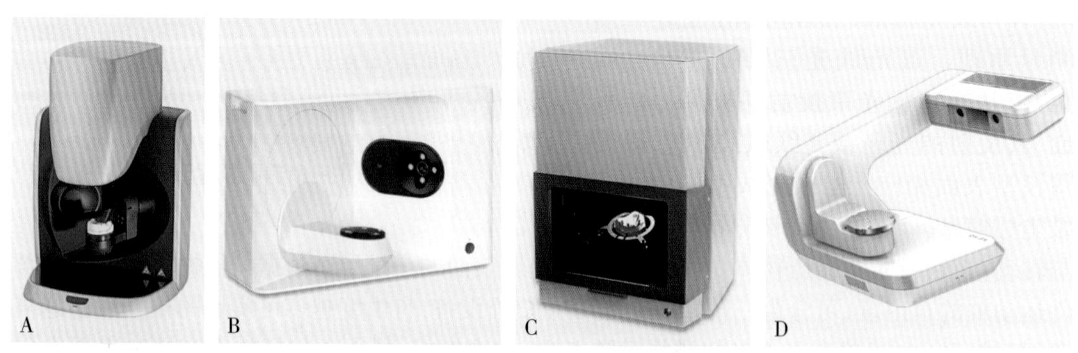

图 3-1-5　光栅原理技工室三维扫描仪

A. Sirona inEos 扫描仪　B. Medit Identica 扫描仪　C. Imetric 扫描仪　D. 先临扫描仪

目前，口腔技工室三维扫描设备以线光和光栅技术为主，平均扫描速度：单牙位约为 20 秒，全牙列及咬合关系约为 2~3 分钟；扫描精度约为 5~10μm，适用于口腔各类固定、活动义齿数字化设计及制作的需求。

三、影像学三维扫描技术

颅颌面部软、硬组织经螺旋 CT、CBCT（cone beam CT，锥形束 CT）、MRI、超声等影像学三维扫描成像后，可形成一种有序排列的体层数据，每层数据为一张二维灰度图像，可表达颅颌面组织某一断层（矢状面、冠状面、横断面）的组织信息。灰度图像中像素点的灰度信息反映了该点所表达的人体组织密度，有序排列的数十或数百张灰度图像即可完整表达某一三维空间范围内的人体组织信息。因此，影像学三维扫描数据也被称为“体数据”。医学体数据常见格式为 DICOM（digital imaging and communications in medicine），是由美国放射学会（American College of Radiology，ACR）和国家电气制造协会（National Electrical Manufacturers Association，NEMA）联合制定的医学图像和相关信息国际标准（ISO 12052），它定义了质量能满足医学临床需要的可用于数据交换的医学图像格式。1993 年发布的 DICOM 标准 3.0 已发展成为医学影像信息学领域的国际通用标准。

口腔医学常采用 CBCT 技术拍摄获得口腔颅颌面体数据，其基本单元为一个立方体区域，称为体素。体素内部呈现的影像是均质的，即密度属性相同，与二维空间中像素的概念类似，体素可理解为影像数据表达三维空间的基本单元。口腔 CBCT 数据在实际扫描过程中会给出相邻体素中心点的间隔描述，常用参数为 0.062 5mm（小视野）~0.300 0mm（大视野）。不同颅颌面组织因其物理密度不同，在影像学数据中呈现的灰度表现也不同，影像数据上某体素的灰度值表现常用“CT 值”或“阈值”进行描述。其中，灰度值为二维灰度图像上直观呈现的图像灰度，可受拍摄参数影响，相同人体组织在不同设备、不同模式下拍出的灰度值略有不同；CT 值是影像学对人体组织固有特性的描述，可由组织影像数据呈现的灰度值经过换算转化获得，CT 值代表了 X 线穿过人体组织后的衰减情况，组织对于 X 线的吸收率越高，CT 值就越高；阈值为影像学建模软件中用于定义人体组织 CT 值分布范围的专用名词，由于人体组织是非均质的，某一组织在影像数据中的灰度值表现往往为一特定范围，其 CT 值上限和下限之间即为该组织阈值分布范围，CT 值的单位为 HU（hounsfield unit）。

目前借助影像学建模软件，可将 DICOM 格式的影像学扫描数据转换为具有真实感的三维图形并可视化显示，此过程称为体数据的三维可视化。根据图形表达方式的不同，体数据的三维可视化可分为“面绘制”和“体绘制”两种形式。面绘制算法基于人体组织的阈值范围提取和分割组织，可快速、灵活地进行三维建模、处理和编辑。口腔种植手术和导板设计、颌面外科手术和导板设计常采用此算法构建骨骼、神经和软组织三维模型。MC（marching cubes）算法是常见的面绘制算法。体绘制算法是为每一个体素指定一个不透明度，综合考虑每一个体素对光线的透射和反射作用，展示各组织器官的性质属性、形状特征及相互之间的层次关系。体绘制算法呈现效果优于面绘制，但算法效率不及面绘制，目前仅用于数据的三维可视化观察。现在常用的影像学数据建模分析通用软件包括 Mimics 软件、Amira 软件、Dolphin 软件等。

影像学三维扫描技术的优点在于获取颅颌面软、硬组织信息全面，可包括骨骼、牙齿、肌肉、脂肪、神经、关节盘等。获得的各种人体组织三维数据具有正确的相对空间位置关系，有利于进行综合全面的诊断分析和治疗方案设计。该技术的不足之处在于数据获取的精度有限，仍以口腔常用的 CBCT 设备为例，可获取数据的体素分辨率约为 0.1~0.3mm，牙齿咬合面、髓腔等精细结构的表现力不足，放射伪影的影响也可能造成数据的失真和精度丧失，需要使用者充分了解影像数据的特点并谨慎使用。

（赵一姣）

第二节 典型三维扫描工艺流程

牙科扫描仪种类繁多，虽然硬件结构各有不同，但各品牌扫描仪使用的扫描工艺大体上有两种：3shape 扫描软件和 excoad 扫描软件。因此，口腔技师只要掌握了这两种扫描软件的基本操作，即可快速掌握各类牙科扫描仪。本节将通过常用的典型案例，介绍这两种扫描软件的工艺流程。

一、印模扫描工艺

在实际工作中，较少使用扫描印模功能，原因在于：印模扫描对印模制取的要求较高，扫描时间相对较长，印模倒凹较多常扫不完整，扫描咬合记录的准确性不好判断等。

（一）冠桥修复的印模扫描

下面以单冠修复为例，介绍 3shape D2000 扫描仪配套 3shape 扫描软件的印模扫描工艺流程。

3shape D2000 扫描仪精度可达 5μm，拥有 4 个 500 万像素蓝光摄像头，扫描仓内两个旋转盘可同步扫描上、下颌模型，简化扫描步骤、提高工作效率，节省扫描时间。

1. 印模预处理　扫描之前必须对印模进行修整，切除遮挡扫描光路的部分印模材，此步骤非常重要（图 3-2-1）。为了获得良好的扫描效果，扫描前在印模表面均匀喷涂显影剂。

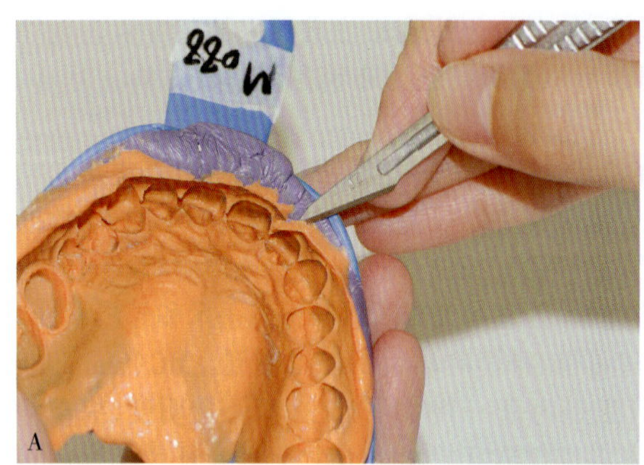

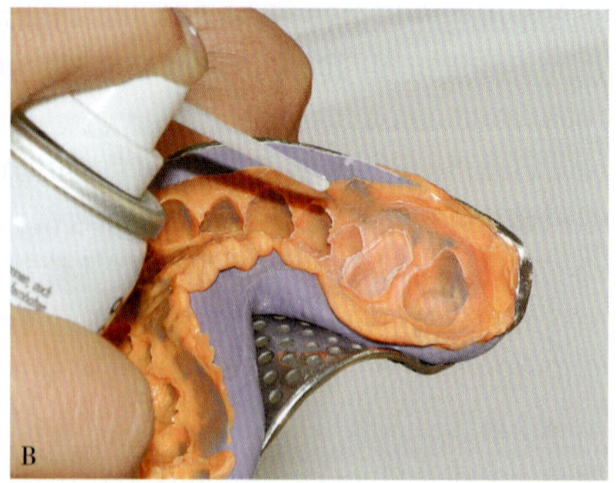

图 3-2-1　修整印模和喷涂显影剂
A. 修整印模　B. 喷涂显影剂

2. 扫描仪校准　打开计算机中的 3shape 扫描软件，确认与扫描仪保持连接状态后进入软件主界面。扫描仪应定期校准，3shape 扫描仪一般每周校准 1~2 次，如长时间未使用或搬动扫描仪后，使用前请先校准。执行扫描软件中校准功能，按提示放入校准块，扫描仪自动进行校准操作，几分钟后会提示校准完成。

3. 创建订单　图 3-2-2 所示为软件的订单界面，主要订单设置选项如下：

（1）技工室信息中包括：操作者（技师姓名）、客户信息（包括医院或诊所名称、医师姓名、订单日期等）、患者信息（包括患者姓名和临床照片），其中临床照片可用于前牙美学设计，增加义齿与面部的协调性（图 3-2-3）。

（2）订单设置中包括：订单号（可用于后期订单检索）、重要性（订单级别可设置为低、正常、高）、设计模块（一般为系统默认的软件版本）（图 3-2-4）。

（3）扫描设置中包括：扫描类型（印模或模型，此处选择印模扫描）、有无邻牙和对颌模型、已分割模型或未分割模型、参考模型或旧义齿（默认为无，根据实际情况进行选择）（图 3-2-5）。

订单详细信息是最为重要的部分，采用牙位图的方式进行技工单的编辑。操作步骤为：根据实际患者模型选择相应的预备体牙位，在右侧的竖排图标中选择修复体种类，根据软件版本的不同，可包括基底冠、全解剖冠、嵌体、桩核、桥体、连接体、双套冠、种植体基台、支架等（图 3-2-6A），在右侧绿色“+”内选择修复体材料，如氧化锆、钴铬、纯钛、蜡、玻璃陶瓷等（图 3-2-6B）。3shape 设计软件支持在软件后台设置每一种材料对应修复设计的个性化参数，

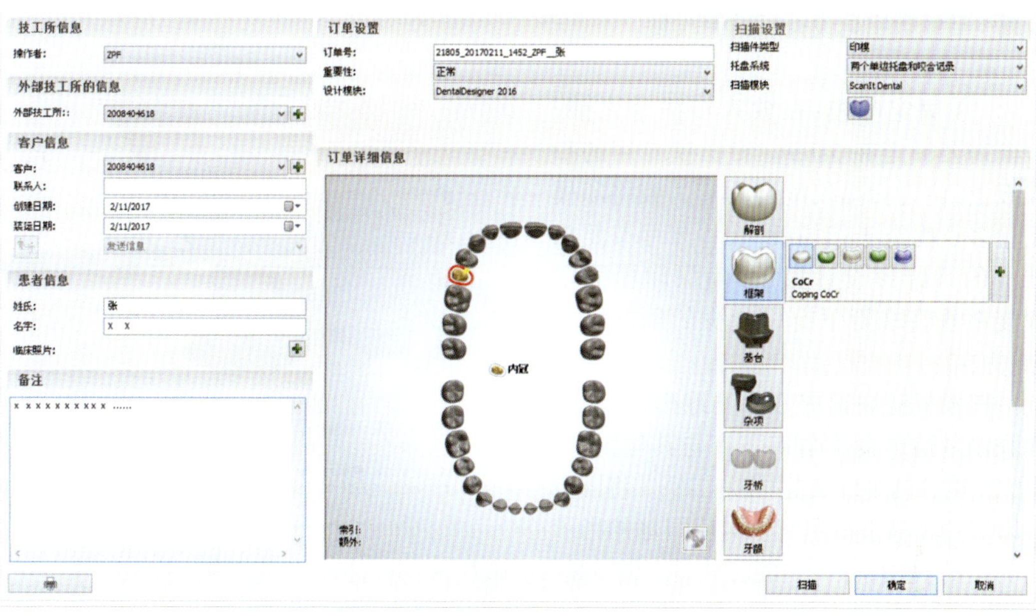

图 3-2-2　3shape 软件订单界面

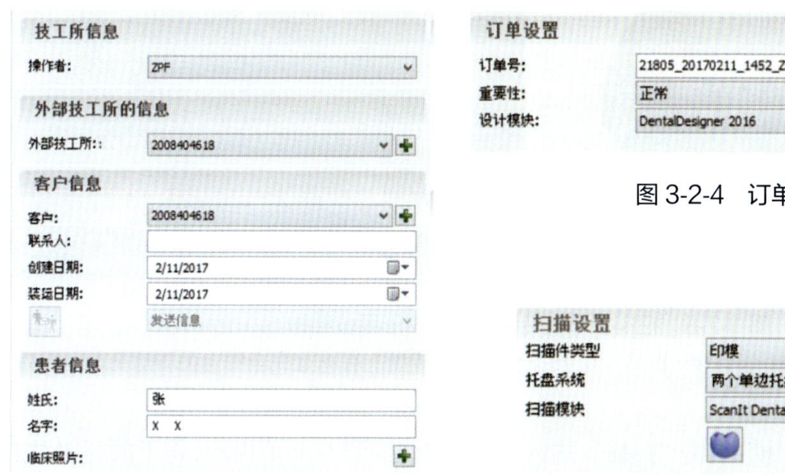

图 3-2-4　订单设置选项

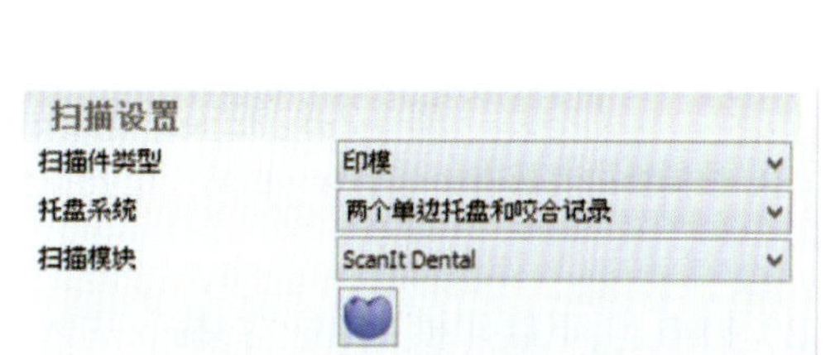

图 3-2-3　技工室信息选项

图 3-2-5　扫描设置选项

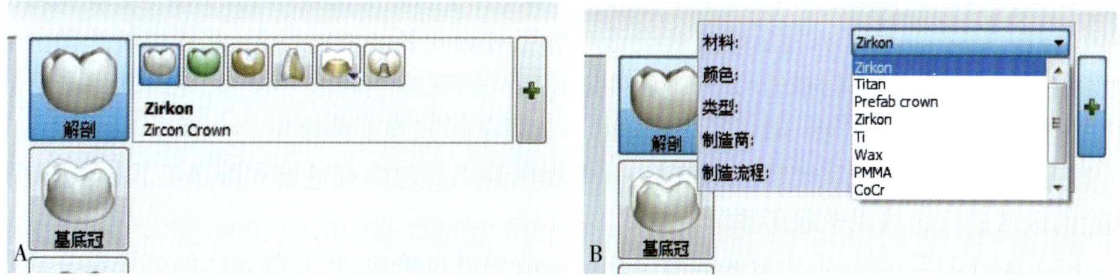

图 3-2-6　定义修复类型和修复材料

A. 定义修复类型　B. 定义修复材料

以减少后续数字化设计时的调改量。

4. 扫描

（1）固定印模：在放入扫描仓之前，印模需要固定在3shape扫描仪专用的扫描板上，使用扫描仪配套的蓝丁胶将印模托盘多点固定于扫描板上，将牙弓按照扫描板的马蹄形设计摆放，确保印模固定角度在垂直视野下有尽量少的倒凹区域（图3-2-7）。

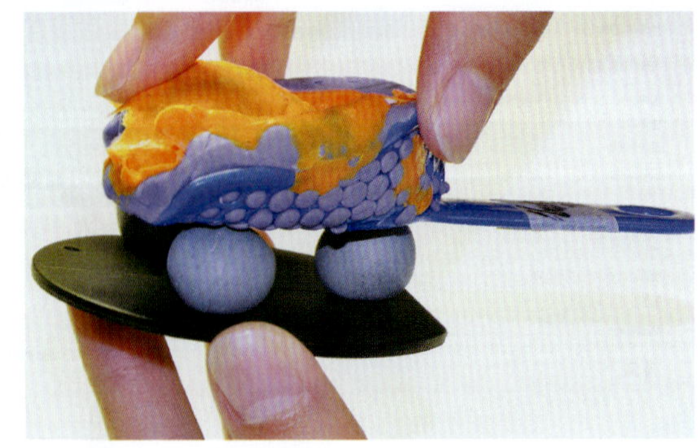

图3-2-7　印模的固定

扫描板的底部有三个半球形凹槽，扫描仓内的旋转盘上也有三个与其位置、大小完全吻合的半球突起（图3-2-8）。将固定有印模的扫描板按照三个对应圆球的指示正确放置于扫描仪内的旋转盘上。旋转盘带有磁性，会将扫描板稳定吸附（图3-2-9）。

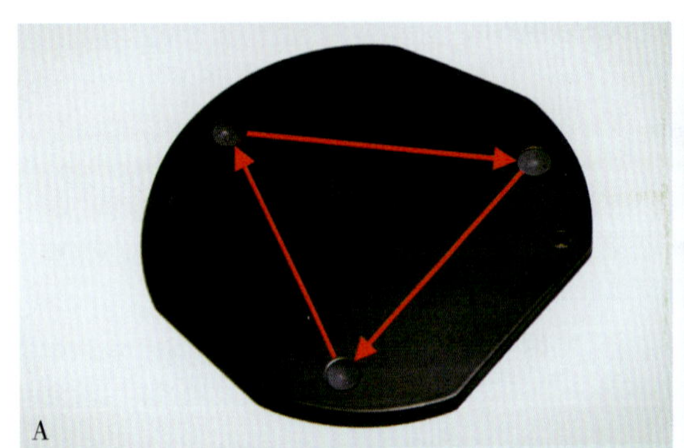

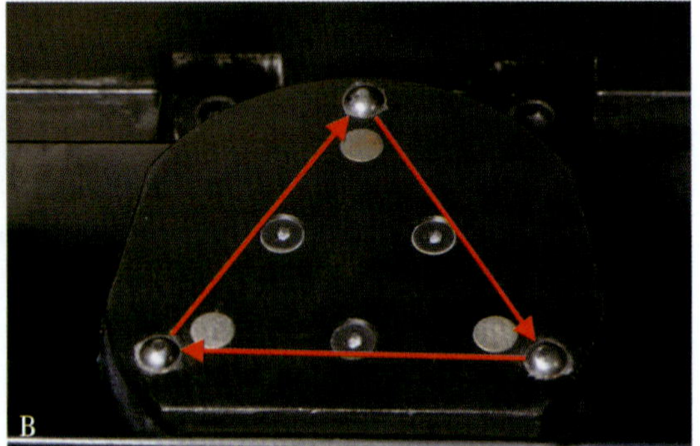

图3-2-8　扫描板与旋转盘上的半球形固位结构

A. 扫描板的底部有3个半球形凹槽　B. 扫描仓内的旋转盘上有与之完全吻合的半球突起

（2）扫描上、下颌印模：点击“扫描”，进入扫描界面，按照左上角提示，将下颌托盘放在左侧旋转盘上；上颌托盘放在右侧旋转盘上（图3-2-10），关闭仓门后点击下一步，几秒钟后完成印模的粗略全牙弓扫描。

在初扫图形上标记基牙牙位并圈划精扫区域，基牙、邻牙、对颌牙齿的范围是必须选择的区域（图3-2-11），为了方便后续义齿设计时参照对侧同名牙齿的形态，此处也可选择全牙列精细扫描。执行精细扫描，1~2分钟后生成高精度的三维上颌数字模型，此时软件会自动将阴模转换为阳模显示（图3-2-12）。同样的步骤可获得三维下颌模型。

扫描完成后可对数字模型进行修剪，软件提供的工具包中有笔刷和圈选工具，可对需要删除的区域进行涂抹或选取后删除。

（3）咬合关系扫描：临床取好的咬合记录一般要进行修剪，将包绕牙体的部分完全暴露以方便扫描。按照扫描软件提示，如图3-2-13所示将修剪后的咬合记录用蓝丁胶固定在扫描板上，放入扫描仓的左侧旋转盘上进行扫描，获得完整上、下颌牙列表面的咬合记录模型。

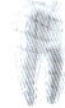

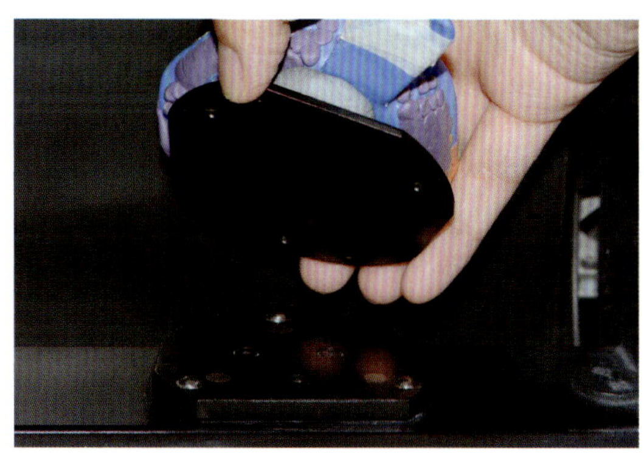

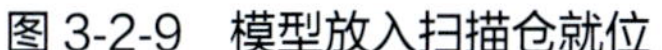

图 3-2-9　模型放入扫描仓就位

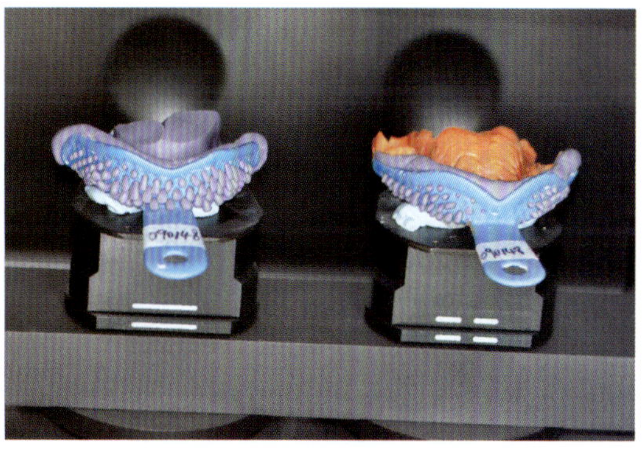

图 3-2-10　双颌印模就位

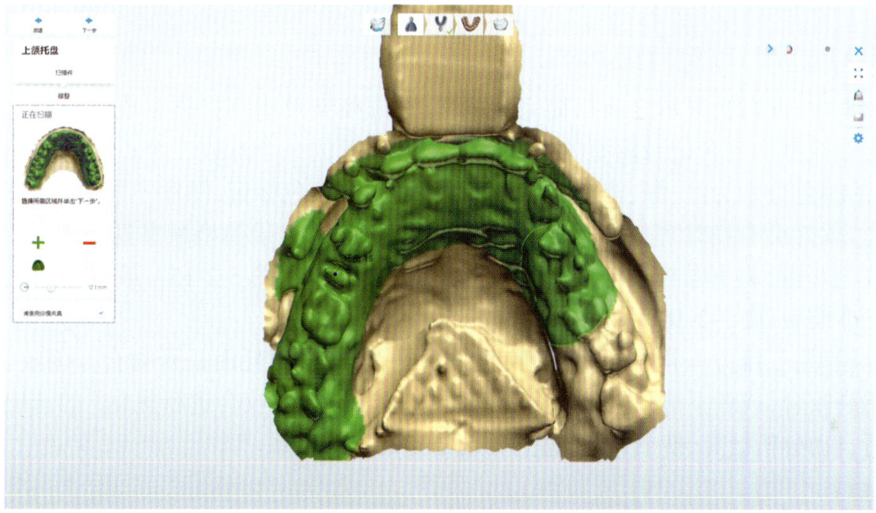

图 3-2-11　在初扫图像上标记基牙部位和精扫区域

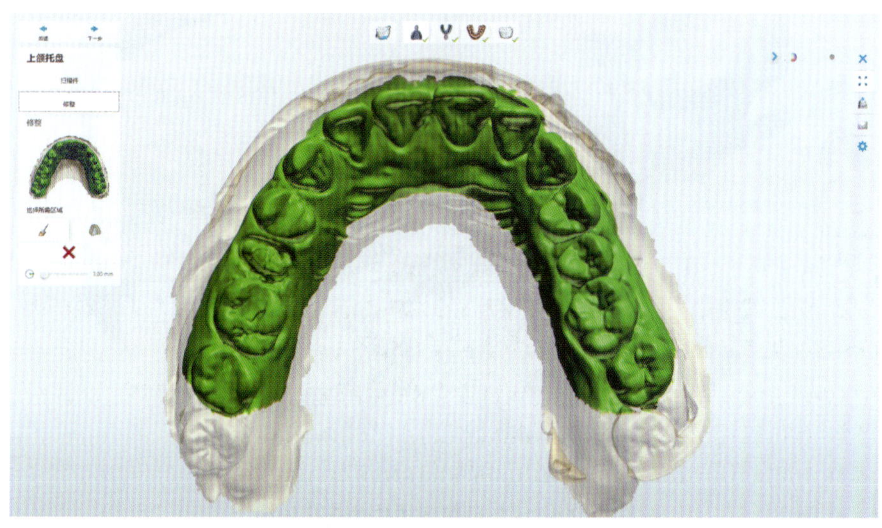

图 3-2-12　精细扫描获得的工作模型

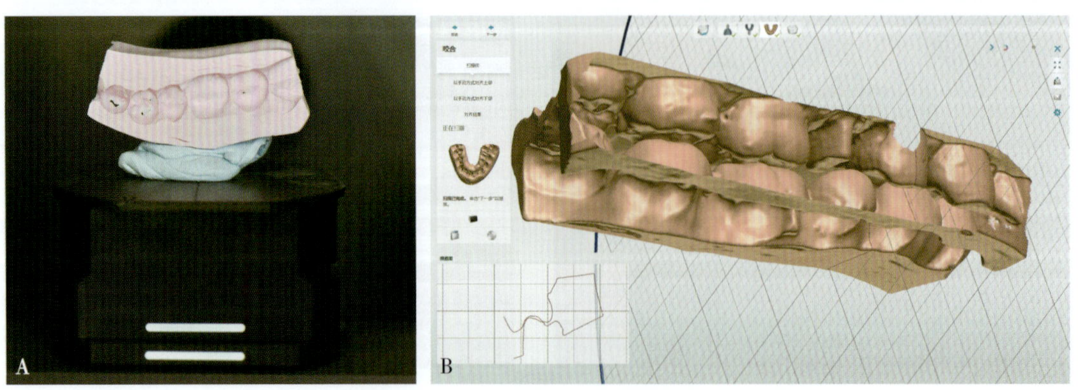

图 3-2-13 咬合记录的摆放和扫描

A. 咬合记录的摆放 B. 咬合记录的扫描结果

在软件中，此时会显示之前扫描完成的上、下颌模型及刚刚扫描完成的咬合记录模型。首先在上颌模型和咬合记录模型的正面找出对应位置的一个点或三个点进行标记，三点对位时，点的颜色分别为红、绿、蓝，相同位置的点用同一颜色标记，顺序不能错乱。标记完最后一个点，软件会自动计算位置关系，将上颌模型与咬合记录模型配准到一起（图 3-2-14）。采用同样的步骤，将下颌模型与咬合记录的反面进行配准（图 3-2-15），最终得到上、下颌咬合关系配准模型（图 3-2-16）。

转动模型，三维方向检查上、下颌咬合关系是否紧密，磨耗面是否吻合。因咬合记录往往少量抬高咬合，或者不清晰导致咬合不准，可勾选左侧“对咬合进行优化”的选项，对扫描数据进行自动分析计算，使上、下颌达到相对稳定的咬合关系。

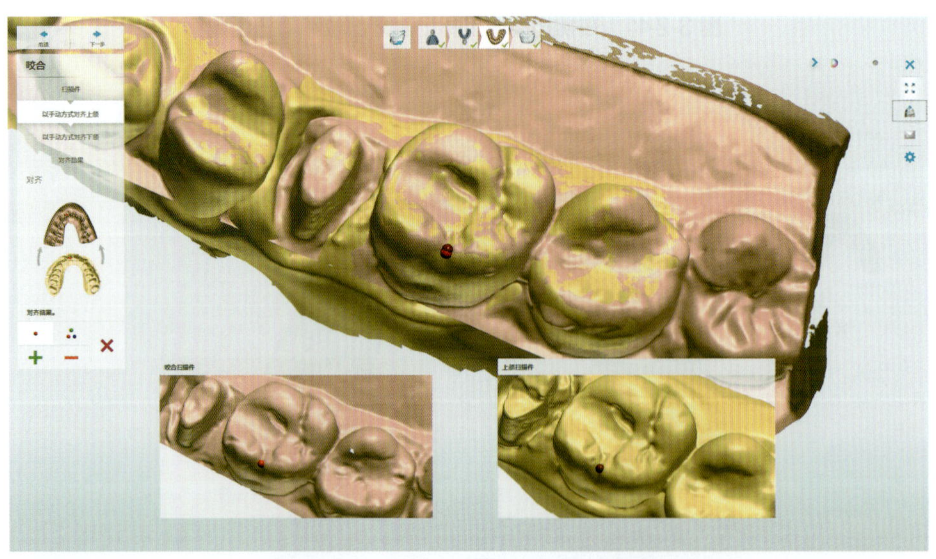

图 3-2-14 上颌模型与咬合记录配准

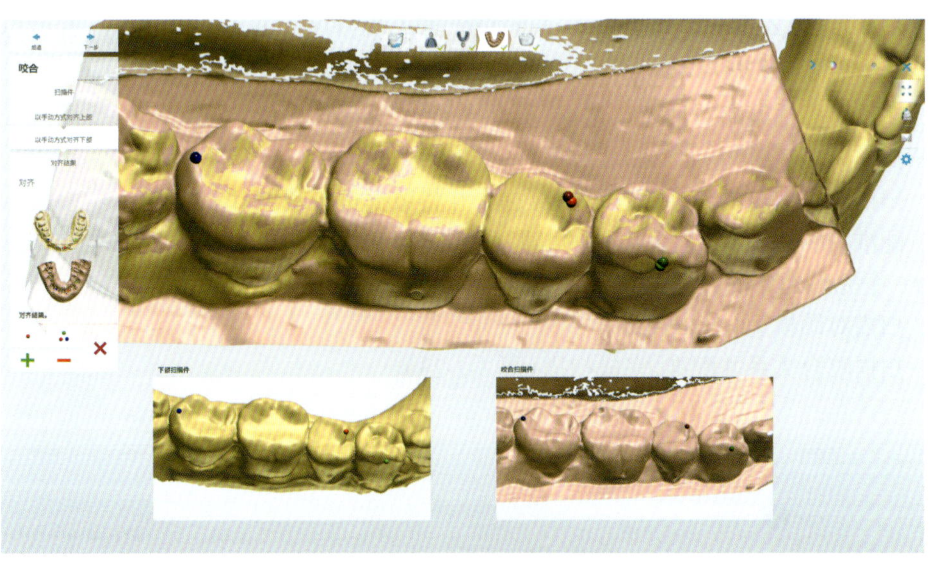

图 3-2-15　下颌模型与咬合记录配准

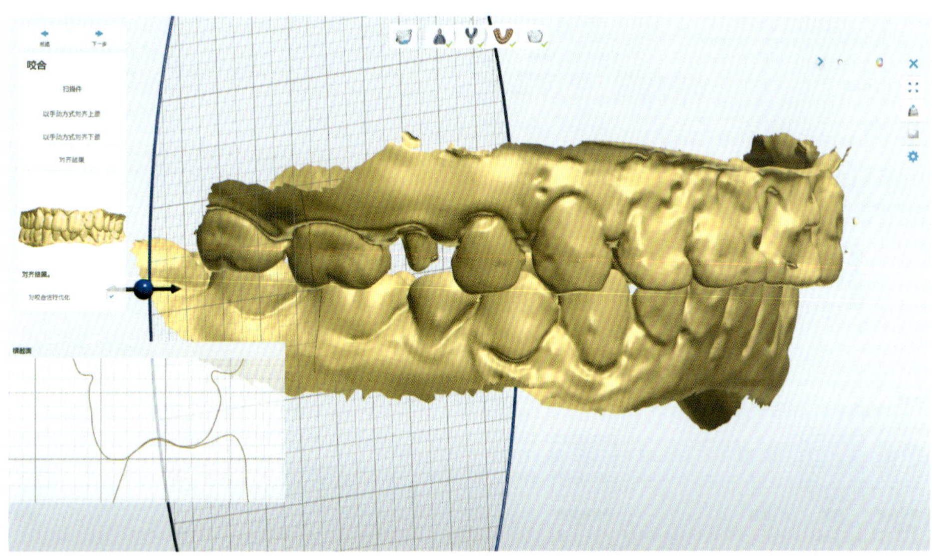

图 3-2-16　扫描完成的上、下颌咬合关系模型

点击“下一步”后，在软件界面上方中间的所有扫描操作步骤都显示为绿色对勾时，完成扫描流程。

（二）桩核印模扫描

随着口腔数字化发展，工艺技术的不断更新，桩核扫描设计也是无法避开的一道工序。由于桩核模型髓腔往往窄而深，给扫描工作增加了难度，各种尝试后，发现 Medit 扫描软件中针对桩核设定了一个有趣的扫描程序，分别扫描印模根部髓腔部分和模型上端的基牙部分，再把采集到的髓腔数字模型和基牙数字模型拼接成形即可。下面介绍具体步骤：

1. 创建订单，在牙列视图上选定对应牙位，在右侧对话框内选定加工项目为“牙桩与牙核”（图 3-2-17）。

2. 在设置扫描策略对话窗口选择“牙桩与牙核”（图 3-2-18）。

3. 扫描模型，获得基牙及邻牙数据（图 3-2-19）。

4. 扫描经修剪过的印模，获得髓腔数据，并将数据进行裁剪（图 3-2-20）。

5. 配准、拼接成形　把采集到的髓腔数字模型和基牙数字模型进行配准，后台计算拼接成为一个完整的牙模数据（图 3-2-21）。

6. 扫描对颌模型（图 3-2-22）。

7. 扫描咬合关系并配准，完成扫描（图 3-2-23）。

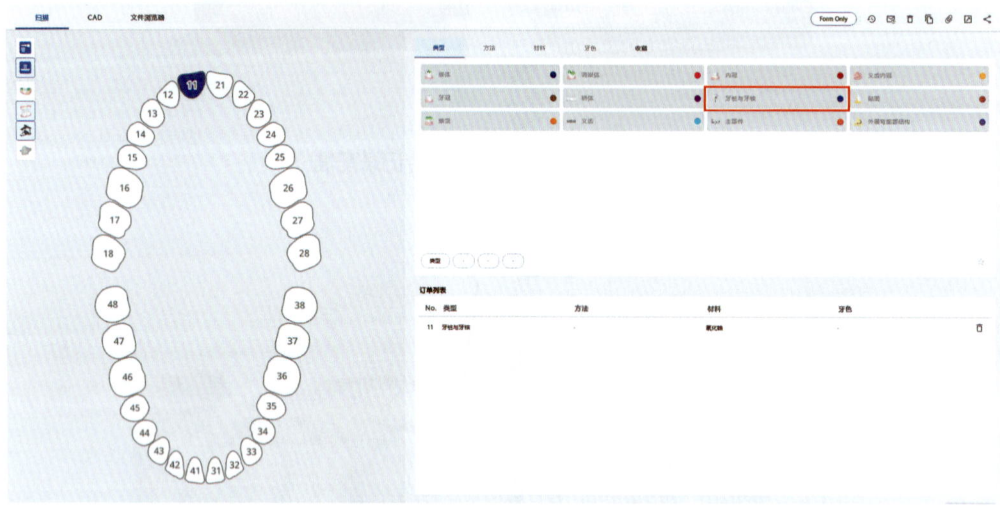

图 3-2-17　创建扫描订单

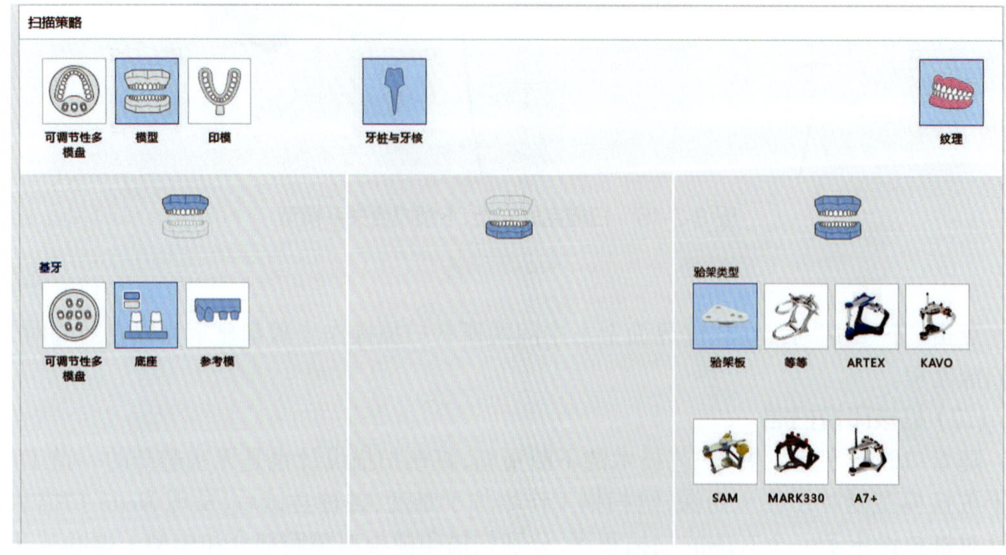

图 3-2-18　扫描策略对话窗口选择“牙桩与牙核”

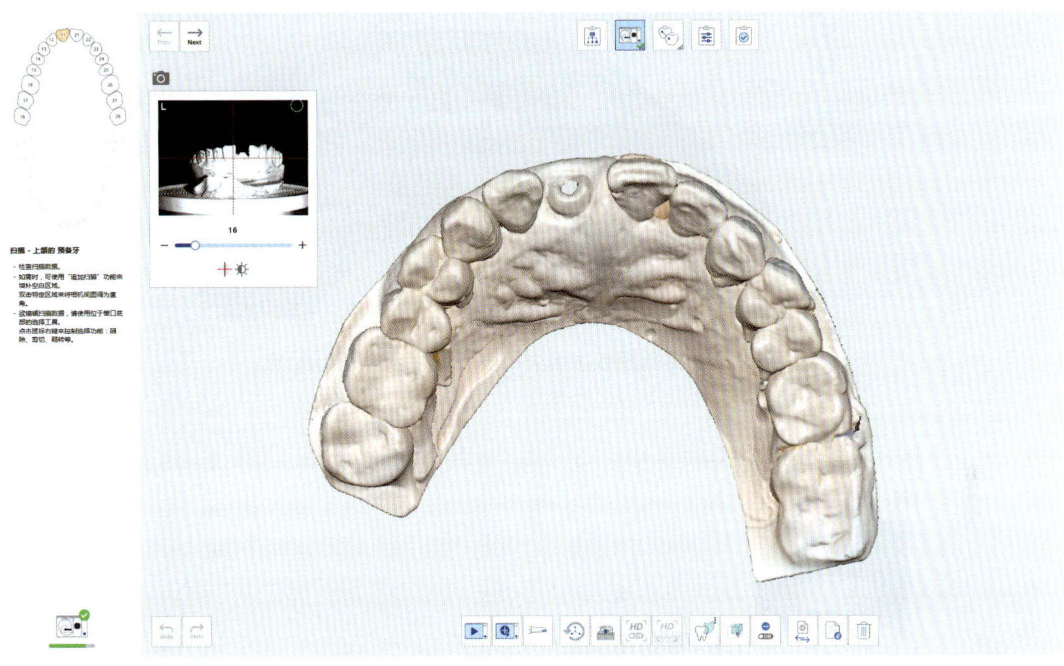

图 3-2-19　扫描模型,获得基牙及邻牙数据

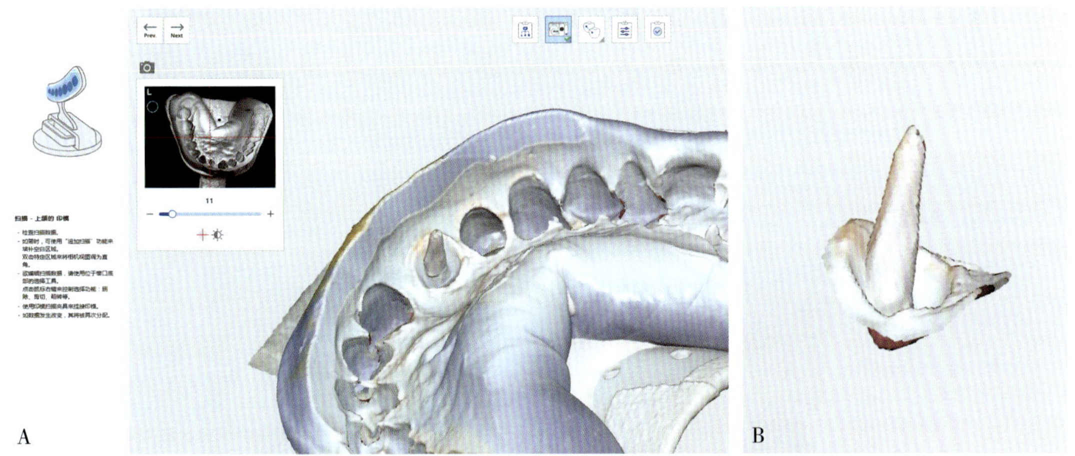

图 3-2-20　扫描经修剪过的印模,获得髓腔数据,并将数据进行裁剪
A. 扫描修建过的印模　B. 裁剪掉邻牙部分,获得髓腔数据

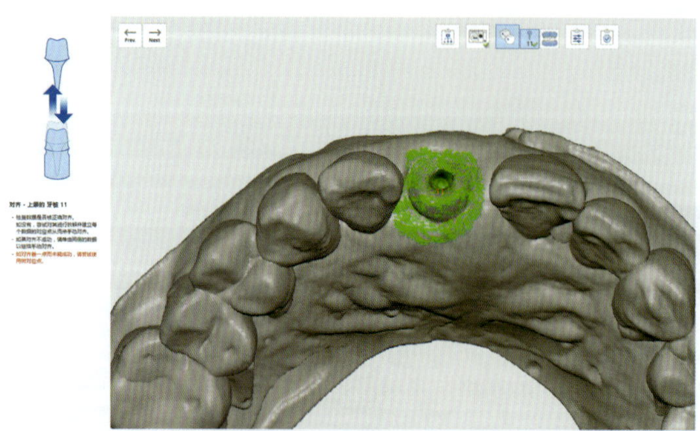

图 3-2-21 将髓腔数字模型和基牙数字模型进行配准

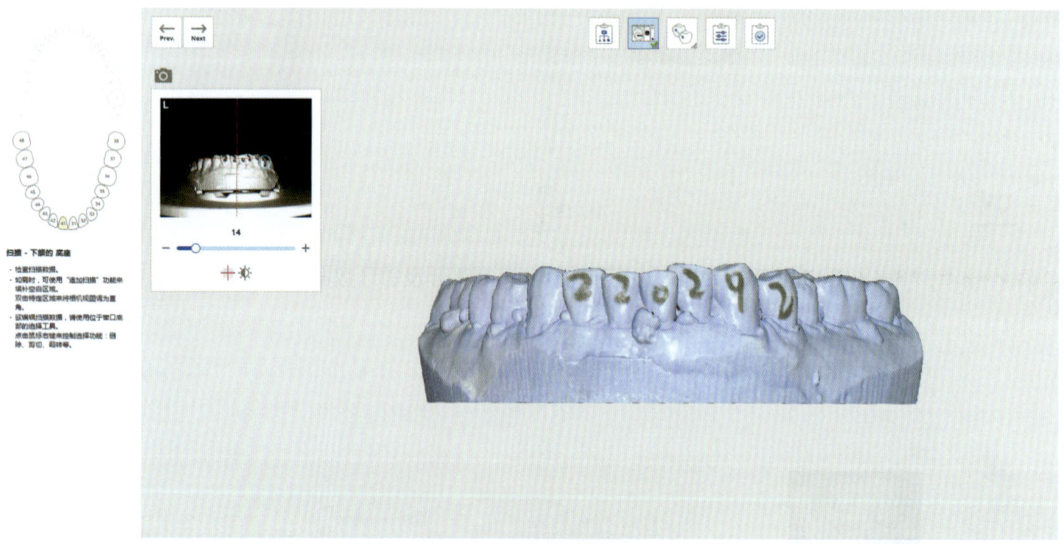

图 3-2-22 扫描对颌模型

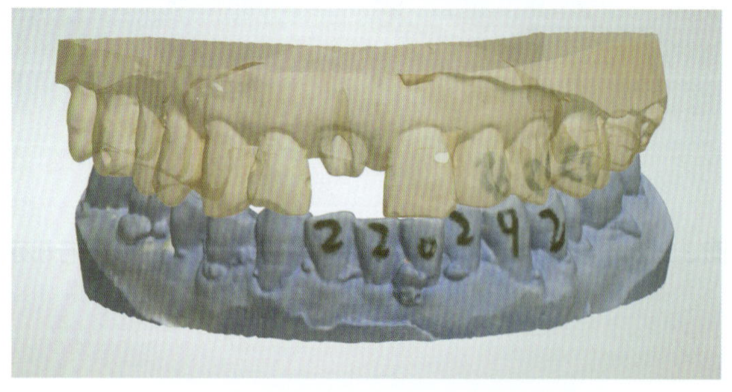

图 3-2-23 扫描咬合关系并配准，完成扫描

（赵鹏飞）

二、牙颌模型扫描工艺

牙颌石膏模型仍然是技工室最常用的扫描介质，模型扫描工艺较成熟，扫描精度稳定可靠，是口腔技师必须掌握的一项基本技能。下面分别以单冠修复和单牙种植修复为例，介绍3shape 扫描软件和 excoad 扫描软件的扫描工艺流程。

（一）单冠修复扫描工艺流程

以单冠修复为例，介绍 3shape D2000 扫描仪配套 3shape 扫描软件的模型扫描工艺流程：

1. 模型检查　在义齿加工流程中，每个步骤的开始都应该检查上一步骤是否合格，且检查标准都必须前后一致，因此，这里不再重复模型的质量标准。但是，扫描人员必须亲自检查和重视以下几点：

（1）模型（含预备体）是否完整，有无缺损、断裂现象。

（2）预备体就位是否彻底。

（3）咬合关系是否准确稳定，工作模型咬合面与对颌牙磨耗面是否吻合。

2. 扫描仪校准　同印模扫描章节的内容。

3. 创建订单　订单的设置基本同印模扫描章节的内容，区别在于扫描设置中的扫描类型，此处应选择“模型扫描”模式（图 3-2-24，图 3-2-25）。

4. 扫描

（1）固定模型：模型固定方法基本同印模扫描部分，同样采用蓝丁胶对上、下颌模型与扫描板进行粘接固定。需要注意的是，蓝丁胶不要放置在底座可插入代型的底部，以免影响代型就位，导致咬合不准确。放到代型底部有可能会将代型抬高，单冠会造成制作的修复体低𬌗；联冠会造成制作的修复体翘动，无法就位。

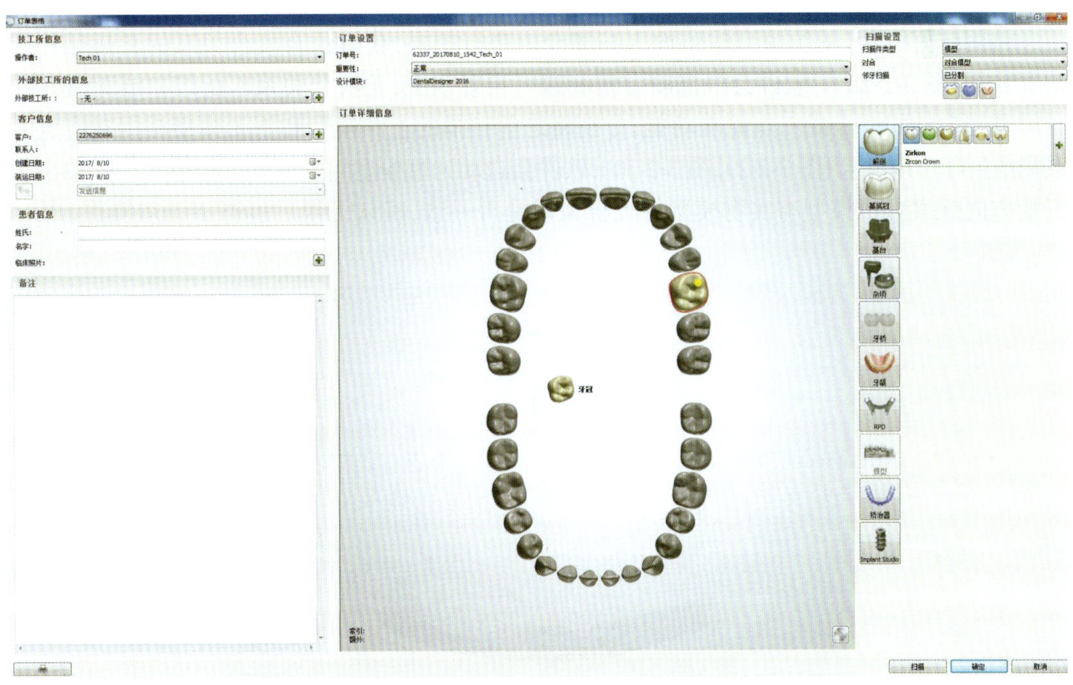

图 3-2-24　模型扫描订单界面

（2）扫描上、下颌模型：上、下颌模型整体扫描方法同印模扫描部分，先对上颌模型进行初扫，标记需要制作的牙位并在上颌模型上画定精扫的范围，完成精扫，最后对得到的上颌模型进行修整。同法，对下颌模型进行初扫、精扫，修整模型获得上、下颌的数字模型（图 3-2-26）。

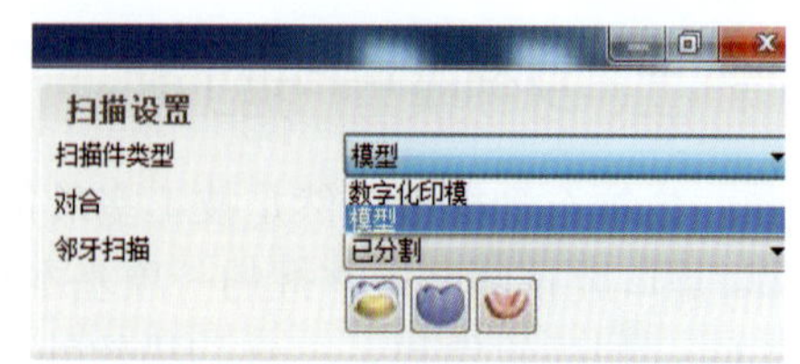

图 3-2-25　“模型扫描”选项

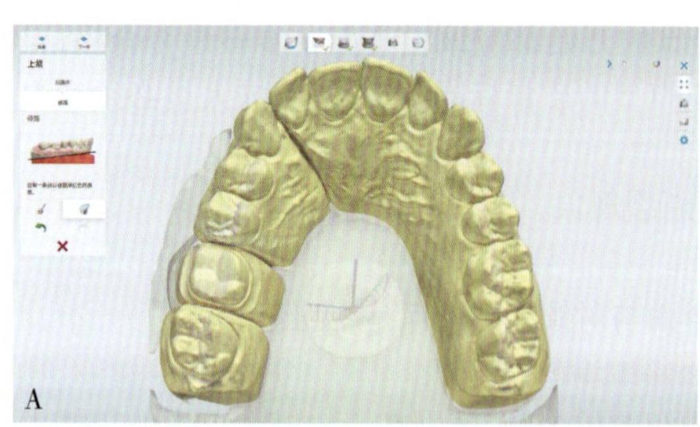

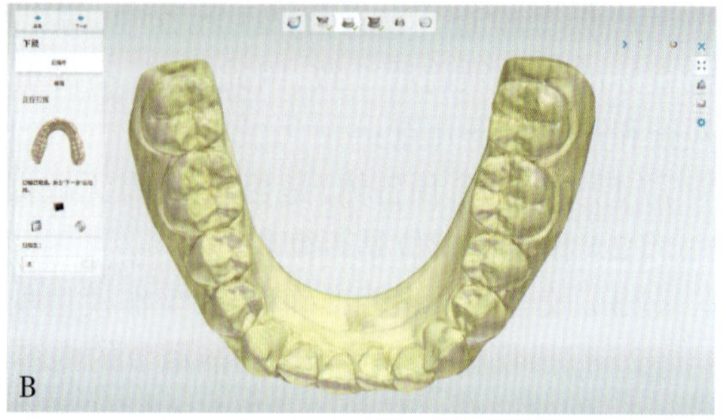

图 3-2-26　上、下颌模型的精扫结果
A. 上颌模型的精扫结果　B. 下颌模型的精扫结果

（3）咬合关系扫描：咬合关系的扫描与印模扫描不同，首先需要确定牙颌石膏模型的咬合关系，然后用辅助材料将上、下颌模型进行固定。若模型咬合关系稳定，可用橡皮筋捆绑固定（图 3-2-27）；若咬合关系不稳定，则需使用咬合记录确定咬合关系后，再用热熔胶棒将其固定。3shape 扫描仪还可使用配套的咬合架装置进行上、下颌模型固定。

将固定好的上、下颌模型整体放入扫描仓内进行扫描，获得具有咬合关系的唇颊侧外形轮廓数据（图 3-2-28）。软件会根据咬合情况进行自动匹配，若咬合关系匹配较差或无法匹配时需采用软件的一点或三点配准功能，分别将之前扫描的上颌模型和下颌模型根据对应点关系配准到咬合模型上（图 3-2-29，图 3-2-30），软件会自动计算模型间的最优匹配位置（图 3-2-31）。三维方向观察虚拟模型与实物模型的咬合关系是否一致，确认无误后进行下一步操作。

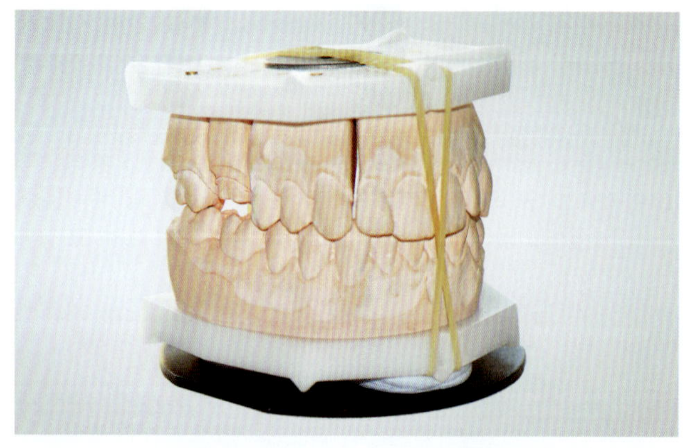

图 3-2-27　使用橡皮筋对上、下颌模型的咬合位置进行固定

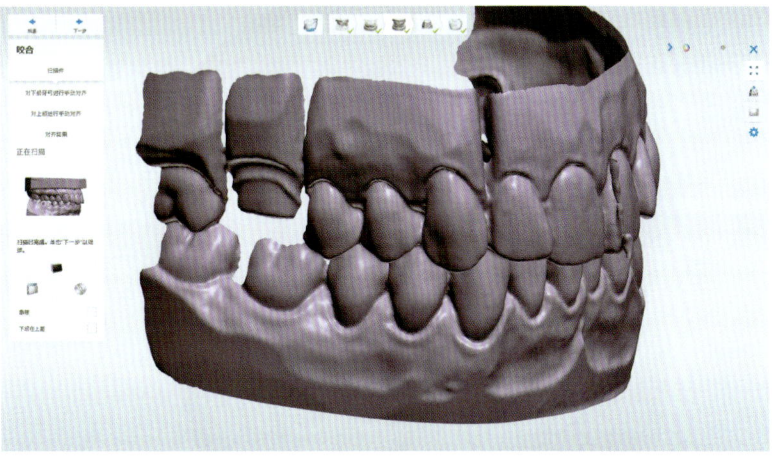

图 3-2-28　扫描获得的具有咬合关系的上、下颌模型唇颊侧数据

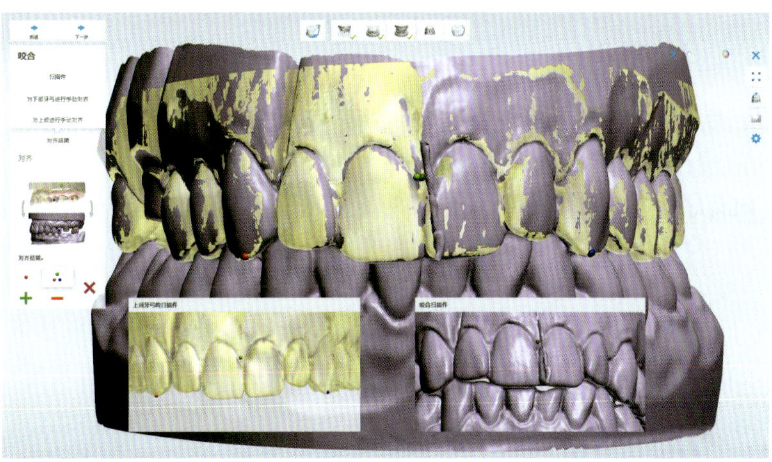

图 3-2-29　上颌模型与咬合关系模型配准

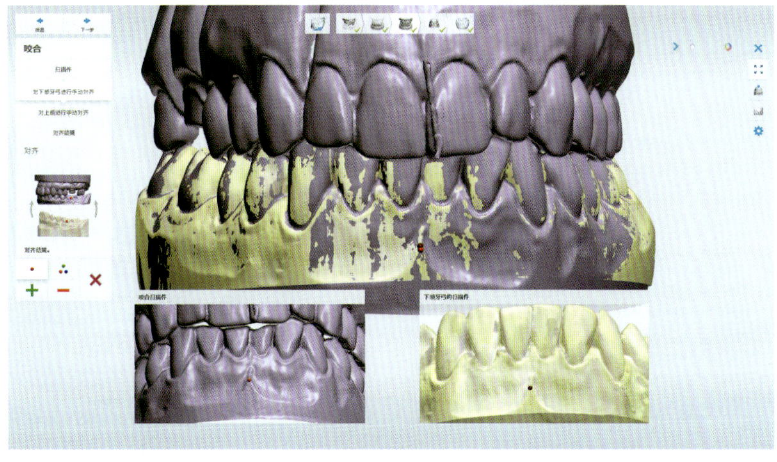

图 3-2-30　下颌模型与咬合关系模型配准

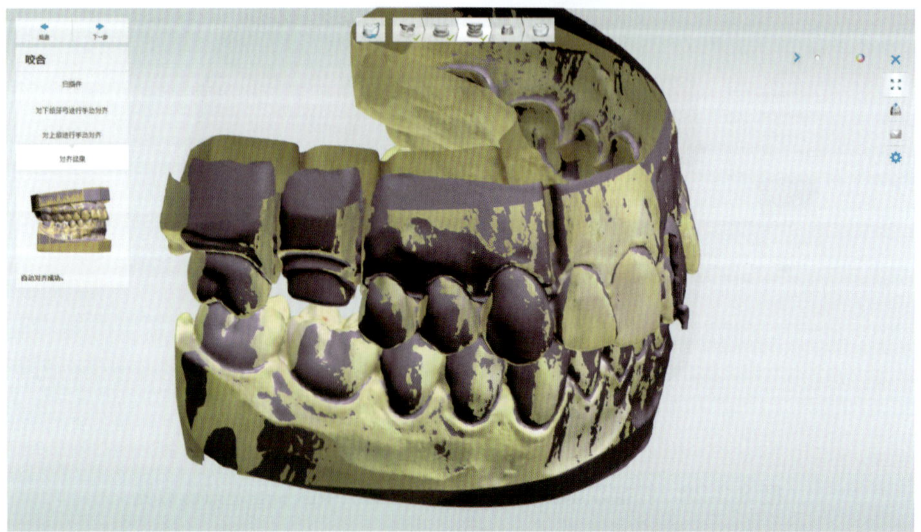

图 3-2-31 配准完成的上、下颌咬合关系模型

（4）代型扫描和配准：按代型扫描步骤的软件提示，将代型从牙列中取下，唇、颊侧朝向扫描板弓形的前端，用蓝丁胶固定在扫描板的中心位置（图 3-2-32）。扫描多单位修复体时，可按顺时针方向有序扫描单个代型，或使用多功能扫描盘同时安放并扫描多个代型（图 3-2-33）。代型扫描结束后，检查代型的肩台和基牙表面是否完整（图 3-2-34），必要时调整代型放置的位置、角度和高度，或是喷涂显影剂再次扫描。

一般情况下，软件会自动将代型扫描数据配准到之前扫好的牙列模型上，若因摆放角度、高度等问题没有自动对入，可点击手动配准，通过一点或者三点配准功能手动将代型配准到牙列模型上（图 3-2-35）。

转动模型，三维方向检查上、下颌咬合关系是否紧密，磨耗面是否吻合。点击“下一步”后，在软件界面上方中间的所有扫描操作步骤都显示为绿色对勾时，完成扫描流程（图 3-2-36）。

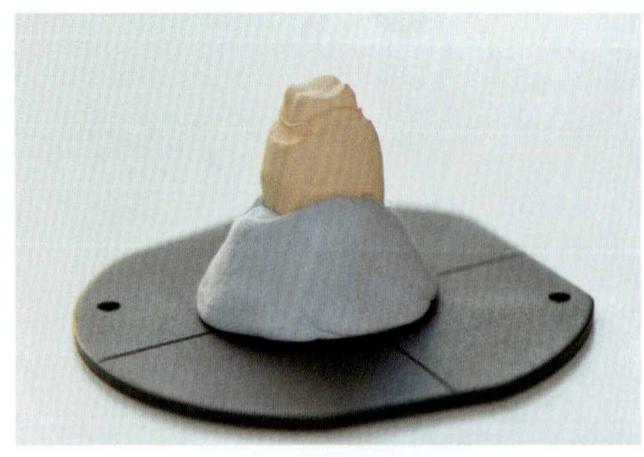

图 3-2-32 单个代型扫描

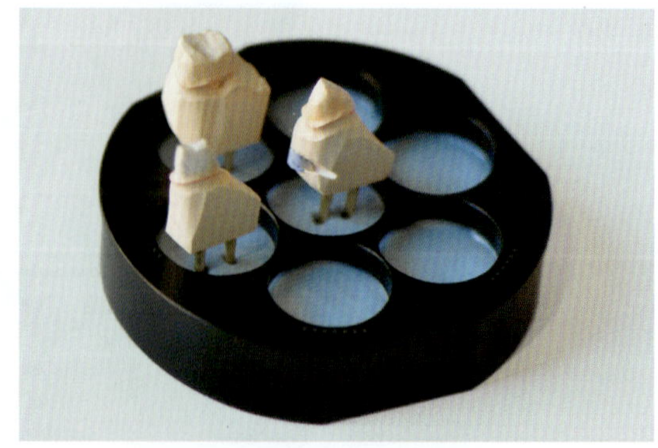

图 3-2-33 使用多功能扫描盘扫描多个代型

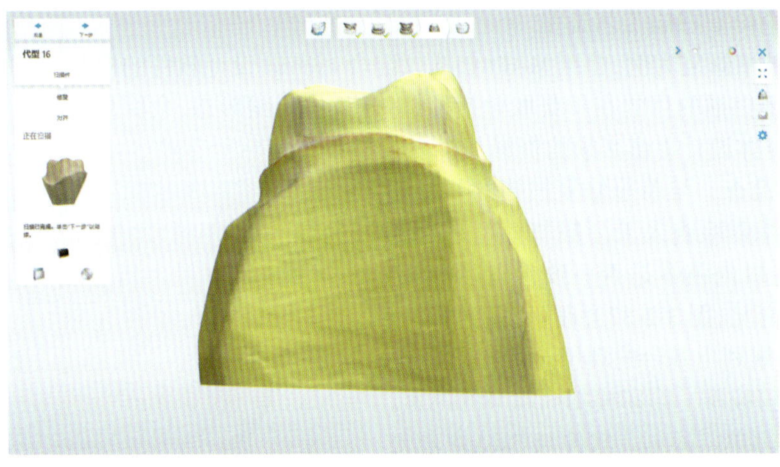

图 3-2-34　代型扫描结果

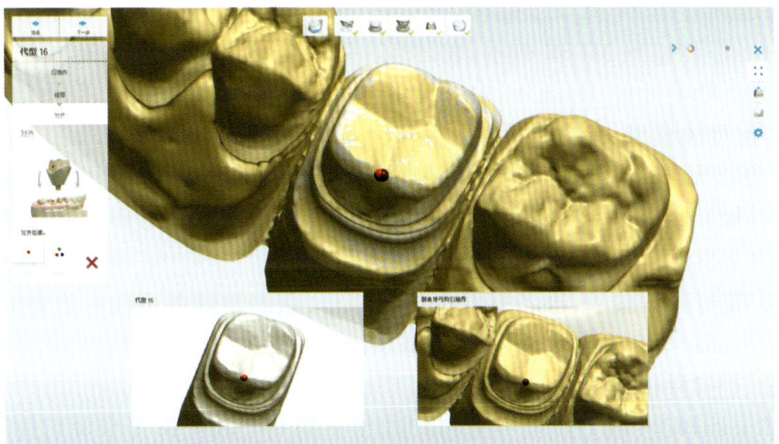

图 3-2-35　代型手动配准

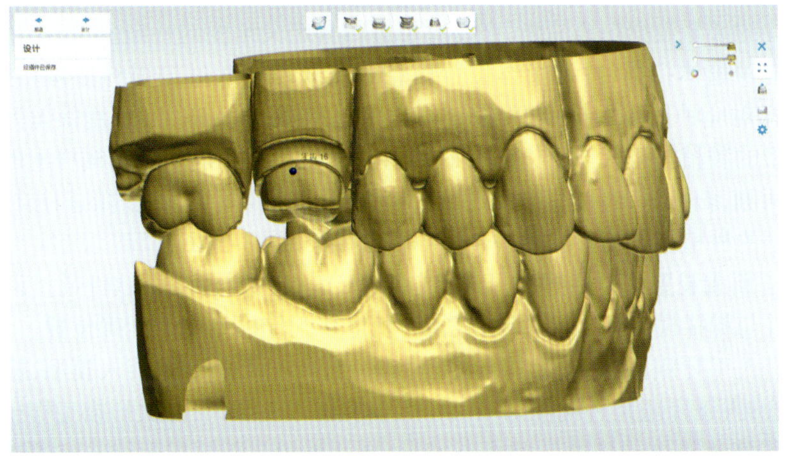

图 3-2-36　代型扫描和配准完成

（二）种植修复扫描工艺流程

以单牙种植修复为例，介绍 Medit 扫描仪配合 excoad 设计软件的模型扫描工艺流程：

种植模型扫描的目的在于获取包括种植体位置、牙龈形态、余留牙及咬合关系等信息，为基台和修复体设计提供必须的资料。

1. 模型检查　与单冠修复扫描的要求相同，此外，还需要检查人工牙龈与模型是否匹配、替代体与口内植体是否一致，通过观察实际种植模型情况（图 3-2-37），理解医生的设计要求，并基本规划出基台的理想设计方案。

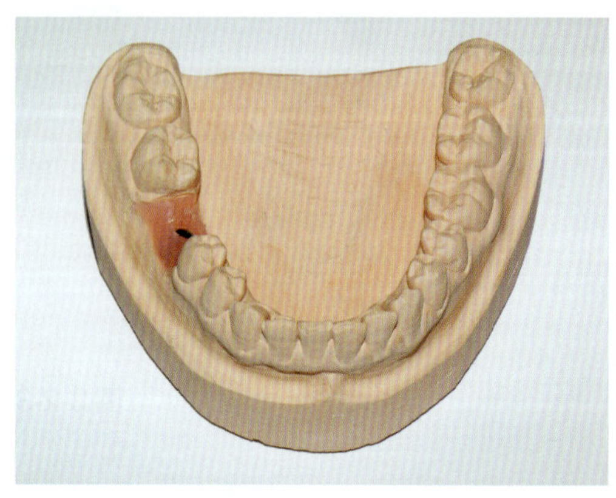

图 3-2-37　实物种植模型（带有人工牙龈和种植体替代体）

2. 扫描仪校准　同印模扫描章节的内容。

3. 创建订单　excoad 软件与 3shape 软件订单设置中基本信息部分（医师、患者、技工室信息等）大致相同，电子技工单也采用牙位图的形式标注。

在本例中，需要如图 3-2-38 所示，在牙位图上标注出种植修复牙位、对颌牙、余留牙的情况（橙色代表对颌模型、绿色代表种植基台牙位、黄色代表邻牙）。定义修复牙位时，还应在弹出的详细设置菜单下对修复类型（回切全冠）、修复材料（钛）、种植类型（个性化基台）以及是否进行人工牙龈和参考模型扫描等进行详细设置（图 3-2-39）。

4. 扫描　先打开扫描仪，准备好匹配的扫描杆，点击设计单页面右上角的扫描按钮进入扫描界面。excoad 软件种植修复扫描的基本流程为：扫描上颌模型、扫描下颌模型、扫描种植体扫描杆、扫描种植体牙龈、扫描上下模型的咬合关系。

（1）扫描上颌模型：将上颌模型通过扫描盘上的三个固位螺栓卡紧后放入扫描仓（图 3-2-40），设定工作模型扫描高度，线下部分不扫描，通常定于底座之上，确保完整的牙列保留。扫描仪会按照自定义的高度对模型进行扫描，获得数字模型（图 3-2-41）。

（2）扫描下颌模型：同样的方法（图 3-2-42），扫描获得下颌模型整体数字模型（图 3-2-43），确保种植牙位的邻牙数据扫描清晰，必要时可进行自定义角度的补扫。

（3）扫描种植体扫描杆：种植体位置信息的获取需要通过扫描种植体扫描杆获得（图 3-2-44）。选择对应种植体的扫描杆，按软件步骤提示，取下人工牙龈，用螺丝刀将扫描杆安装在工作模型的种植体替代体上，若扫描杆反光，需喷上显影剂。将扫描杆上的两个特征面放置于颊舌两侧，扫描清晰且完整的特征面，有助于准确匹配到系统内的扫描杆数据。再次扫描工作模型的种植区域，获得扫描杆信息（图 3-2-45，图 3-2-46）。

扫描杆是预成装置，其数字模型已集成在 CAD 软件数据库中，软件通过调用数据库中的数字模型并与扫描模型相匹配，即可获得种植体在工作模型中的准确位置。

（4）扫描人工牙龈：用螺丝刀拧下种植体扫描杆，把人工牙龈装入模型，检查牙龈袖口周围有无毛边；人工牙龈是否就位到底、有无翘动（图 3-2-47）。再次扫描工作模型种植区域（图 3-2-48），采集种植体周围的牙龈形态信息（图 3-2-49），以便在后续 CAD 设计时，依照牙龈信息准确塑形基台穿龈部分的轮廓形态及确定边缘位置。

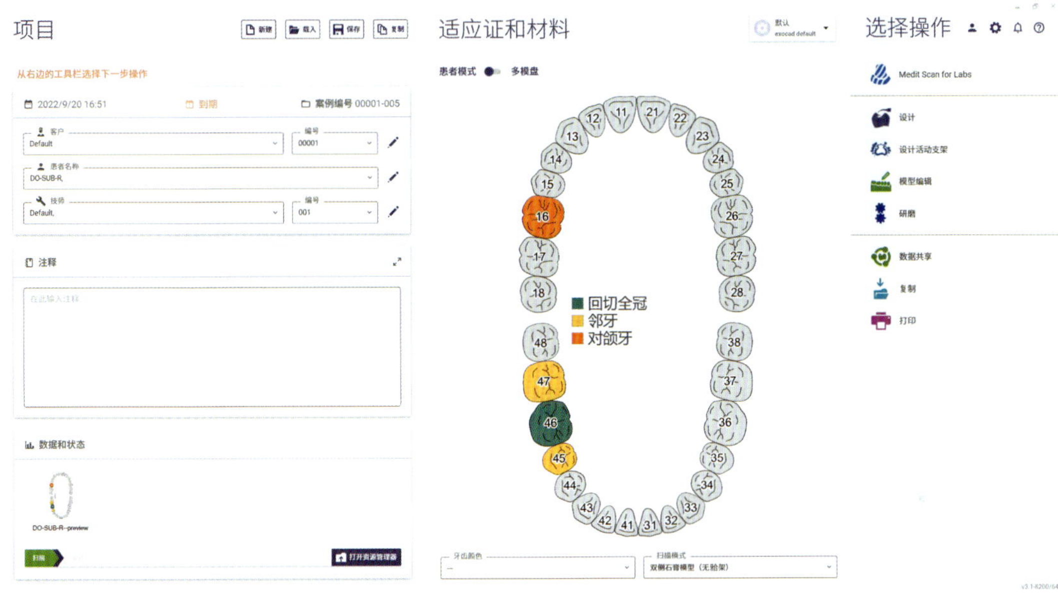

图 3-2-38　excoad 软件订单设置界面

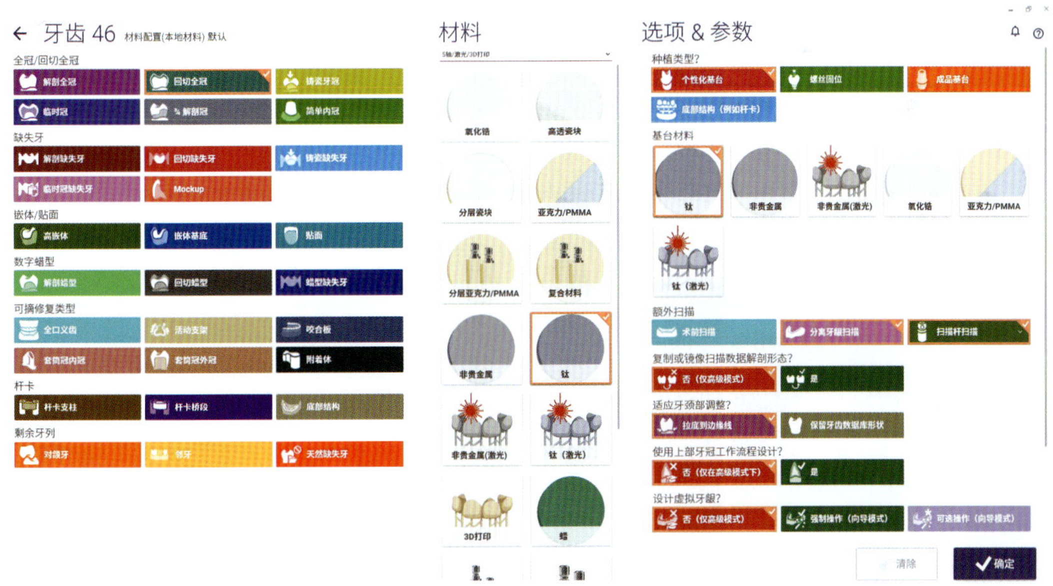

图 3-2-39　excoad 软件种植修复扫描设置界面

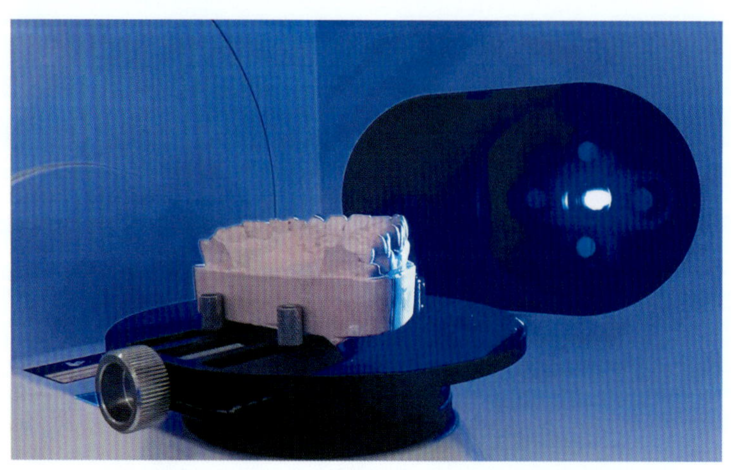

图 3-2-40　模型通过固位螺栓卡紧后放入扫描仪

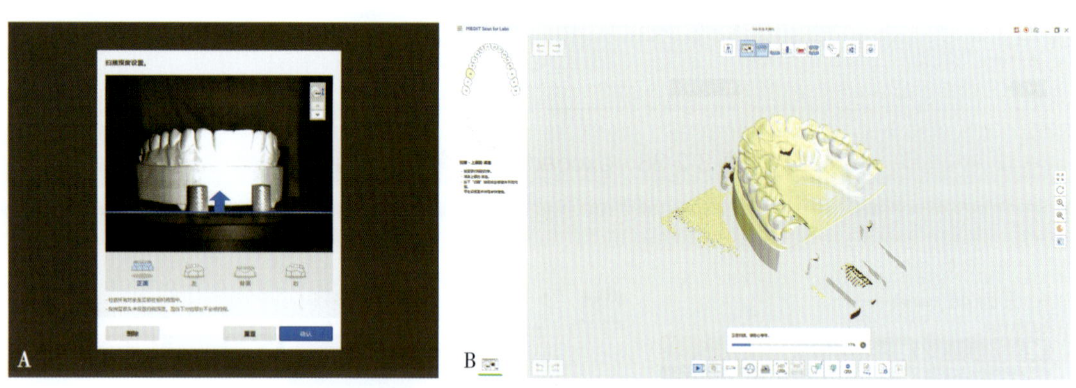

图 3-2-41　自定义设定上颌扫描高度及扫描过程
A. 设定上颌模型扫描高度　B. 上颌模型扫描过程

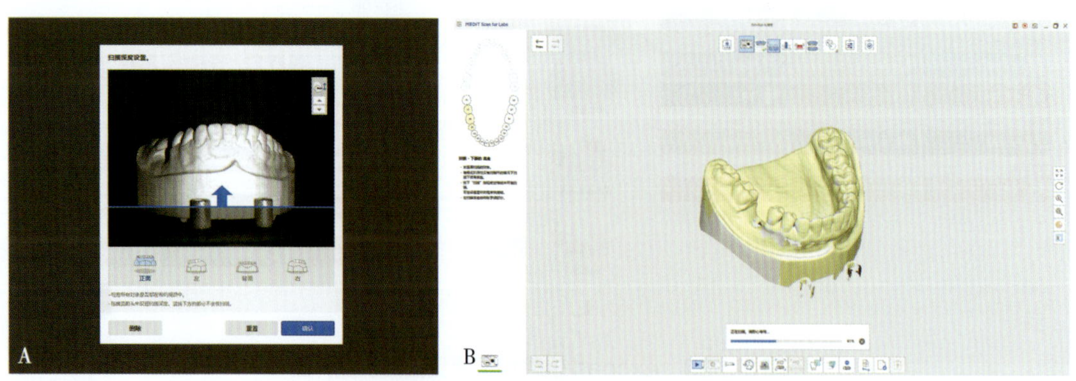

图 3-2-42　设定下颌模型扫描高度及扫描过程
A. 设定下颌模型扫描高度　B. 下颌模型扫描过程

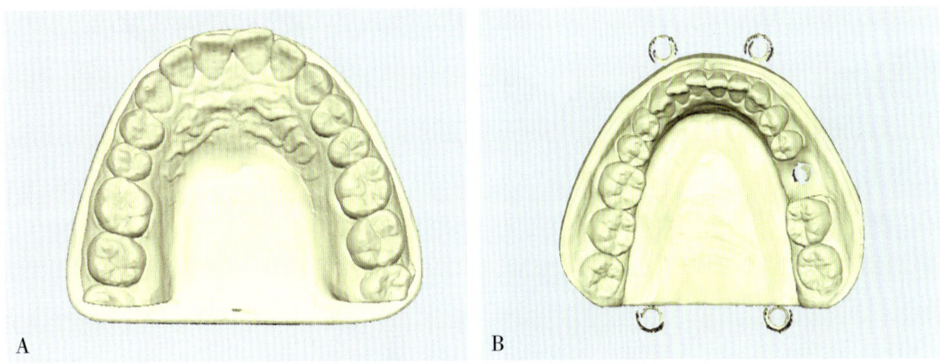

图 3-2-43　扫描完成的上、下颌模型

A. 扫描完成的上颌模型　B. 扫描完成的下颌模型

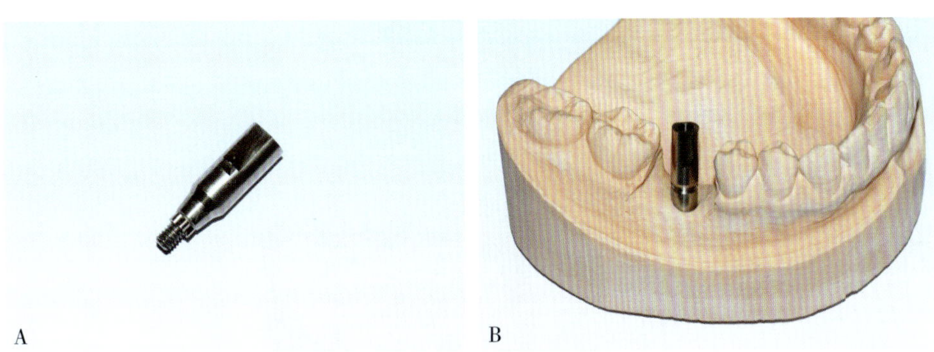

图 3-2-44　种植体扫描杆及其模型安装

A. 种植体扫描杆　B. 种植体扫描杆安装在模型上

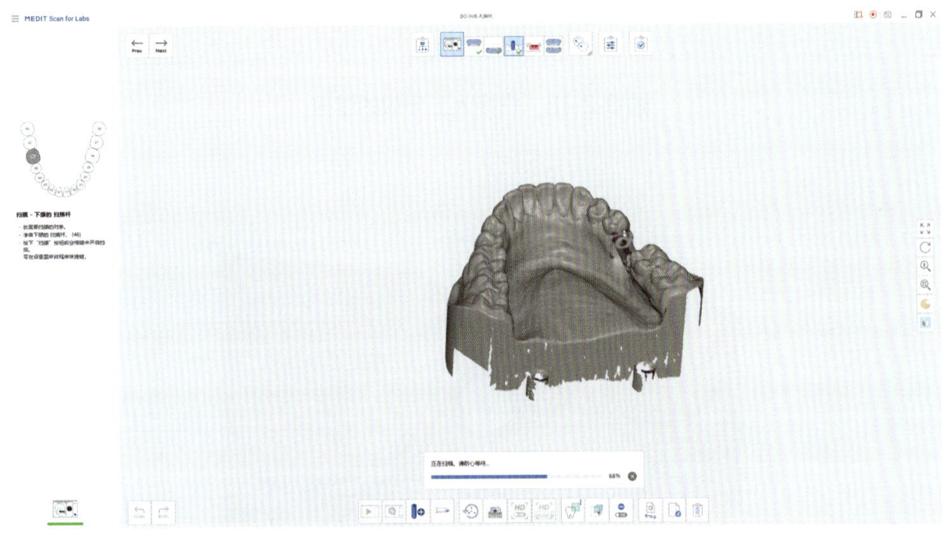

图 3-2-45　扫描种植体扫描杆过程

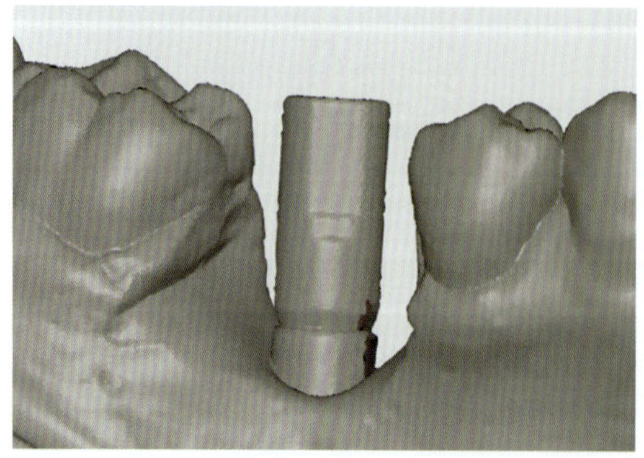

图 3-2-46　扫描获得的扫描杆形态和位置

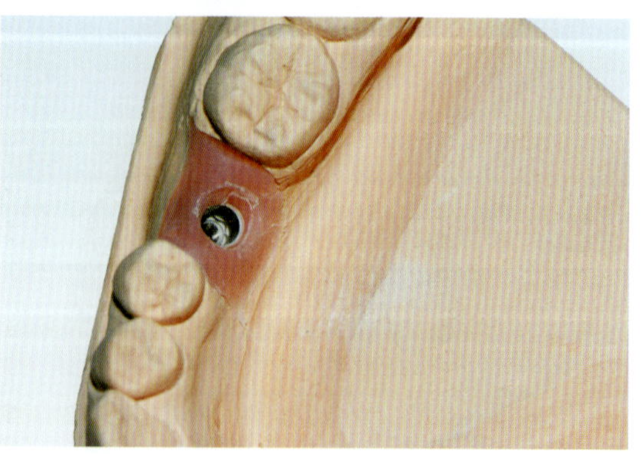

图 3-2-47　带有人工牙龈的工作模型

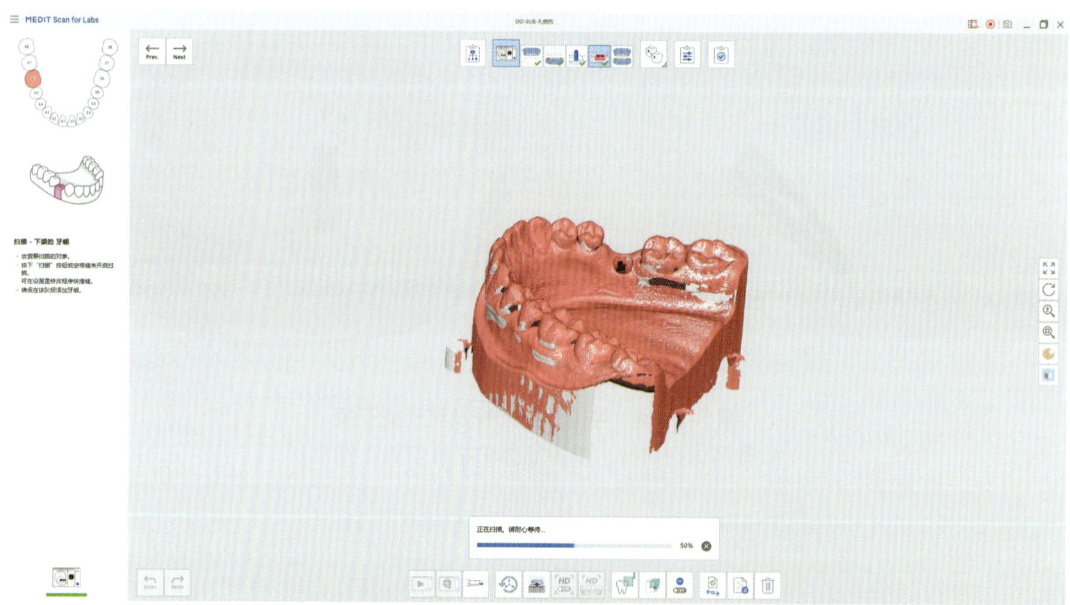

图 3-2-48　扫描人工牙龈的过程

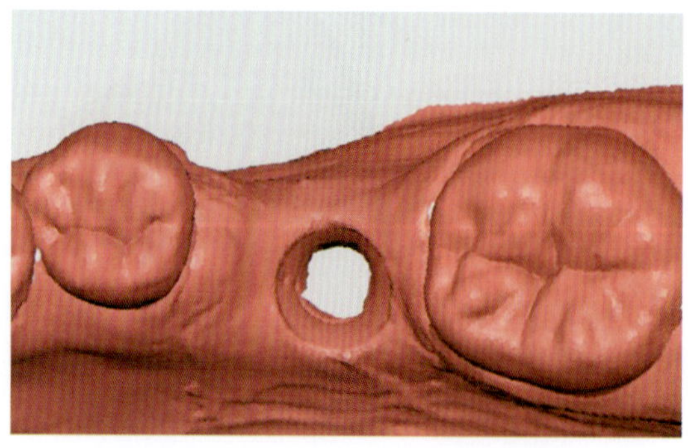

图 3-2-49　扫描获得的人工牙龈形态

（5）扫描上、下颌模型咬合关系：将实物上、下颌模型的咬合关系准确对位后，用橡皮筋或殆架直接放入托盘上固定好位置，防止晃动，再放入扫描仪进行整体扫描，扫描仪将获取咬合模型唇颊侧的形态数据（图 3-2-50）。同 3shape 软件配准上、下颌模型的方法相似，excoad 软件也基于同样的方法将之前扫描的上、下颌模型分别配准到咬合关系模型上（图 3-2-51），从而获得具有实物模型咬合关系的数字模型。

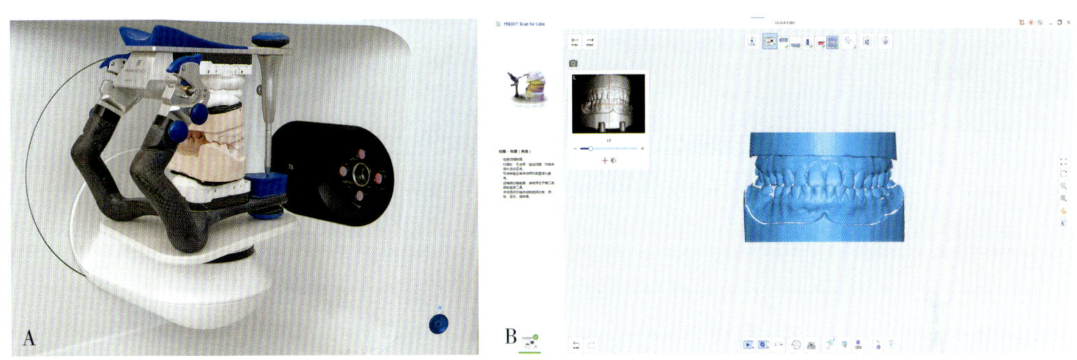

图 3-2-50　咬合关系扫描

A. 上、下颌模型咬合关系准确对位后放入扫描仪进行整体扫描　B. 扫描结果

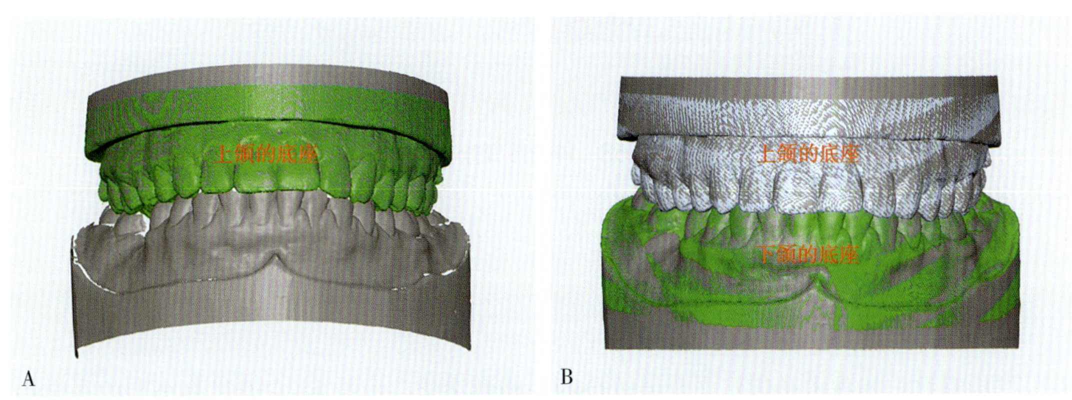

图 3-2-51　分别配准上、下颌模型到咬合关系位置

A. 配准上颌模型到咬合关系位置　B. 配准下颌模型到咬合关系位置

最终，软件将牙颌模型、种植体扫描杆模型和人工牙龈模型整合在一起（图 3-2-52），根据需要可适当裁剪多余的部分，减小模型数据大小，使得软件设计时减少卡顿现象。最后获得最终的种植修复数字模型（图 3-2-53）。

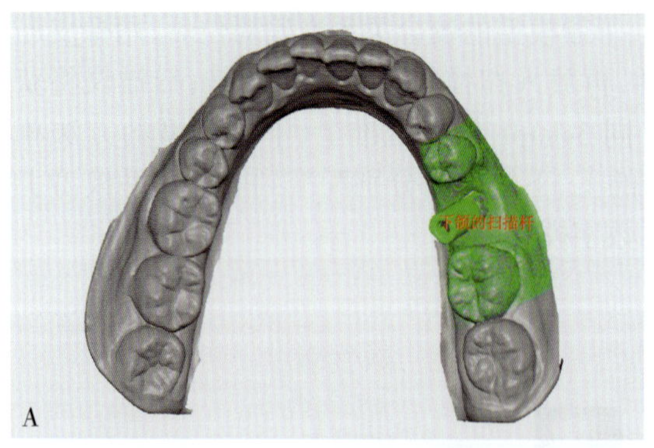

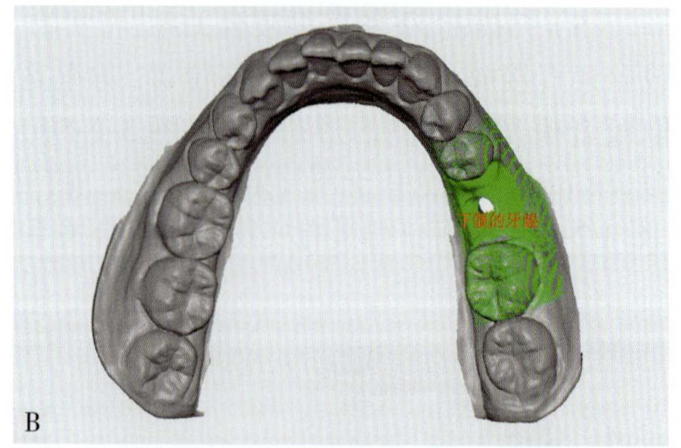

图 3-2-52　牙颌模型、种植体扫描杆模型和人工牙龈模型进行整合

A. 扫描杆与工作模型的匹配　B. 牙龈与工作模型的匹配

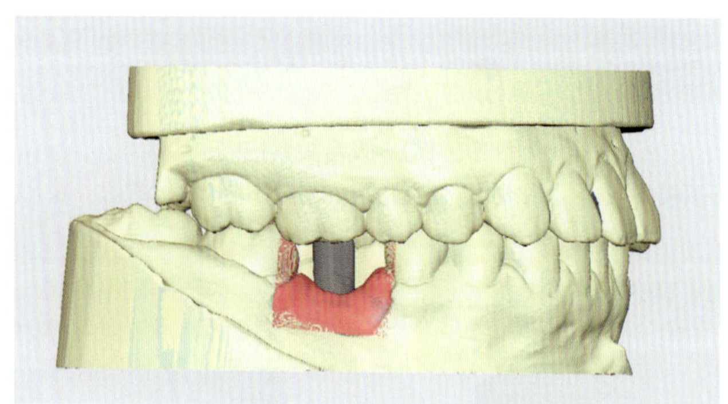

图 3-2-53　种植修复数字模型

（薛　坤　赵　瑞）

三、口内扫描工艺

口内直接扫描技术是近年来发展较快的一种数字化印模技术，它通过将小型的光学扫描头伸入患者口腔内，直接对牙齿、黏膜等软硬组织表面形态进行扫描，实时重建扫描区域的三维数字模型，一个步骤获取数字牙颌模型（图 3-2-54）。直接口内扫描可有效避免传统印模制取过程中咽反射敏感患者的不适，及唇腭裂患者误吸印模材料的危险，不存在印模变形、脱模、缺陷等问题，无需消耗印模材料、经济环保，简化了临床操作流程和技工室扫描石膏模型的流程。

目前，主流的口内扫描技术主要包括：主动或被动三角测量技术、共聚焦成像技术、主动波阵面采样技术、光学相干断层扫描技术、干涉及相移测量技术等。上述各种口内光学扫描技术的原理，因主要涉及临床椅旁应用，本书不做详细介绍。口内扫描技术的精度总体上略逊于技工室模型扫描技术，约为 20~30μm；单牙位的扫描速度约为 30 秒，全牙列及咬合关系扫描速度约为 3~5 分钟。

早在 1987 年，世界上第一套商业化的口腔修复 CAD/CAM 系统——Cerec I 代系统，即

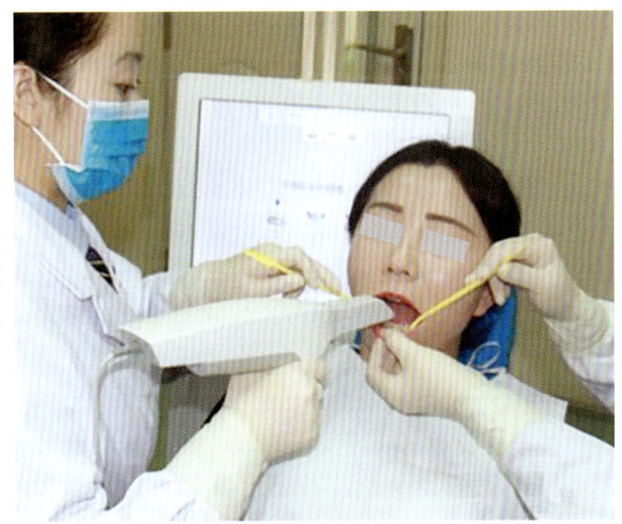

图 3-2-54　口内扫描仪的临床使用

采用了红外光口内三维扫描仪。迄今为止，商业化的口内扫描系统已有二十余套，典型系统包括：Trios、iTero、Lava C.O.S.、Planmeca、DirectScan、Carestream、Medit、Dental Wings 等国外系统和朗呈、先临、菲森、频泰等国内系统（表 3-2-1）。

表 3-2-1　部分口内扫描系统（2021）

	扫描仪		扫描仪
1	Lava C.O.S.	11	Planmeca
2	IOS FastScan	12	Bluescan
3	iTero	13	Medit
4	Carestream	14	朗呈
5	CerecBluecam	15	Aoralscan
6	DirectScan	16	Panda
7	MIA3d	17	Dentalink
8	Trios	18	蓝野
9	3D Progress	19	MyScan
10	Dental Wings	20	科美

有项研究对上述列表中部分产品的口内扫描的准确度、精密度进行了如下评价：

口内扫描准确度的评价方法是，对后牙区植入两枚种植体的牙列缺损模型分别进行传统技术印模以及 Cerec Omnicam 系统和 True Definition 系统的口内数字化印模，结果表明，对于 Nobel Biocare 种植系统，其平均偏差分别为 39μm、20μm 和 15μm；对于 Straumann

种植系统，其平均偏差分别为22μm、26μm和17μm。Lee等对单个种植体的模型应用传统闭窗式印模方法和口内扫描仪分别进行30次印模，获得灌制的石膏模型和CAD/CAM切削模型，比较两者与参考模型的三维偏差，结果表明，口内数字化印模与传统印模的准确度相当。

种植体口内数字化印模精密度的评价方法是，5个口内扫描系统对无牙颌多颗种植体取模的体外研究，结果显示，Lava C.O.S.、CerecOmnicam、ICAM-4D、3shape Trios和3M True Definition的精密度均值分别为66μm、59μm、50μm、33μm和30μm。结合其准确度结果，研究者认为除Lava C.O.S.外，其余4种口内扫描仪均能满足大跨度种植体支持修复体的印模精度要求。

口内扫描技术临床与技工室对接工作流程如图3-2-55所示：临床完成患者口内扫描后，将扫描数据发至技工室，技师接收数据后可根据实际需要设计、加工出树脂牙颌模型（CAD/CAM），并可直接基于口内扫描数据设计、加工出义齿（CAD/CAM）。

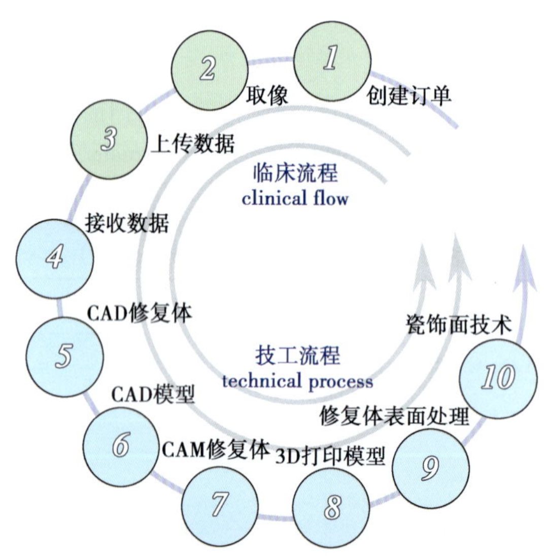

图3-2-55 口内扫描技术临床与技工室对接工作流程

下面以种植修复为例，介绍3shape Trios口内扫描系统种植数字化印模采集的详细步骤及注意事项。

（一）适应证分析

口内扫描技术因其扫描成像原理上的局限性，目前还不能完全替代牙颌模型扫描技术以及传统印模技术，其临床适应证的选择应注意以下几点：

1. 对缺少牙齿解剖特征的无牙颌数字印模获取的难度大，口腔黏膜、牙龈等软组织扫描精度难以保证。

2. 长牙弓扫描精度难以保证，一般推荐用于不超过5单位（桥体不超过2单位）的基牙扫描。

3. 严重错殆畸形牙列的扫描精度有待验证。

(二) 扫描准备

将扫描车(扫描工作站)推到综合治疗椅旁,连接电源,打开设备开关,启动扫描软件进入订单界面。3shape Trios 扫描工作站结构组成如图 3-2-56 所示。如扫描仪长时间未使用或一段时间未进行校准,系统会提示必须进行扫描仪校准。只需将扫描枪的保护头取下,安装上设备配套的专用校准头,按软件提示一步步执行校准程序即可。完成扫描枪校准后,取下校准头,更换上已经消毒的扫描头。需要注意的是,保护头是用于仪器非工作状态下保护扫描枪前端光学器件的装置,其内部没有导热片和反光镜片,不能用于扫描数据,扫描前务必更换为带有镜片的扫描头。

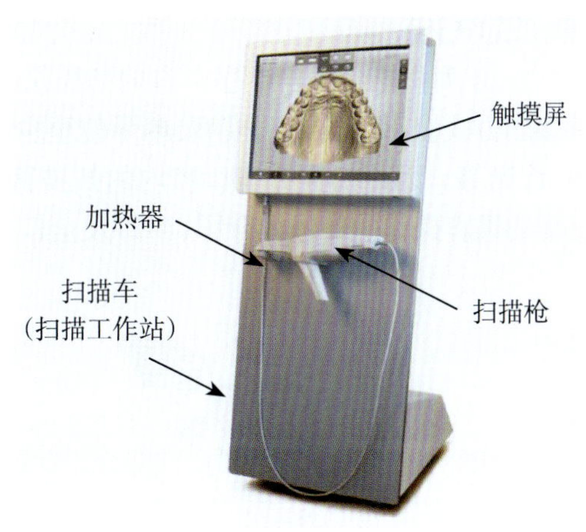

图 3-2-56　3shape Trios 口内扫描系统结构组成

安装好扫描头后,按软件提示将扫描枪放置在基座上,此时扫描头正对加热器上方,开始进行镜头预热,时间约为 5 分钟。预热的目的在于避免扫描头镜片在口腔内的湿热环境下产生雾气,影响扫描结果的准确性。

(三) 创建订单

首先进行"添加患者"的操作,在弹出的"添加患者"对话框中输入患者 ID、姓名、出生日期和备注信息等内容(图 3-2-57),点击"确定"保存患者信息。

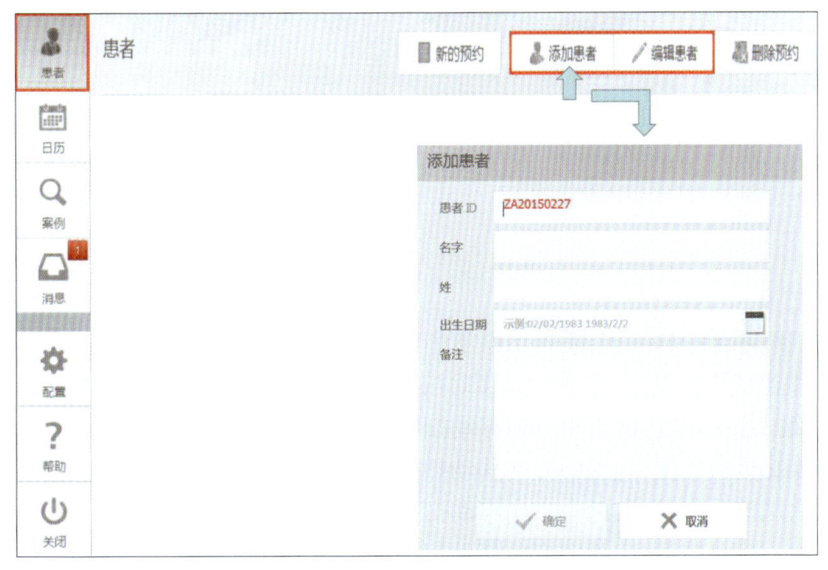

图 3-2-57　添加患者信息

在患者列表中选中新添加的患者，点击“新的预约”，在弹出的订单界面下选择技工室信息，并在图形化的牙位图上选择修复体牙位，设定修复类型、材料、颜色等信息，设定订单交付日期。对于本例种植体上部修复的扫描，在订单修复体类型里应选择种植体项目。

（四）扫描

1. 牙列扫描的操作顺序　口内扫描仪因扫描头的单视野尺寸较小，一般采用多角度图像拼接的方式获得完整牙列模型，单牙位至少需要 3~5 副的图像拼接，拍摄角度包含𬌗面、唇颊侧、舌侧等。因此扫描头在口腔内的扫描移动顺序，各产品有相应的推荐顺序。此处对常规使用的推荐操作顺序进行介绍，半口及全口牙列扫描步骤基本相同（图 3-2-58，图 3-2-59）。

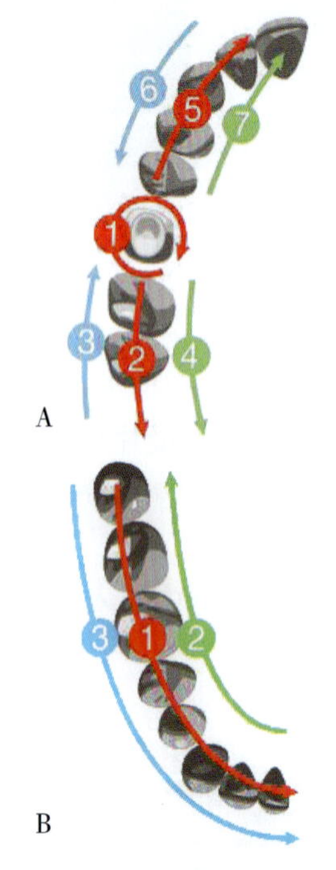

图 3-2-58　半口扫描操作顺序
A. 上颌半口工作侧扫描操作顺序
B. 下颌半口对颌扫描操作顺序

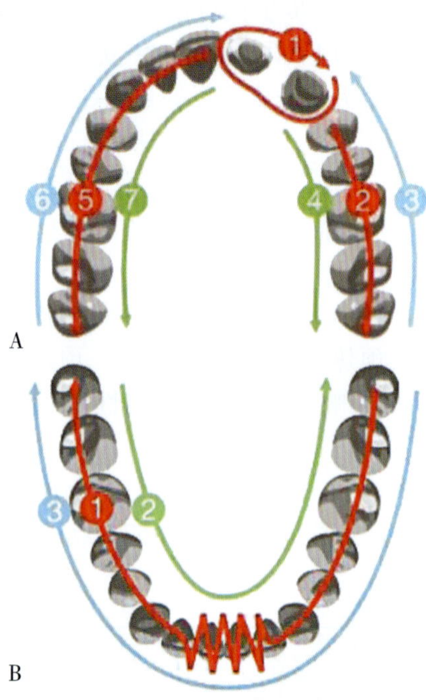

图 3-2-59　全口扫描操作顺序
A. 上颌全口工作侧扫描操作顺序
B. 下颌全口对颌扫描操作顺序

工作侧扫描：

（1）先围绕基牙扫描一周，确保边缘清晰可见；
（2）转移到基牙后方，向远中方向移动扫描远中邻牙𬌗面；
（3）转换扫描头角度，向近中方向移动扫描远中邻牙唇颊侧；
（4）转换扫描头角度，向远中方向移动扫描远中邻牙舌侧；
（5）再次从基牙出发，向近中方向移动扫描近中邻牙𬌗面；
（6）转换扫描头角度，向远中方向移动扫描近中邻牙唇颊侧；
（7）转换扫描头角度，向近中方向移动扫描近中邻牙舌侧，完成扫描；
（8）最后检查牙列完整性并进行局部补扫。

对颌扫描：

（1）从最远端的牙位开始，从远中向近中移动扫描牙列𬌗面直到前牙；

（2）转换扫描头角度，从近中向远中移动扫描牙列舌侧；

（3）转换扫描头角度，从远中向近中移动扫描牙列唇颊侧；

（4）最后检查牙列完整性并进行局部补扫。

明确以下几点注意事项：

（1）各步骤扫描均以𬌗面扫描数据为拼接基础，在扫描头转换角度的过程中，需一定程度覆盖𬌗面数据，以保证数据拼接的需要；

（2）前牙𬌗面扫描时可适当采用S形摆动移动，覆盖到一部分唇侧及舌侧数据，以便后续扫描的数据拼接；

（3）若扫描过程中移动过快或角度转换过快，发生数据拼接断档而扫描中断，可将当前视野移动到邻近牙齿的𬌗面等待几秒，待软件找回拼接位点后继续扫描。

2. 扫描上、下颌牙列　按软件提示，默认先扫描下颌牙列，再扫描上颌牙列，也可人为调整扫描上、下颌牙列的顺序。按一下扫描枪上的扫描按钮，待扫描仪发出扫描提示音、扫描头发出强光后，匀速移动扫描头，按上述扫描顺序完成上、下颌牙列扫描。

3. 牙列补扫　完成扫描后，软件会提示工作侧模型的扫描盲区检测结果（图3-2-60），如检测到因基牙遮挡而没有扫描完整的区域，此时应针对盲区位置，调整扫描头角度进行局部补扫。

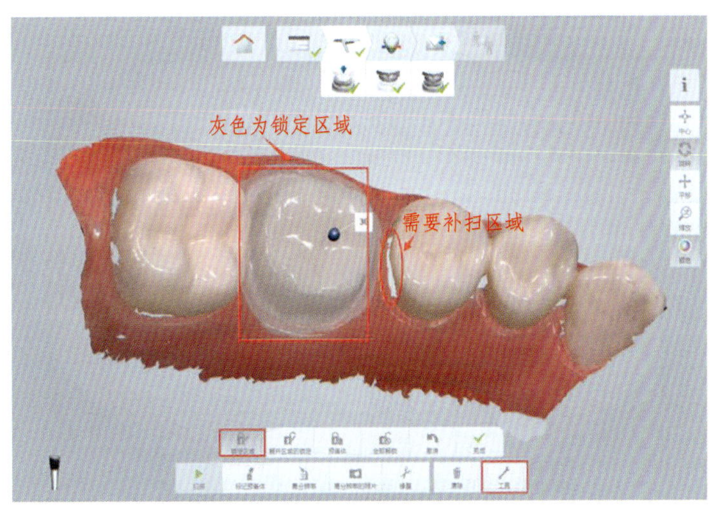

图3-2-60　软件提示需要补扫的区域

如果基牙扫描时有较大区域的数据不理想或是边缘不够清晰，则可使用下方工具栏中的“修整”工具，将不理想的数据区域选择后删除，再重新扫描补充删除的区域即可，无需全部重新扫描（图3-2-61）。

4. 基牙高分辨率扫描　扫描完成的牙列需进行预备体标记，按牙齿编号标记预备体。对于基牙区域，为保证颈缘线和表面形态的高精度呈现，可使用“高分辨率”扫描功能。高

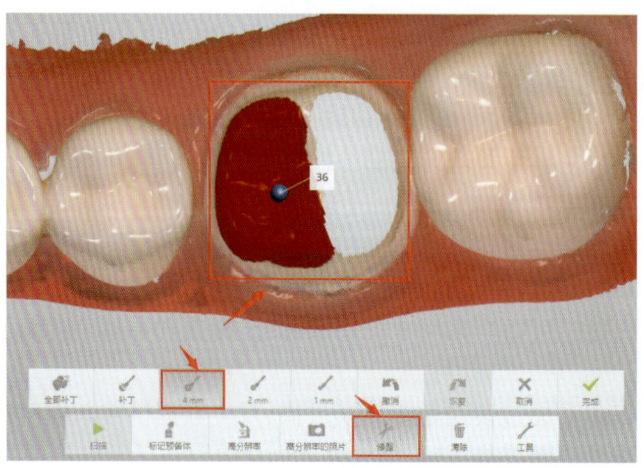

图 3-2-61　修整补扫模型

分辨率扫描模式下，屏幕上会显示牙列上蓝色的扫描区域，可以看出蓝色区域的细节表现更为清晰，高分辨率数据会替代之前扫描的牙列数据。

也可使用高分辨率照片功能，在颈缘线区域拍摄多幅高分辨率照片（图 3-2-62），照片会和扫描数据重合，后续发送给技工室。

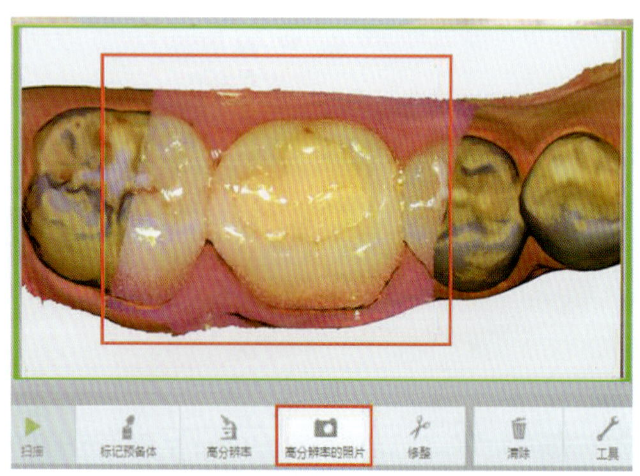

图 3-2-62　局部拍摄高分辨率照片

5. 咬合关系扫描　扫描咬合关系时，要求患者上、下颌牙列保持紧咬状态，扫描头伸入颊侧从远中向近中方向扫描咬合状态下的牙列，可采用上下 S 形移动方式，使颊侧扫描数据涵盖足够特征的上、下颌牙齿数据。当扫描一定范围后，软件会自动将之前扫描好的上、下颌牙列配准到咬合关系数据上（图 3-2-63）。三维旋转模型，检查咬合关系的正确性。

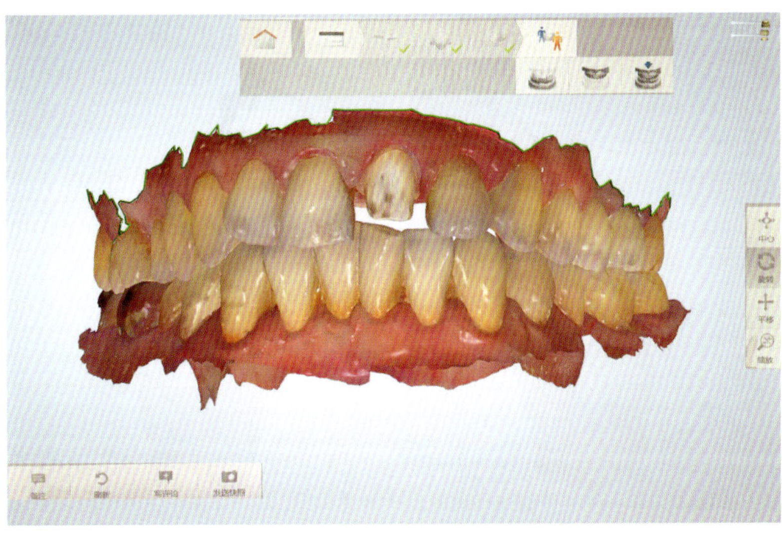

图 3-2-63　咬合关系配准

6. 种植牙列扫描

（1）标准基台扫描：种植修复扫描的流程，工作侧扫描时因种植体的存在，需要先对种植体的牙龈袖口进行扫描（图 3-2-64）；再将种植体配套的扫描杆插入口内就位，进行扫描杆形态的扫描（图 3-2-65）；之后取下扫描杆，扫描对颌牙列，再进行咬合关系扫描（图 3-2-66），完成扫描流程。

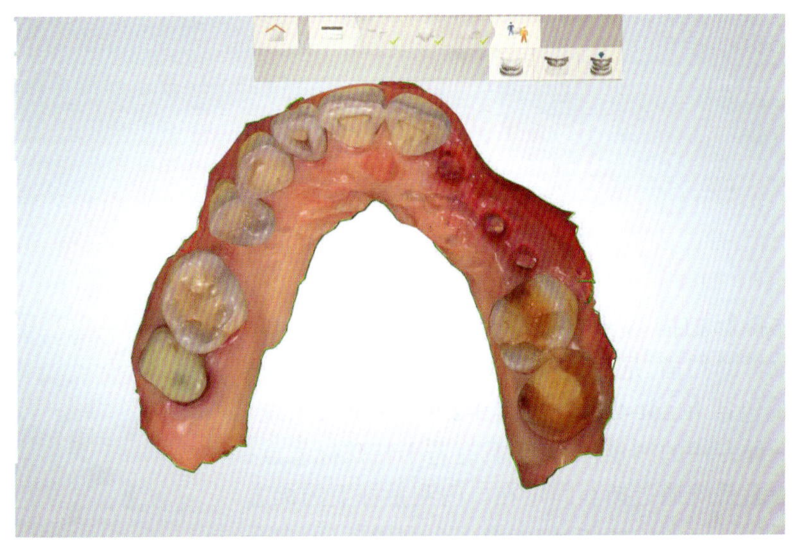

图 3-2-64　种植工作侧牙龈袖口扫描

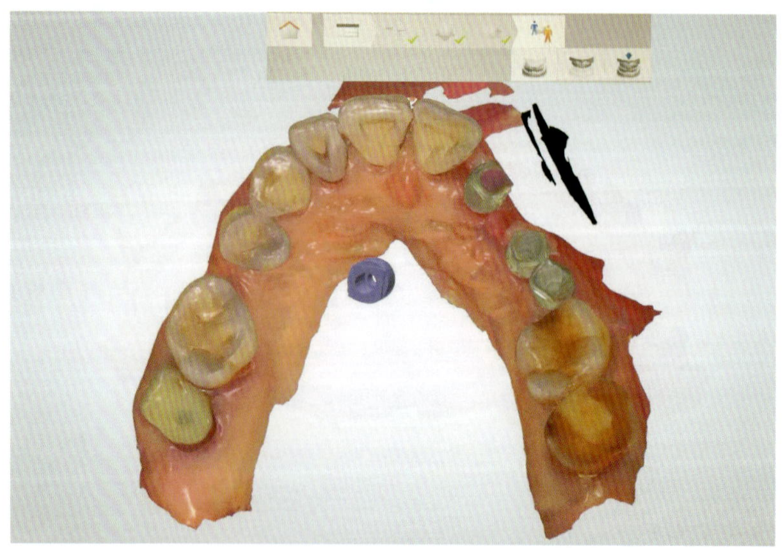

图 3-2-65　种植工作侧扫描杆扫描

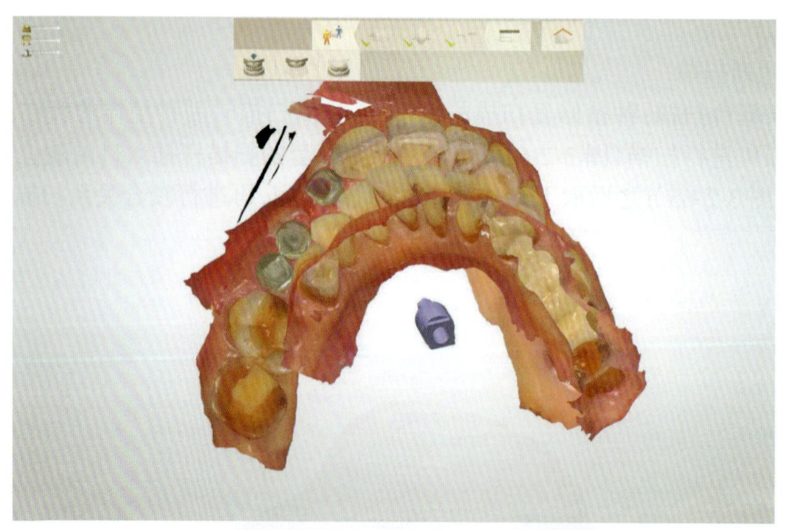

图 3-2-66　种植修复咬合关系扫描

（2）立体摄影扫描：立体摄影技术应用于无牙颌 4~6 单位种植体位置的扫描，是目前较为先进的扫描技术，该技术的典型系统包括 ICAM-4D 系统（图 3-2-67）和 PIC 系统。该技术使用一种专用的测量杆，其上具有若干特殊标志点，口外的立体摄影系统通过捕获固定在口内测量杆上的标志点，从而定位测量杆（即种植体）位置及多个测量杆（即多个种植体）间的位置关系，扫描获取的种植体位置信息还可与口内扫描仪获取的牙龈数据整合，用于种植修复的设计与制作。

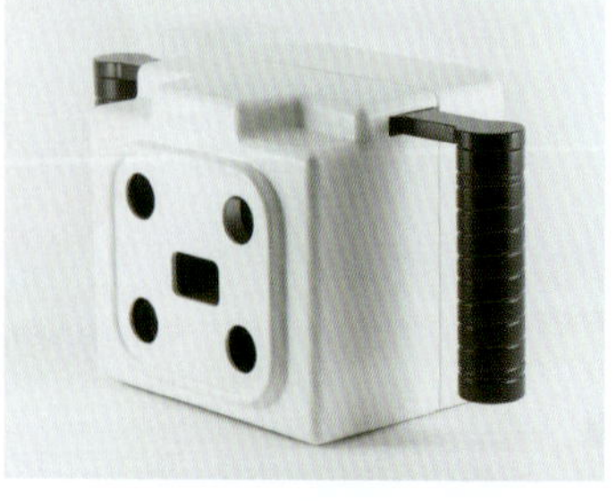

图 3-2-67　典型立体摄影种植扫描系统（ICAM-4D 系统）

基于立体摄影技术的种植扫描，将复杂而耗时的种植转移工作简化成四个步骤。

步骤 1：打开 ICam 设备，预热，达到工作温度后，指示灯变亮；把校准板放在工作台上，手持 ICam 设备对准校准板进行校准，待电脑提示校准完成后，进入测量流程。

步骤 2：患者处于开口位，把专用测量杆（ICamBody）安装到植体上（图 3-2-68），拧紧螺丝，ICamBody 就不会旋转和移动，同时保证二个面相交的棱对准正前方，方便在测量过程中捕获 ICamBody 的二个面上的标记点，逐一测量植体位置，直到软件检测到最佳的测量位置（图 3-2-69）。

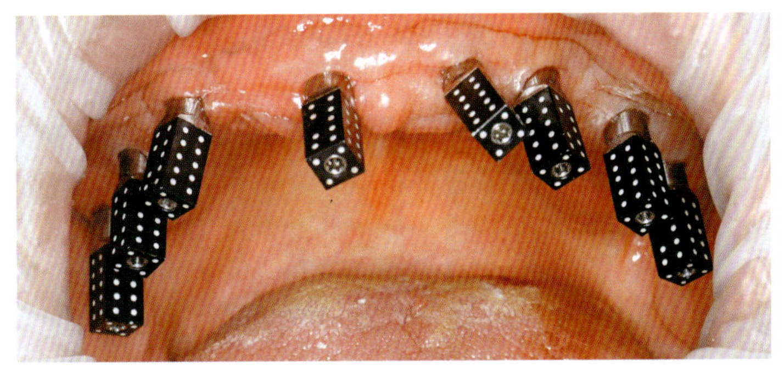

图 3-2-68 测量杆口内安装效果

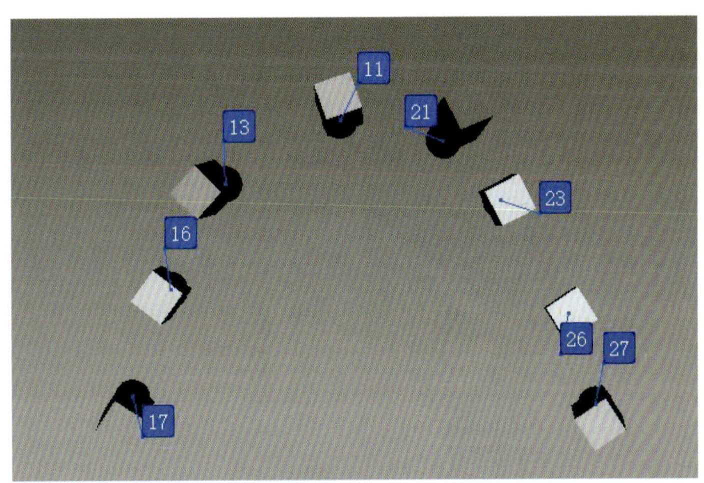

图 3-2-69 测量后生成的种植体位置

步骤 3：将专用测量杆（ICamBody）从种植体上取下，再将扫描杆安装在种植体上（图 3-2-70），使用口内扫描仪获得带有扫描杆的牙龈数据（图 3-2-71）。

步骤 4：将步骤 1 和步骤 2 的数据导入软件系统，软件根据测量杆和扫描杆的位置信息自动匹配，生成与主流牙科 CAD 软件兼容的种植体扫描数据，即完成种植体数字化印模的制取（图 3-2-72）。

7. 口内动态数据记录工艺 电子面弓是一种下颌运动分析记录系统，可在制作义齿时提供重要的下颌运动数据。此类系统的典型代表为 Zebris 系统（图 3-2-73），该系统采用红外光学跟踪原理，测量轨迹精度约为 50 微米，可记录下颌做前伸、侧方、开闭口运动及咀嚼

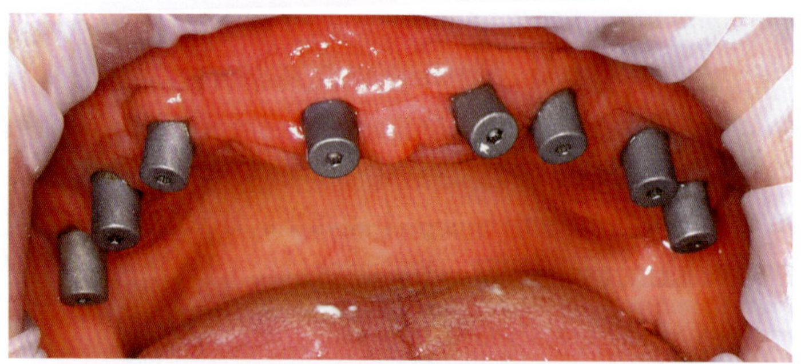

图 3-2-70　扫描杆在口内安装效果

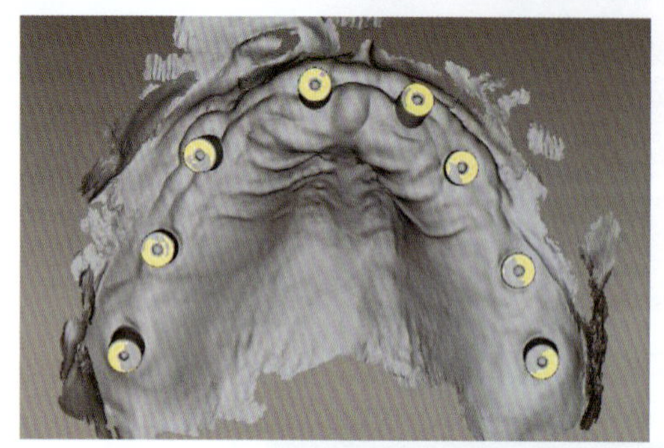

图 3-2-71　口内扫描后生成的扫描杆位置

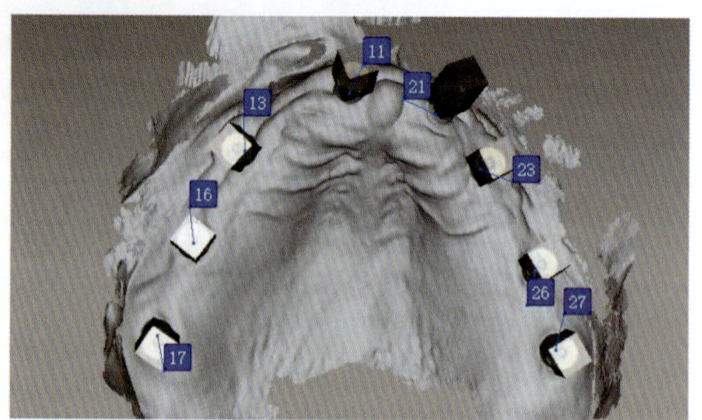

图 3-2-72　最终完成的种植体位置扫描数据

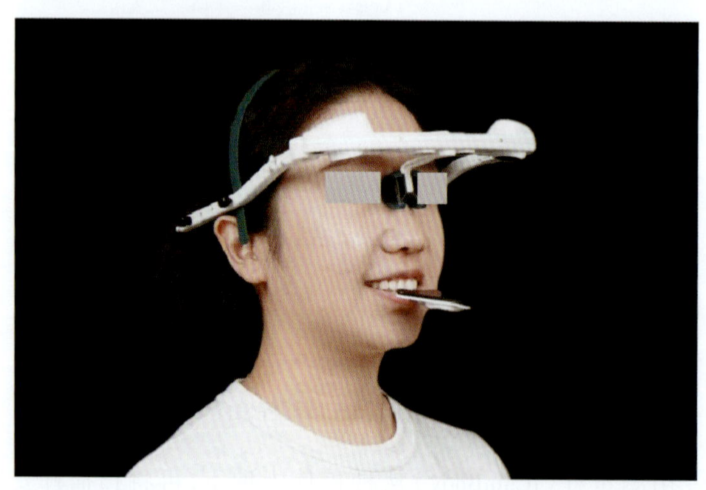

图 3-2-73　Zebris 电子面弓

运动时颞下颌关节髁突运动的轨迹。

轨迹数据可以两种方式呈现：①导出为指导𬌗架设置的一系列参数，可用于义齿修复设计软件中的“数字𬌗架”功能，在软件中指导数字𬌗架进行模拟下颌功能运动；②导出为运动轨迹数据，兼容主流义齿修复设计软件，实现“虚拟𬌗架”功能，在软件中指导下颌牙列模型复现功能运动。上述两种应用，均可为义齿的咬合诊断设计提供重要参考。

电子面弓系统的操作流程如下：

（1）𬌗叉的粘接与佩戴

1）在上𬌗叉正面打上咬合记录材料放置到患者口内，待材料固化后取出，修整咬合材料颊侧高度及腭侧高度。

2）根据患者牙弓形态将下𬌗叉进行预弯制，在下𬌗叉内侧使用临时冠材料，放置在患者全牙列牙的唇侧和颊侧，在材料未干时避免移动下𬌗叉，再将绿色绑带沿头顶塞入两侧插孔，并用螺丝旋紧固定。如需有线方式连接，请将数据线圆形一头插入设备接口，并保持设备与视线水平。

（2）轨迹记录：打开“zebris”软件，新建患者资料，连接设备，设置参数，开始测量。

把做好的上𬌗叉与下颌传感器相连接后，放置到患者上颌，下颌传感器显示绿色后开始指导患者做自由运动、左侧方运动、右侧方运动、前伸运动、开闭口运动。

（3）生成报告和数据导出：软件可播放已记录的三维功能运动轨迹，并可生成矢状面、冠状面、髁端、切端运动轨迹。软件也可导出“.XML”格式的轨迹文件和形成“jawmotiontracking”即下颌运动轨迹记录与分析，用于对接 exocad 修复设计软件的数字𬌗架功能。还可导出患者动态运动轨迹的录像、轨迹视频，可提供包括参数信息、上颌位置、轨迹静态图的“AMANN GIRRBACH Artex”𬌗架报告（图 3-2-74）。

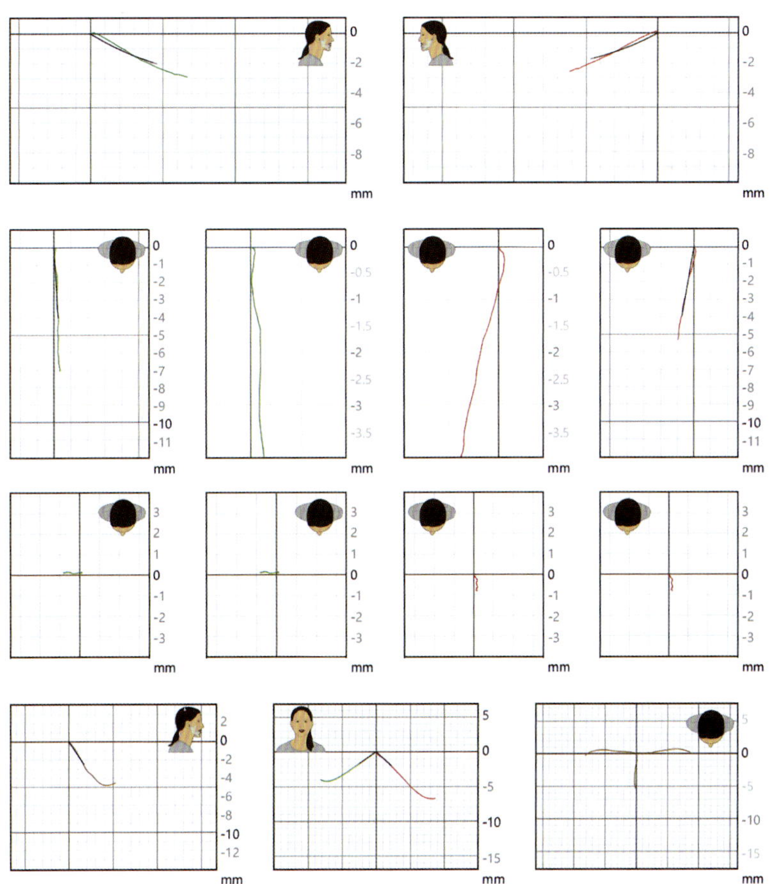

图 3-2-74　Zebris 电子面弓输出数据

（五）订单发送

完成扫描后，保存扫描数据，在订单检查界面再次检查订单信息和模型扫描结果。确保扫描工作站与互联网连接，通过网络把订单发送给技工室。技工室收到订单信息后可通过网络下载口内扫描模型，通过 3D 技术完成义齿设计（图 3-2-75），并完成种植体的上部修复（图 3-2-76）。

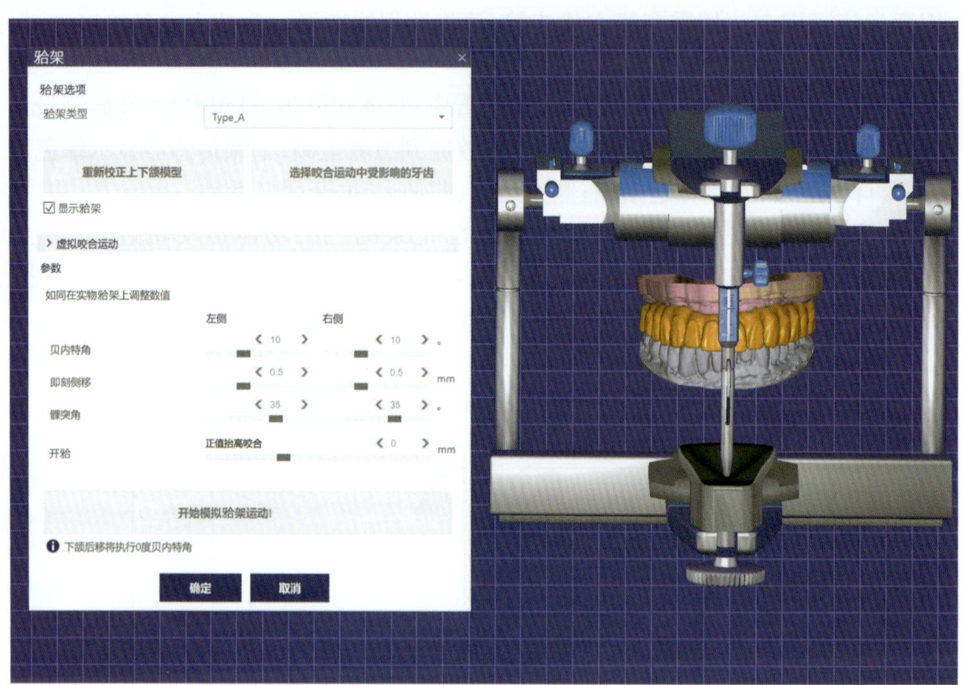

图 3-2-75　利用电子面弓提供的殆架参数设计修复体

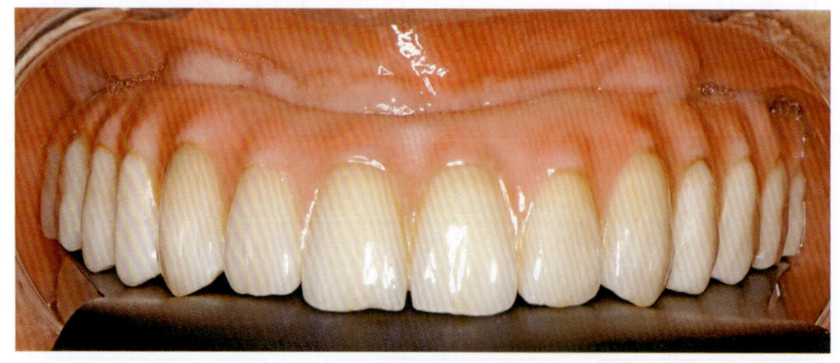

图 3-2-76　完成的种植体上部修复

（石虹霞）

四、颜面三维扫描技术

颜面三维扫描技术可为颜面前牙美学修复、赝复体数字化设计、正畸正颌诊断分析提供三维颜面彩色数字模型(图 3-2-77),近年来得到了越来越多的重视和应用。该技术的特点在于可快速获取人颜面部瞬时三维形态数据,常采用光栅扫描技术或立体摄影技术实现。目前,口腔医学领域应用的颜面三维扫描技术的扫描精度约为 0.2mm,扫描时间小于 0.2 秒,扫描颜面范围可涵盖双耳范围内 180~270 度的区域,常见的扫描数据格式为 OBJ、PLY 和 WRL,是一种具有彩色纹理信息三维数据格式。典型的三维颜面系统包括 3dMD 扫描仪、Face Scan 扫描仪和 DI3D 扫描仪。

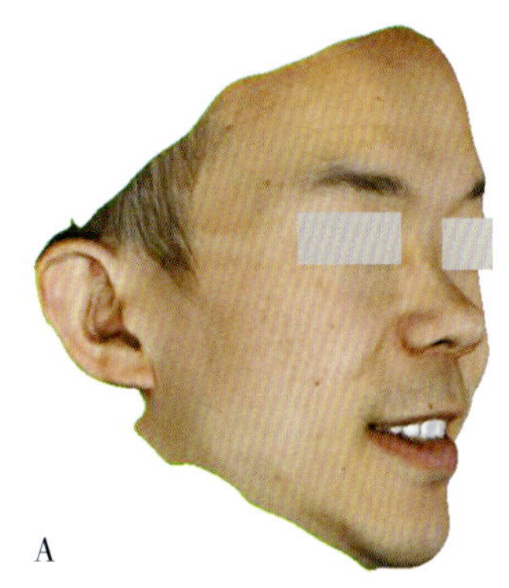

A

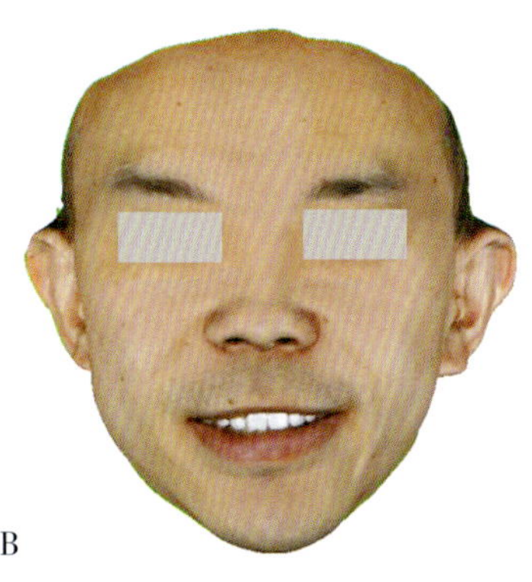

B

图 3-2-77　三维颜面数字模型用于前牙美学修复设计

A. 修复后预期微笑面容的侧面效果　B. 修复后预期微笑面容的正面效果

光栅扫描技术的原理参见前文,立体摄影技术是一种模仿双目视觉原理的三维测量技术,其扫描原理是使用一组或多组具备一定结构角度的照相机或摄像机,多角度拍摄被测物体的二维图像,对所拍摄的具有角度关系的二维图像进行特征识别和数学换算处理,通过角度图像上特征点的对应关系和位置,计算被测物体上各特征点的三维坐标,从而获得被测物体的三维外形轮廓信息,构建出人脸三维数字模型。此类扫描仪的常见结构如图 3-2-78 所

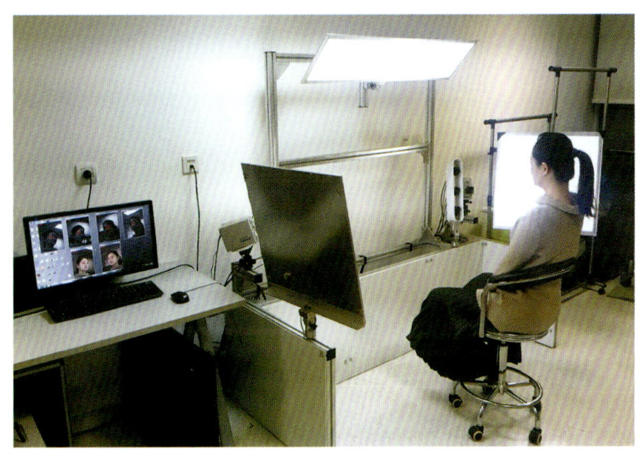

图 3-2-78　立体摄影技术的颜面三维扫描仪

示。此外，近年来椅旁颜面三维扫描技术逐渐得到关注，其特点是扫描设备体积较小，具有较好的便携性，扫描时多采用手持多角度连续拍摄或患者多角度转动头面部进行拍摄，方便椅旁医患沟通和数据采集。各种颜面三维扫描技术的详细技术原理本书不做详细介绍。

（赵一姣）

思考题

1. 请简述按原理如何将口腔三维扫描技术进行的分类。
2. 请简述扫描模型前模型检查的注意事项。
3. 扫描咬合关系时可采用什么方法进行咬合配准？
4. 请简述口内扫描的流程。
5. 请简述口内扫描和技工室对接的流程。

第四章　口腔数字化设计工艺技术

完成口腔数字印模的获取后，即可进行义齿的数字化设计，目前商业化口腔 CAD/CAM 系统已可以完成固定义齿、种植义齿、活动义齿支架、隐形正畸、美学 DSD、套筒冠义齿的常规修复设计，一些复杂修复如全口义齿、赝复体的数字化设计功能等也已经有了很好的完善，并在一些技工室开始了实际应用。本章将详细介绍主流义齿 CAD 软件中基底冠桥、解剖固定桥、贴面、可摘局部义齿支架、种植个性化基台、种植修复体和常用口腔辅助治疗装置的 CAD 工艺流程。

第一节　固定修复设计工艺

从 CAD/CAM 的出现，至近几年的飞速发展，在固定义齿基底部分的应用，对传统工艺可以说是革命性的。设计软件的应用，使得冠桥、间隙剂厚度和烤瓷预留空间等数据能够精准可控。本节主要介绍解剖冠、解剖桥、基底冠、基底桥和贴面的 CAD 设计。

一、解剖冠设计

解剖冠，即基底部和咬合部用一种材质加工完成的一体全冠。可以是金属的，如钴铬合金、纯钛等；也可以是陶瓷的，如二氧化锆或者玻璃陶瓷等；或者是树脂材料。设计方法基本相同，唯独其中个别数据有所不同。下面以单冠修复为例，介绍 3shape 设计软件的解剖冠设计工艺流程：

此病例 26 为基牙，设计解剖冠（全冠），订单设置如下：26 牙位选择解剖式牙冠，根据医生提供的设计单选择修复材料（图 4-1-1）。

（一）扫描或导入数据

参考第三章第二节的内容设置订单（电子技工单），并完成工作模型和对颌模型的扫描。

如采用外部第三方扫描数据，可先根据技工单信息建立订单，在右键菜单下选择“导入扫描数据”，按照软件提示的顺序分别选择工作模型和对颌模型扫描数据，完成第三方数据的导入。一般情况下，可支持导入的第三方数据格式为 STL 格式。

（二）确定就位道方向

双击订单进入设计界面，在预备体上用绿点初步确定边缘范围（图 4-1-2）。软件会根据这些绿点自动生成就位道方向，并自动计算和显示出倒凹区域（图 4-1-3），一般情况下，此就位道是软件计算出的倒凹面积最小的方向。如果生成的就位道方向不佳，也可在左侧工具栏中手动调整方向，或根据视角方向自定义设置就位道。判定就位道是否合适，可沿设定好的就位道方向从预备体䂊面向颈部观察，应能看到所有绿色标记点。

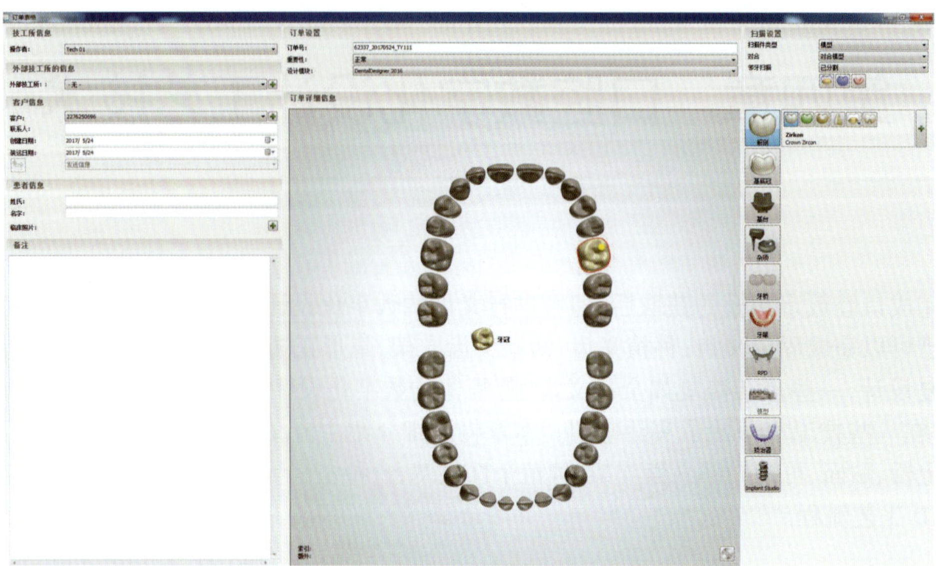

图 4-1-1　3shape 软件单冠设计订单界面

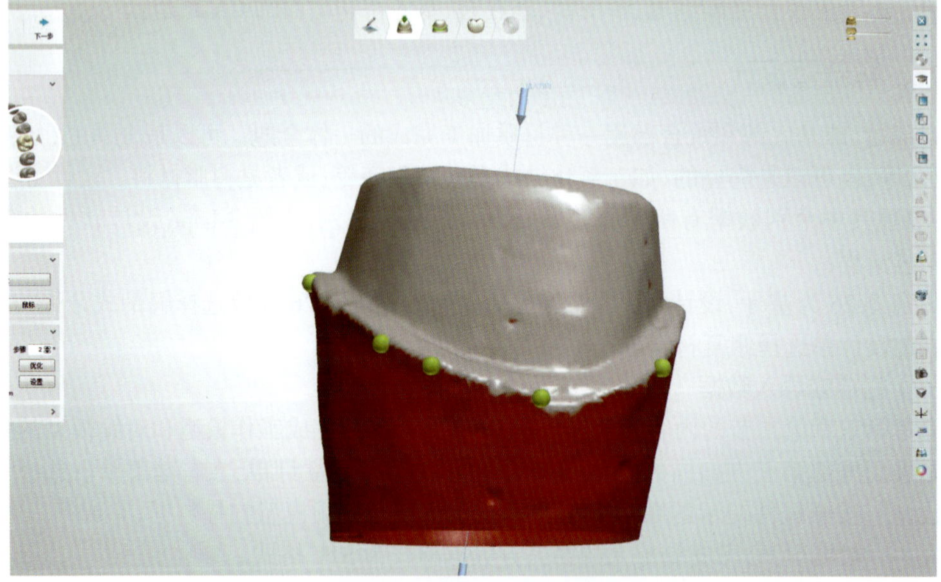

图 4-1-2　确定就位道方向

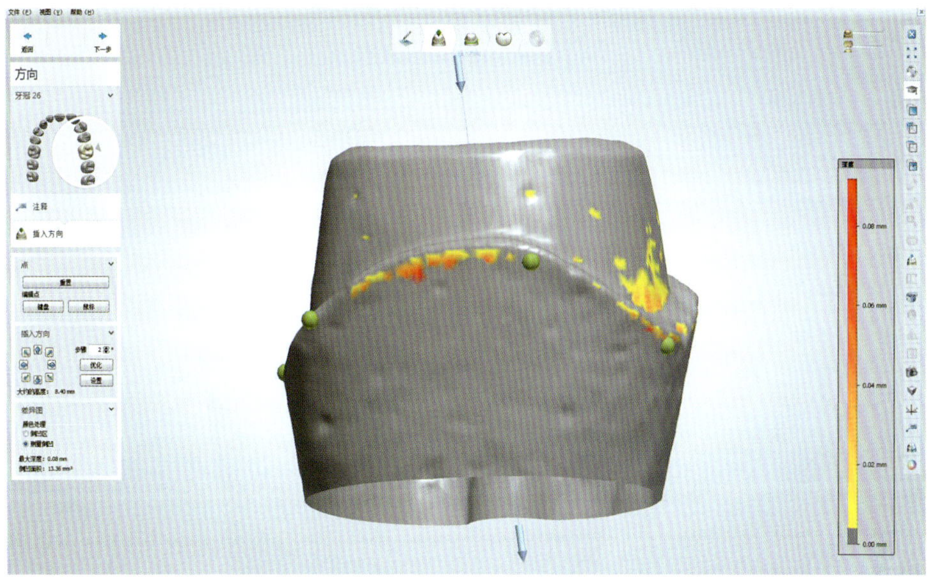

图 4-1-3　就位道方向下的倒凹显示

（三）确定颈缘线

颈缘线的准确性关系到最终修复体的就位和密合程度。软件会自动生成推荐的颈缘线，但由于推荐的颈缘线形态并不十分准确，大多需要手动精细修整，推荐如下方法：

1. 首先模拟手绘，将边缘线标记于实体代型上，标记要将颜色笔与代型平行放置，将笔芯围绕代型一周完成画线（图 4-1-4）。过程中笔芯应与代型始终保持平行，否则，将导致边缘线勾画不准确。

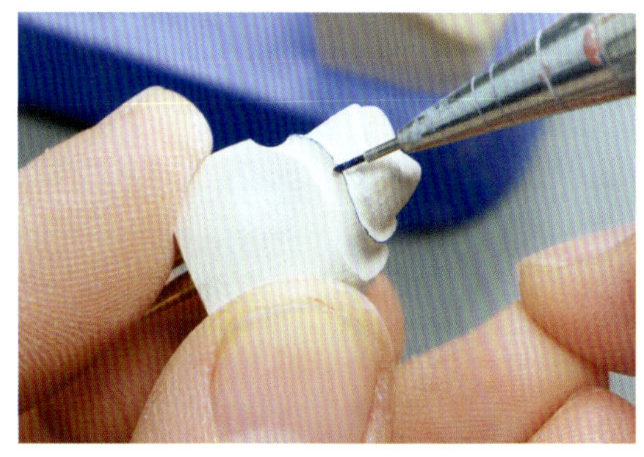

图 4-1-4　勾画实物代型颈缘线

2. 将画好颈缘线的实体代型与软件的数字代型进行每个面的对比，可用鼠标拖拽的方式直接修改软件自动识别的绿色颈缘线（图 4-1-5），也可通过右键菜单中的“快速编辑样条”功能，拖动颈缘线上的蓝色圆点进行修改（图 4-1-6）。颈缘线一旦进入倒凹区会变成红色（正常为绿色），此时应将点移出倒凹区确保边缘线为绿色，方可进行下一步操作。

3. 数字代型与实物边缘线二者完全吻合后，点击“显示角度图”（图 4-1-7）进一步精细检测颈缘线的准确性。

（四）间隙剂参数设置

在软件中选择合适的间隙剂，这与传统工艺技术涂布间隙剂的目的一样，都是为义齿和预备体之间的粘接剂提供空隙，其决定着冠的松紧度，一般根据所需的加工材料、预备体的条件及加工方式选择相应的参数。

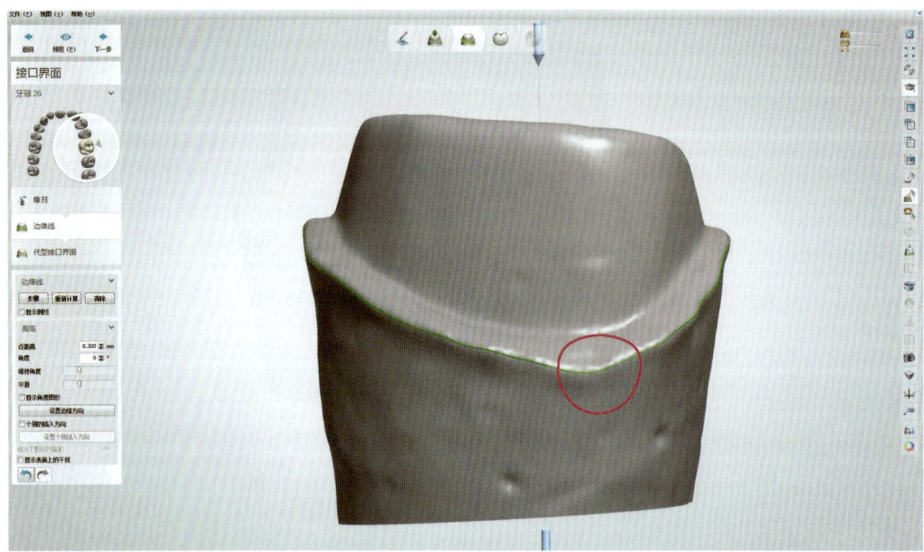

图 4-1-5　手动编辑颈缘线

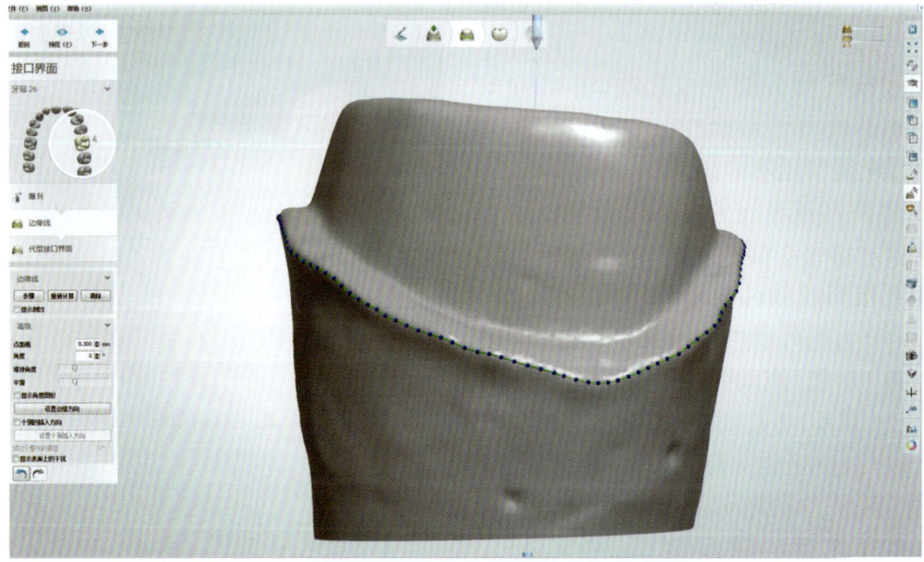

图 4-1-6　编辑点调整颈缘线

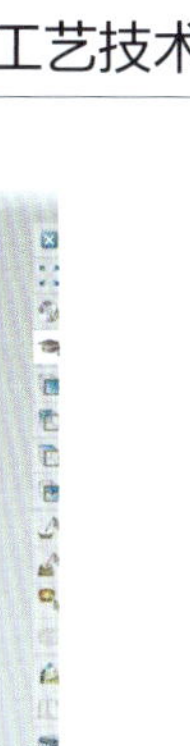

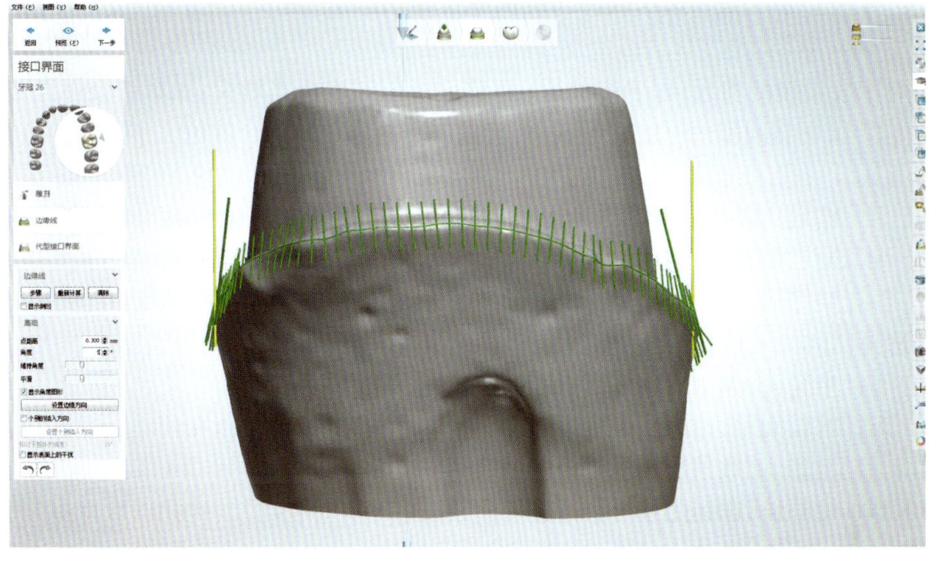

图 4-1-7　颈缘线角度图检查

1. 3shape 软件中可设置的各参数如图 4-1-8 所示，各主要参数意义如下：

（1）“黏着剂间隙”：冠边缘区域预留的间隙剂空间，调整此数值会影响冠就位的松紧度。

（2）“额外黏着剂间隙”：冠内部除边缘区域外，整体预留的间隙剂空间，一般厚于边缘区域，调整此数值会影响冠整体的松紧度。

（3）“到边缘线的距离”：对应于“黏着剂间隙”设定值所影响的冠边缘区域宽度，一般设为 1~2mm。

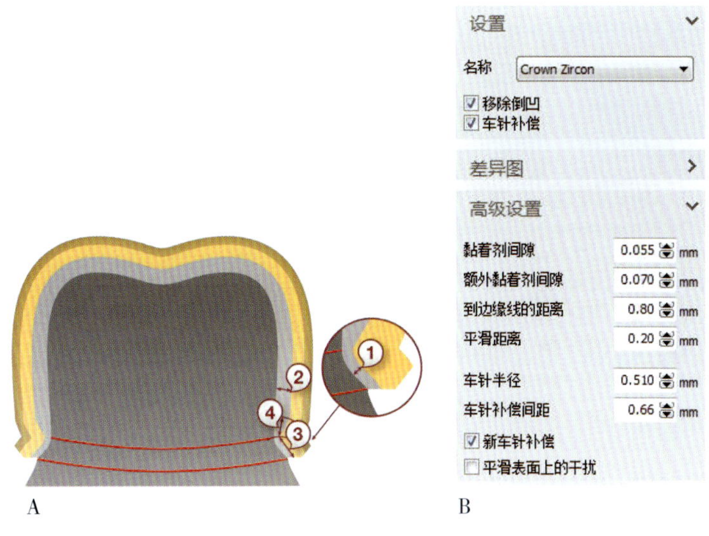

图 4-1-8　间隙剂设置

A. 间隙剂参数示意图　B. 间隙剂参数设置

（4）"平滑距离"：冠边缘区域过渡到内部区域的距离，即由"黏着剂间隙"平滑过渡到"额外黏着剂间隙"的渐变区域范围。

2. 对于较尖锐的前牙（如下颌前牙），可将间隙剂厚度适当增大；如对于殆龈径短、聚合角度小的基牙，可将间隙剂厚度适当调小，确保制作的修复体密合就位。常用的参数值如下（仅供参考）：

（1）氧化锆冠："黏着剂间隙" 0.02mm，"额外黏着剂间隙" 0.025mm。

（2）纯钛冠："黏着剂间隙" 0.00~0.02mm，"额外黏着剂间隙" 0.02~0.04mm。

（3）激光烧结冠："黏着剂间隙" 0.00~0.06mm，"额外黏着剂间隙" 0.02~0.09mm。

3. 选择切削加工时，还应勾选"刀具补偿"，并填写加工车针相关数值：

（1）车针半径：CAM 加工环节使用的球形车针半径。

（2）车针补偿间距：边缘线距应用车针半径的距离，此数值是指在切削冠时车针在冠内尖角位的活动范围，此数值影响冠的松紧度，不可小于 0.5mm。

（3）新车针补偿：选择此项时会通过使用改进的车针补偿功能，优化以取得更好和更平滑的结果。

（4）平滑表面上的干扰：选择此项时会平滑表面上微小的凹凸不平。

基牙有倒凹时，在不影响边缘密合度的情况下，要勾选"移除倒凹"功能。可用软件的辅助功能检测倒凹（图 4-1-9），软件给出的倒凹值在 0.01~0.05mm 属于正常范围。如倒凹过大，软件自动填除倒凹，极限范围在 0.4mm 以内，超出范围，应及时与医生沟通重新制备。

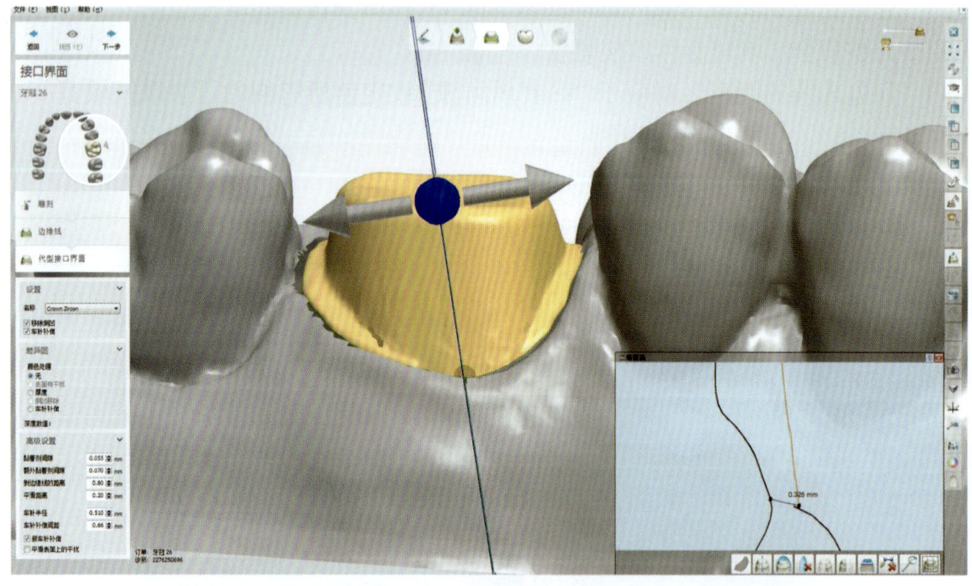

图 4-1-9　倒凹检测

（五）修复体形态设计

完成上述步骤后，软件会自动生成推荐的修复体形态，此时可根据患者的年龄、性别、同名牙形态、邻牙形态在软件预装的牙冠形态库中选择适合患者的牙冠形态（图 4-1-10）。

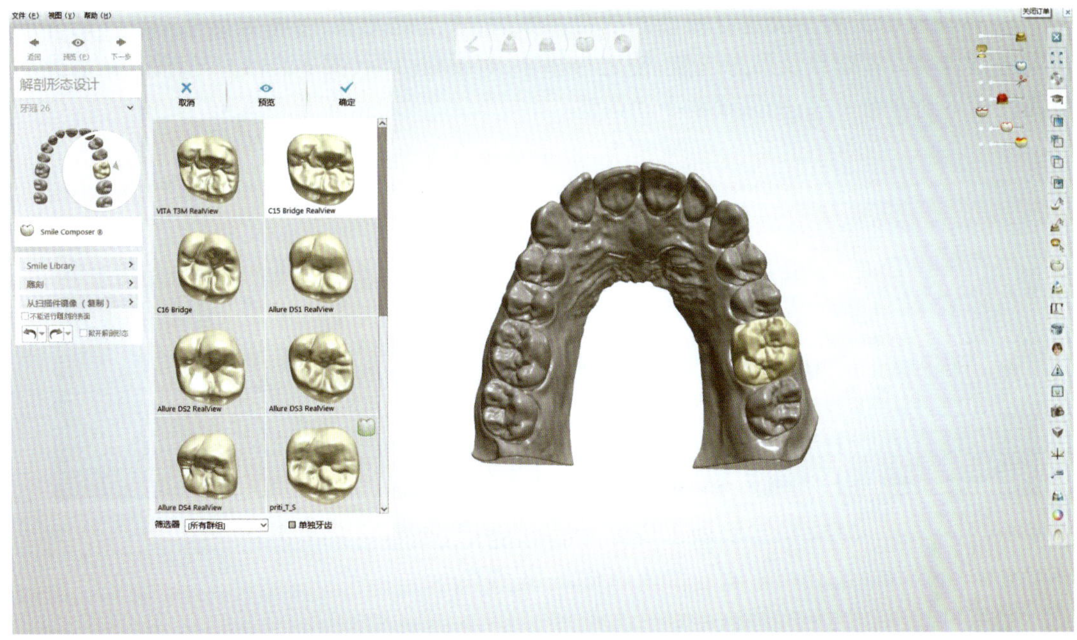

图 4-1-10　牙冠数据库

牙冠调入后，点击绿色箭头按钮，软件自动进行标准牙冠边缘与预备体颈缘线的连接融合。执行后，修复体边缘与代型边缘保持一致性（图 4-1-11）。

考虑到牙齿形态应是个性化的，一般情况下，数据库中的牙齿形态仍无法满足实际的需要，这时可使用软件中的“雕刻工具包”（图 4-1-12）对修复体进行转换和塑形，实现更为灵活的形态设计。“雕刻工具包”常用工具介绍如下：

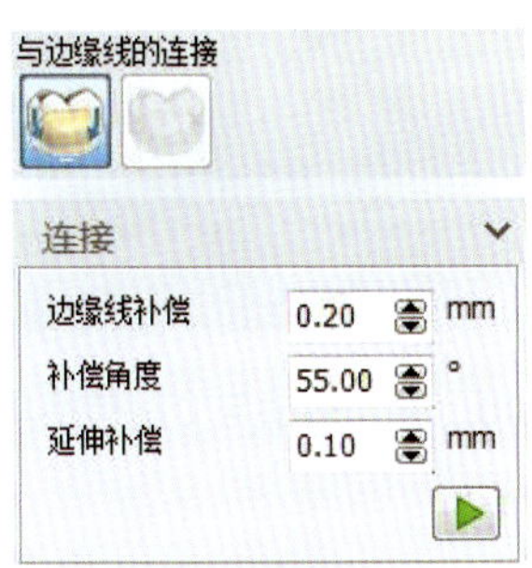

图 4-1-11　连接到边缘线

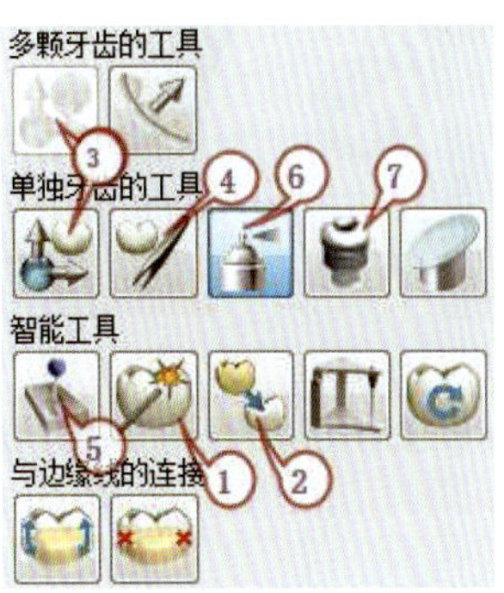

图 4-1-12　“雕刻工具包”中的各种变形调整工具

1. 自动成形工具　2. 镜像工具　3. 整体转换与个别转换工具　4. 牵拉工具　5. 智能参数工具　6. 虚拟蜡刀工具　7. 附件工具

1. 自动成形工具　设定好咬合和邻接参数后，点击此工具，可将数据库中选择的标准牙冠进行自动位置摆放及形态调整，使之与邻牙、对颌相协调（图 4-1-13）。但仅仅依靠此功能往往达不到理想要求，仍需辅助手动调整。

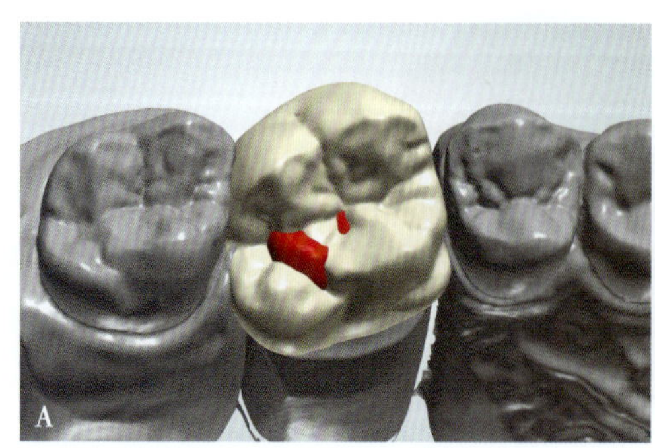

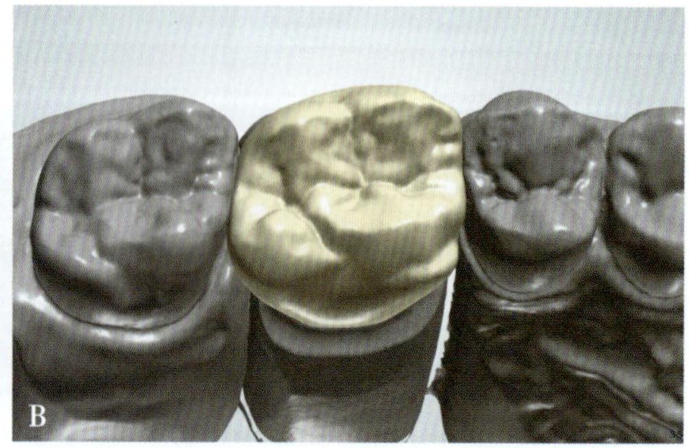

图 4-1-13　牙冠形态的自动调整

A. 调整前　B. 调整后

2. 镜像工具　如对侧同名牙形态完好，可不调用数据库牙冠，通过此功能镜像复制对侧同名牙冠形态生成修复体（图 4-1-14）。

3. 整体转换与个别转换工具　整体转换是对多颗牙齿进行整体的尺寸缩放、角度旋转和位置调整；个别转换是对单颗牙齿进行尺寸缩放、角度旋转和位置调整（图 4-1-15）。

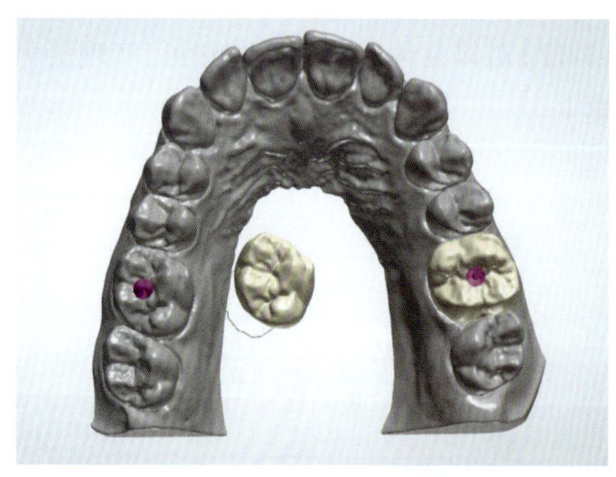

图 4-1-14　镜像对侧同名牙冠设计修复体

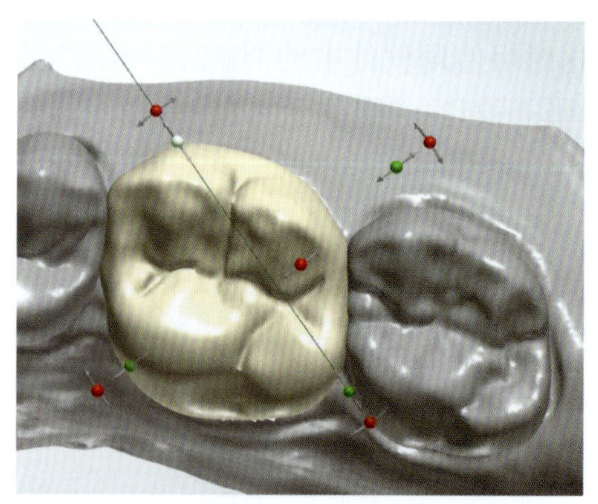

图 4-1-15　整体转换与个别转换功能

用此工具可调整𬌗曲线：将数字模型的工作侧放置于矢状面观察，根据前后牙及对颌模型，将生成牙冠的纵𬌗曲线调改至正常。由于在动态咬合时，上颌第一磨牙近中颊尖受影响较大，应将近中颊尖稍离开𬌗曲线，然后将数字模型放置冠状面观察横𬌗曲线的位置并进行适当调整（图 4-1-16）。

4. 牵拉工具　通过牵拉数据库牙冠上预先设定的若干变形控制点，可调整牙冠某一特征区域形态（如牙尖高度）；也可将鼠标放在牙冠表面任意部位，指示出牵拉变形方向和变形

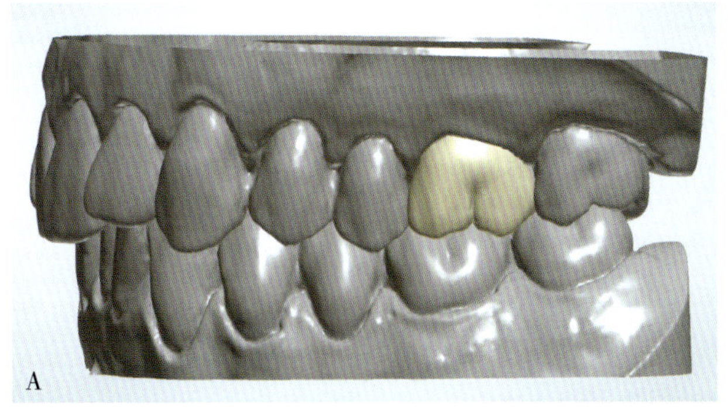
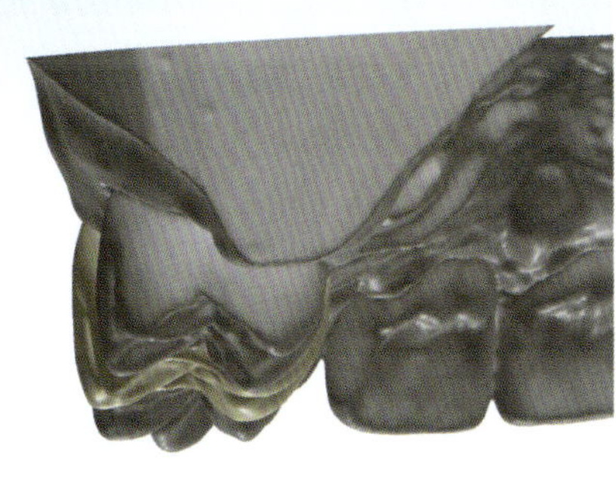

图 4-1-16　调整纵𬌗曲线与横𬌗曲线
A. 矢状面观察　B. 冠状面观察

幅度，调整变形幅度为适当大小，按压或拖动进行形态调整（图 4-1-17）。调整幅度较小时，不会改变牙冠的细微结构。

5. 智能参数工具　设定软件自动调整的若干参数，用于自动调整牙冠厚度、咬合接触和邻接松紧（图 4-1-18）。

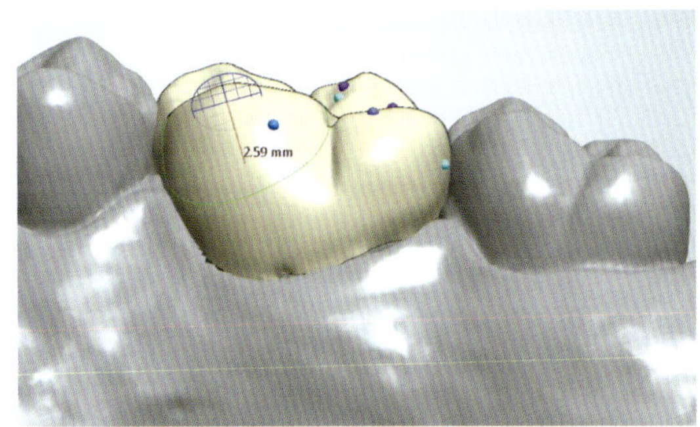

图 4-1-17　表面牵拉调整牙冠形态

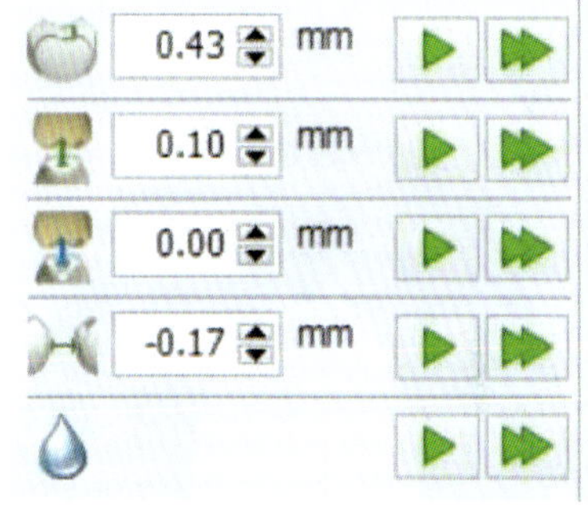

图 4-1-18　自动调整牙冠外形的智能参数工具

（1）最小厚度值：是指牙冠外表面到牙冠内表面的最小距离，低于此值的部位自动调整到设定的最小厚度；针对桥体时，此项变为“到牙槽嵴顶的距离”，此时可设置为 0 或负值。

（2）到对颌的距离 1：采用降低接触区的方式，圆滑去除早接触部分。

（3）到对颌的距离 2：采用直接切除的方式消除早接触部分。

（4）到邻牙的距离：为给牙冠后续打磨时留有一定余地，一般将此项设为负数以防邻接面过松。

6. 虚拟蜡刀工具　模拟雕蜡操作，可堆加、削减和平滑牙冠形态。红色“+”为堆加工具，可修整牙冠外形高点、三角嵴和邻接区等；蓝色“-”为削减工具，可修整牙冠𬌗面形态、窝沟走向等；绿色“水滴”为平滑工具，可光顺牙冠表面（图 4-1-19）。

鼠标调整图 4-1-19 中的滑块，可调整虚拟蜡刀的影响范围和力度。Shift+鼠标滑轮可快捷调改蜡刀的影响范围（0.2~3mm）（图 4-1-20），Ctrl+鼠标滑轮可快捷调整蜡刀的力度（5~55μm），也可自定义设置键盘“1~7”号数字快捷键，提高工作效率。

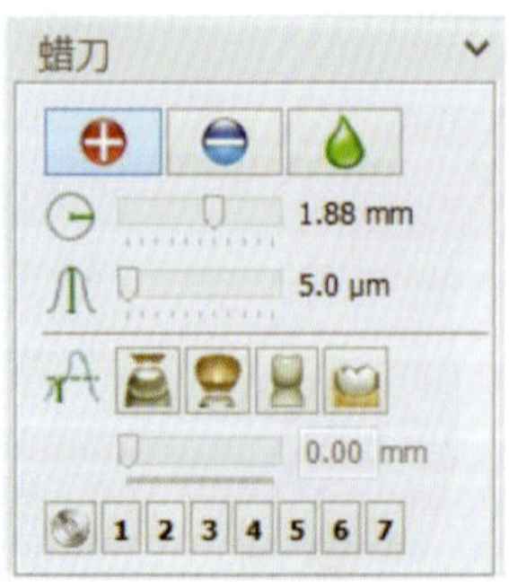

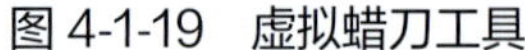
图 4-1-19 虚拟蜡刀工具

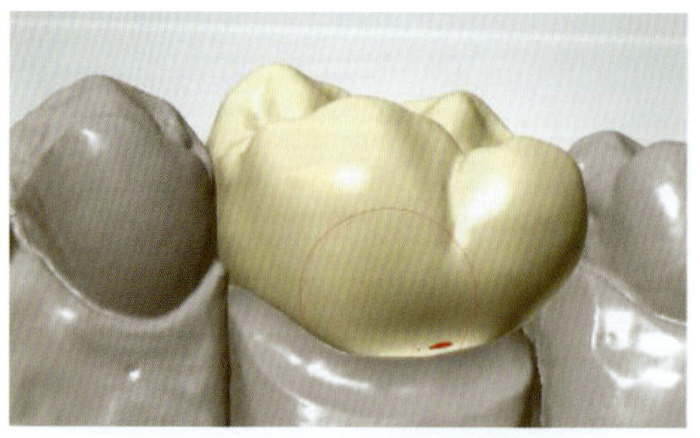
图 4-1-20 调整虚拟蜡刀的影响范围

用虚拟蜡刀设计咬合点：水平面观，咬合接触点应位于主动中位结构和被动中位结构上，以使𬌗力沿牙体长轴方向传导（图 4-1-21）。冠状面根据左侧上颌第一磨牙对颌的主动中位设定咬合接触点，牙尖交错位时与对颌发生接触达到 A、B、C 三点接触（图 4-1-22）。根据患者𬌗接触类型确定接触方式，设计时应考虑前止接触和后止接触。如果是种植修复或牙周状况不佳，应减少咬合接触点的数量。在对颌数字模型上可显示设计出的咬合接触点，以便观察和调整。

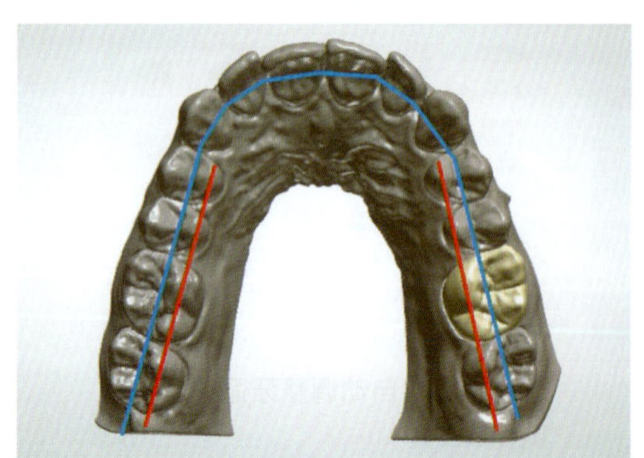
图 4-1-21 主动中位与被动中位结构

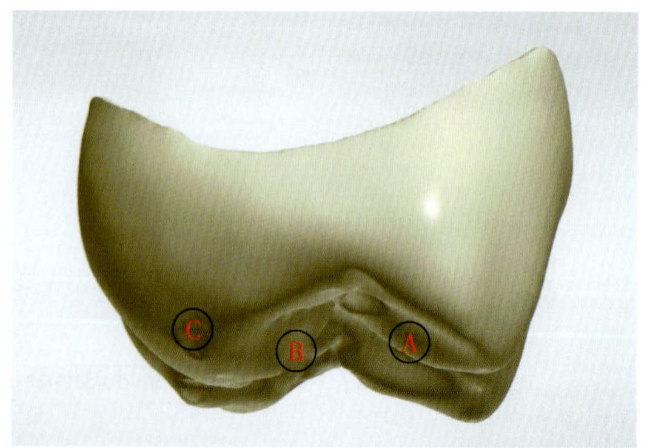

图 4-1-22 主冠状面 A、B、C 三点接触

7. 附件工具 常用于种植体的开孔和精密附着体的插件等（图 4-1-23），可自行开发并从软件后台添加常用的附件模型，方便调用。

（六）修复体动态咬合设计

正确的𬌗关系可使修复体的长期性和功能性得到保证，否则可能会在戴牙和患者使用中出现各种问题。因此，修复体的𬌗检查十分重要！目前 3shape 软件已集成多款数字𬌗架，并与实物𬌗架的参数相匹配，种类包括：3shape Generic、Artex compatible、BIO-ART A7Plus、Denar Mark330、Ivoclar STratos300、KAVO PROTAR evo、SAM 2P 和 SHOFU ProArch IV 等（图 4-1-24）。

1. 临床上如果提供了面弓信息，技师可借助专用的 3shape 转接盘（图 4-1-25），通过 3shape 牙颌模型扫描仪，将颌位关系从实体𬌗架准确转移到软件的数字𬌗架中，设置好相关数字𬌗架参数后，即可对数字修复体进行咬合检查及调整。

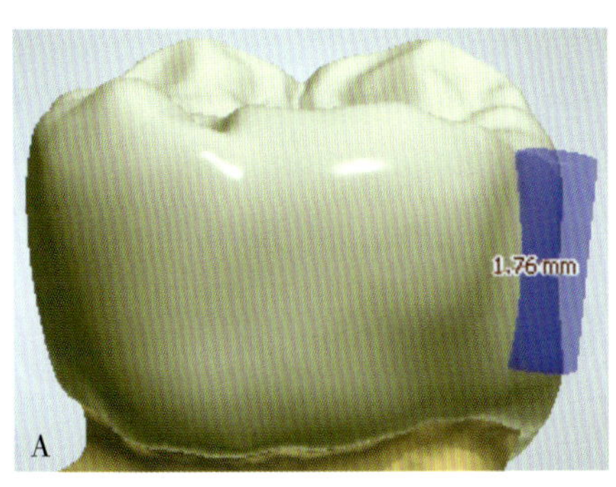

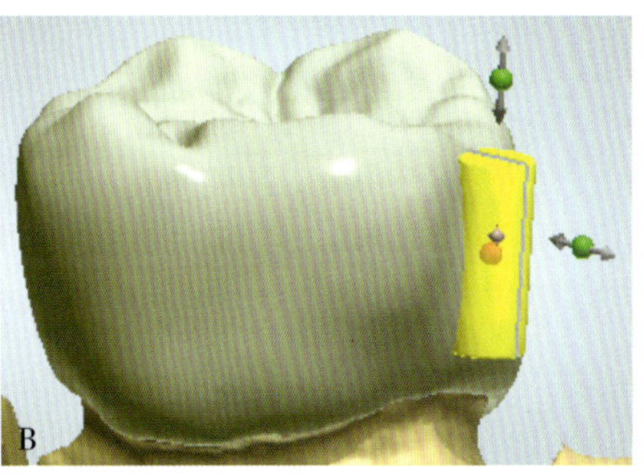

图 4-1-23　添加、调整修复体附件

A. 添加修复体附件　B. 调整修复体附件

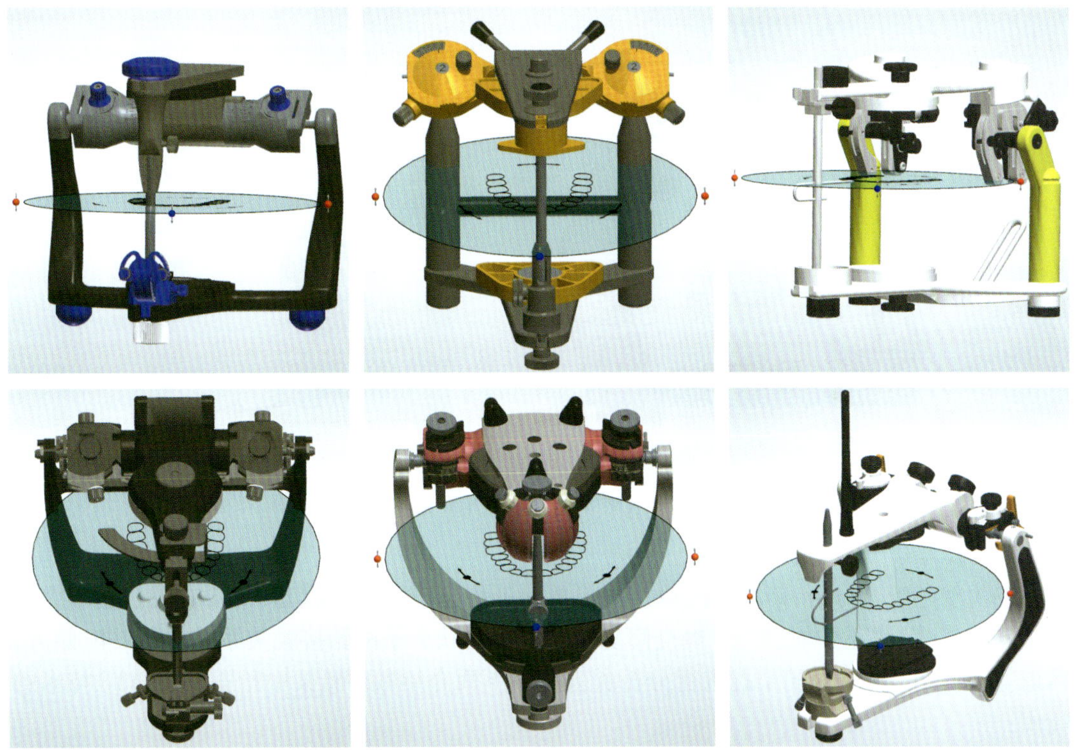

图 4-1-24　3shape 软件中的多款数字𬌗架

2. 如果没有临床的面弓信息，也可设定均值参数进行咬合检查。下面就以均值为例，介绍 3shape 软件数字𬌗架的使用。

（1）确定𬌗平面：模型导入数字𬌗架后，用鼠标移动、旋转绿色半透明𬌗平面，使上颌模型的中线、牙位尽量与数字𬌗平面上的牙位对齐（图 4-1-26）。

（2）设置𬌗架参数：可将医生提供的患者个性化测量值输入到相应品牌数字𬌗架的参数中，如 Bennett L、Bennett R、左侧髁斜度和右侧髁斜度等，若没有提供测量值，也可将𬌗架设置为平均值使用（推荐前伸髁导 30°，侧方髁导 15°）。

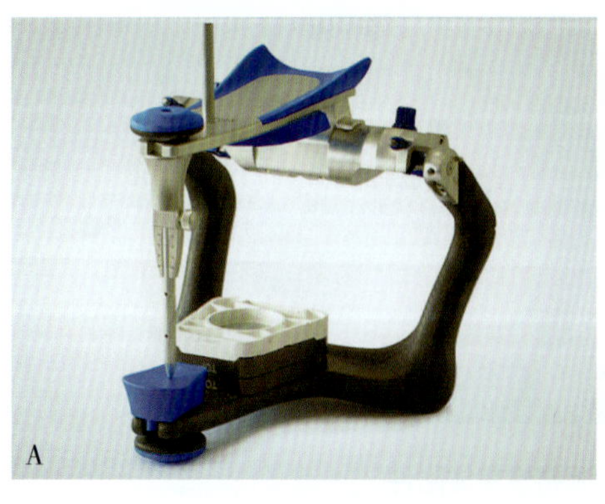
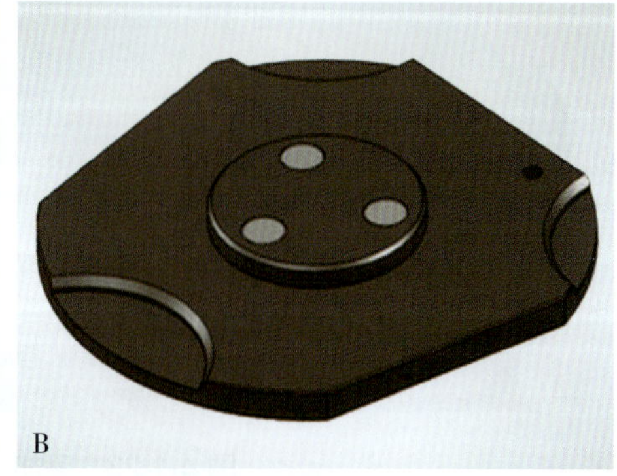

图 4-1-25　吉尔巴赫𬌗架及配套 3shape 转接盘
A. 吉尔巴赫𬌗架　B. 3shape 转接盘

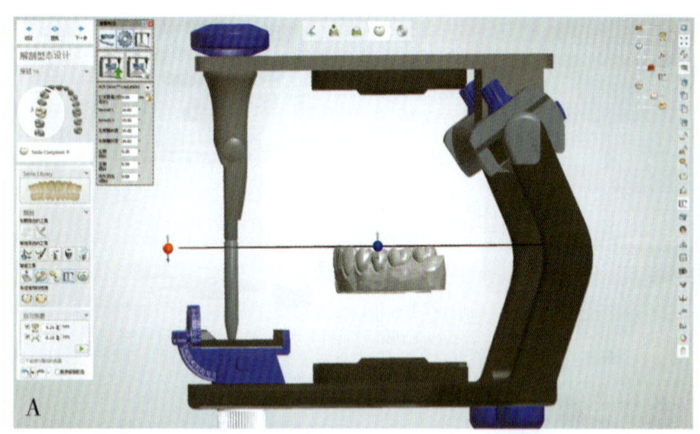
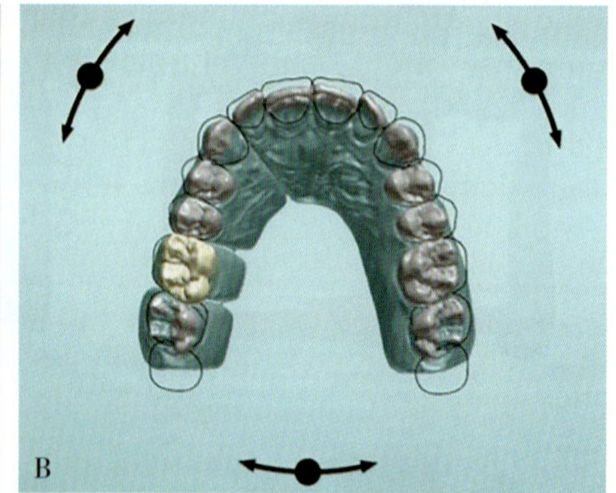

图 4-1-26　模型导入数字𬌗架
A. 模型导入数字𬌗架　B. 𬌗面调整效果

（3）动态咬合分析：修复体的设计不但要保证静态咬合稳定状态，还要在咬合运动中无𬌗干扰状态，因此还必须进一步检查修复体功能运动状态下的𬌗接触关系（包括前伸、侧方、后退等功能运动），并对𬌗干扰进行分析和去除。下面介绍数字𬌗架中𬌗罗盘（NAT）技术的应用：

在软件数字𬌗架功能中勾选碰撞设计和记录接触，并点击"咬合罗盘"按钮，在模拟下颌运动时，软件会针对不同运动方向的𬌗干扰，使用不同颜色对接触进行着色（图 4-1-27，图 4-1-28）：

1）黑色：前伸运动，方向为矢状面与中线平行。

2）蓝色：侧方运动，与前伸运动约为 90° 夹角，由尖牙引导。

3）黄色：侧前伸运动。

4）绿色：趋中运动，即工作侧向中线运动。由外到内，工作侧做趋中运动的同时，非工作侧做侧方运动。

5）橙色：侧前趋中运动，在前伸运动和趋中运动之间。

6）红色：后退运动和迅即侧移。

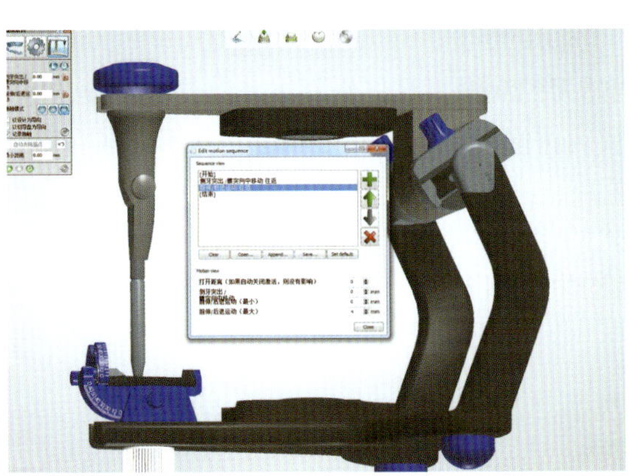

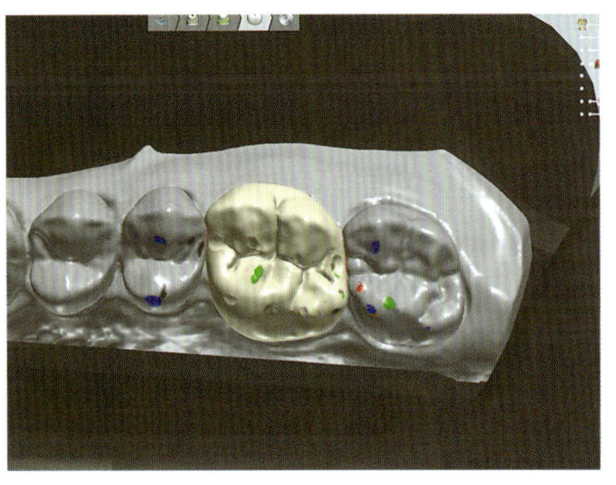

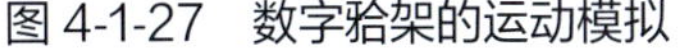

图 4-1-27　数字𬌗架的运动模拟

图 4-1-28　不同颜色表示的咬合干扰

根据𬌗罗盘国际色码的颜色分区（图 4-1-29），可分析出此位置在哪个方向运动有𬌗干扰，从而分析修复体咬合接触点的位置、大小、高低是否正确，确定𬌗面尖、窝、沟、嵴的位置及方向。例如：从𬌗触点向凹陷部位的运动较为容易，不易产生𬌗干扰；而从𬌗触点向突起部位运动，易产生𬌗干扰，将易产生𬌗干扰的位置降低，或是重新设计𬌗触点，使运动过程顺畅无干扰，运动后可以使用蜡刀的减法功能去除干扰位置，也可以通过𬌗架运动后自动去除高点功能去除高点（图 4-1-30），从而完成修复体的动态咬合设计。

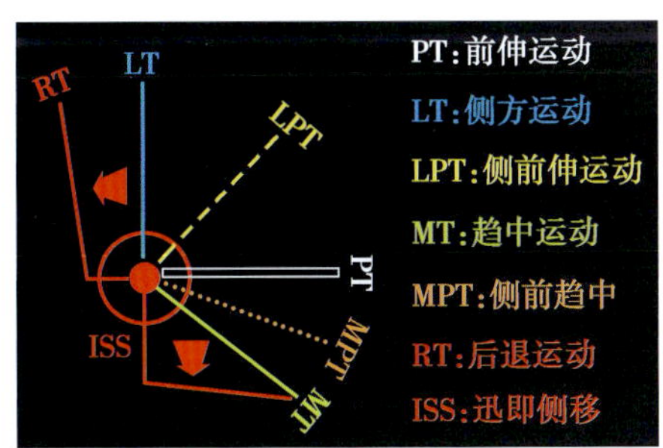

图 4-1-29　𬌗罗盘及相应国际色码

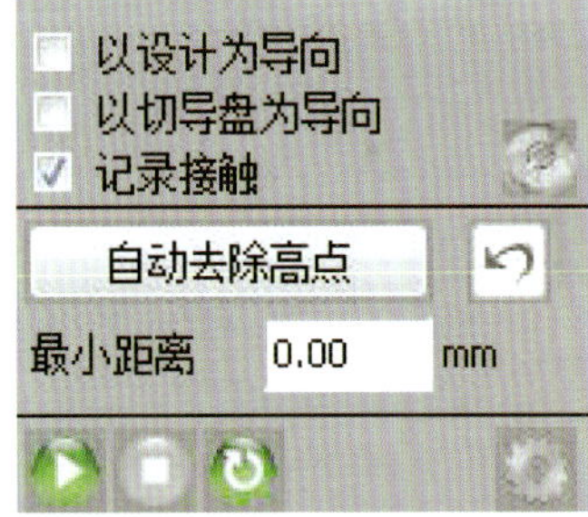

图 4-1-30　自动去除高点选项

（七）设计邻接点位置

良好的邻牙接触区可防止食物嵌塞，同时使邻牙互相支持、互相依靠，便于分散𬌗力，有利于牙齿的稳固。若接触太紧，除会感到不适外，因牙齿受到过大推力，牙周组织易受损；若接触太松，容易引起食物嵌塞、龈乳头发炎，引起牙周疾病，且因𬌗力传导不好，易造成牙齿移位。可参考以下要点设计邻接点：

1. 前牙区邻接点的位置应偏向唇侧，越往远中位置逐渐偏向中 1/3；
2. 颊面观时邻接点的位置与纵𬌗曲线一致；
3. 切牙接触区近切缘处，切龈径大于唇舌径；
4. 后牙接触区近𬌗缘部，、远中稍下，颊舌径大于𬌗龈径；
5. 前磨牙、第一磨牙近中接触区在𬌗 1/3 偏颊侧；
6. 第一磨牙远中、第二磨牙接触区多在𬌗 1/3 的中 1/3 处。

（八）保存设计结果

1. 对修复体进行最后的检查（图 4-1-31），用蜡刀的润滑工具将修复体表面进行光顺，对修复体外展隙、外形高点、𬌗外展隙进行细微修整，确保修复体与天然牙𬌗缘之间不形成台阶。

2. 保存设计结果数据，完成 CAD 设计流程。

3. 软件会在指定的文件夹内生成 STL 格式的修复体数据（图 4-1-32），需要将修复体数据复制并传送给 CAM 部门，以便进行后续义齿的生产加工。

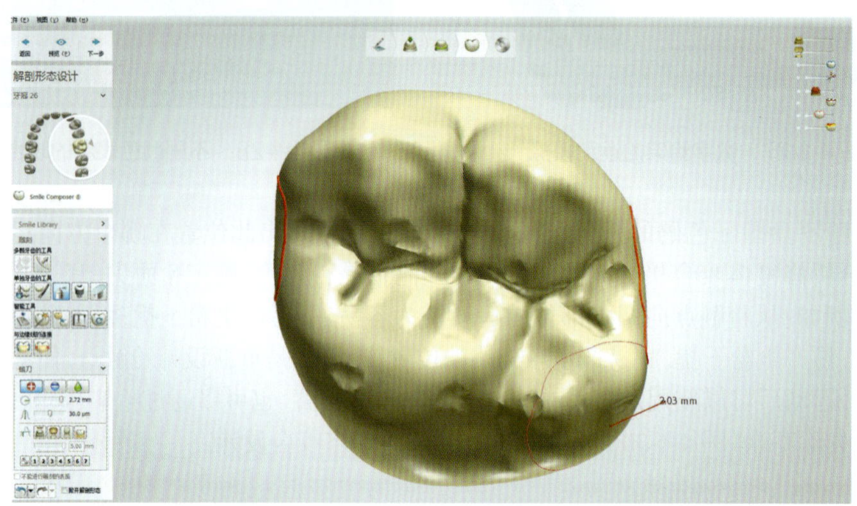

图 4-1-31　最终完成的修复体数字模型

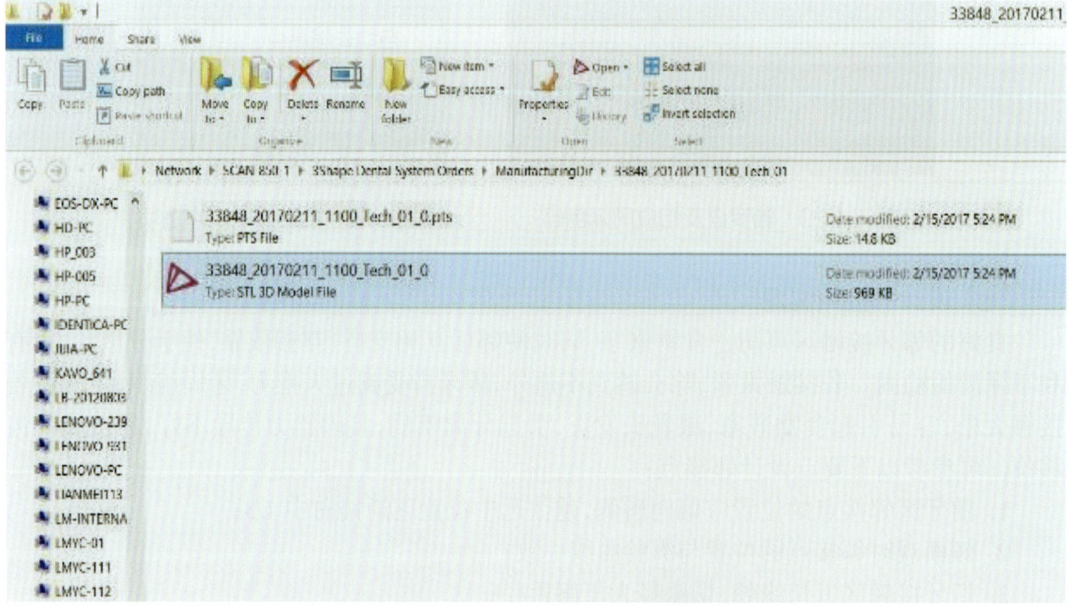

图 4-1-32　输出 STL 格式修复体数据

（薛　坤）

二、基底冠设计

烤瓷牙瓷层在一定厚度范围内强度最佳，太薄或太厚均易发生崩瓷现象，为了使烤瓷牙有更好的强度，基底冠就得预留出薄厚均匀的瓷层空间并恢复基本支撑形态。基底冠的设计方法可分为均匀增厚法和回切法两种，下面分别进行介绍。

（一）均匀增厚法基底冠设计

均匀增厚法设计基底冠，相当于传统工艺中的加法制作基底冠蜡型。现以单冠修复为例，介绍 3shape 软件均厚法基底冠设计工艺流程：

1. 创建订单　此病例 15 为基牙，需要设计基底冠，15 牙位选择普通内冠，根据医生提供的设计单选择修复材料（图 4-1-33）。

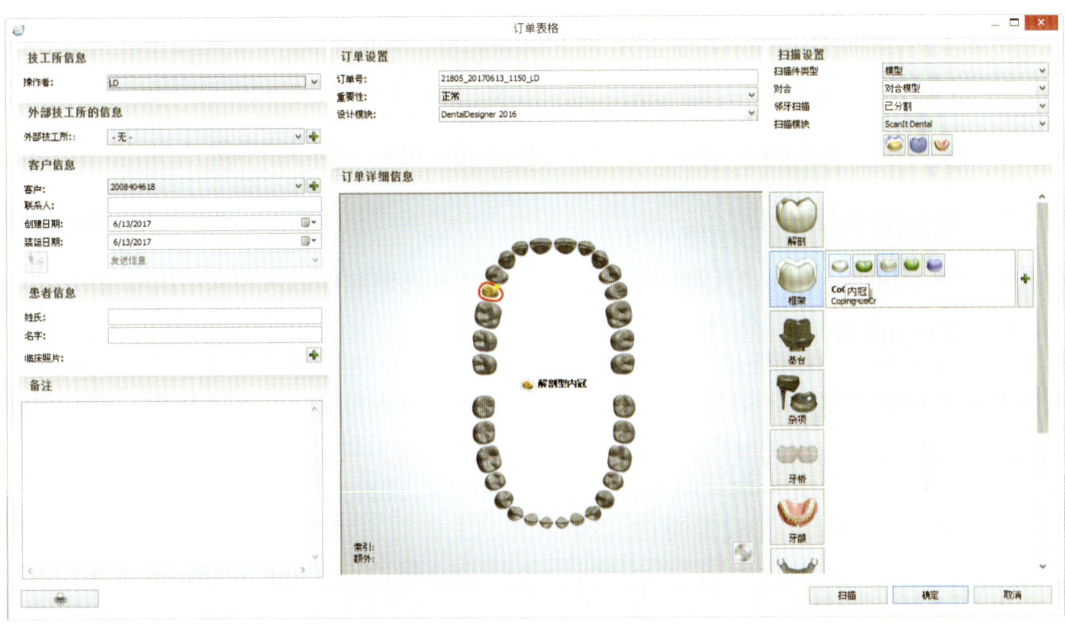

图 4-1-33　3shape 软件基底冠设计订单界面

2. 扫描或导入数据、模型处理、确定就位道方向、确定边缘线、确定间隙剂厚度（同全冠设计部分）。

3. “内冠”参数设定（图 4-1-34）

（1）“壁厚”：基底冠各面的厚度，一般根据修复体材料和加工设备的要求，设置为可接受的最薄厚度。金属烤瓷基底冠厚度最薄不低于 0.4mm，氧化锆烤瓷基底冠厚度不低于 0.5mm。

（2）“壁高度”：由基底冠边缘厚度平滑过渡到轴壁厚度（即“壁厚”）的距离。

（3）“边缘线补偿”：基底冠边缘厚度。金属解剖全冠和金属烤瓷基底冠边缘厚度建议为 0.1~0.3mm，氧化锆烤瓷基底冠边缘厚度建议为 0.2~0.3mm。

（4）“补偿角度 #1”：“延伸补偿”斜面与水平面的夹角，主要用于调整金属边向外敞开的角度。

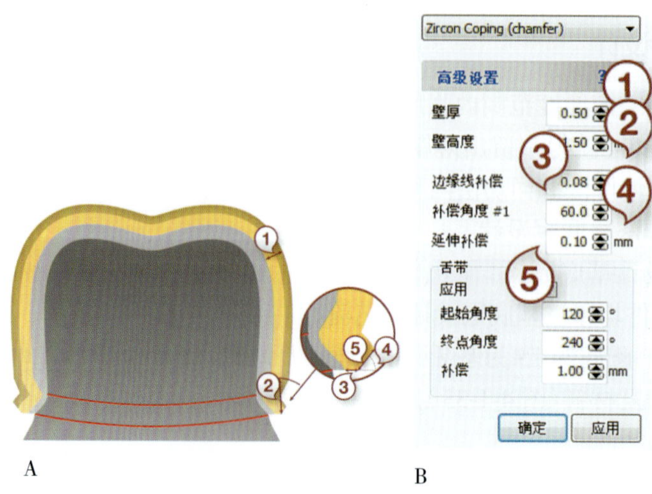

图 4-1-34　基底冠参数设置

A. 基底冠示意图　B. 基底冠参数设置

1. 壁厚　2. 壁高度　3. 边缘线补偿　4. 补偿角度 #1　5. 延伸补偿

（5）“延伸补偿”：基底冠边缘外伸的宽度。

4. 设计金属边　设计金属烤瓷基底冠时，一般要在舌侧制作金属边来增加强度。

（1）勾选“舌带”选项框内的“应用”选项。

（2）“起始角度”和“终点角度”：控制金属边的起、止点位置，即预备体颈缘线上出现的蓝色和绿色控制点（图 4-1-35），滚动鼠标滚轮可调整控制点位置。舌侧金属边可延伸至邻面，达近远中边缘嵴咬合接触点的正下方，以预防边缘嵴殆力过大导致的边缘崩瓷。

（3）“补偿角度”：此参数可调改金属边敞开的角度，需参考邻牙颊舌侧外形高点曲线，不要形成悬突。此数值一般设置为 65°~80°。

（4）“补偿”：此参数为金属边的高度。一般舌侧金属边高度为 0.5~1.0mm（图 4-1-36），360° 全金属边时，唇颊侧金属边高度应适当缩窄以免影响美观。

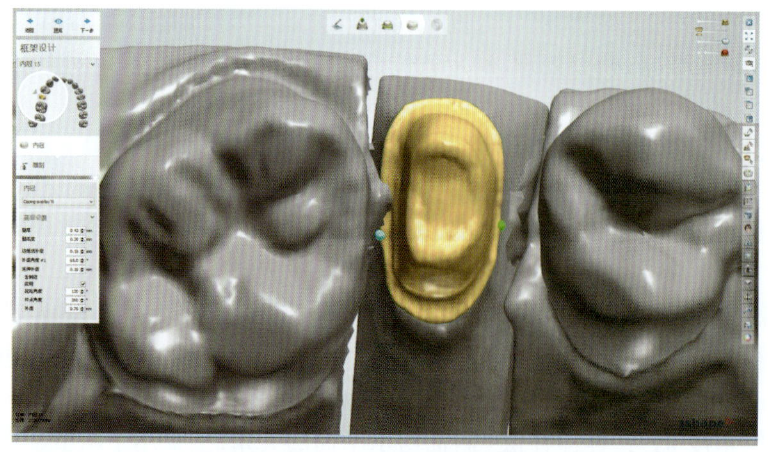

图 4-1-35　调整金属边起止点

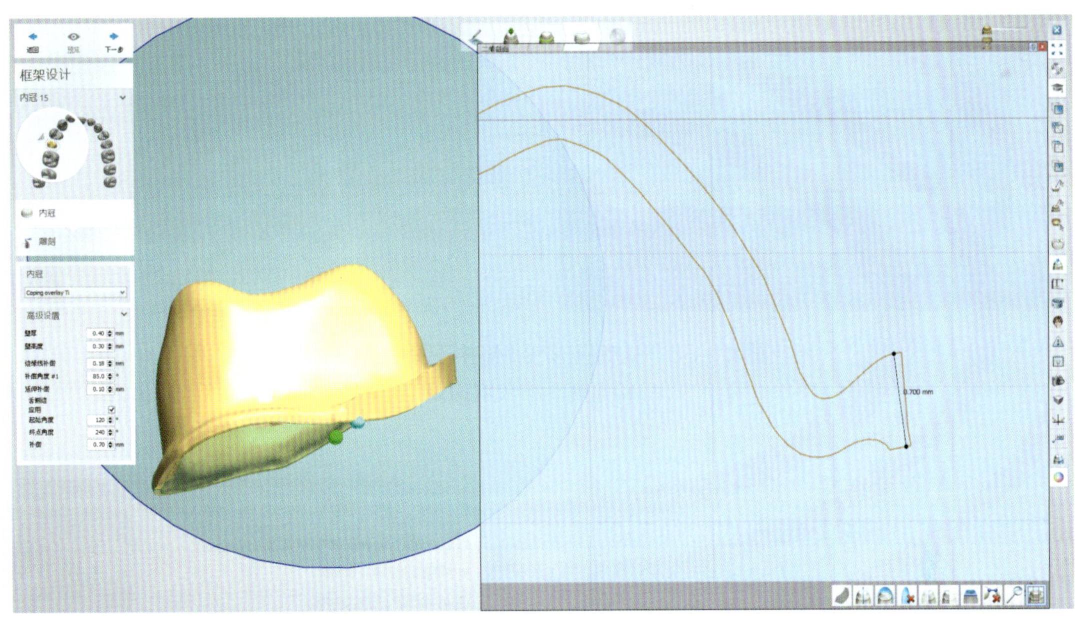

图 4-1-36　均厚基底冠剖切面观察舌侧金属边

（5）“在有保护的表面进行雕刻”：预备体肩台高低起伏、宽窄不均匀时，金属边可能出现不顺畅的情况，这时可在雕刻界面勾选此项，并用蜡刀工具进行手动调整。后牙近远中邻面间隙超过 1.5mm 时，金属烤瓷基底冠邻面金属边应有承托𬌗力的结构。

5. 基底冠设计　各种修复类型推荐的预留瓷层空间如下：

（1）纯钛烤瓷：1.0~1.5mm；

（2）钴铬烤瓷：1.5~2.0mm；

（3）氧化锆烤瓷：1.0~2.0mm。

观察纵𬌗曲线及对颌牙磨耗痕迹等信息，分析最终修复体形态（图 4-1-37），判断预备体各部位的备牙量是否能满足修复空间的需要。若修复空间较大，可使用“雕刻工具包”中的牵拉和加减工具，调整基底冠形态，留出均匀瓷层空间（图 4-1-38）。若修复空间较小甚至不足，可与医生沟通进一步的设计方案，如：制作金属咬合点、金属咬合面、金属舌背或者重新预备等。

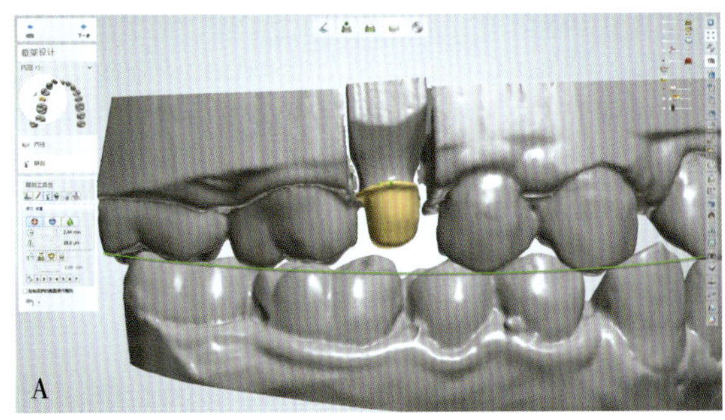

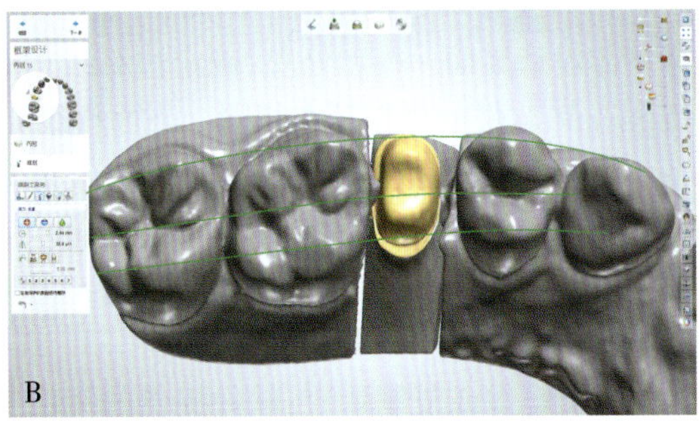

图 4-1-37　分析最终修复体形态

A. 观察纵𬌗曲线　B. 观察𬌗面

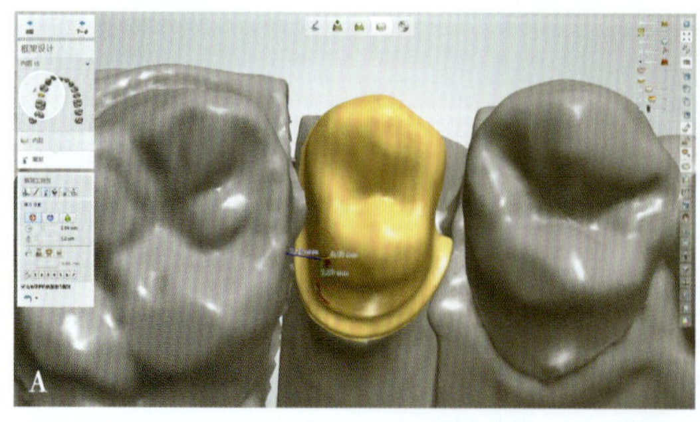
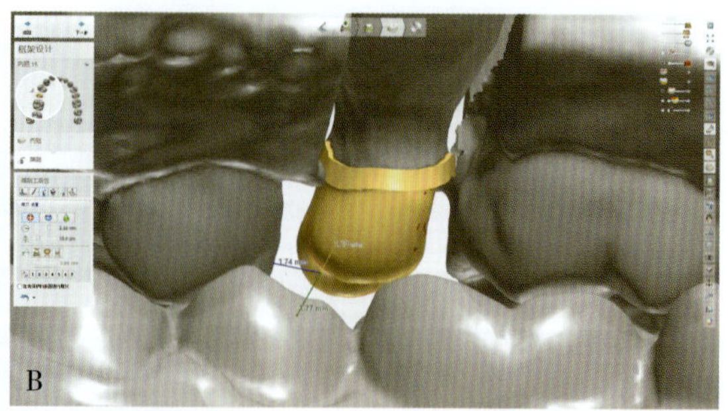

图 4-1-38 基底冠形态调整并预留修复空间

A. 𬌗面观 B. 矢状面观

6. 保存设计结果 设计完成后点击下一步，在弹出的对话框内如选择"是"，低于设定最薄厚度的部位会自动填补到指定厚度；选择"否"则会保留现有设计，不做任何局部增厚处理（图 4-1-39）。保存和输出数据同全冠部分。

使用此方法，要求设计者应具有较丰富的工作经验和对义齿形态的准确把控能力，这样才能制作出合格的基底冠。初学者不建议使用此方法。

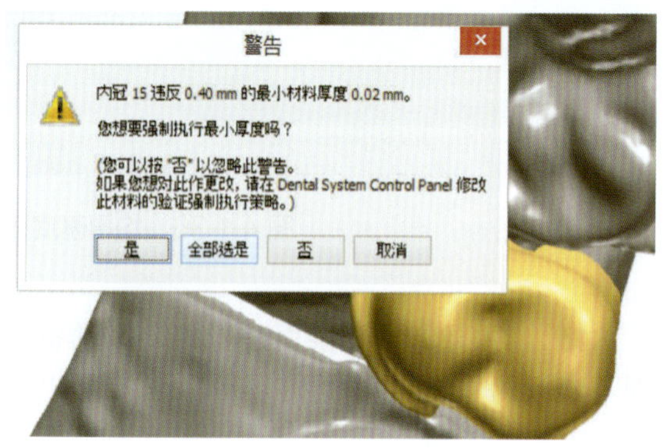

图 4-1-39 基底冠厚度自动补偿

（二）回切法基底冠设计

回切法基底冠设计即先根据邻牙及对颌牙齿信息恢复预期修复体，在此基础上设定数值回切出均匀的瓷层空间，从而提高烤瓷牙的强度。传统工艺蜡型制作时，用此种方法效率太低，且不好掌握回切量，但是在软件中便能事半功倍。以单冠修复为例，介绍 exocad 软件回切法基底冠设计工艺流程：

此病例 11 为基牙，设计基底冠，订单设置如下：11 牙位选择"牙冠/冠"下的"缩减全冠"，根据医生提供的设计单选择修复材料。exocad 软件的订单建立与 3shape 软件形式相似，均采用牙位图电子技工单形式（图 4-1-40），相关设置方法此处不做详细介绍。

扫描或导入数据后（图 4-1-41），点击订单页面右侧的"设计"按钮（见图 4-1-40），进入修复体设计界面。模型修整、确定边缘线（图 4-1-42）、确定就位道方向（图 4-1-43）等步骤也与 3shape 软件的操作基本相同。下面详细介绍该软件回切法基底冠设计后续步骤。

1. 间隙剂参数设置 exocad 软件设置间隙剂厚度、冠边缘参数、倒凹处理与刀具补偿的参数对话框如图 4-1-44 所示，各参数意义与 3shape 软件类似，但需注意，冠边缘厚度要在此处设定（参数设置参考全冠设计部分）。不同牙科材料推荐的参数同均厚法部分。

2. 预期修复体设计

（1）镜像或复制牙冠：软件提供的镜像复制功能，可以镜像形态较好较完整的对侧同名牙冠或复制同侧相似牙冠。本例为中切牙设计，建议行镜像对侧同名牙冠塑形预期单冠修复体。

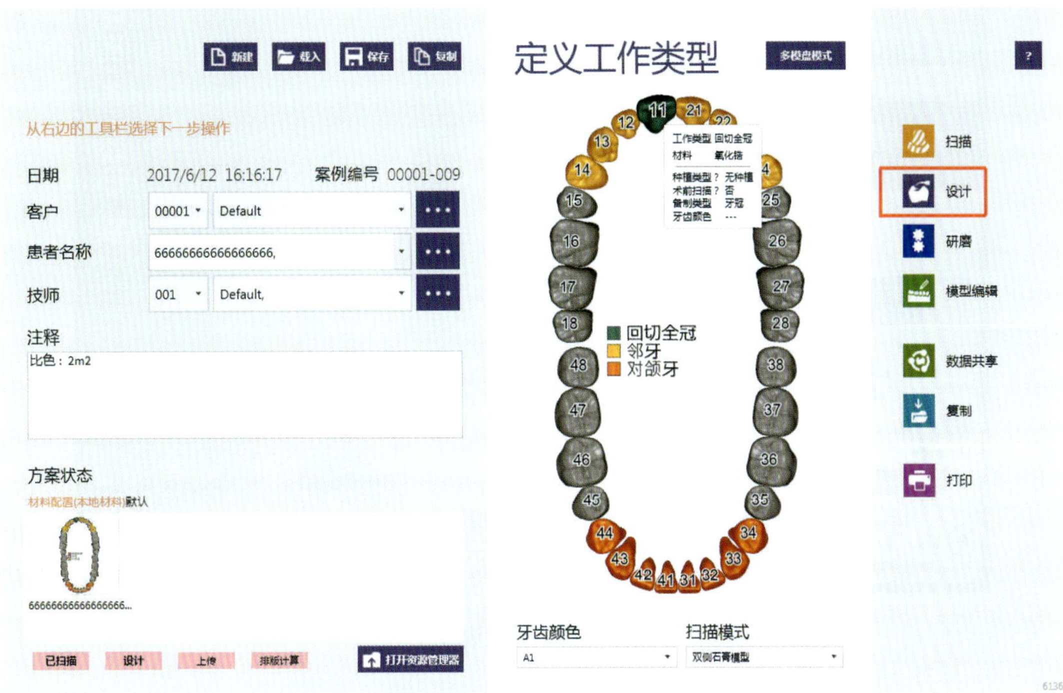

图 4-1-40　exocad 软件基底冠设计订单界面

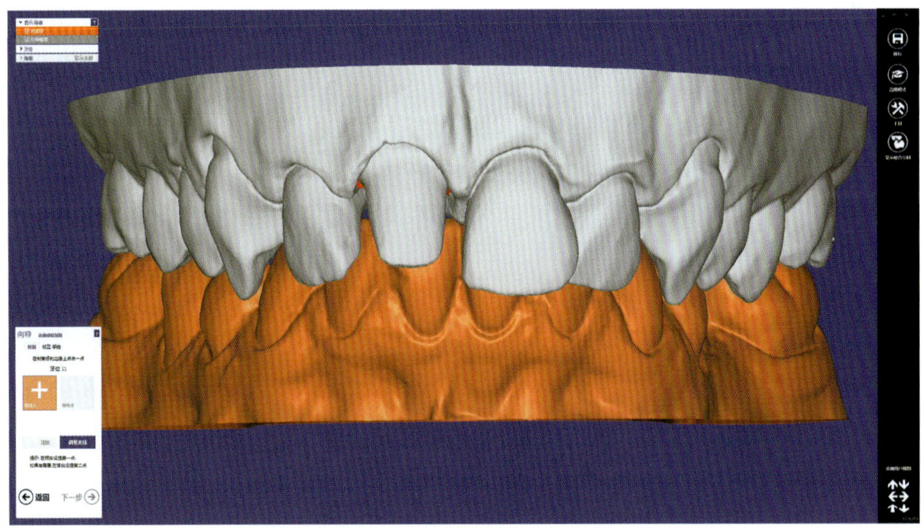
图 4-1-41　导入扫描数据

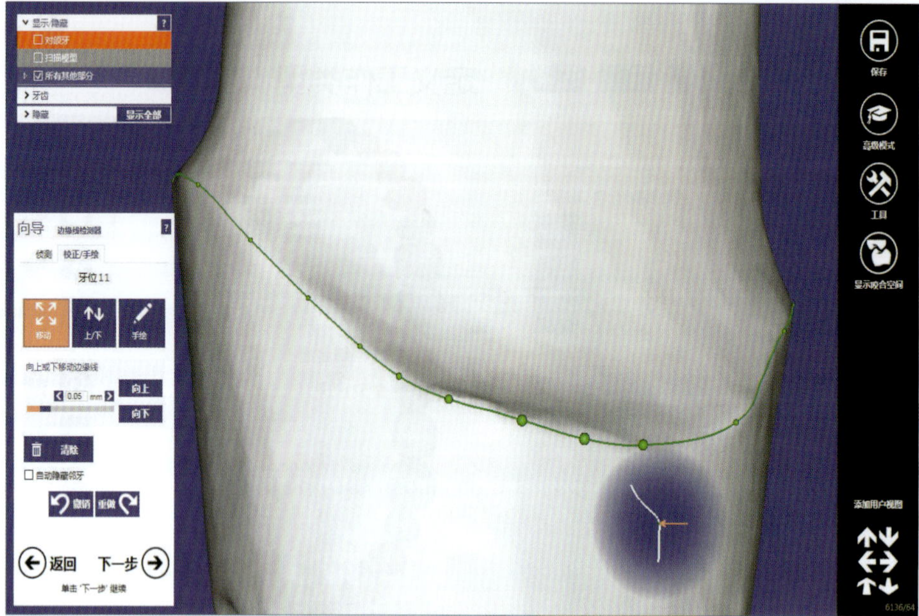

图 4-1-42　确定边缘线

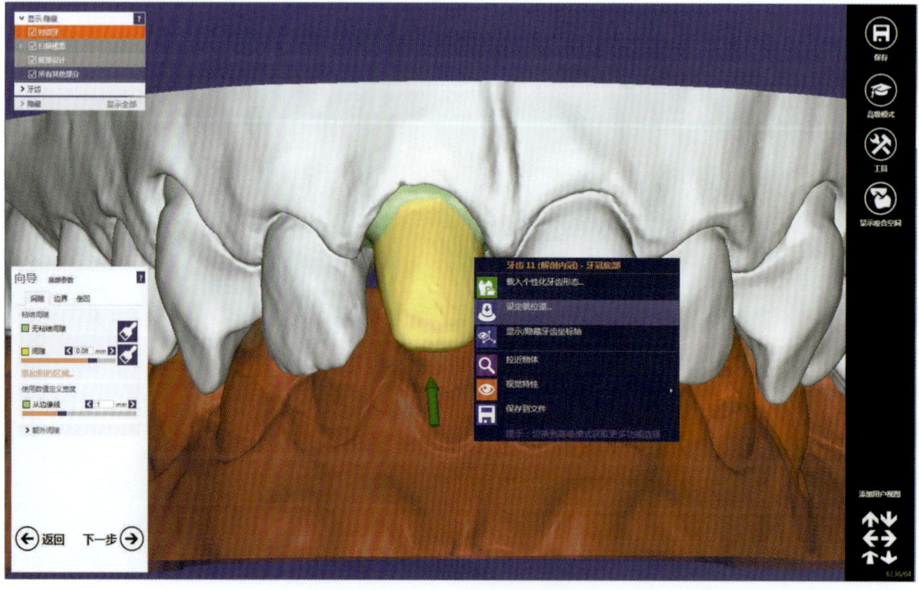

图 4-1-43　确定就位道方向

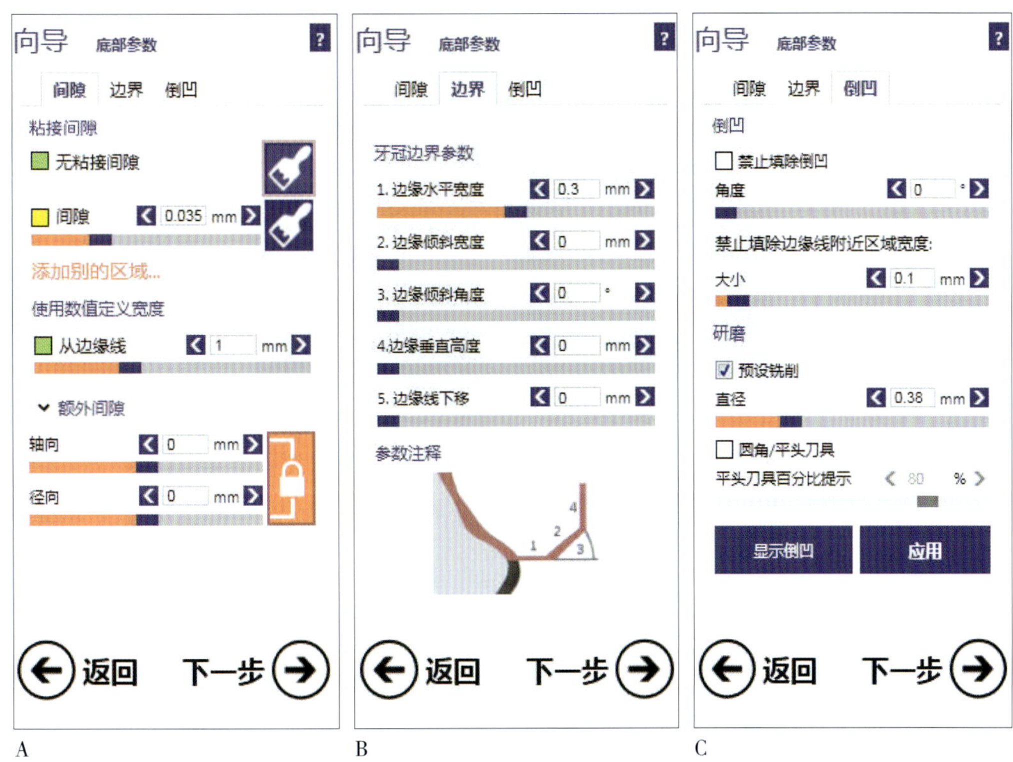

A　　　　B　　　　C

图 4-1-44　参数设置

A. 间隙设置　B. 边界设置　C. 倒凹设置

镜像或复制相应牙位的牙冠后，会在模型列表里生成“术前扫描”数据（图 4-1-45）。点击“适应牙齿模型调整”生成“镜像牙冠”（图 4-1-46），在下一步“自由造型”可进一步精细调整形态。

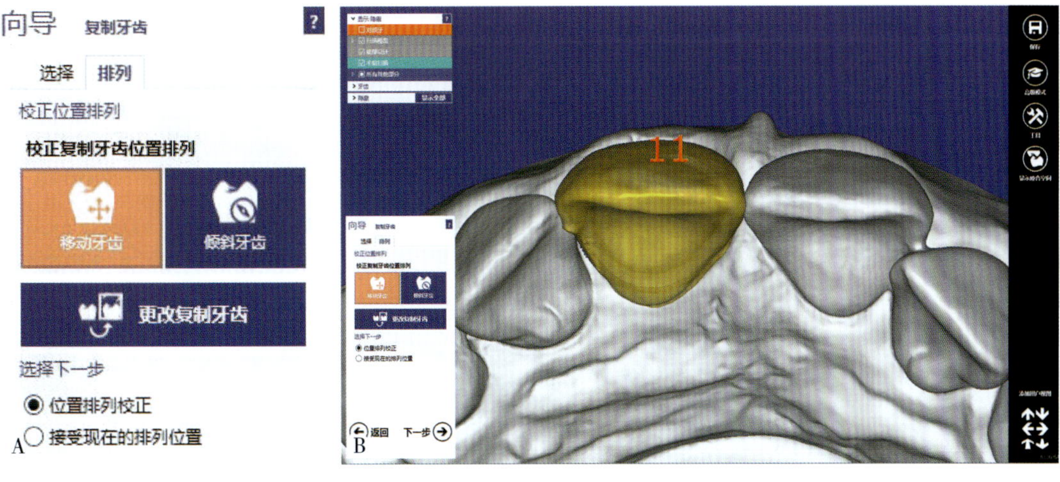

图 4-1-45　镜像对侧同名牙冠

A. 复制牙齿工具栏　B. 复制效果

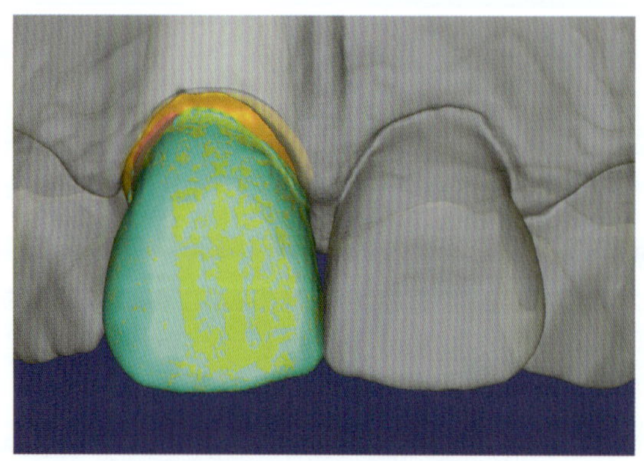

图 4-1-46 生成镜像牙冠

（2）排列牙冠：除镜像复制牙冠外，也可按照牙列的咬合、曲线、空间大小及医生的个性化要求，从软件的牙冠数据库中挑选适合的标准牙冠，软件可根据近远中邻接关系，自动将牙冠初步排列。

应用工具栏提供的移动、旋转、缩放功能可校正牙冠摆位（图 4-1-47），使牙冠适合牙列空间。

（3）自由造型：进入这一步时，调整完形态的牙冠会按预先设定的参数自动密合连接到颈缘线。exocad 软件同样具备丰富的形态调改工具，可进行整体和局部的变形、光顺及数字蜡刀的应用：

1）牵拉工具：选择软件"自由造型"工具栏下的"解剖形态"，根据牵拉范围分为："牙尖"、"部分牙齿"、"整个牙齿"和"嵴"4 个调整区域（图 4-1-48）。可根据需要选择相关区域进行形态牵拉调整。

2）咬合及邻接关系调整：预期修复体的设计要考虑咬合及邻接关系，在"自由造型"工具栏下选择"适应调整"，可按照设定的数值去除早接触点（图 4-1-49）及调节邻接关系的松紧。

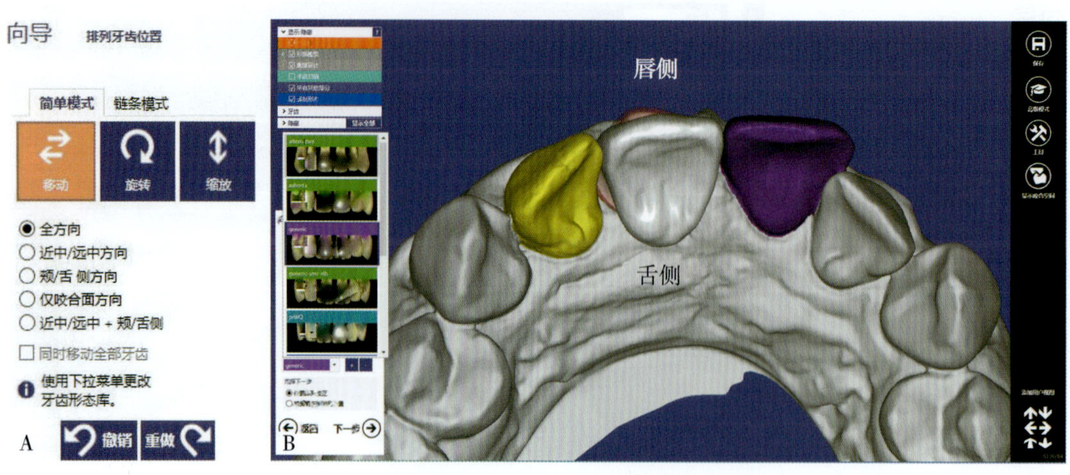

图 4-1-47 牙冠摆位的校正

A. 排列牙齿位置工具栏 B. 排列牙齿位置效果

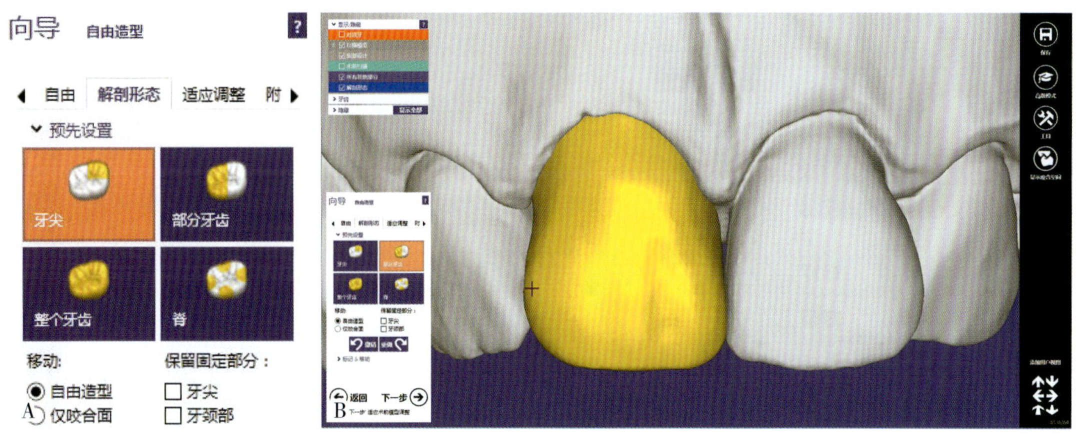

图 4-1-48　牵拉工具
A. 自由造型工具栏　B. 牵拉调整效果

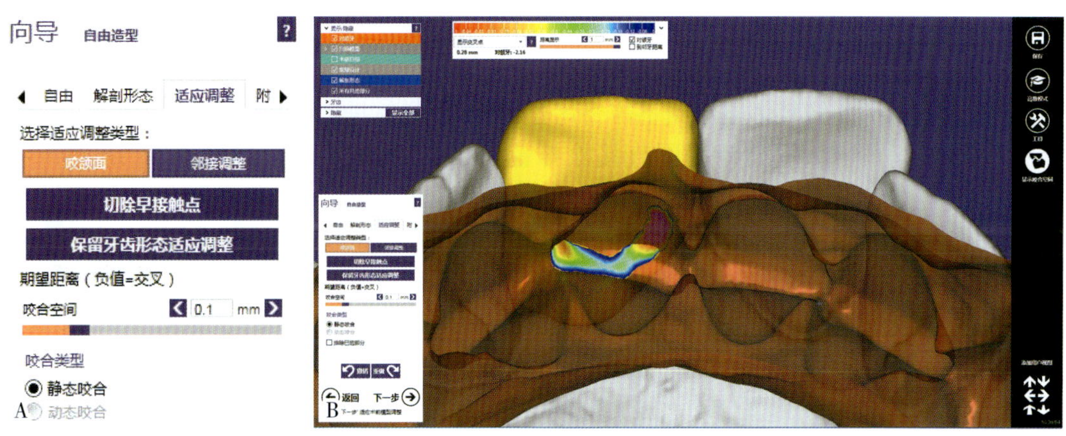

图 4-1-49　调整咬合早接触点
A. 自由造型工具栏　B. 调整咬合早接触点效果

3）虚拟蜡刀：exocad 软件的虚拟蜡刀功能与 3shape 软件相同，主要功能是加、减、光滑和平整模型，在“自由造型”工具栏下选择“自由”，用“Ctrl”和“Shift”键可灵活地切换堆蜡和雕刻模式。可根据需要，选择虚拟蜡刀的形状、影响范围和变形强度，自由地调整修改牙冠形态（图 4-1-50）。调改完成后，点击下一步进入回切界面。

3. 预期修复体回切　基于设计好的解剖形态预期修复体外冠，进行外冠的均匀回切，回切后获得同样具有一定解剖形态的基底冠，对基底冠表面进行光顺修整，完成回切法基底冠设计。

（1）设置回切参数：控制软件自动回切操作的主要参数有两个，即“回切大小”和“最小厚度”（图 4-1-51）。

1）“回切大小”：指预期修复体形态要回切掉的瓷层空间。

2）“最小厚度”：保证基底冠结构强度的最薄厚度，即使回切量不够，厚度也不允许低于此值。

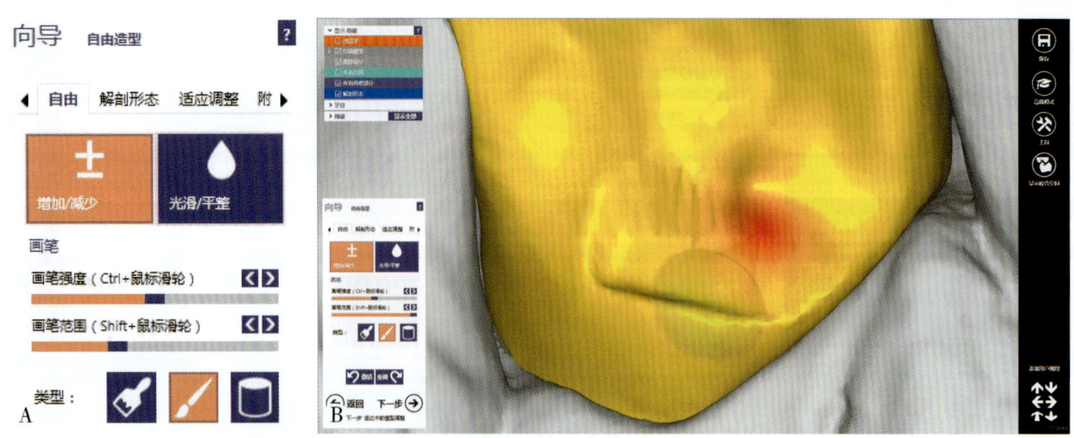

图 4-1-50　虚拟蜡刀

A. 自由造型工具栏　B. 自由调整修改牙冠形态效果

（2）设置回切范围：在设计具有锆背、锆面结构的氧化锆基底冠时，亦或在设计具有舌侧金属边、金属咬合面的金属基底冠时，可以在预期修复体上涂画不需要烤瓷的部分，具体操作：点击并拖动鼠标，用蓝色光圈直接涂抹范围，按“Shift”键+鼠标滚轮可调整光圈大小，按“Shift”键并拖动鼠标可擦除涂抹。

选中“保留已选部分”选项，点击“应用”后，软件将只针对非选择区域进行形态回切（图 4-1-52）。

（3）回切并修整基底冠：对于未进行区域选择的情况，软件将基于设计好的预期修复体外形进行整体的均匀回切（在保证最小厚度的前提下），从而获得具有一定解剖形态的基底冠。之后可对基底冠表面进行光顺修整，完成回切法基底冠的设计（图 4-1-53）。

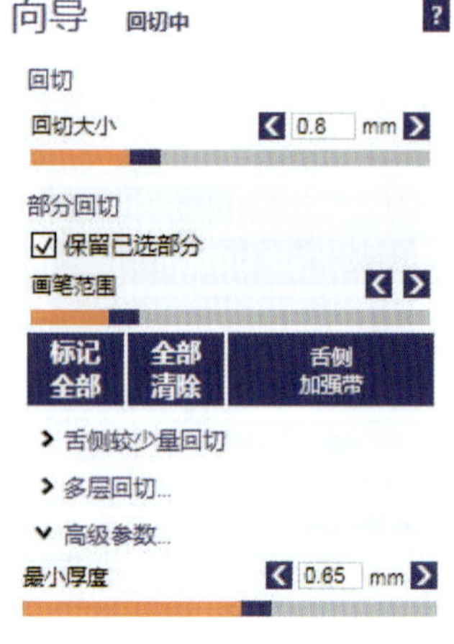

图 4-1-51　回切参数

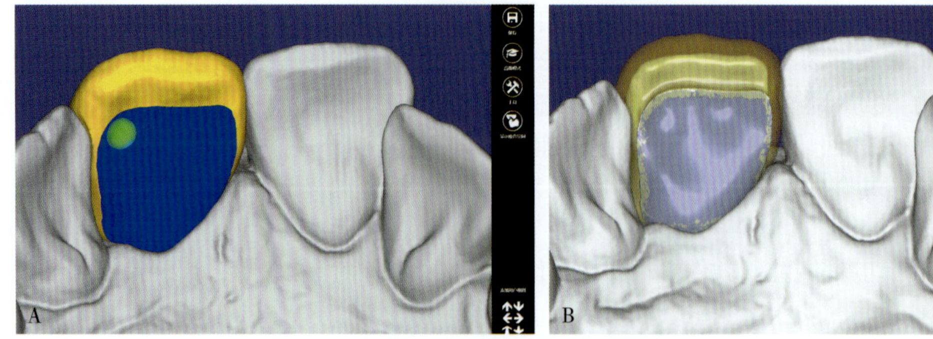

图 4-1-52　牙冠部分回切的效果

A. 选定范围　B. 回切效果

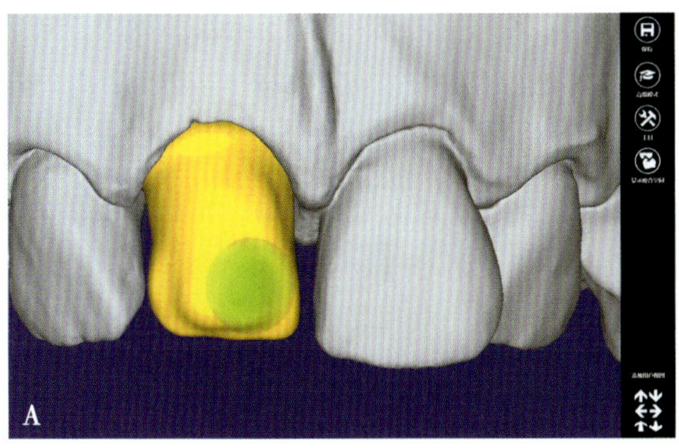

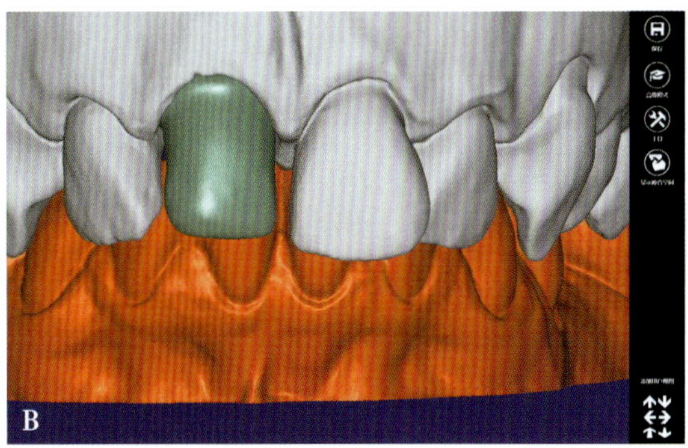

图 4-1-53　预期修复体回切生成基底冠

A. 整体均匀回切　B. 生成的基底冠效果

（赵鹏飞）

三、解剖固定桥设计

以 3 单位固定桥修复为例，介绍 3shape 软件的解剖桥设计工艺流程：

此病例 25 缺失，以 24、26 为基牙，设计解剖式牙桥。订单设置如下：25 牙位选择牙冠桥体，24、26 牙位选择解剖牙冠，根据医生提供的设计单选择材料，并用连桥工具将 24、25、26 牙位连为一个整体（图 4-1-54）。

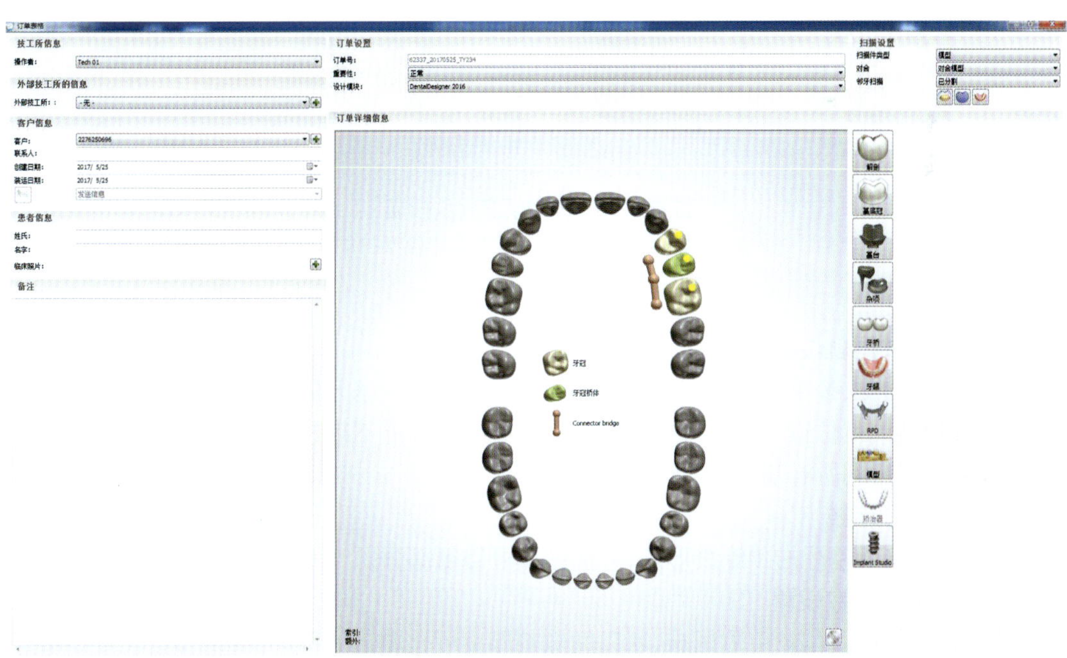

图 4-1-54　解剖桥设计订单界面

（一）扫描或导入数据

扫描方法参考第三章第二节中牙颌模型扫描工艺部分，扫描过程中按软件提示完成固定桥基牙和桥体牙位的标记（图 4-1-55），并完成多代型的扫描和数据配准（图 4-1-56）。

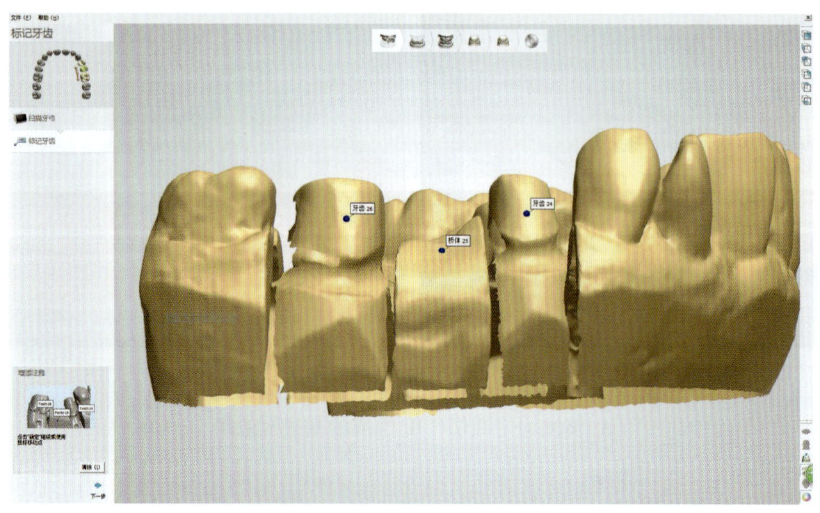

图 4-1-55　固定桥牙位的标记

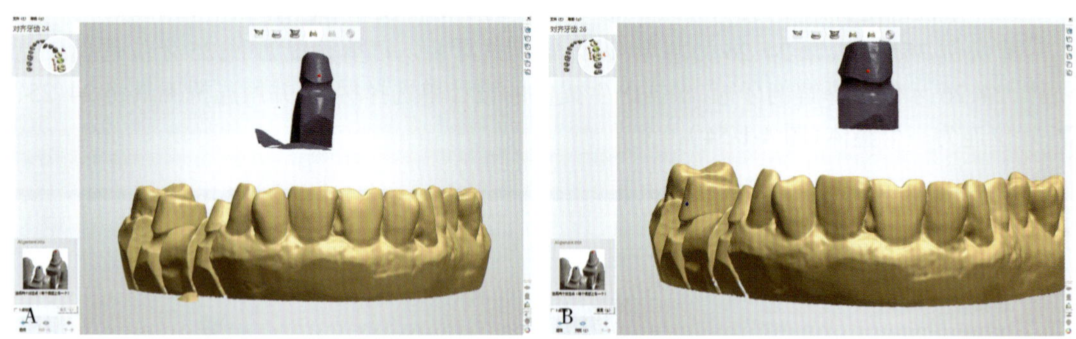

图 4-1-56　固定桥多代型扫描

A. 24 基牙代型扫描　B. 26 基牙代型扫描

（二）确定共同就位道方向

在设计软件中，按单冠设计方法依次定义 24 基牙和 26 基牙的边缘范围，软件会自动生成 24—26 的共同就位道方向（图 4-1-57）。当生成的就位道不理想时可以手动调整，从殆面俯视观察，可以看到所有基牙边缘线上的绿点为佳。

（三）确定颈缘线

分别修改多颗基牙的颈缘线形态，方法同单冠修复部分。

（四）间隙剂参数设置

由于固定桥的就位较单冠困难，所以间隙剂厚度可比单冠的稍厚，其余参数设置参考全冠设计部分，需分别设置各基牙参数并进行边缘和倒凹的检查（图 4-1-58）。

（五）修复体形态设计

1. 牙冠形态设计　间隙剂设置完成后，根据患者信息以及邻牙状况，从牙冠数据库中选择与之匹配的解剖牙冠调入牙列相应部位。使用边缘线连接工具将修复体边缘与代型颈缘线密贴连接。

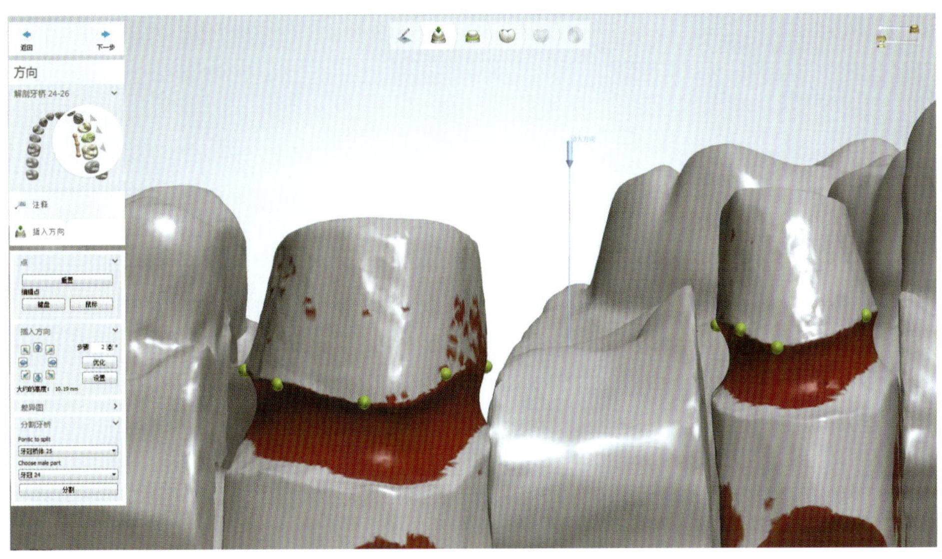

图 4-1-57　确定共同就位道方向

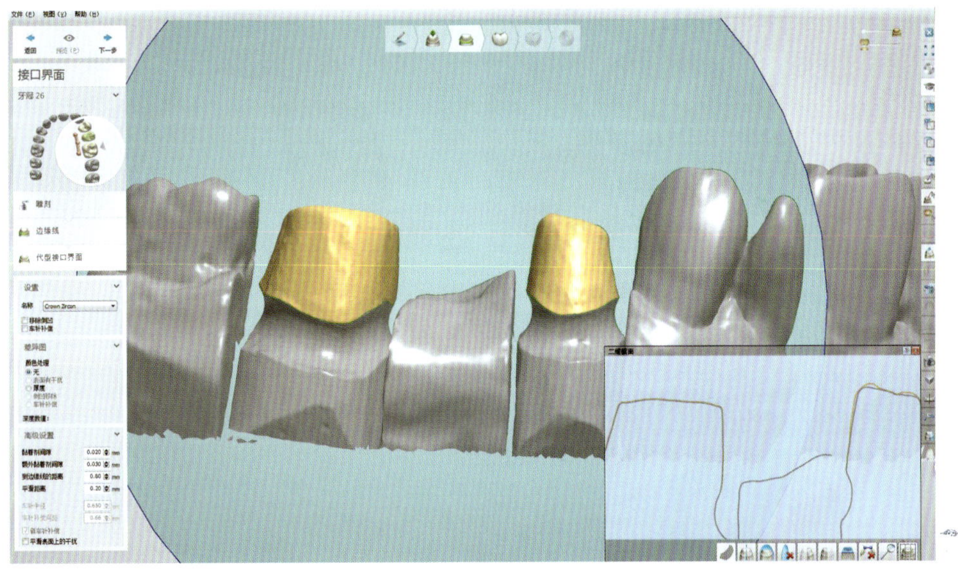

图 4-1-58　设置间隙剂厚度

使用单冠设计部分介绍的“雕刻工具包”，对牙冠形态进行调整：使用“个别转换工具”调整修复体的大小、长短、突度，使其与邻牙、对颌牙协调（图 4-1-59）。使用旋转工具调整牙冠的空间姿态，使之符合天然牙倾斜规律，建立正常的覆𬌗、覆盖关系（图 4-1-60）。还可借助“整体转换工具”将固定桥的多个牙冠作为一个整体进行上述形态和姿态调整，使解剖桥获得满意的外形。

2. 桥体形态设计　使用虚拟蜡刀或牵拉工具使桥体与牙槽嵴密贴（图 4-1-61），再使用智能工具的“到牙槽嵴顶的距离”，使桥体组织面与牙槽嵴轻微接触（图 4-1-62）。

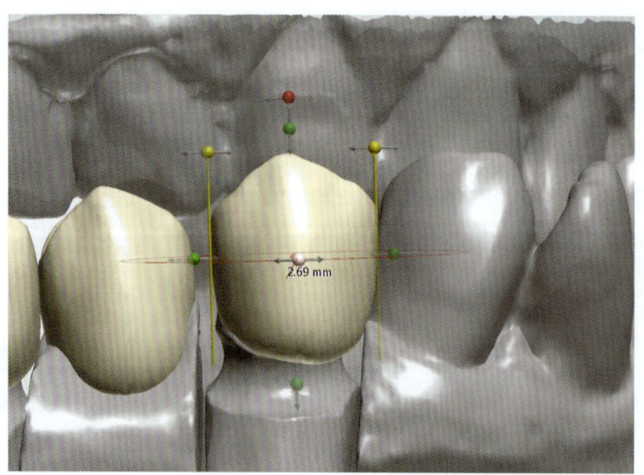

图 4-1-59　牙冠形态调整

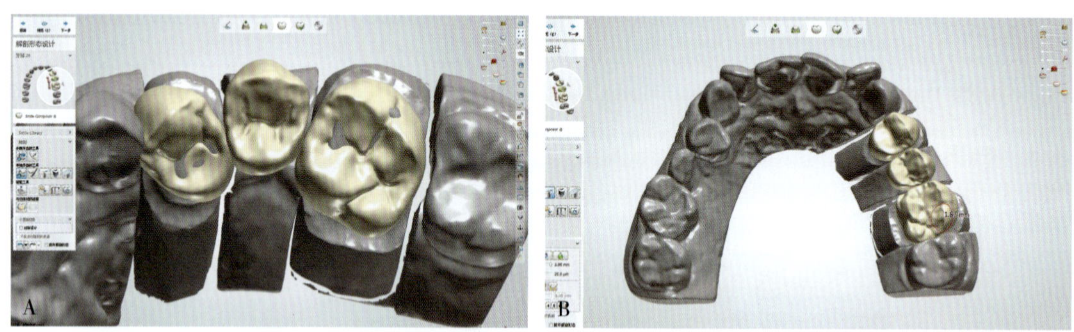

图 4-1-60　牙冠空间姿态调整
A. 调整前　B. 调整后

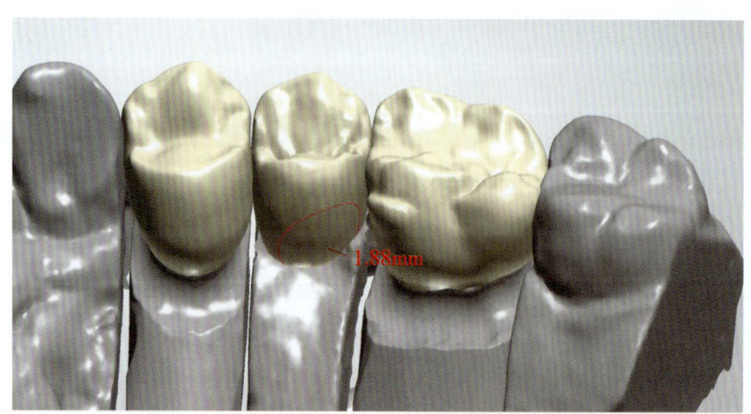

图 4-1-61　使用牵拉工具将桥体组织面调整为与牙槽嵴密贴

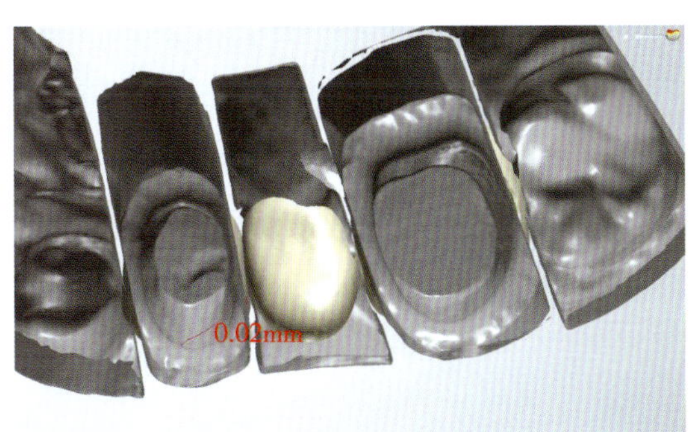

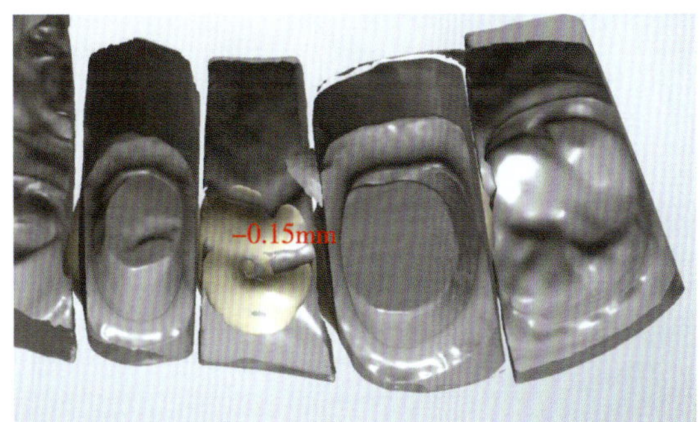

图 4-1-62　桥体组织面调整为与牙槽嵴轻微接触

设计桥体时需要注意减径，一个桥体时减为制作修复体大小的 90%，两个桥体时减为制作修复体大小的 75%，三个桥体时减为制作修复体大小的 50%。在实际工作中桥体具体减径量也要注意遵照医生和患者的要求。

3. 细节修整和外形光顺　使用蜡刀工具对修复体的外形高点、窝沟、剪切尖等细节结构进行精细修整，并进行整体光顺。

（六）修复体𬌗接触设计

三单位固定桥咬合接触设计步骤如下：

1. 根据左侧上颌第一前磨牙、第二前磨牙、第一磨牙对颌的主动中位设定𬌗接触点（图 4-1-63），直至牙尖交错位时与对颌牙发生接触达到 A、B、C 三点接触。

2. 在数字𬌗架中检查运动状态下的𬌗关系（图 4-1-64）。

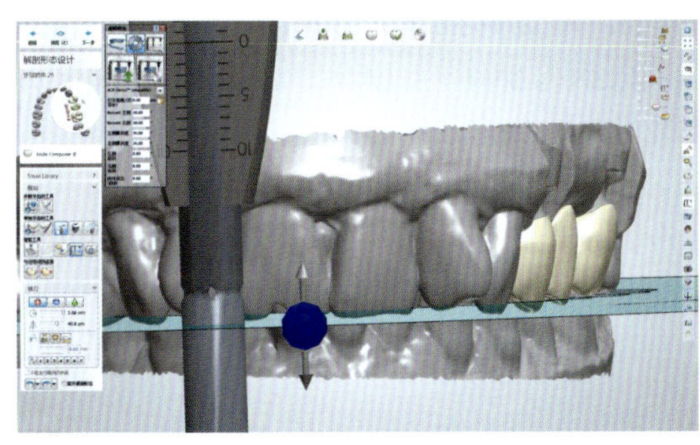

图 4-1-63　静态𬌗接触设计

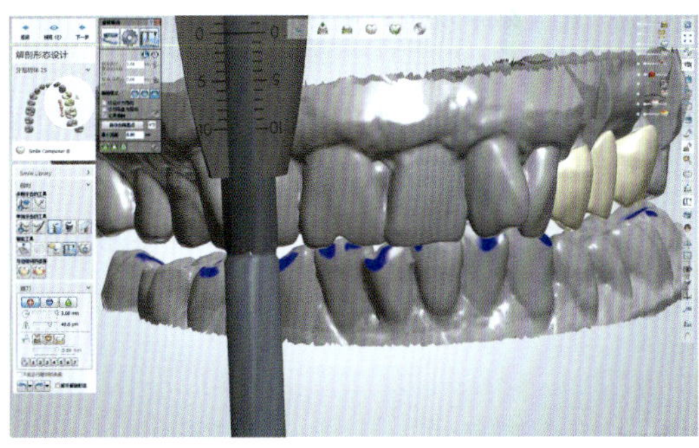

图 4-1-64　在数字𬌗架上进行动态𬌗接触设计

3. 检查最终的咬合情况，达到牙尖交错𬌗时无早接触，前伸𬌗、侧方𬌗时无干扰，具体步骤包括：

（1）观察上、下颌模型的对位关系和咬合类型。

（2）利用软件中的修改工具，调整牙冠的覆𬌗、覆盖关系。

（3）将数字模型放置矢状面观察（图 4-1-65），根据前后牙及对颌模型，将生成牙冠的纵𬌗曲线调改至正常。

（4）将数字模型放置冠状面观察（图 4-1-66），观察横𬌗曲线的位置是否正确，进行修改。

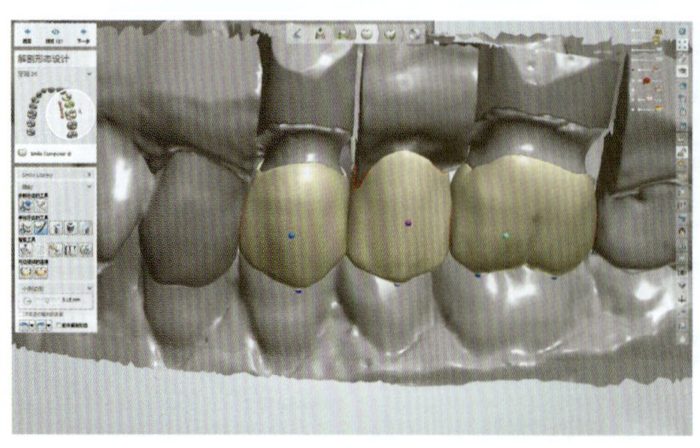

图 4-1-65　咬合调整（矢状面观察）

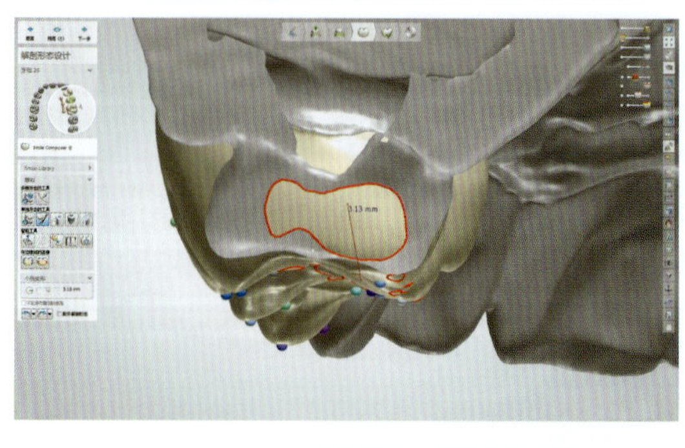

图 4-1-66　咬合调整（冠状面观察）

（5）将数字模型从𬌗面观察（图 4-1-67），观察修复体与邻牙是否协调，与对侧同名牙大小形态是否一致，观察横𬌗曲线与纵𬌗曲线，并进行修改。

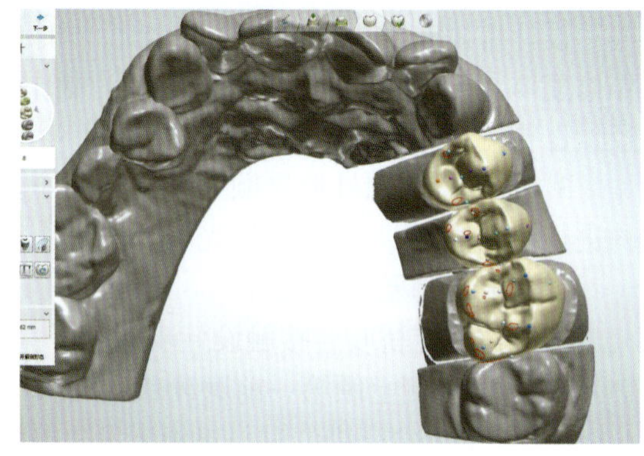

图 4-1-67　咬合调整（𬌗面观察）

4. 咬合点位置及数量的设计，参考单冠设计部分。

（七）邻接区位置设计

参考单冠设计部分，24 的邻接区设计在𬌗 1/3 偏颊侧，26 的邻接区设计在𬌗 1/3 的中 1/3 处（图 4-1-68）。

（八）连接体设计

点击"编辑连接体"功能，选择连接体面积大小。通过调整牙冠邻面上六个辅助点（蓝色）和中心点（白色），可调整连接体的位置、形态及面积大小（图 4-1-69，图 4-1-70）。应根据实际情况适当增加默认连接体的截面积，以保证固定桥的结构强度。

（九）组件融合

连接体设计完成后，软件最后一步是将前序步骤设计的所有组件融为一体，完成解剖桥的设计（图 4-1-71）。

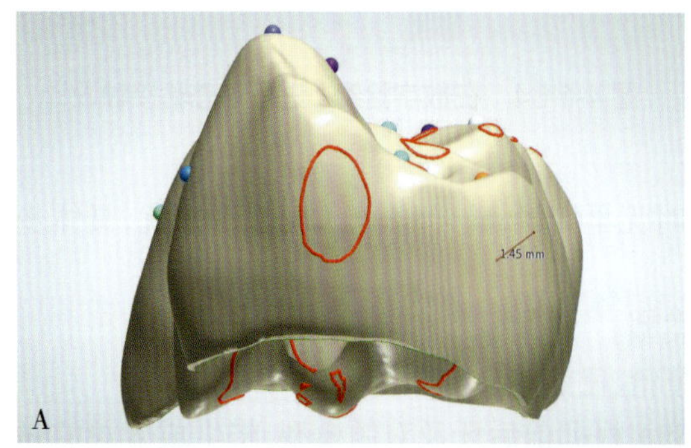

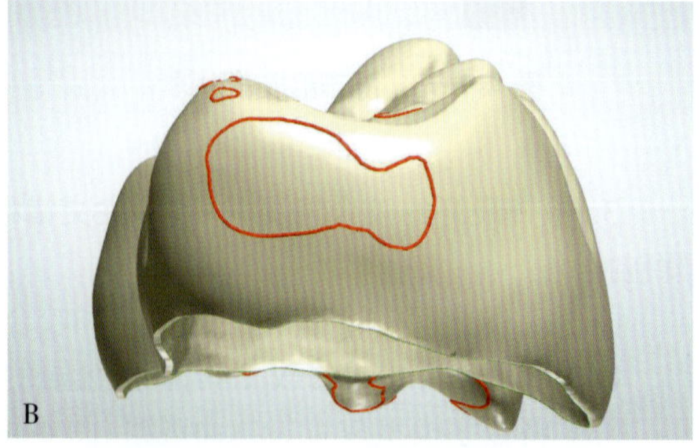

图 4-1-68　邻接区设计

A. 24 邻接区　B. 26 邻接区

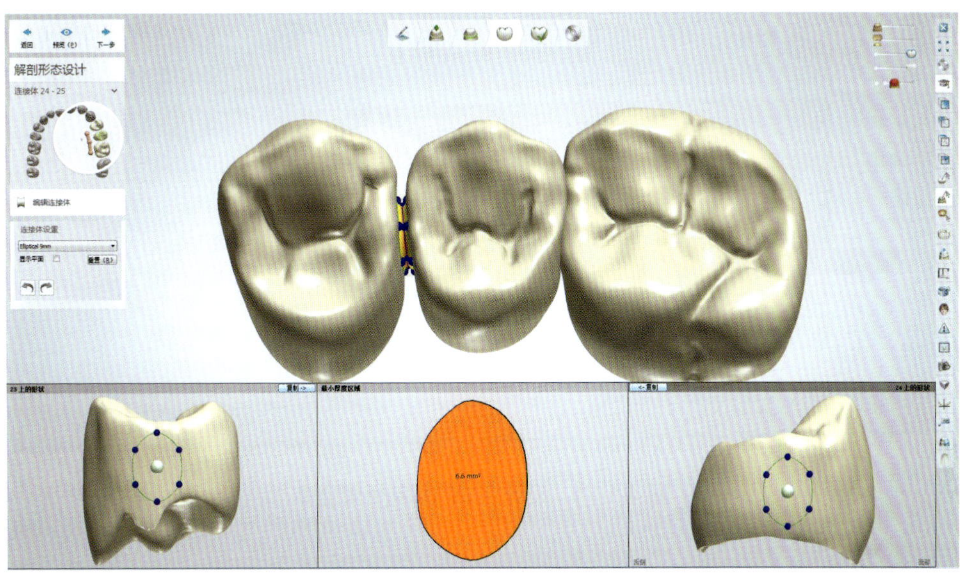

图 4-1-69　软件自动生成的连接体界面形态

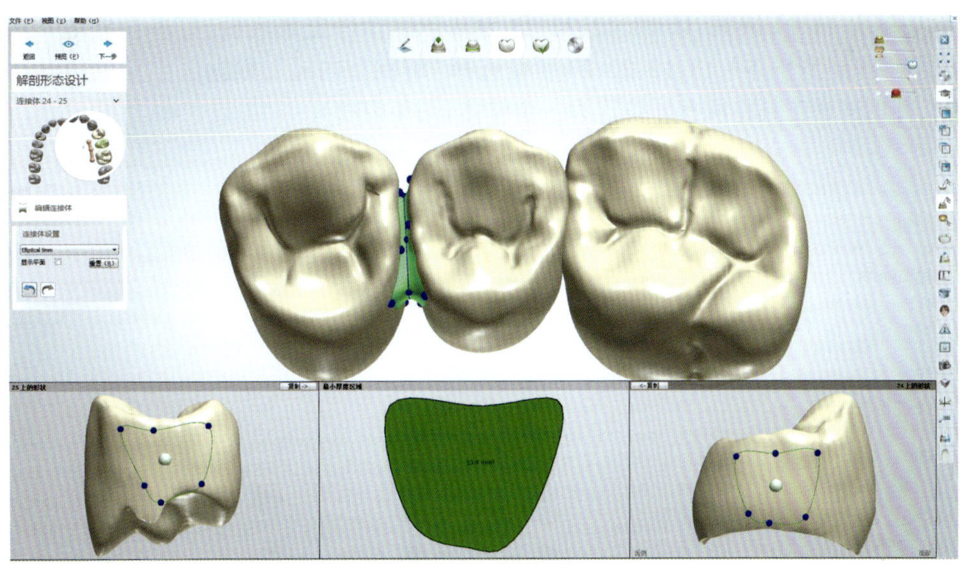

图 4-1-70　调整后的连接体截面形态

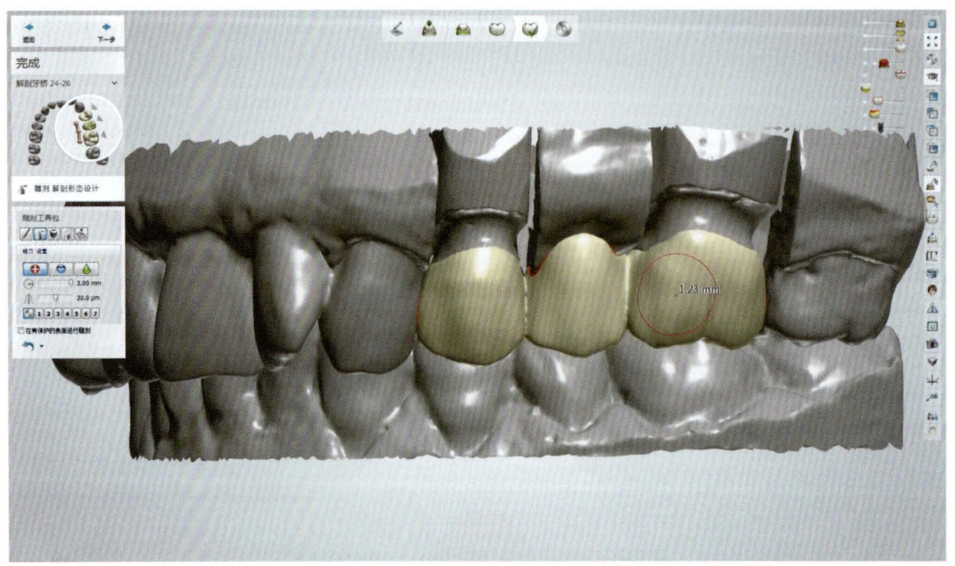

图 4-1-71　设计完成的解剖桥修复体

（薛　坤）

四、基底桥设计

以 6 单位烤瓷桥修复为例，介绍 3shape 软件的回切法基底桥设计工艺流程：

此病例为 11、21 缺失，以 13、12、22、23 为基牙制作烤瓷基底桥，订单设置如下：11、21 牙位选择“解剖型桥体”，13、12、22、23 牙位选择“解剖型内冠”，根据医生提供的设计单选择材料，并用连桥工具将所有牙位连为一个整体（图 4-1-72）。

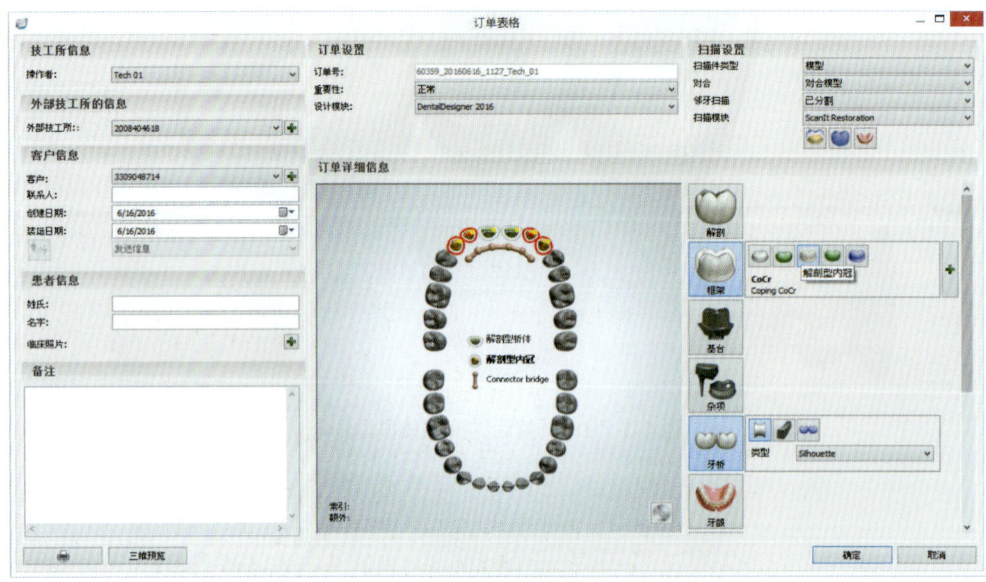

图 4-1-72　6 单位基底桥设计订单界面

（一）扫描或导入数据

扫描方法参考第三章第二节中"牙颌模型扫描工艺"部分，注意事项同"解剖桥"部分，扫描完成的具有咬合关系的上、下颌数字模型如图 4-1-73 所示。

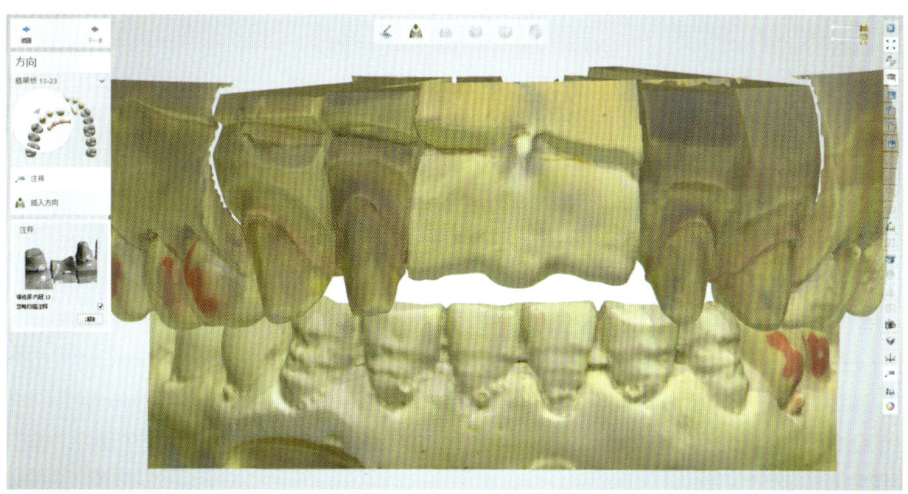

图 4-1-73　6 单位基底桥预备体模型扫描结果

（二）确定共同就位道方向

参考解剖桥设计部分的方法，确定所有基牙的共同就位道方向（图 4-1-74）。若桥的跨度较长且同时覆盖前牙和后牙时，需照顾前牙的美观性，将倒凹向后牙调整。软件自动计算的就位道方向通常是整体（所有基牙）倒凹最优的角度，上述个性化的调整可采用从视图观察角度设定就位道的方法。

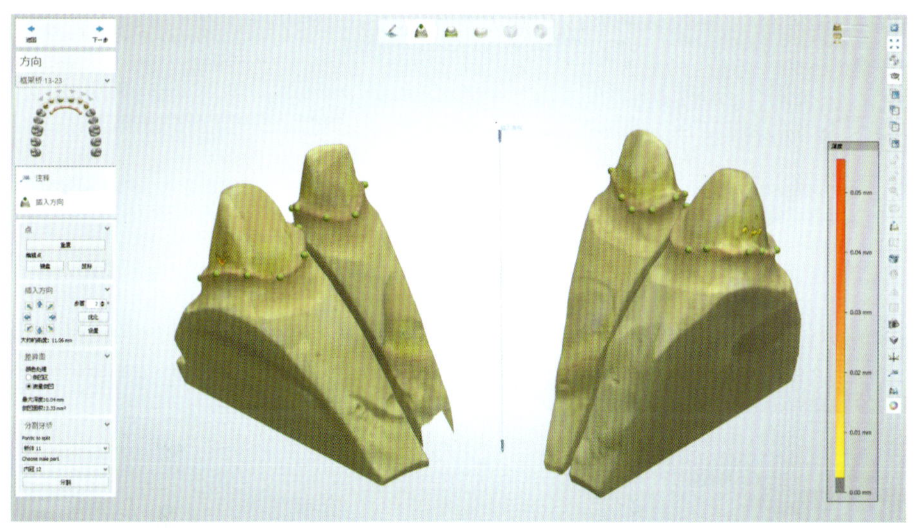

图 4-1-74　确定基牙的共同就位道

（三）确定颈缘线

方法同解剖桥部分。现有多款模型扫描仪支持灰阶或彩色纹理扫描（如 3shape D800 以上型号），可用铅笔直接在石膏代型上勾画准确的边缘线，再通过纹理扫描捕获颈缘线的信息，即可在数字模型上参照纹理图像进行边缘提取，可大大提高颈缘线提取的准确性（图 4-1-75）。

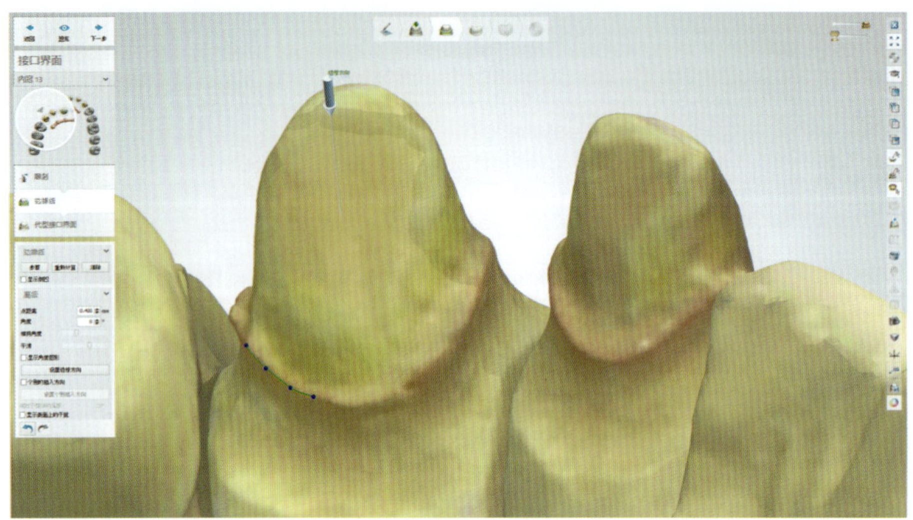

图 4-1-75　数字牙模上预备体边缘线的纹理显示效果

（四）间隙剂参数设置

设置方法参照“全冠”“解剖桥”部分（图 4-1-76）。

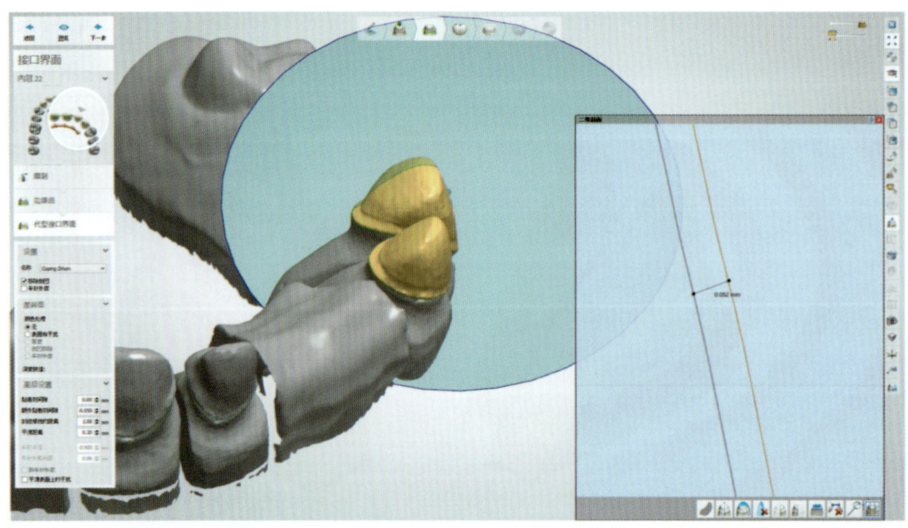

图 4-1-76　设置间隙剂厚度

（五）预期修复体形态设计

1. 根据余留牙和患者脸型等信息，从牙齿数据库的上颌前牙组合库中选择适合的牙冠形态，用于设计预期的牙冠修复体（图 4-1-77）。

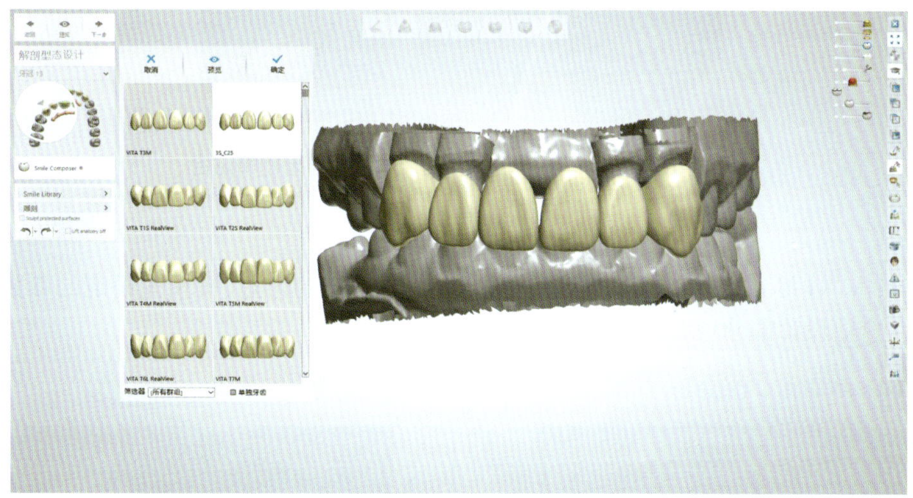

图 4-1-77　3shape 软件数据库中的多种前牙组合

2. 调整牙齿位置、大小和倾斜度，建立正确的覆𬌗、覆盖关系（图 4-1-78）。

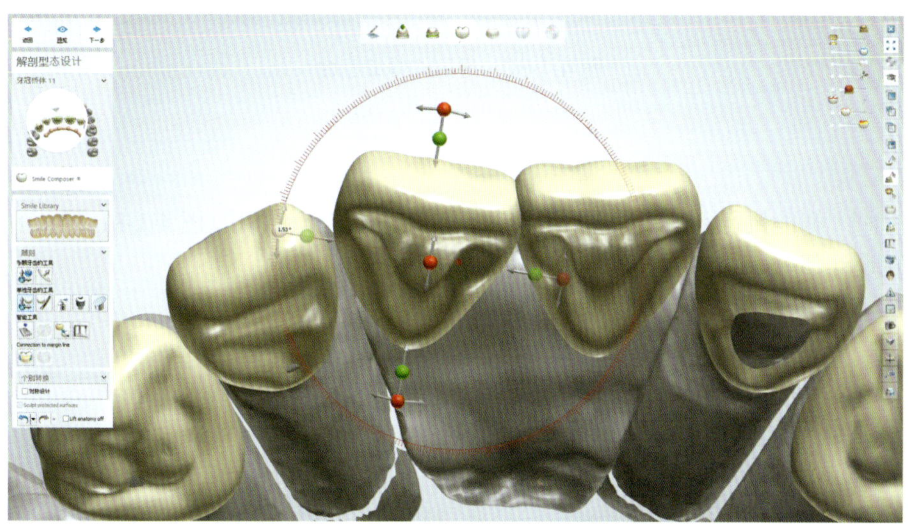

图 4-1-78　用框架工具调整牙齿形态

3. 使用牵拉工具拖拽桥体部分的牙冠颈部，使其与牙槽嵴贴合（图 4-1-79），按住“Ctrl”键+鼠标滚轮可调整牵动范围。桥体底部与牙槽嵴的接触形式详见《固定修复体工艺技术》一书。

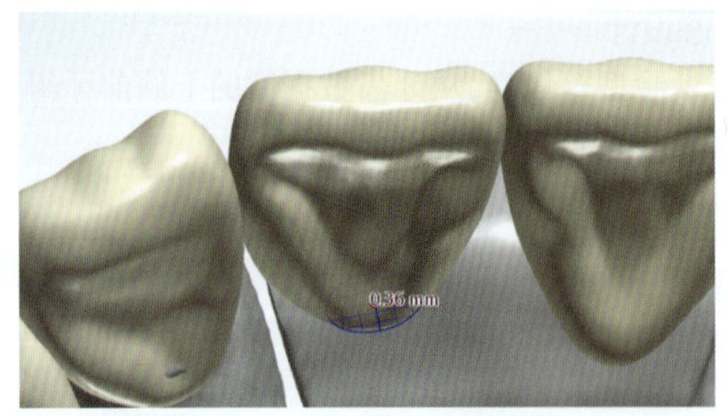

图 4-1-79　桥体部分确保预期牙冠颈部与牙槽嵴贴合

4. 点击“连接到边缘”工具，使基牙部分调整完形态的牙冠，按预先设定的参数（参数设置参考全冠设计部分）密合连接到颈缘线（图 4-1-80）。

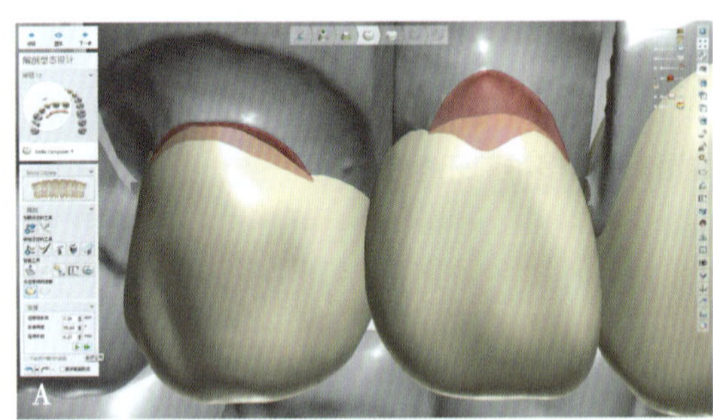

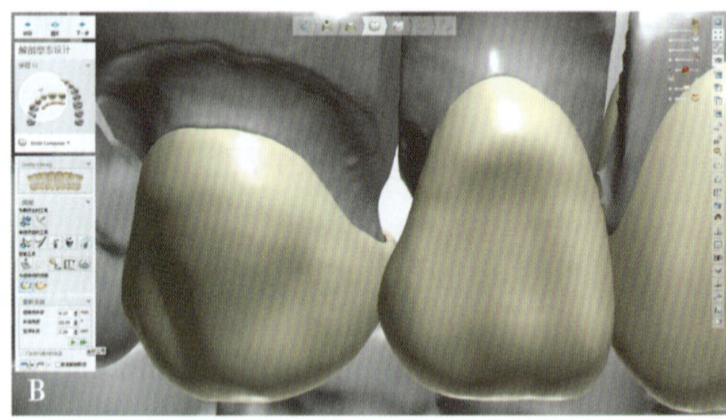

图 4-1-80　牙冠边缘缝密合

A. 密合前　B. 密合后

5. 通过“智能执行参数”调整预期修复体的厚度、咬合和邻接（图 4-1-81，图 4-1-82），方法同全冠设计部分。

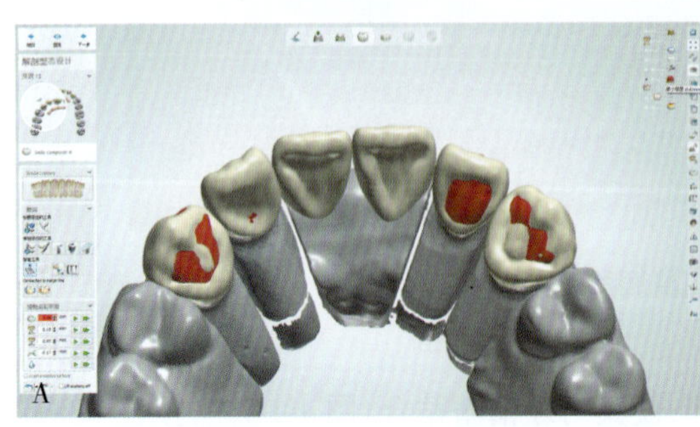

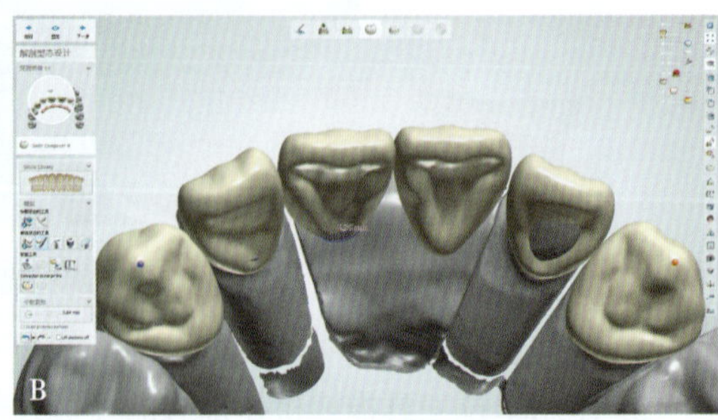

图 4-1-81　最小厚度的自动调整效果

A. 调整前　B. 调整后

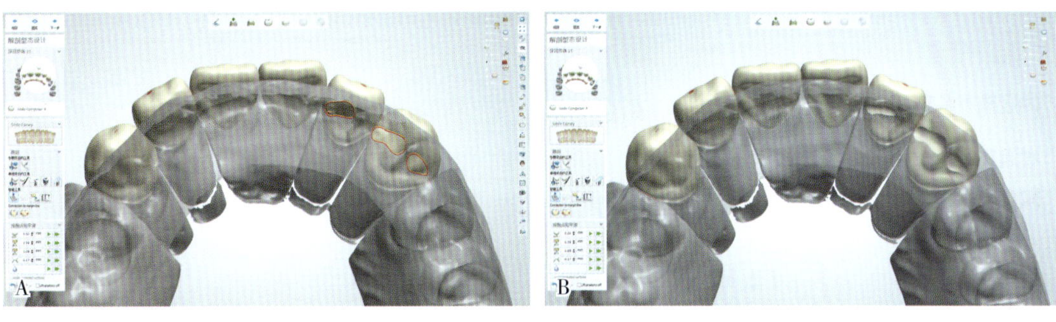

图 4-1-82　到对颌距离的自动调整效果

A. 调整前　B. 调整后

6. 使用蜡刀工具进行细节形态修整。

（六）预期修复体𬌗接触设计

根据临床医生提供的面弓相关参数，可使用数字𬌗架功能模拟下颌运动，精细调整预期修复体𬌗面形态（图 4-1-83），方法参考全冠、解剖桥部分，不同在于前牙要恢复患者的前牙导向功能。通过设定数字𬌗架上的切导斜度，模拟前伸和侧方运动，先去掉𬌗干扰部分，然后在 12、11、21、22 的近远中边缘嵴上建立前伸导向，在 13、23 上建立侧方导向。

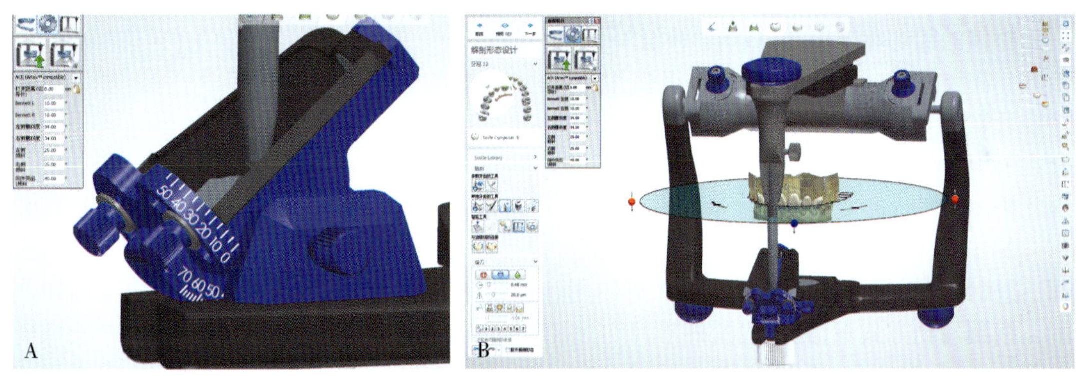

图 4-1-83　使用数字𬌗架设计预期修复体𬌗面形态

A. 数字𬌗架参数设置　B. 数字𬌗架调整预期修复体𬌗面形态

（七）预期修复体回切

1. 设置回切参数　3shape 软件牙冠的回切功能包括以下参数选项（图 4-1-84）：

（1）“内冠最小厚度”：允许基底冠的最薄厚度，即使回切量不够也不允许厚度低于此值。

（2）“解剖型内冠”：需要勾选此项，否则将回切为均匀厚度的基底冠。

（3）“补偿”：此值即回切量，是预期修复体要回切掉的瓷层空间。

（4）“应用均匀回切”：按上述“补偿”值均匀回切预期修复体形态。

（5）“过渡高度”：为金瓷交界线往上缓冲的范围（图 4-1-85）。

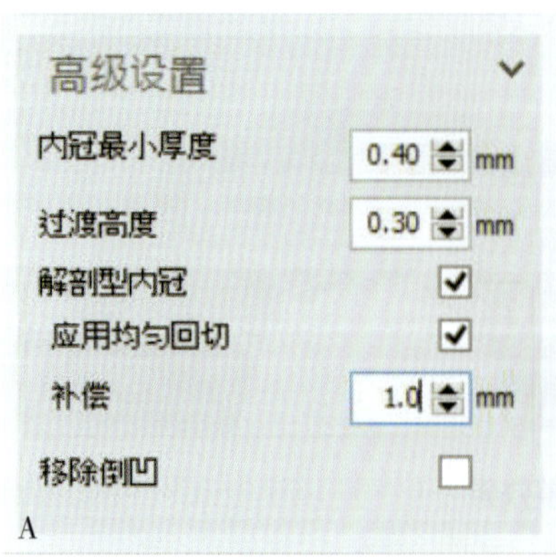

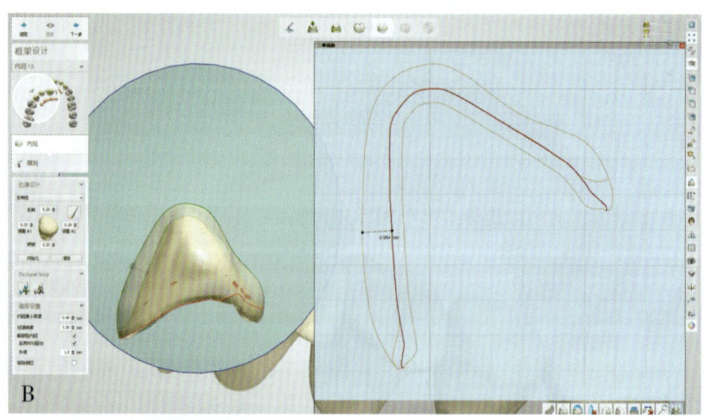

图 4-1-84 设置回切参数

A. 回切参数设置 B. 回切效果

（6）“移除倒凹”：勾选此项，回切完成的基底冠外形高点线以下的颈部倒凹将被自动填除。因天然牙颈部窄小、𬌗面宽大，本身存在倒凹，为了预留出均匀的瓷层空间，回切法基底冠应存在一定倒凹，故一般不勾选此项。

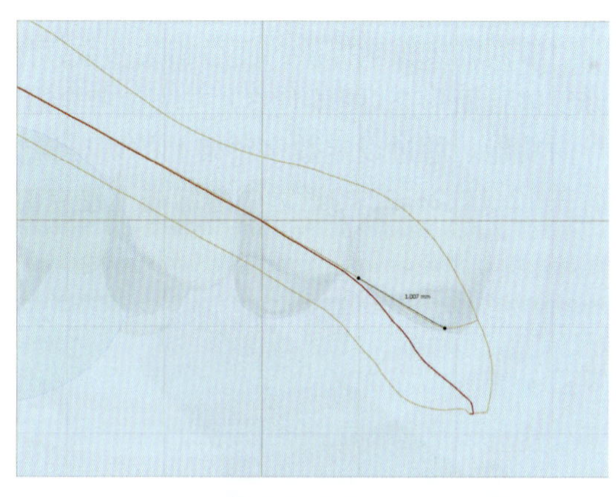

图 4-1-85 过渡高度（为缓冲 1.0mm 的回切结果）

桥体的回切相对简单，仅有“补偿”一个参数。需要注意：牙槽嵴黏膜为软组织，需要烤瓷牙对其压迫才能贴合，技工室在烤瓷前会在石膏模型上刮除 0.3~0.8mm 的缓冲量，因此桥体回切时需要将此刮除量考虑在内。

2. 设置回切范围 金属边、金属咬合面、金属舌背等设计需要外漏金属。可使用红色线圈勾勒或用笔刷涂抹的方式定义回切范围。线圈勾勒方式下，红色线圈外不回切，线圈内的区域将被回切；笔刷涂抹方式下，涂抹到的部位（显示为红色）不回切，其他区域将被回切（图 4-1-86）。

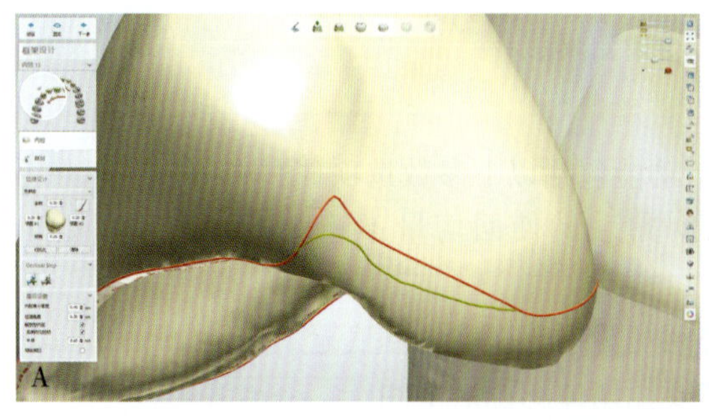

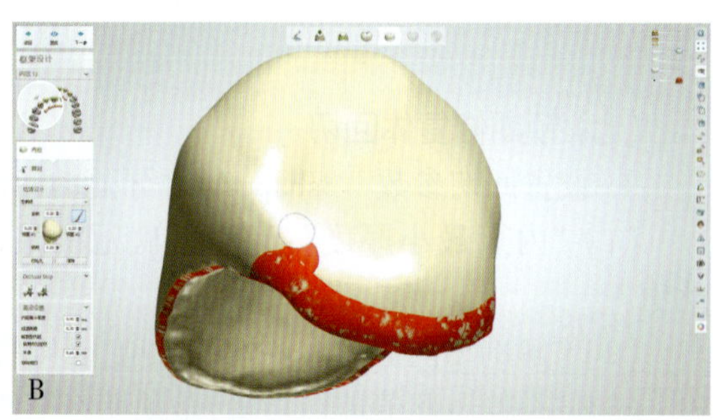

图 4-1-86 定义回切范围

A. 线圈勾勒范围 B. 笔刷涂抹范围

3. 模型修整　冠表面修整、回切完成后，可能基底冠表面会有凹凸不平之处，用“雕刻工具包”中的数字蜡刀光顺回切冠表面，去除太过尖锐的地方。对于个别较薄部位，可适当加厚以保证强度和打磨余量（图 4-1-87）。

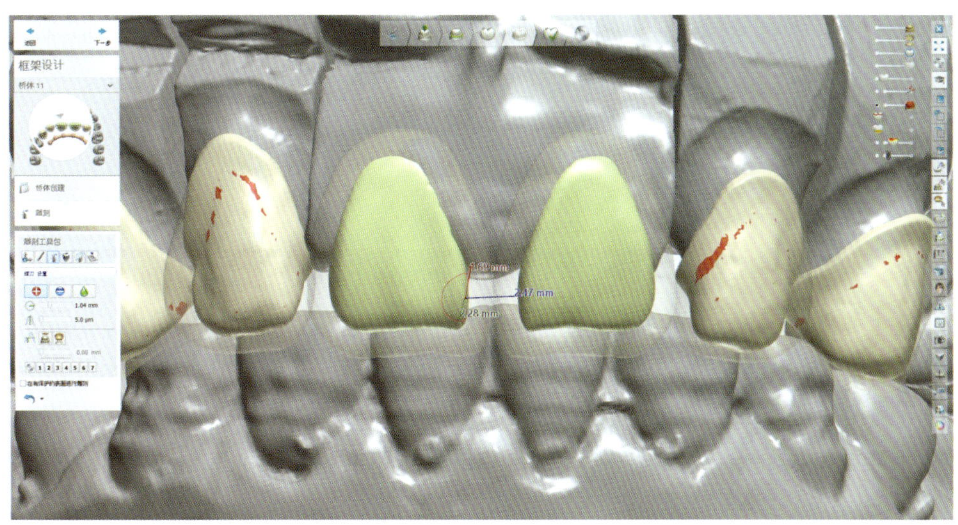

图 4-1-87　预期修复体回切结果

（八）连接体设计

1. 根据固定修复连接体的设计原则，调整连接体的位置、形态和横截面积。连接体过大或位置不当，会导致烤瓷牙外展隙打不开，牙齿缺乏立体感，影响美观；反之，连接体过小，则会影响整体连桥强度。正常情况下，连接体应位于牙齿的邻面接触区，但考虑到前牙的美观，往往只能牺牲舌外展隙，以保证其强度。

2. 在相邻两牙的邻面分别有 6 个蓝色控制点，可通过拖拽的方式调整连接体接触面形态。拖动中间的白色控制点，可调整接触区的位置（图 4-1-88）。连接体横截面积的推荐参数如下：

（1）金属烤瓷前牙冠桥：4~6mm^2；

（2）金属烤瓷后牙冠桥：6~9mm^2；

（3）氧化锆前牙冠桥：8~10mm^2；

（4）氧化锆后牙冠桥：12~14mm^2。

（九）组件融合

连接体设置完成后，软件最后一步是将前序步骤设计的所有组件融为一体，用虚拟蜡刀光顺融合痕迹，完成基底桥的设计（图 4-1-89）。

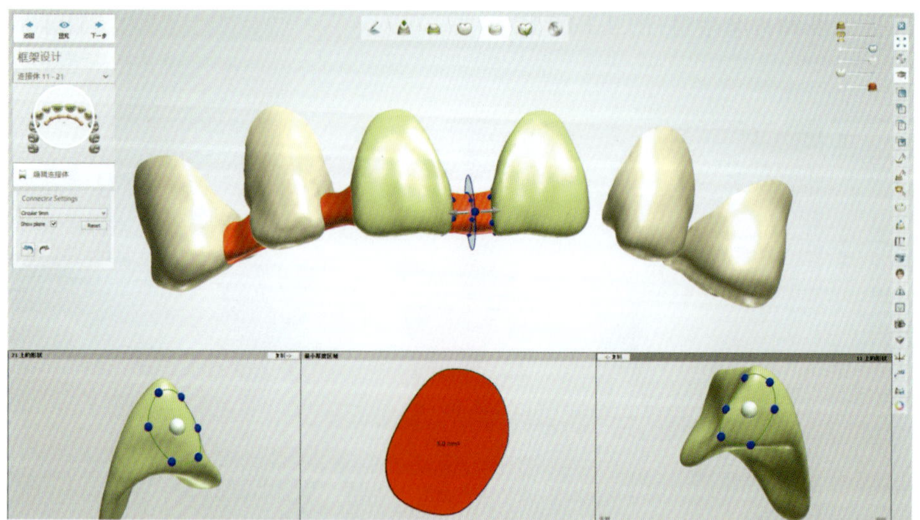

图 4-1-88　连接体位置、形态的设计

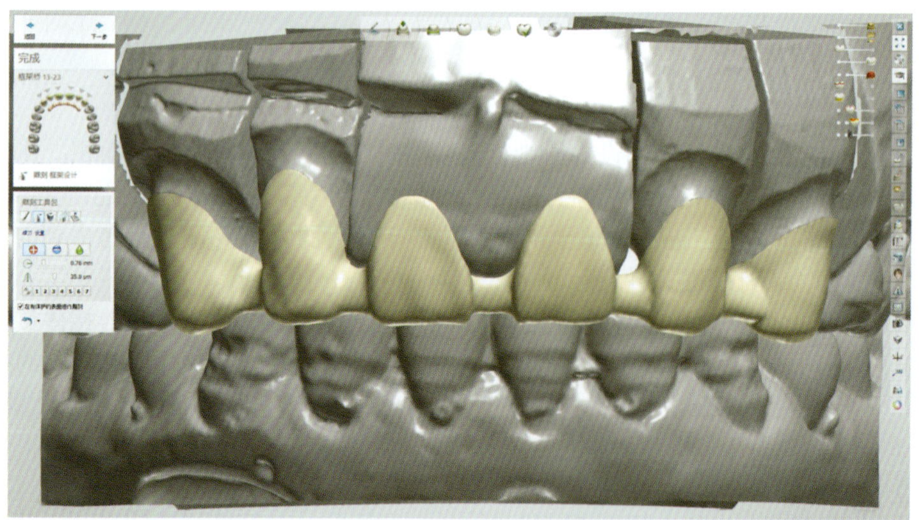

图 4-1-89　组件融合后的基底桥模型

（赵鹏飞）

五、附着体基底桥设计

附着体义齿是固定义齿和可摘局部义齿通过精密附着件机械结合固位的混合义齿。精密附着件由阳性和阴性部件组成，常见的精密附着体有栓道、球帽、太极扣等。近年来，随着数字化设计、加工技术的应用，纯钛切削附着体、二氧化锆附着体等新技术相继出现，下面以3shape软件为例，介绍附着体基底桥设计的工艺流程：

此病例13-23为基牙，两侧后牙缺失，需在13、23远中放置栓体栓道附着体，并借助活动义齿修复后牙。

（一）创建订单

在牙弓视图上选择靠近后牙缺失区的基牙为“杂项”里的“自动式套筒冠”，余牙按照设计单要求选择；选择有“对颌模型”，点击确定完成订单创建（图4-1-90）。

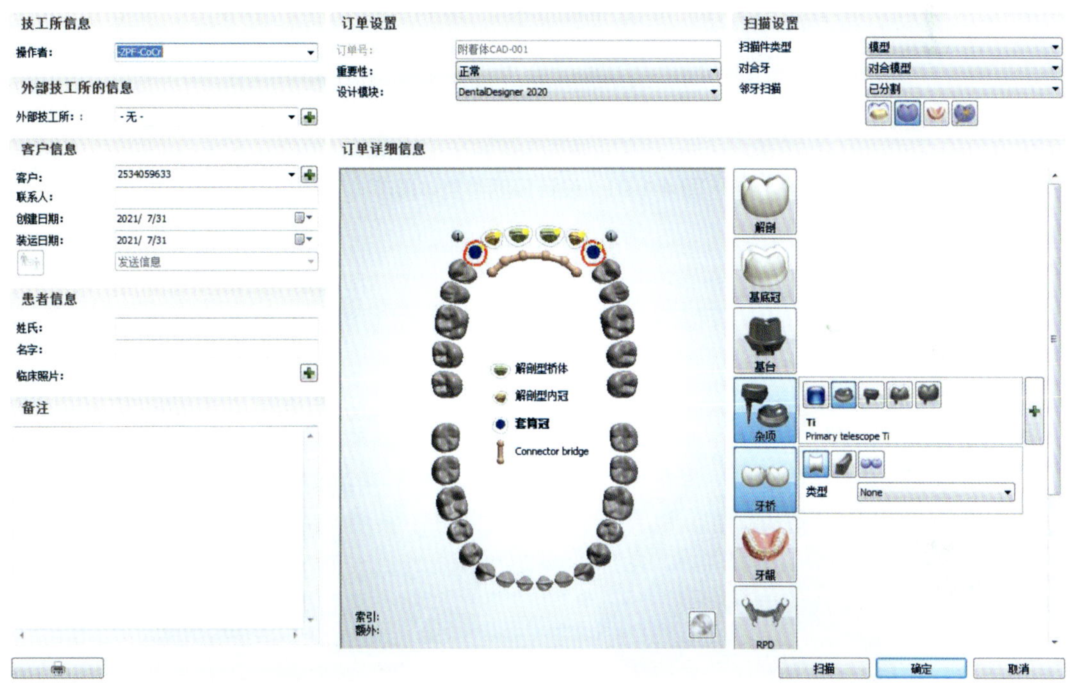

图4-1-90　创建订单

（二）设计预期修复体形态

参照本节“基底桥设计”部分完成预期修复体形态设计（图4-1-91）。

（三）设定“套筒冠方向”

为了使后期可摘义齿摘戴顺利，带状卡环、附着体、针道必须在同一方向。可将屏幕视图调整为与䄂平面一致，点击左下方的“插入方向”，生成“套筒冠方向”（图4-1-92）。分别从冠状面和矢状面观察生成的“套筒冠方向”，检查是否与䄂平面垂直（图4-1-93，图4-1-94），如不理想，可重复上述方法调整至合适。

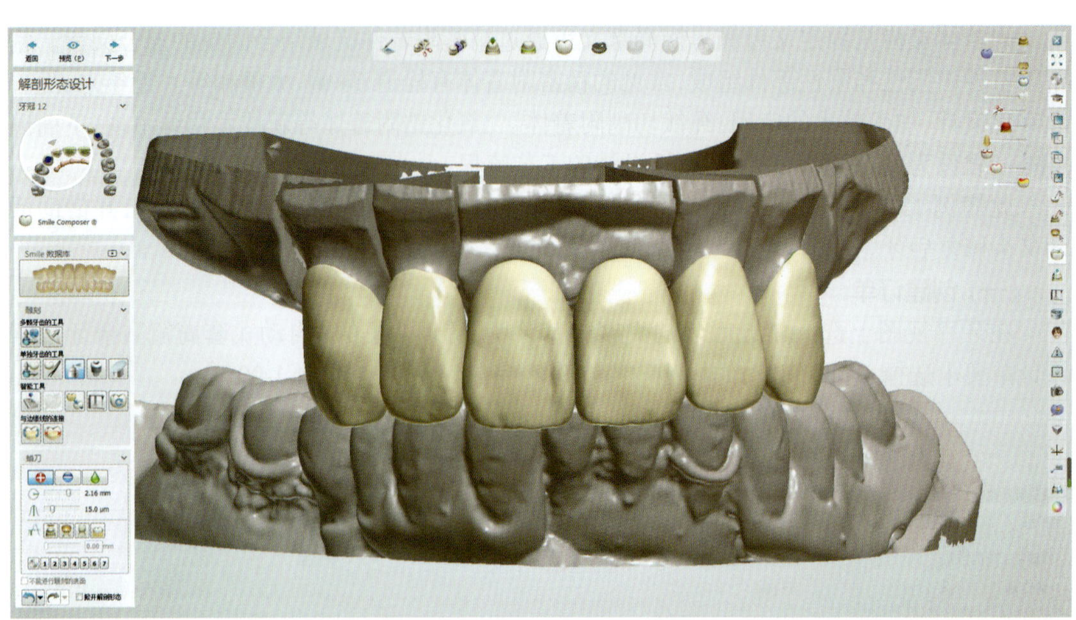

图 4-1-91　设计预期修复体形态

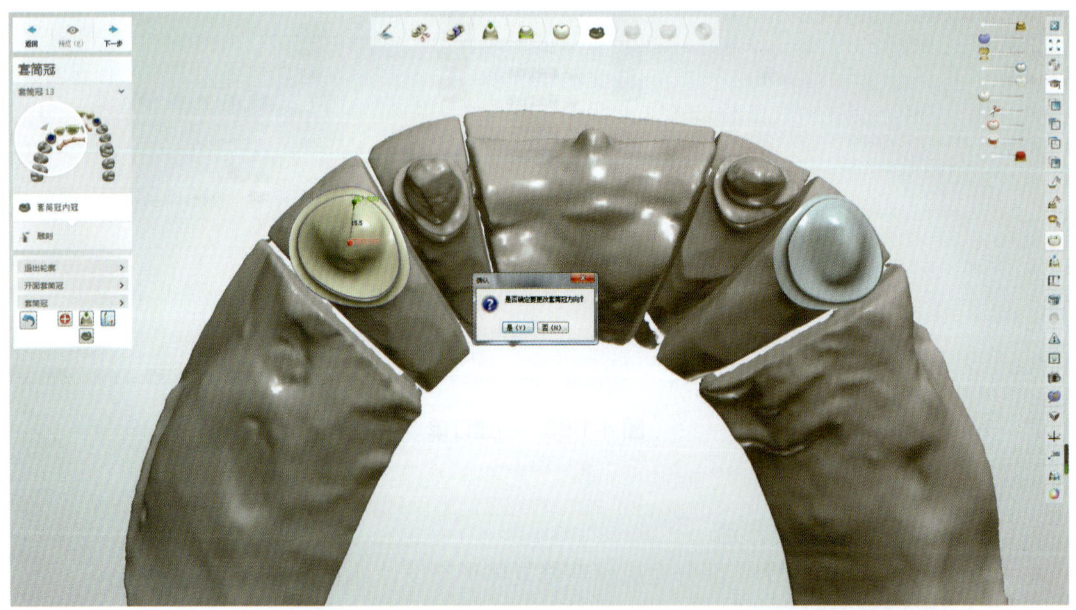

图 4-1-92　把骀平面摆放在与显示屏平行的视图下，点击左下方的“插入方向”

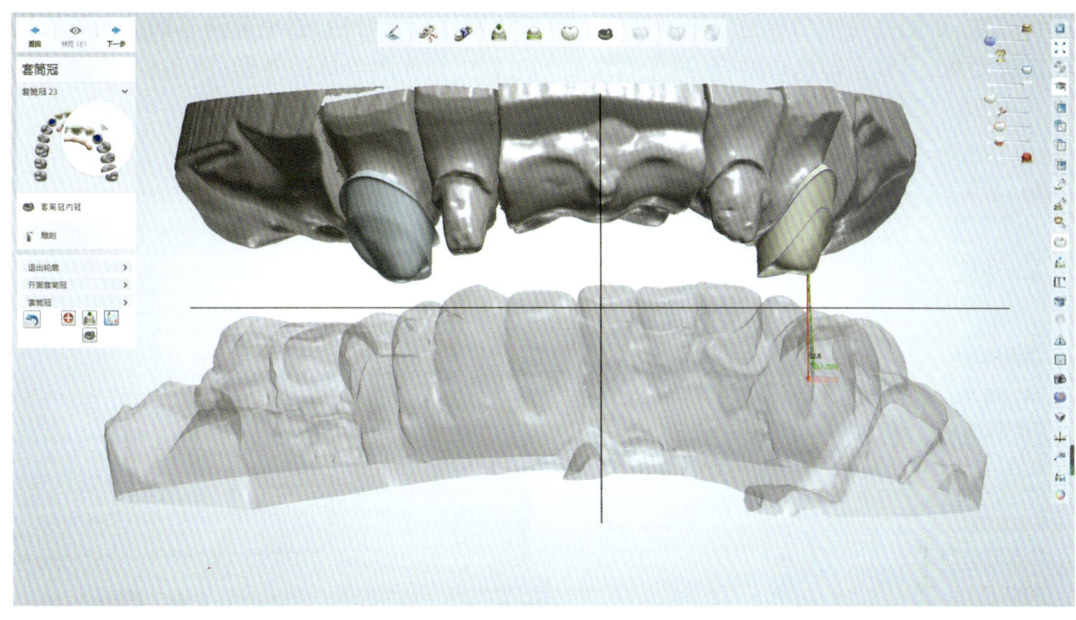

图 4-1-93　冠状面观察“套筒冠方向”

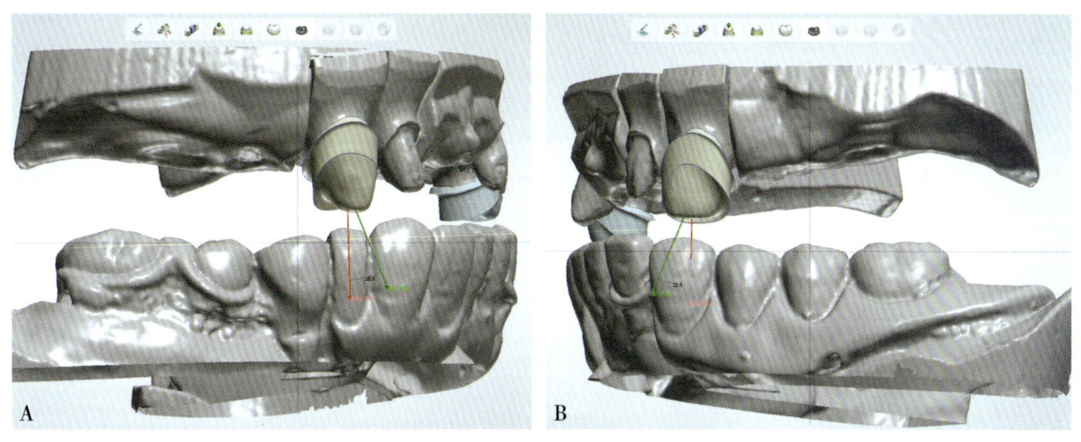

图 4-1-94　矢状面观察“套筒冠方向”
A. 矢状面观察右侧基牙套筒冠方向　B. 矢状面观察左侧基牙套筒冠方向

（四）设计舌侧研磨壁

舌侧研磨壁由 2 个肩台和 1 个研磨壁组成。靠近颈缘的肩台半径一般设置为 1.0mm，靠近殆面的肩台半径一般设置为 0.7mm，起支持殆力作用。研磨壁高度≥3.0mm，起对抗作用。聚合角度（拔模角度）0°，最小厚度参照义齿材料决定（图 4-1-95）。

（五）放置附件

附件方向要锁定套筒冠方向，与研磨壁平行贴合，栓体式附着体附件应放置在牙槽嵴顶略偏舌侧处，与对颌之间至少要有 2.5mm 的空间。

在附着体位置摆放时，除了水平向旋转和挪动外，不可做其他方向的旋转，也不能将其进行缩放，否则会与实物栓道大小不匹配。附着体附件放置好后，修整套筒基底冠的外形达到设计要求，不要立即执行融合，避免后续雕刻过程中损伤附着体的外形(图 4-1-96)。

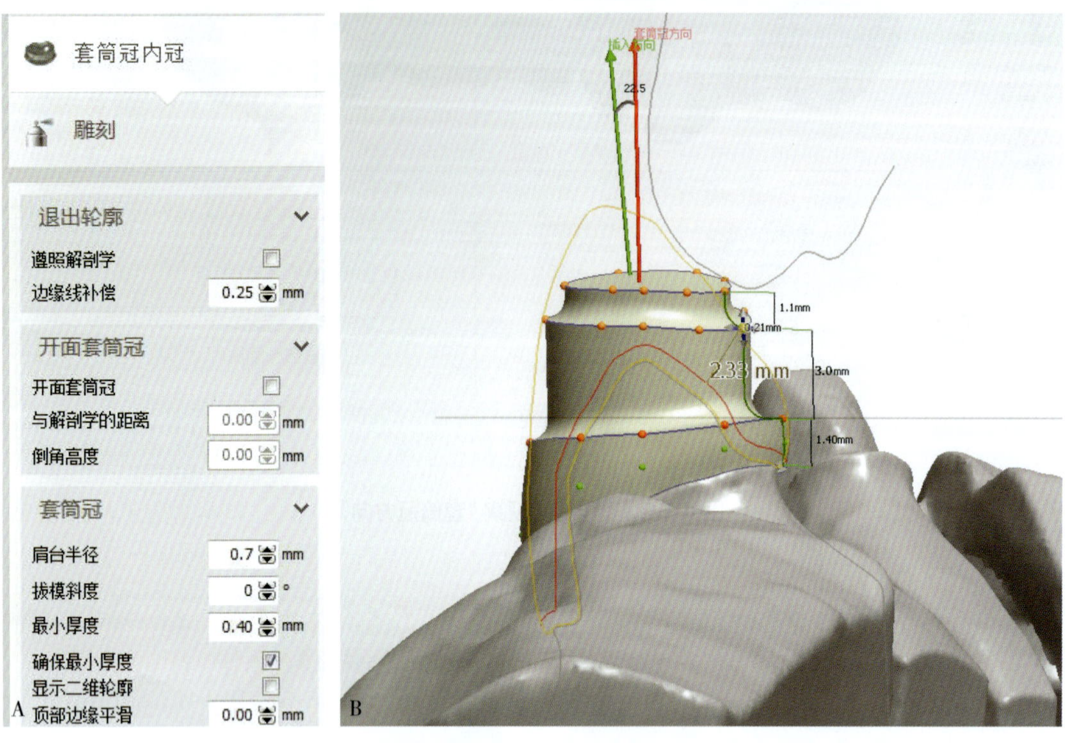

图 4-1-95　设置套筒内冠参数并调整舌侧研磨壁的初步外形

A. 设置套筒内冠参数　B. 调整舌侧研磨壁的初步外形

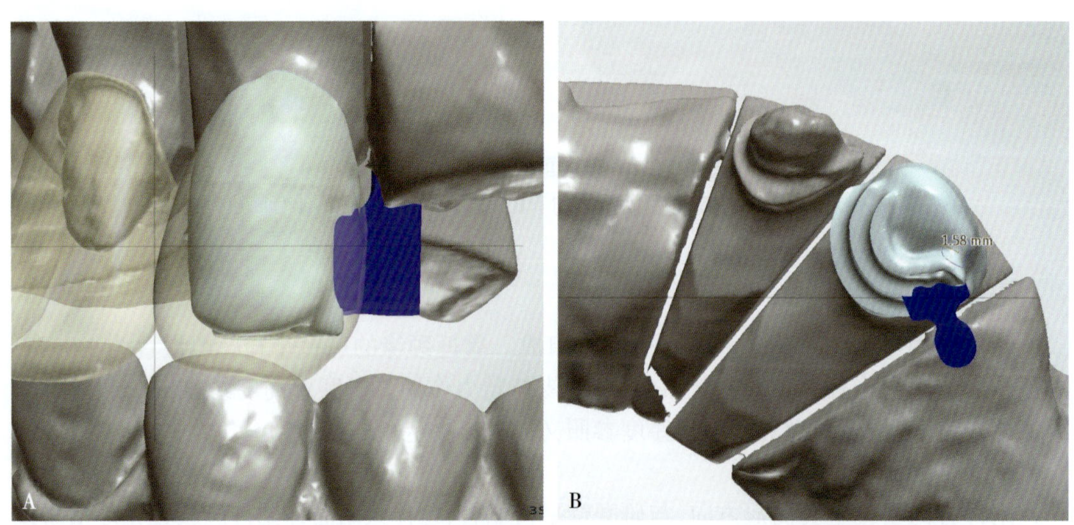

图 4-1-96　栓体附着体附件放置后，调整唇颊形态，设计远中面的金瓷交界线

A. 安放柱状附着体时注意和套筒冠方向一致，并注意留出修复空间　B. 调整套筒冠唇颊侧外形

（六）基底桥回切和连接体设计

参照本章的"基底桥设计"内容（图 4-1-97）。

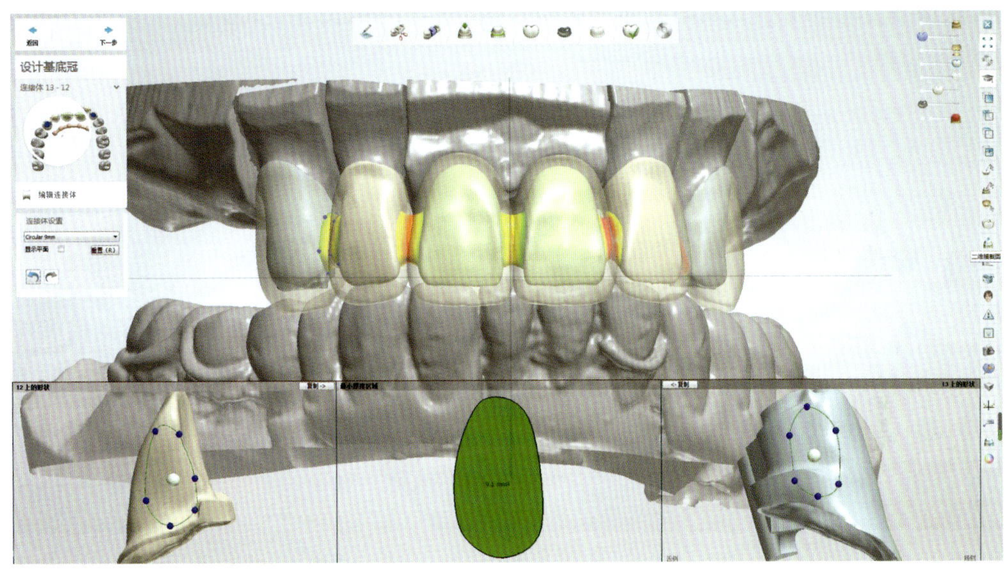

图 4-1-97 回切其余基底冠，设计连接体

（七）针道设计

把针道附件放置于带状卡环近中，尽量与中央沟、附着体在一条直线上（图 4-1-98），针道底部封闭，水平面观针道呈"鸠尾形"，开口处朝向舌侧，针道长度与研磨壁高度一致。

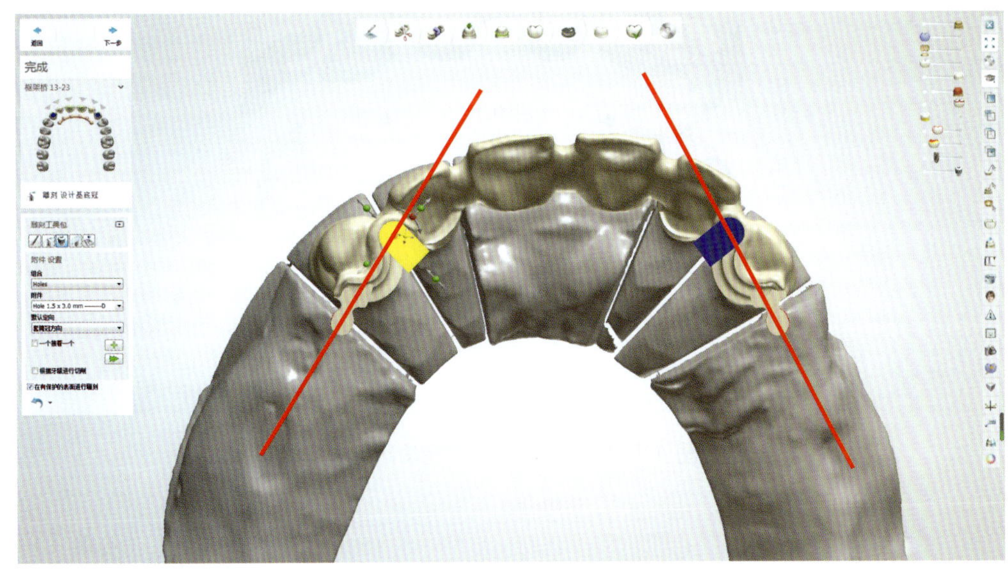

图 4-1-98 把针道附件放置于带状卡环近中、两牙之间，尽量与中央沟、附着体在一条直线上

在针道位置摆放过程中，除了水平向旋转和挪动外，不可进行其他方向的旋转，否则会导致针道与研磨壁和附着体就位方向不一致。

使用软件的“雕蜡工具”，设计舌侧金瓷交界线，再次切换到“附件”工具中，执行附件融合，保存并传输 STL 格式的附着体基底桥数据（图 4-1-99，图 4-1-100）。

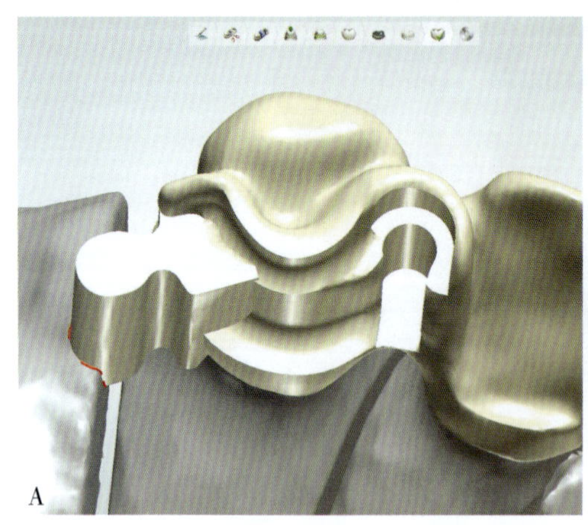

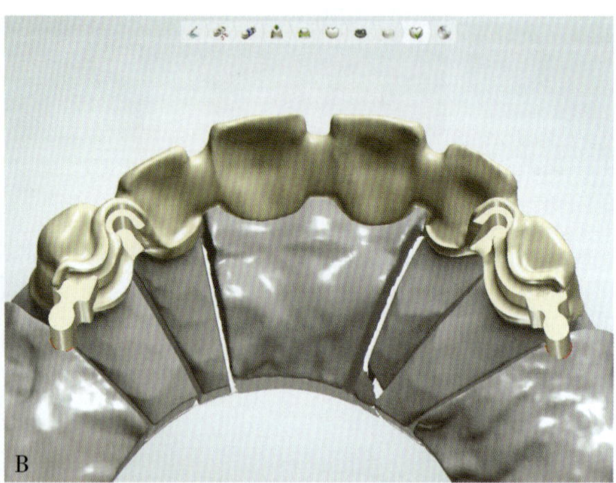

图 4-1-99　执行附件融合，生成针道

A. 柱状附着体、舌侧研磨壁、针道设计完成　B. 两侧的外形基本对称一致

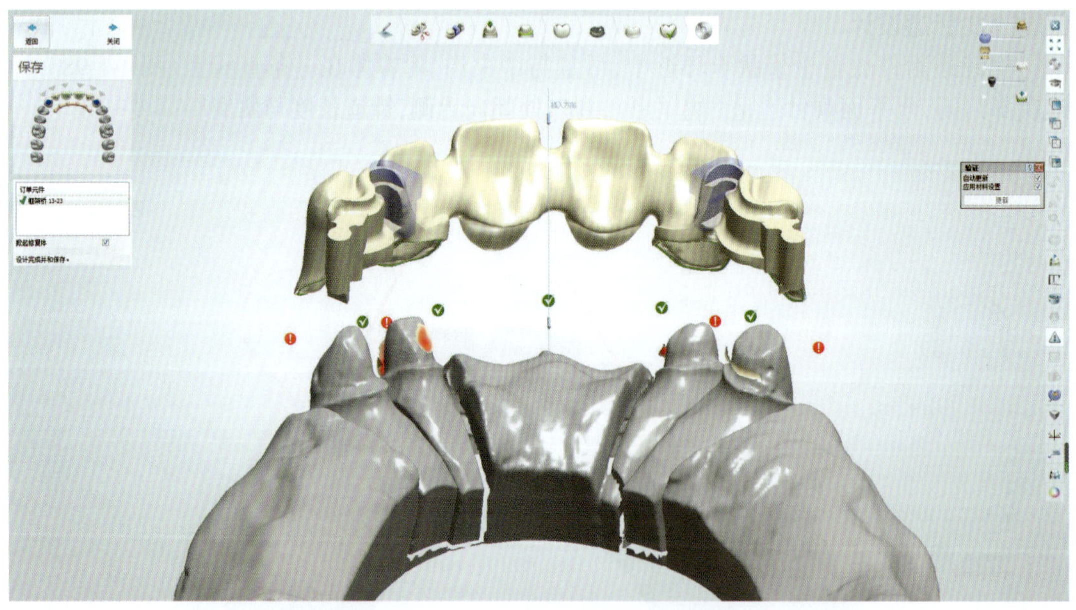

图 4-1-100　附着体基底冠设计完成

（赵鹏飞）

六、贴面设计

瓷贴面修复是一种主要覆盖唇颊侧面的修复体。针对牙体表面缺损、着色牙、变色牙和牙齿畸形的情况，可在保存活髓、少磨或不磨除牙体组织的条件下，用全瓷修复材料直接或间接粘接覆盖，以恢复牙体的正常形态和改善其色泽。传统方法可采用铸造法和粉浆涂塑法，现在也可使用CAD/CAM方法加工制作。

以上颌中切牙贴面修复为例，介绍3shape软件的瓷贴面设计工艺流程：

此病例对11牙位制作瓷贴面，订单设置如下：11牙位选择嵌体，根据医生提供的设计单选择贴面材料（图4-1-101）。

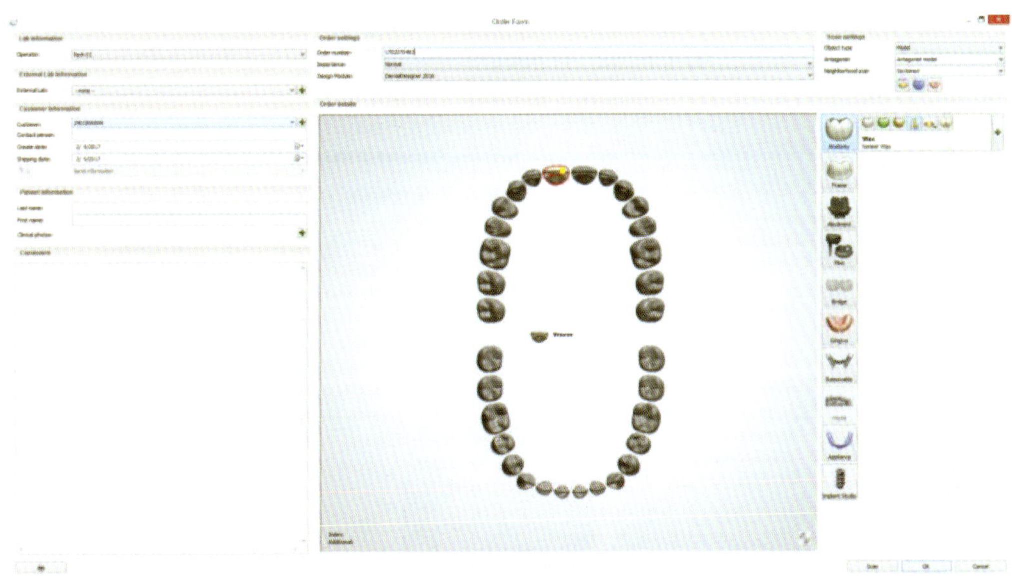

图4-1-101 贴面设计订单界面

（一）扫描或导入数据

参考第三章第二节的内容设置订单（电子技工单），修复类型选择贴面修复，完成工作模型和对颌模型的扫描及导入（图4-1-102）。

（二）确定就位道方向

贴面的就位方向与冠桥修复不同，一般情况下从唇侧向舌侧的方向就位粘接。对于切端包绕的情况，需根据各类贴面的实际就位方向进行调整。

（三）确定边缘线

边缘线的调改和全冠颈缘线的调改方法相同，边缘线提取的准确性直接关系到后期贴面就位的边缘密合性以及美观性（图4-1-103）。

（四）确定间隙剂厚度

根据不同的贴面条件设定不同的间隙剂厚度（图4-1-104），目的是为了便于后期贴面的密合粘接。

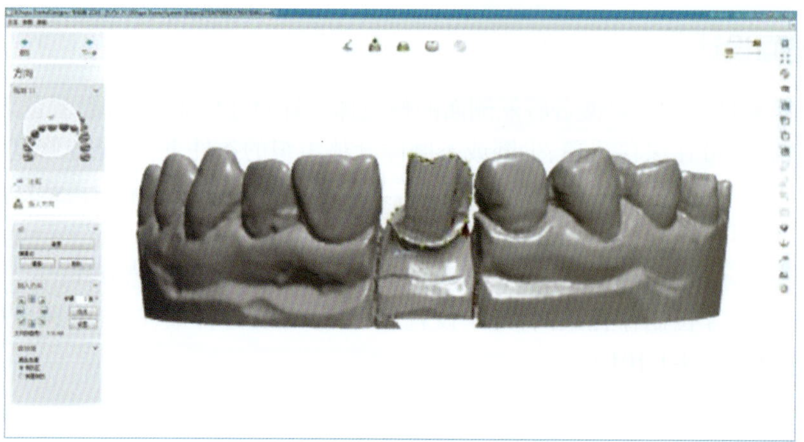

图 4-1-102　导入贴面预备体扫描数据

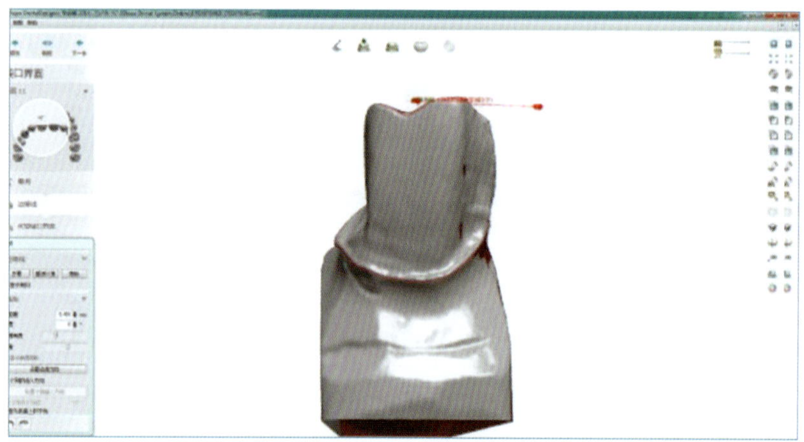

图 4-1-103　确定预备体边缘线

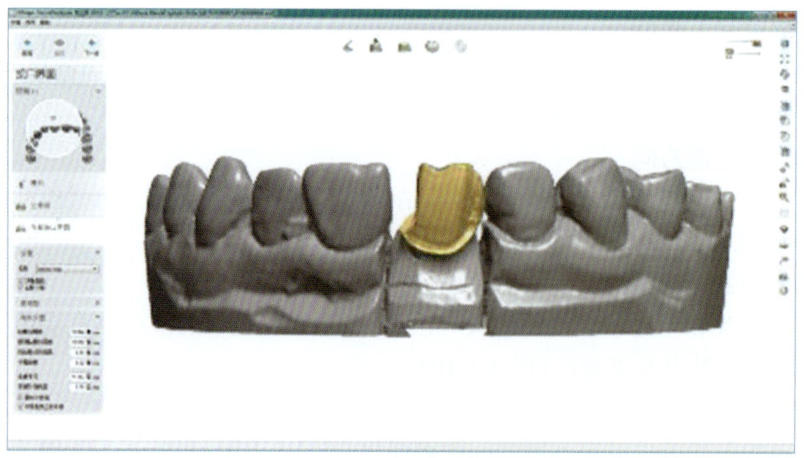

图 4-1-104　间隙剂设置后黄色显示

（五）设计解剖外冠

根据对侧同名牙解剖外形，从牙冠数据库调入适合的标准牙冠，或采用镜像法复制对侧同名牙的解剖形态。对解剖牙冠的形态进行调整，各角度观察其协调性和美观性（图 4-1-105）。通过边缘线连接工具进行牙冠边缘与预备体颈缘线的连接融合。

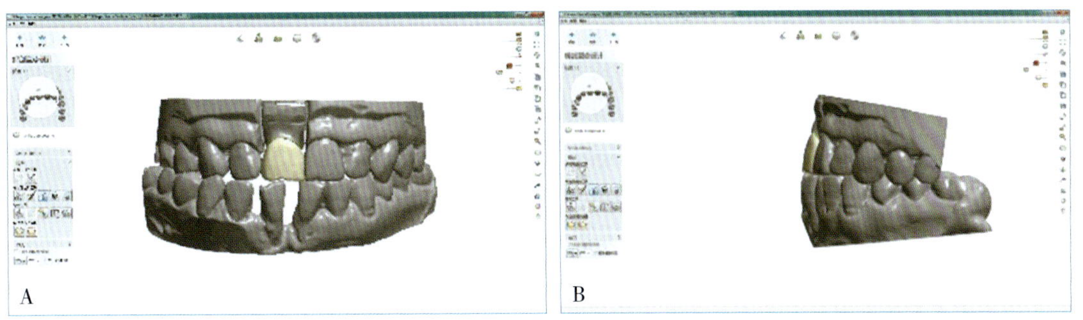

图 4-1-105　解剖牙冠的设计和调整

A. 正面观　B. 侧面观

（六）生成贴面

软件可将调整好的牙冠外形根据预备体的边缘线轮廓进行剪裁和缝合（图 4-1-106），算法会尽量做到自然衔接，但仍需手工对边缘处的衔接过渡进行精细调整。形态调整时尤其要注意保证贴面的整体厚度和边缘厚度，避免因厚度过薄在后续切削加工时发生绷瓷。

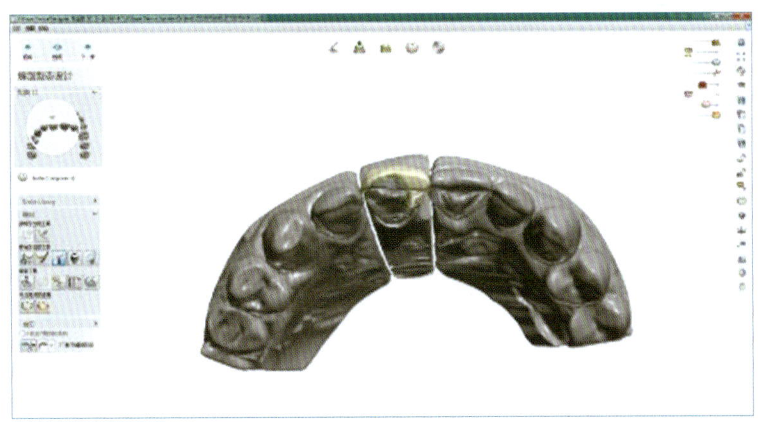

图 4-1-106　贴面的边缘缝合

（七）调整咬合关系及邻接关系

切面调𬌗时要注意以下几点：

1. 在数字𬌗架中检查修复体前伸运动及侧方运动时有无受到阻挡，并去除相关早接触点。

2. 检查邻牙的邻接区位置，避免过高或过低，前牙区邻接点的位置应偏向唇侧，越往远中位置逐渐偏向中 1/3 处。检查邻接区面积，避免过大或过小造成食物嵌塞。

3. 尽量模拟邻牙形态恢复轴嵴、生长叶、发育沟等前牙特有解剖形态，使之美观逼真。最后完成设计并保存、输出数据。

（薛　坤）

七、贴面的 DSD 设计

随着医生和患者需求的不断提高，实现治疗前对修复效果的预测，可以借助数字微笑设计（digital smile design，简称 DSD）技术完成贴面设计。DSD 技术是将 2D 的美学设计转移到 3D 的贴面或者修复体设计中，可以让患者、医生和技师更为立体、直观的看到修复体在患者口内的大小、位置及突度。下面以 3shape 软件为例，介绍 DSD 美学贴面的工艺流程：

（一）建单

此病例上颌 2-2 要进行贴面设计，在牙弓视图上点击 12-22，选择 “Smile design” 建立订单（图 4-1-107）。

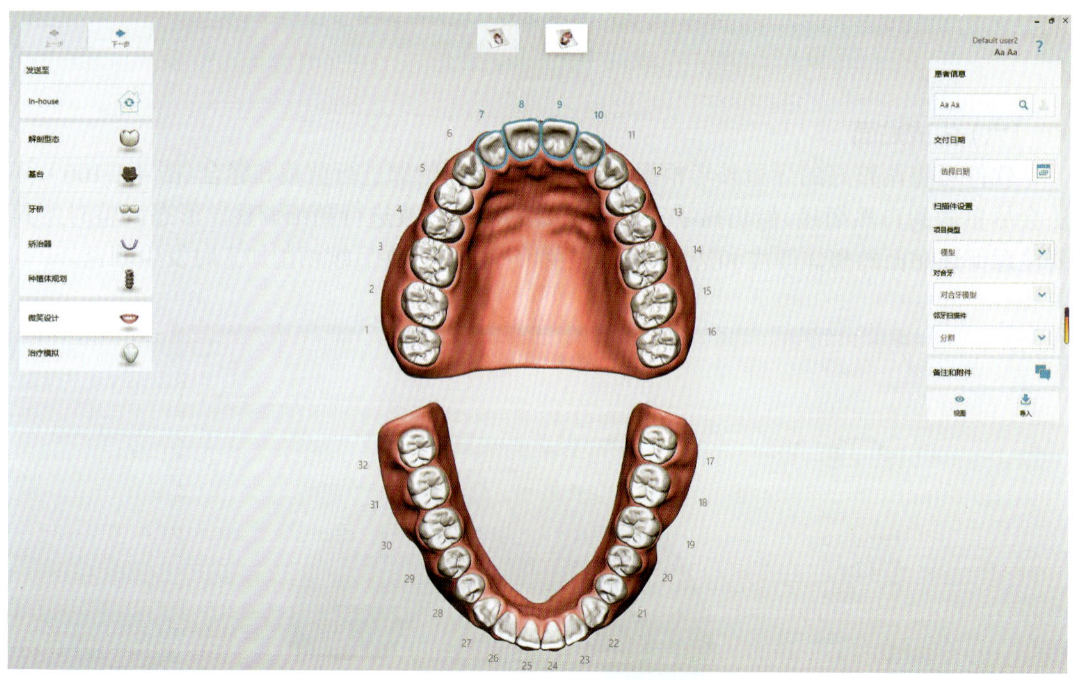

图 4-1-107　建单

（二）DSD 设计照片的处理及导入

导入患者的微笑照片和牵引器下扩口照（图 4-1-108），根据软件提示完成牵引器的照片及微笑照片位置的摆放。

（三）点击瞳孔、鼻翼和口角六个控制点确定面部中线，绘制唇线轮廓（图 4-1-109）。

（四）选择微笑照片和扩口照下的同牙位同名解剖标记点，进行微笑照片和扩口照的重合（图 4-1-110）。

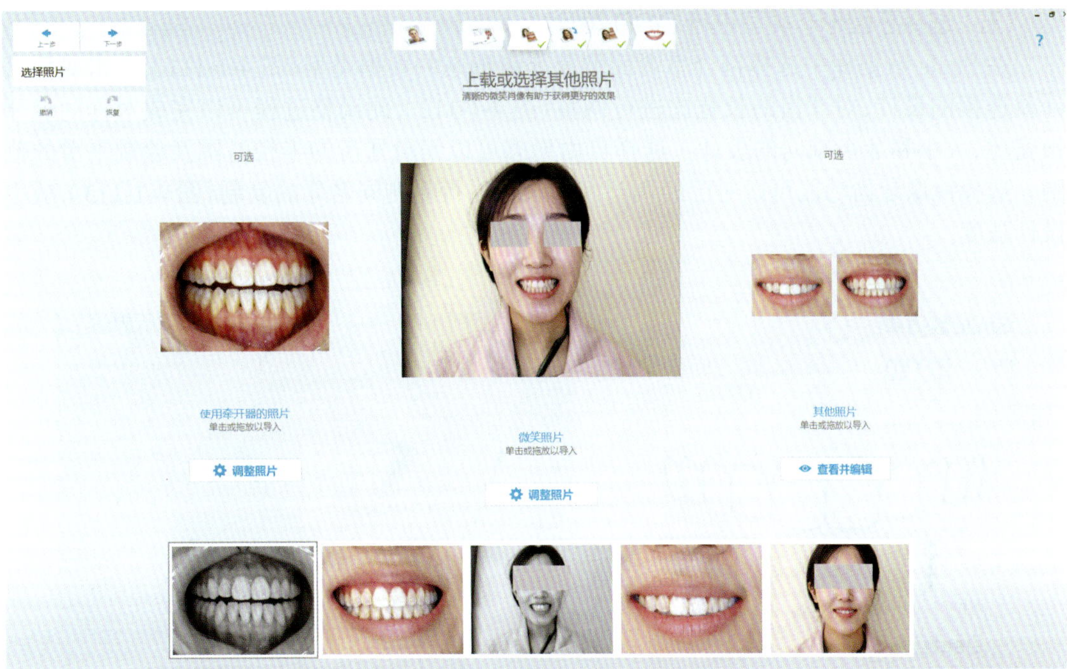

图 4-1-108　导入患者微笑照片和扩口照片

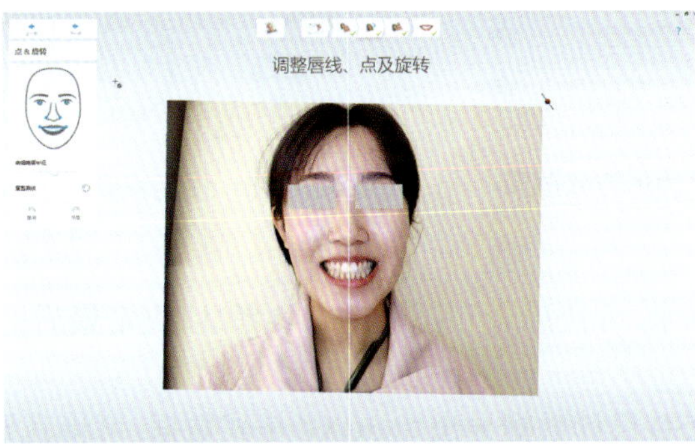

图 4-1-109　点击瞳孔、鼻翼和口角六个控制点确定面部中线，绘制唇线轮廓

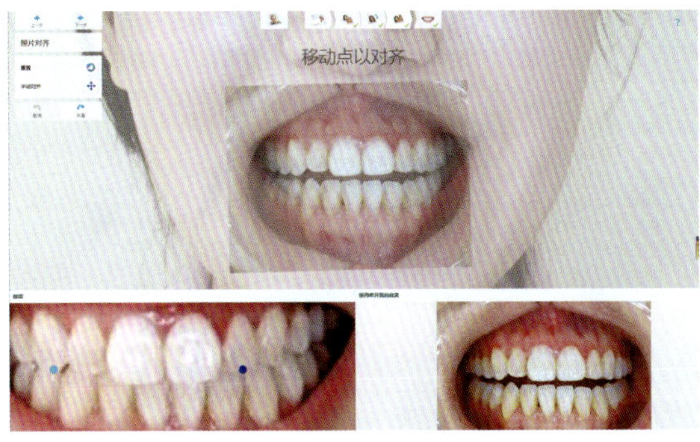

图 4-1-110　微笑照片和扩口照片的重合

（五）选择牙齿形态类型进行 DSD 设计

在 Smile 数据库中选择符合患者面型及牙齿形态的数据类型（图 4-1-111），点击对称设计及连接的设计，对牙齿的长宽比进行调整（图 4-1-112），此调整过程可以完成对称同名牙长宽比、大小和牙齿轴向的设计。选择自由形态可以编辑牙齿的半径范围及绘制平滑的范围。选择镜像牙齿功能可以对已经调整好的设计进行对侧同名牙的复制（图 4-1-113），减小设计强度。

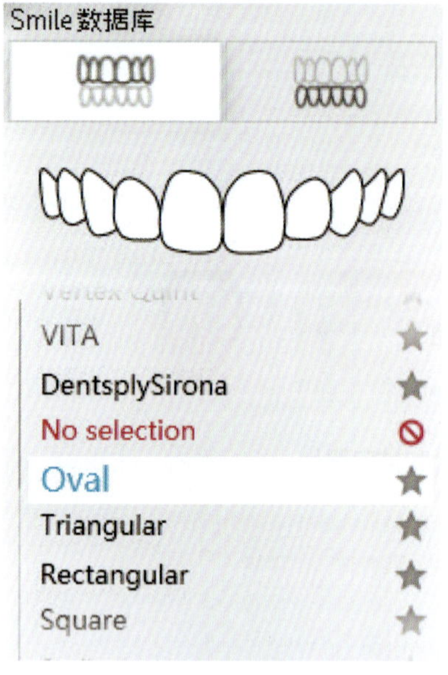

图 4-1-111　选择牙齿形态数据库

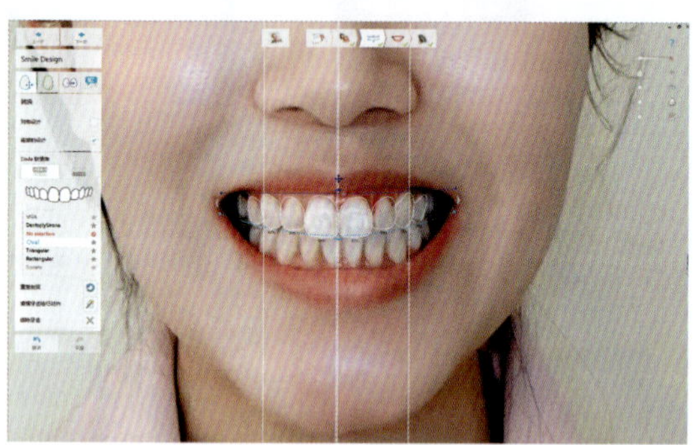

图 4-1-112　DSD 牙齿形态调整

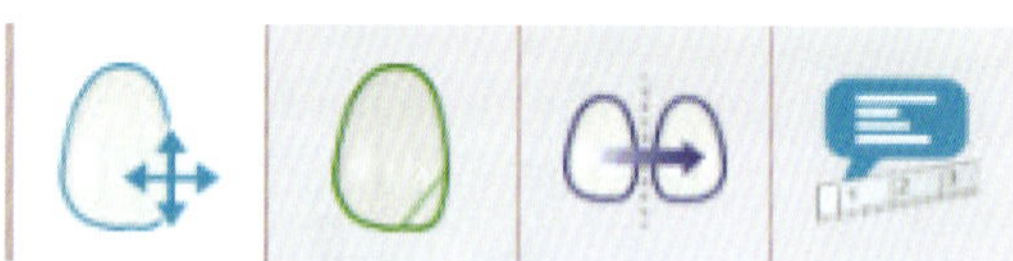

图 4-1-113　使用镜像牙齿功能进行同名牙的复制

DSD 设计的修复结果，可让患者和医生进行参考，以决定最后的设计方案（图 4-1-114，图 4-1-115）。

将设计好的二维 DSD 设计数据导出为 3OXZ 格式数据，可将其导入 3shape 修复设计软件中进行贴面的 3D 设计。此时无须重新建立订单，利用已有电子订单导入患者口扫或模型扫描的牙列数据以及颜面三维扫描数据，在贴面设计过程中，可调入二维 DSD 设计照片，比

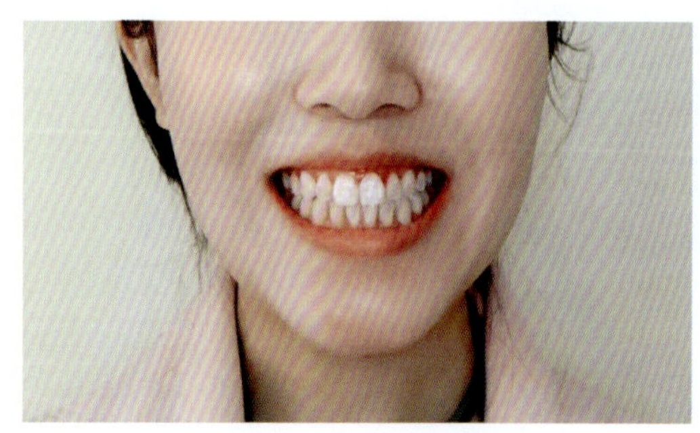

图 4-1-114　设计修复前

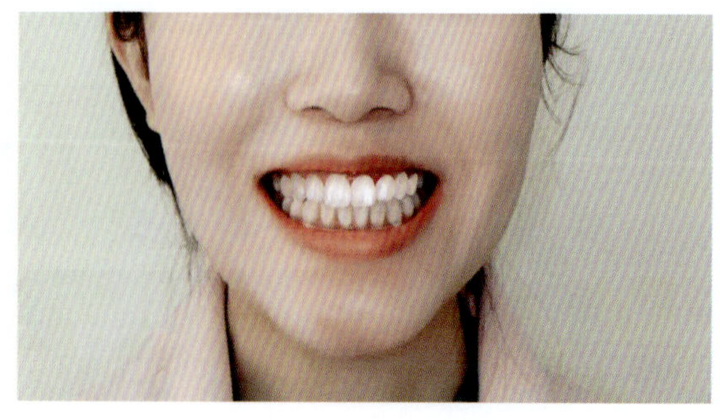

图 4-1-115　设计修复后

对参考下完成贴面设计或美学蜡型设计。

（薛　坤）

八、桩核设计

桩核修复体，是一种利用牙根髓腔固位的一种修复体。常用于牙冠大部分缺损，无法充填治疗，或者做全冠修复固位不良者，有时也用于不能正畸治疗的错位牙、扭转牙。

下面以右侧上颌中切牙为例，用 3shape 软件介绍桩核的设计工艺步骤：

（一）创建订单

在牙弓视图中选定 11 牙位，在“杂项”中选定“标准桩核”，扫描件类型改为“数字化印模”（图 4-1-116）。

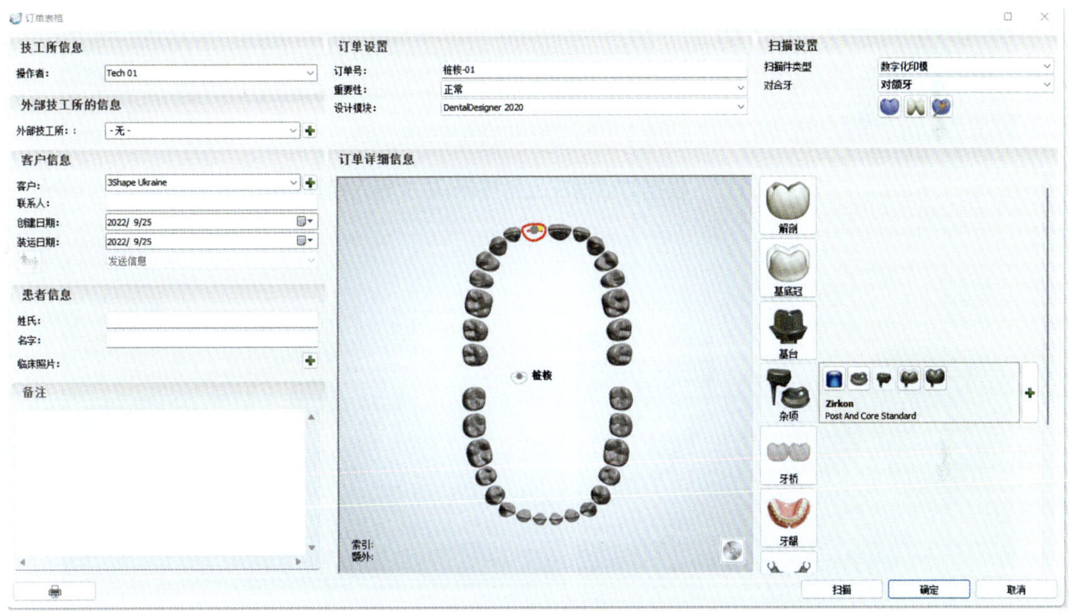

图 4-1-116　在 3shape 软件中创建桩核设计订单界面

（二）导入数据

订单建好后，鼠标右键点击此订单，根据弹出对话框左上角提示，依次导入模型数据（图 4-1-117）。

（三）分割桩核独立代型

使用画线的方式圈出牙体，使得牙体和邻牙分离，标记出 11 桩核代型（图 4-1-118）。

（四）设定就位方向

为了增加桩核的固位力，方向设定原则是：在就位顺畅的前提下，设定一个尽可能少填除凹的方向（图 4-1-119）。具体方法可参照冠桥设计部分。

（五）间隙剂数值设定

间隙剂参数决定着桩核就位的松紧度，数值越大，就位越松，相反，数值越小，就位越紧。具体参数，需根据加工材料进行调试，也可参考前述冠桥部分（图 4-1-120）。

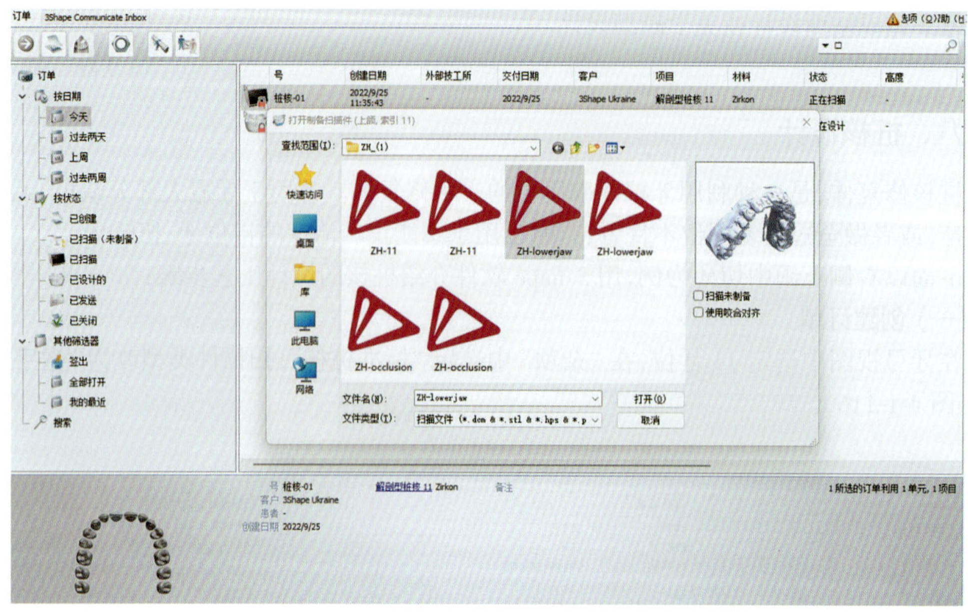

图 4-1-117 根据对话框左上角提示，依次导入模型数据

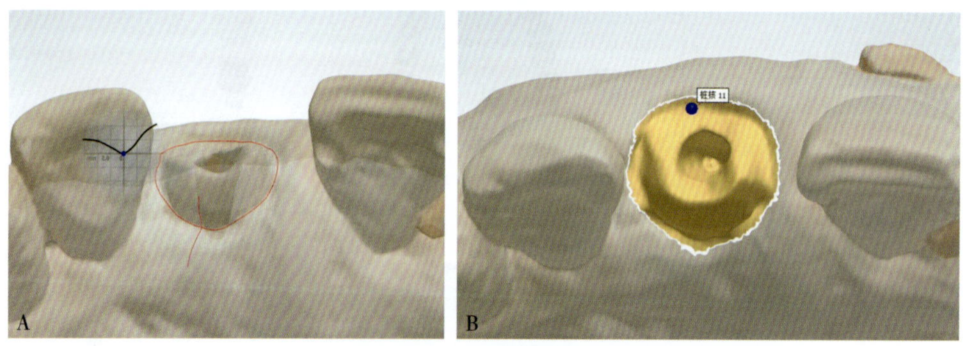

图 4-1-118 分割桩核独立代型

A. 使用画线的方式圈出牙体 B. 标记出 11 桩核独立代型

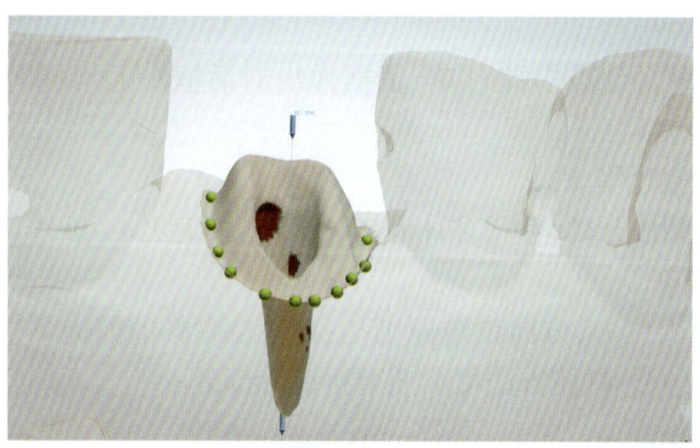

图 4-1-119 在就位顺畅的前提下，设定一个尽可能少填除凹的方向

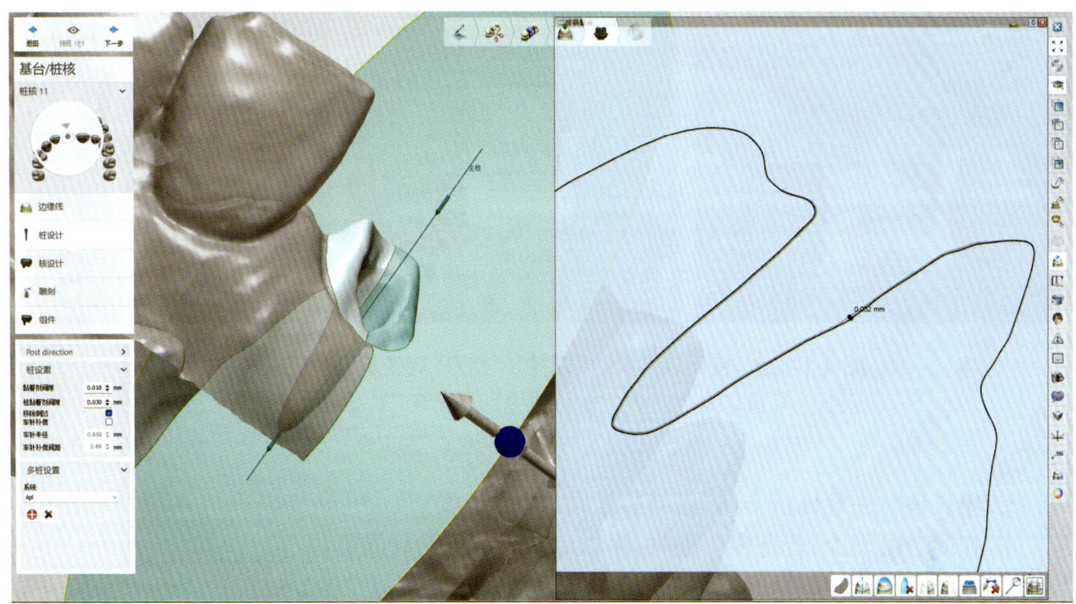

图 4-1-120　设定间隙剂参数

（六）涂画修复体的边缘完成线

结合预备体的制备情况，涂画修复体的边缘完成线（图 4-1-121），需要考虑以下两点：

1. 修复完的桩核和残余牙体呈完美对接状，不能形成悬突。
2. 基牙预留肩台宽度为 0.5~0.8mm。

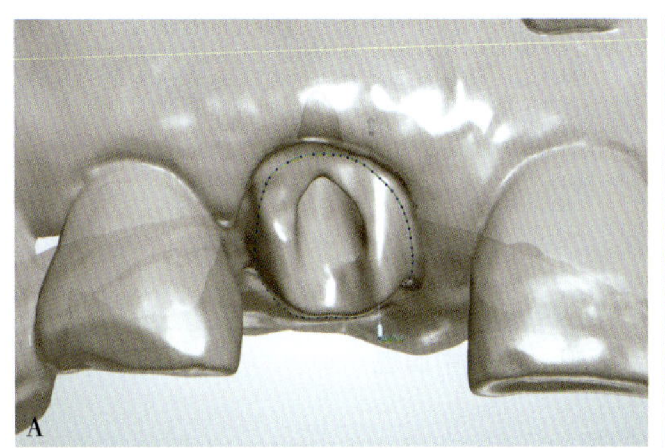

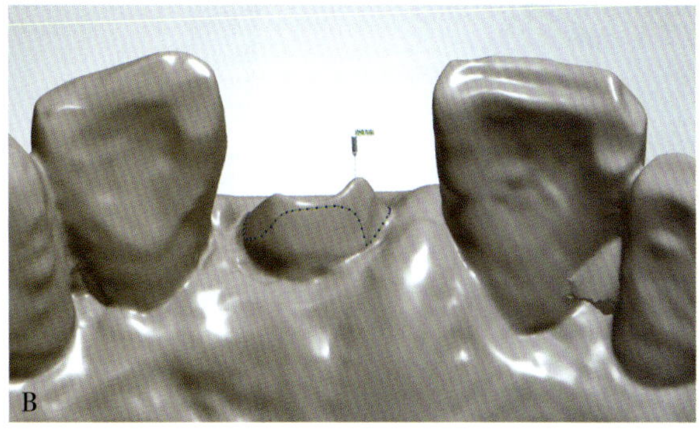

图 4-1-121　涂画修复体边缘完成线

A. 涂画唇侧边缘完成线　B. 涂画舌侧边缘完成线

（七）桩核形态设计

使用软件中的“牵拉”“蜡刀”等工具将桩核恢复成基牙的形态（图 4-1-122），要符合基牙预备原则：

1. 保证牙体各轴面无倒凹，与根面移行。
2. 聚合角度一般为 2°~5°，保证后期修复体的固位。

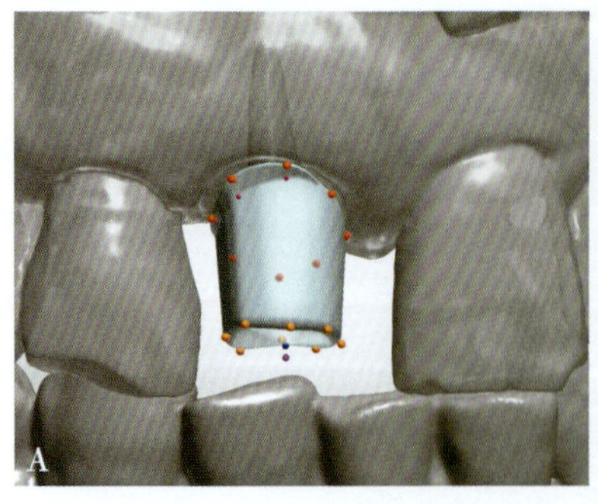
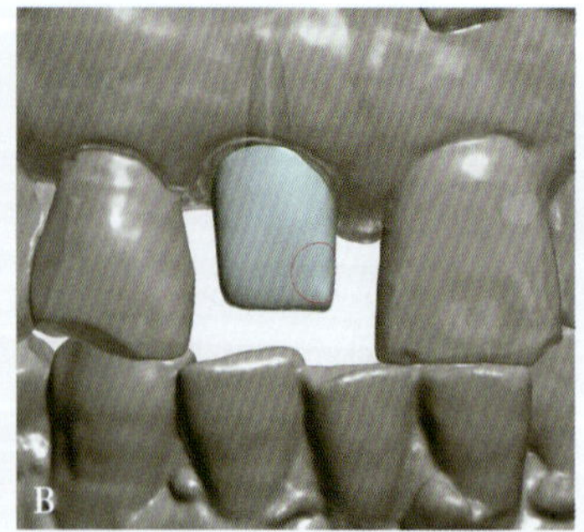
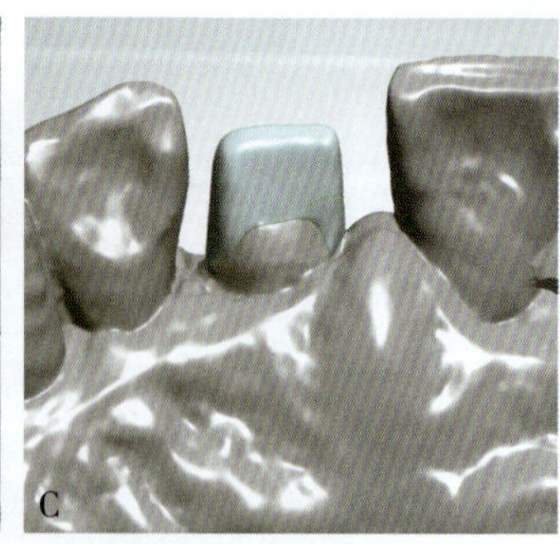

图 4-1-122　使用软件中的“牵拉”“蜡刀”等工具调整桩核形态

A. 设定聚合度 2°　B. 调整完的唇面观　C. 舌面观

3. 单桩核时注意桩核方向，应与邻牙倾斜方向一致。

4. 在同一模型上，若有多个桩时，注意建立多个桩的共同就位道。

5. 预留后期牙体修复的空间，烤瓷冠 1.5~2.0mm，解剖冠 1.0~1.5mm。

（八）完成设计

桩核设计完成后（图 4-1-123），将生成在指定文件目录内的 STL 格式的桩核数据传输到机加中心。

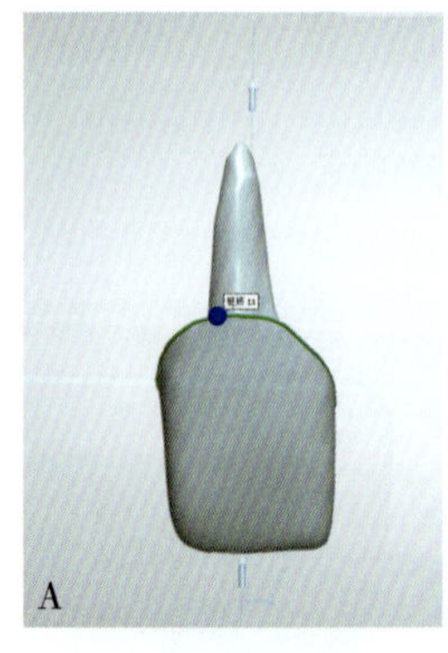
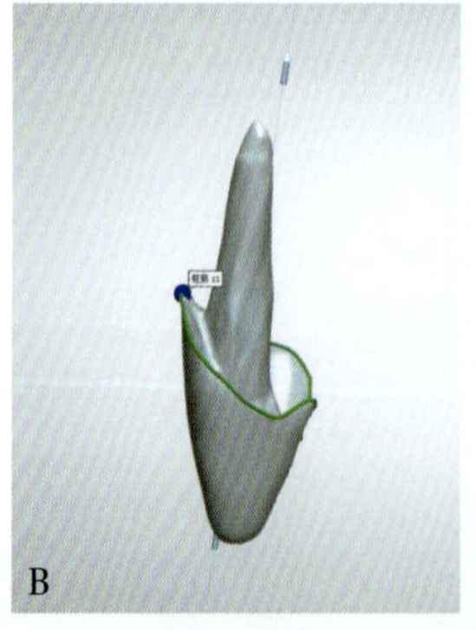
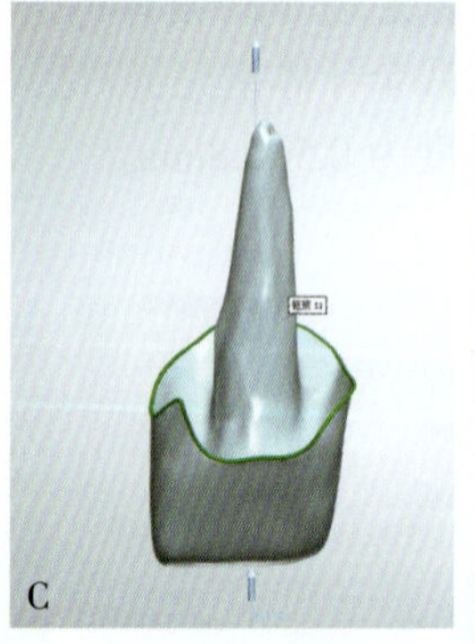
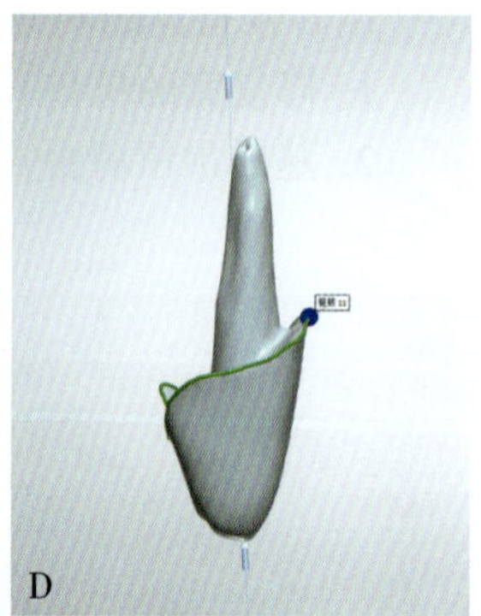

图 4-1-123　设计完成的桩核

A. 唇面观　B. 近中面观　C. 舌面观　D. 远中面观

（赵鹏飞）

九、嵌体设计

嵌体分为嵌体（inlay）与高嵌体（onlay）。嵌体是嵌入牙体内部来修复牙齿缺损的部分，能够恢复牙齿的功能和形态。高嵌体是由嵌体演化而来，适合大面积牙齿殆面缺损的情况。嵌体是为患者牙齿缺损部分量身定做的修复体，通过粘接剂将其粘在缺损的牙齿上，在形态、硬度等方面与天然牙吻合度较高。

下面以 16 牙位进行嵌体修复为例，介绍 3shape 软件的嵌体设计工艺流程：

(一) 建单

在牙弓视图中选定16牙位，在“杂项”中选定“嵌体/高嵌体”，扫描件类型改为“模型”（图4-1-124）。

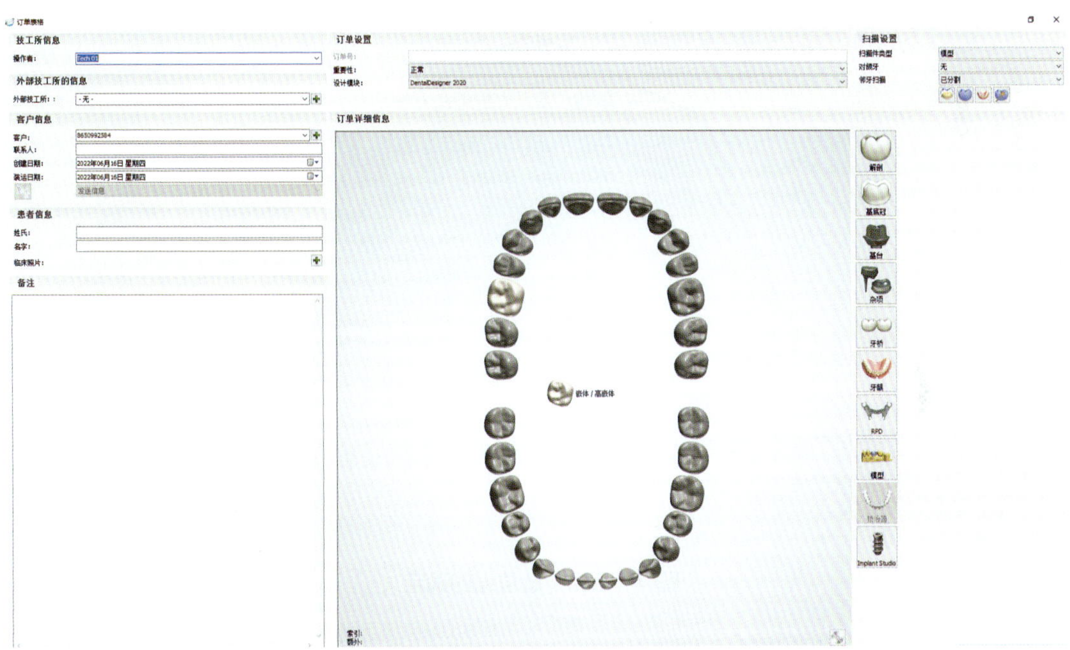

图4-1-124　嵌体订单的建立

(二) 导入扫描数据

参考第三章第二节的内容完成工作模型和对颌模型的扫描及导入。

(三) 就位道及颈缘线的确定

方法参照解剖全冠设计（图4-1-125，图4-1-126）。

(四) 间隙剂参数设定

根据嵌体的修复材料的不同，进行间隙剂的调整，以便制作的嵌体可以顺利就位。

(五) 修复体形态设计

根据患者的情况以及口内余留牙的情况，选择适合此病例的牙齿形态，也可复制对侧同名牙形态（图4-1-127）。

1. 使用“雕刻”、“牵拉”等制作工具根据邻牙与对颌牙及剩余牙体牙尖高度大小的情况，对嵌体的大小、外形、𬌗曲线进行调整（图4-1-128，图4-1-129）。

2. 在数字𬌗架上检查设计的嵌体有无𬌗干扰。对有𬌗干扰的区域进行分析和去除，以达到运行顺畅的目的。

3. 根据15邻接的位置及大小对设计的16嵌体近中邻接进行调整，通常做成小面式或面式的接触形式。

(六) 完成设计

保存设计结果，完成CAD设计流程。对设计好的数据进行输出（图4-1-130）。

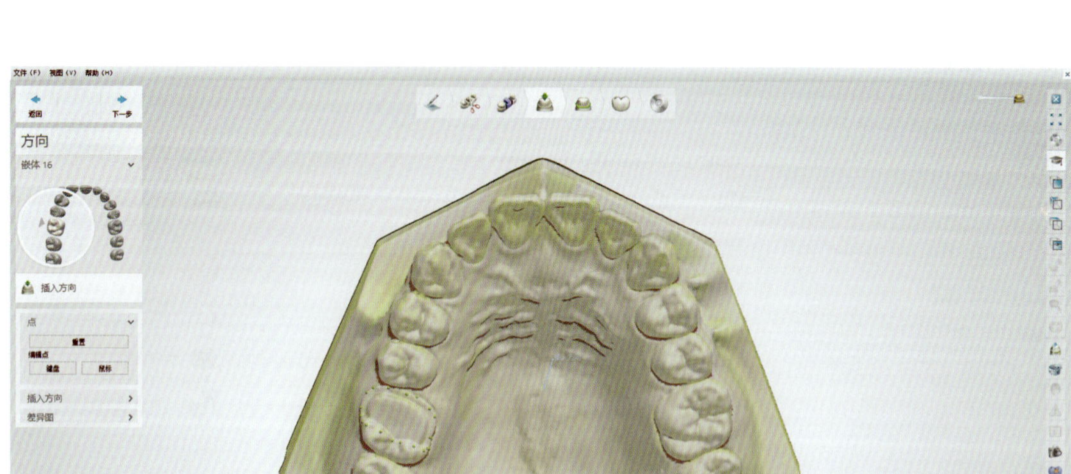

图 4-1-125　就位道的确定

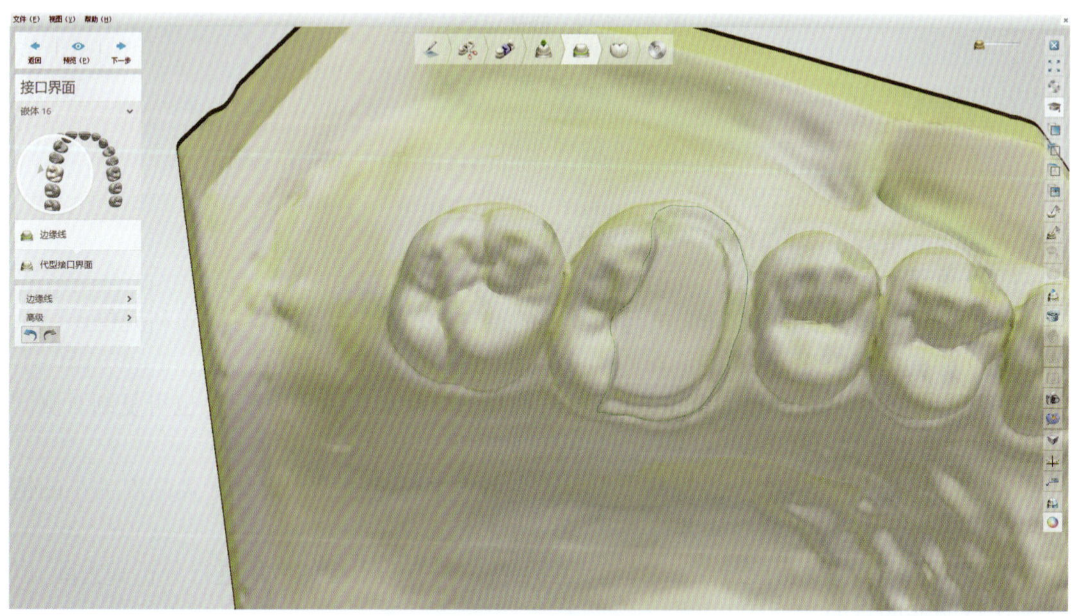

图 4-1-126　颈缘线的确定

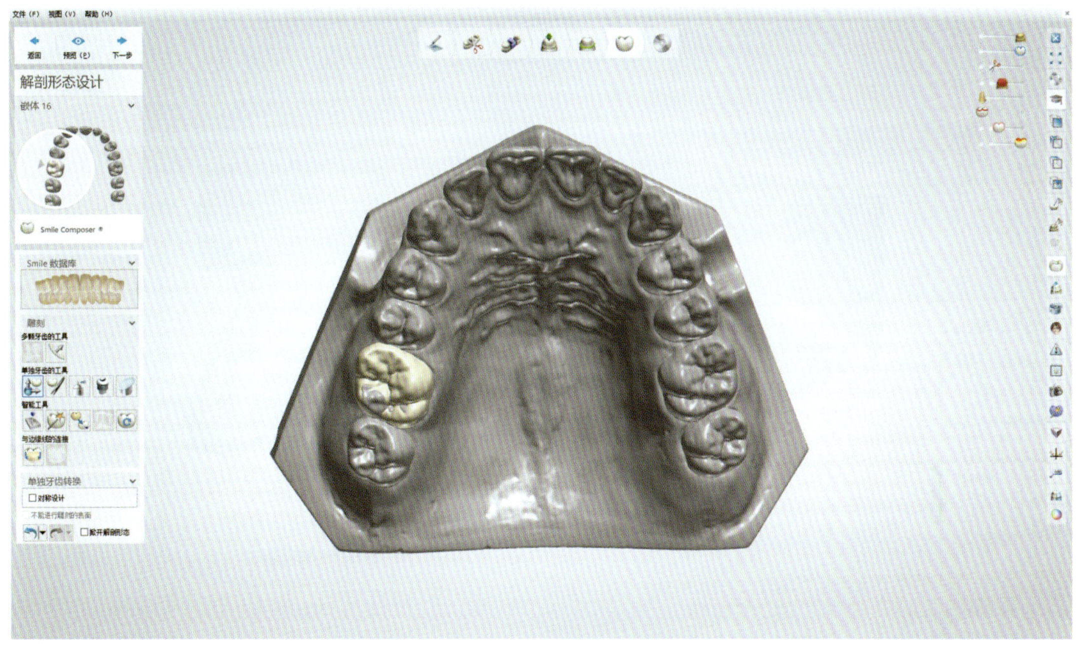

图 4-1-127　牙冠形态的选择

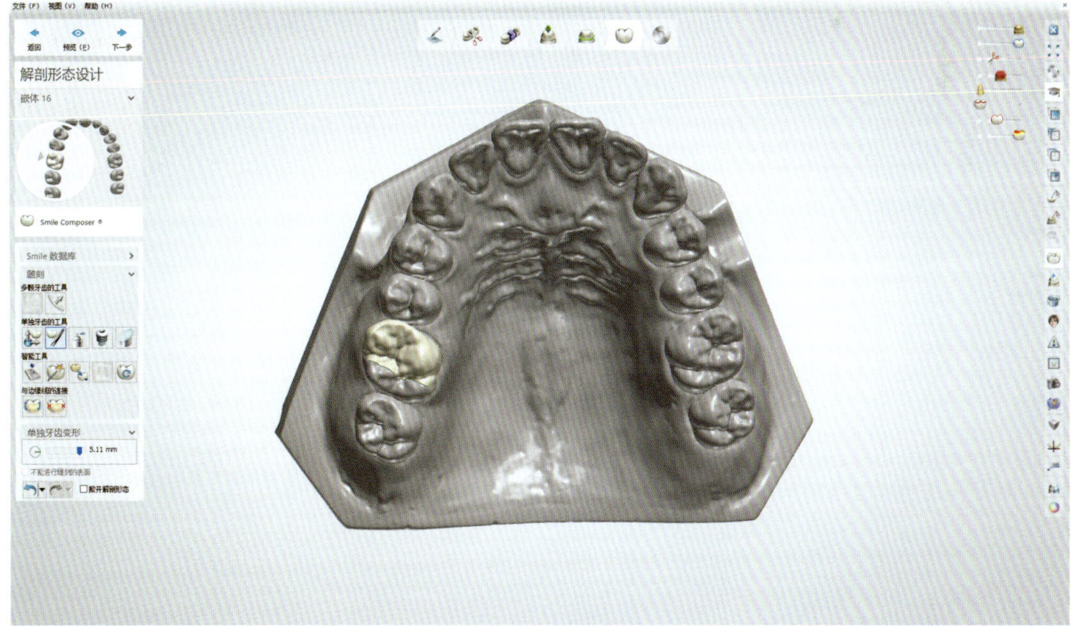

图 4-1-128　殆面检查

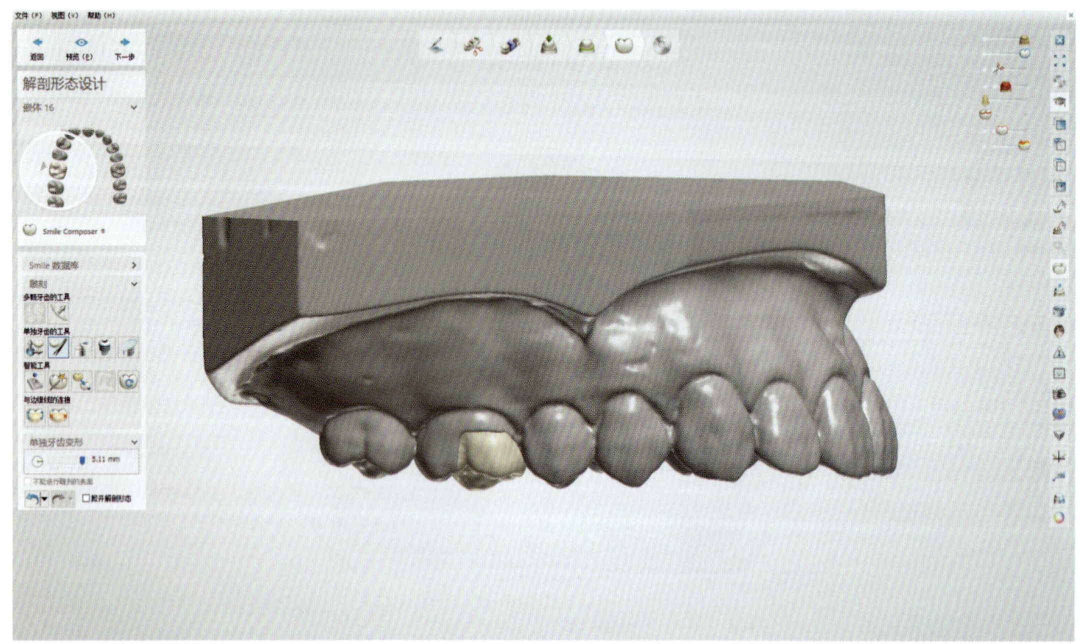

图 4-1-129　颊面检查

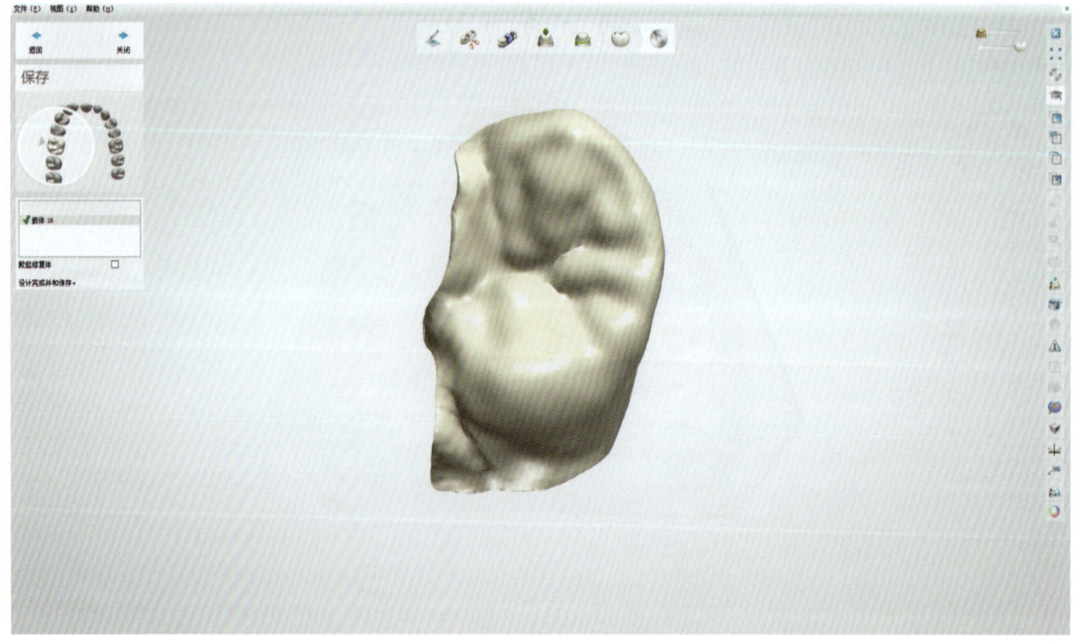

图 4-1-130　完成嵌体设计

（薛　坤）

第二节　活动义齿设计工艺

一、可摘局部义齿支架设计

目前，可摘局部义齿已有最新技术可以完全通过数字化技术设计制作，其咬合部的人工牙、基底部的树脂基托部分及义齿支架部分可一起设计完成（图 4-2-1）。设计的人工牙部分可以进行树脂打印或切削加工生成，也可以选用软件中已有的不同品牌成品树脂牙。技师只需要把三部分通过添加少量基托树脂进行连接即可完成，此技术目前实际应用尚不多，在此不做进一步介绍。

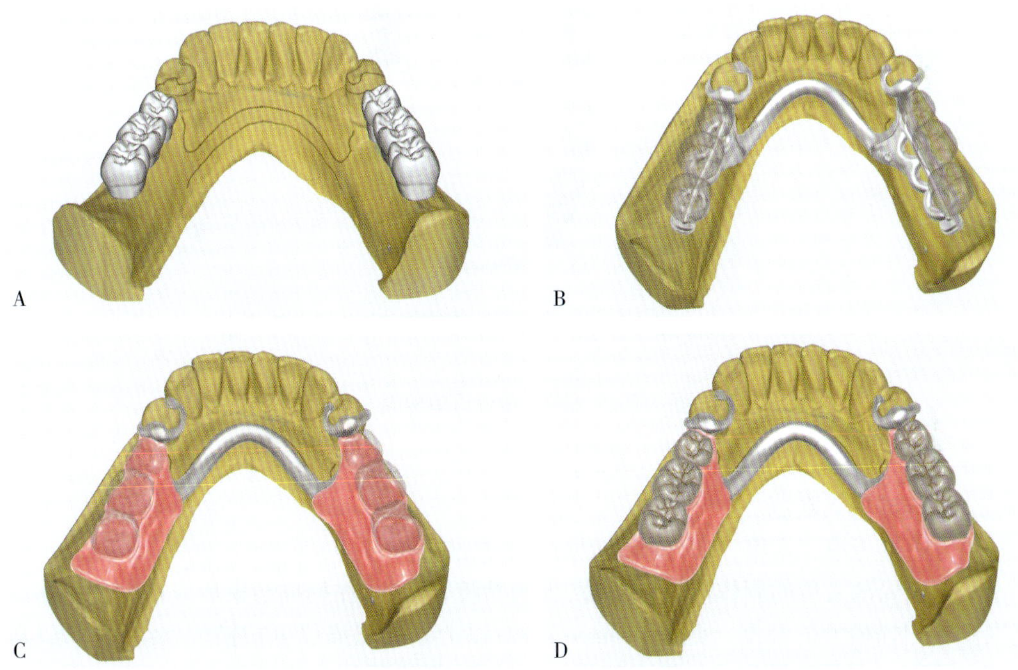

图 4-2-1　可摘局部义齿支架、人工牙、基托三部分一起设计完成

A. 排列人工牙　B. 设计支架　C. 设计树脂基托　D. 设计完成

目前基底部的支架结构通过 CAD/CAM 技术设计已经成熟。CAD/CAM 制作的可摘局部义齿支架精度较高，且支架各部件可实现参数化的设计，可精确控制支架结构强度，达到比传统支架更为理想的修复效果。

可摘局部义齿支架 CAD 工艺流程一般采用将支架结构拆解成各个组件独立设计，包括：大连接体（腭板、腭杆、舌板、舌杆）、卡环、𬌗支托、网状结构等，最后用小连接体将各个组件连接成一体，完成支架结构的设计。

下面以 3shape 软件为例，介绍可摘局部义齿支架数字化设计工艺流程：

（一）建单

可摘局部义齿支架的订单建单时，无须将所有缺失牙准确录入，仅需在工作模型侧的牙列上任意选择一颗牙齿，设计内容选择“RPD”，即可确定制作上颌或下颌支架（图 4-2-2）。

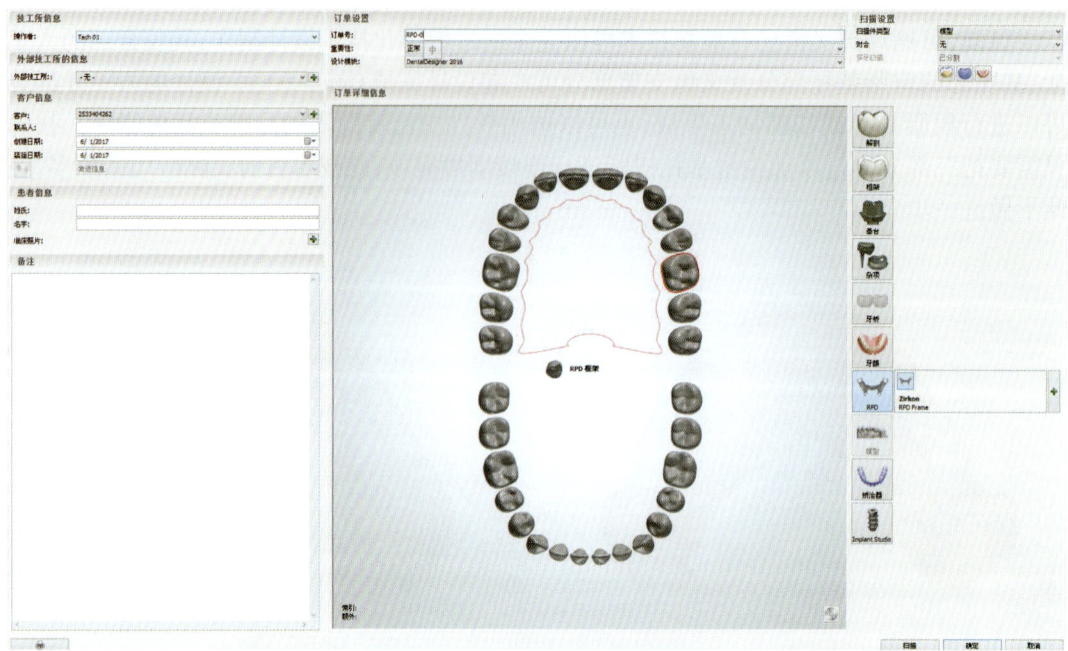

图 4-2-2　RPD 设计订单界面

（二）扫描或导入数据

扫描方法参考第三章第二节牙颌模型扫描工艺部分。

由于可摘局部义齿的制作涉及腭穹隆、舌侧黏膜等部位，在扫描结束后应根据连接体设计范围修整扫描模型的高度。此外，3shape D800 以上系列扫描仪可扫描模型纹理图案（灰阶/彩色），可事先在石膏模型上勾绘支架设计图线条，扫描后的虚拟模型上即可清晰重现出设计图案，以方便后续连接体的设计（图 4-2-3）。

（三）模型观测

1. 确定就位道　在软件中对数字牙模进行模型观测，可利用平均倒凹法或调节倒凹法，尽量选择与𬌗平面垂直或接近垂直的就位道。在“插入方向”工具栏中可利用 8 个方向调整分析杆，调整模型的倾斜方向来确定就位道（图 4-2-4），也可通过旋转模型从视图方向设定就位道，通过从主屏幕上的多个视角视图观察模型倒凹分布情况（图 4-2-5），寻找最优的就位道。

2. 填倒凹　需要注意的是，为了方便支架的摘戴，倒凹的填充角度建议设置为 0°~10°。角度越大，义齿在倒凹区离开天然牙或黏膜越多，义齿就位越容易。

3. 数字蜡型修整　在蜡型修整界面下，不同倒凹深度用不同的颜色表示（黄色到红色渐变），需要使用蜡型雕刻工具，将放置卡环尖端部位自动填补的倒凹蜡适度去除（图 4-2-6）。

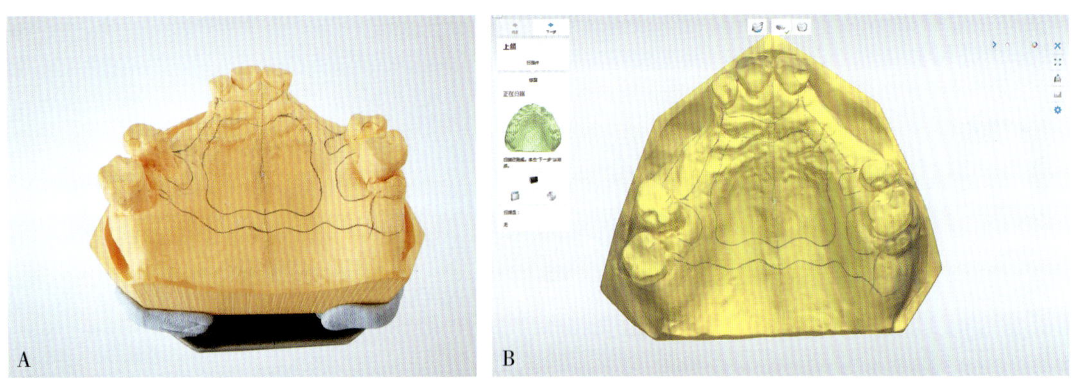

图 4-2-3　大连接体设计的实物模型绘制与纹理扫描效果
A. 实物模型绘制　B. 扫描效果

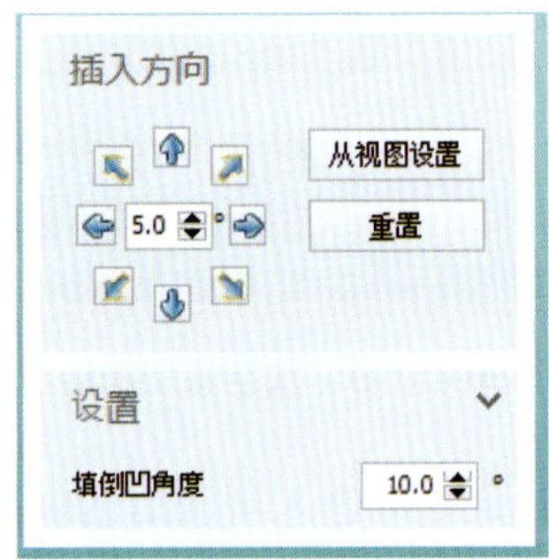

图 4-2-4　就位道方向设置

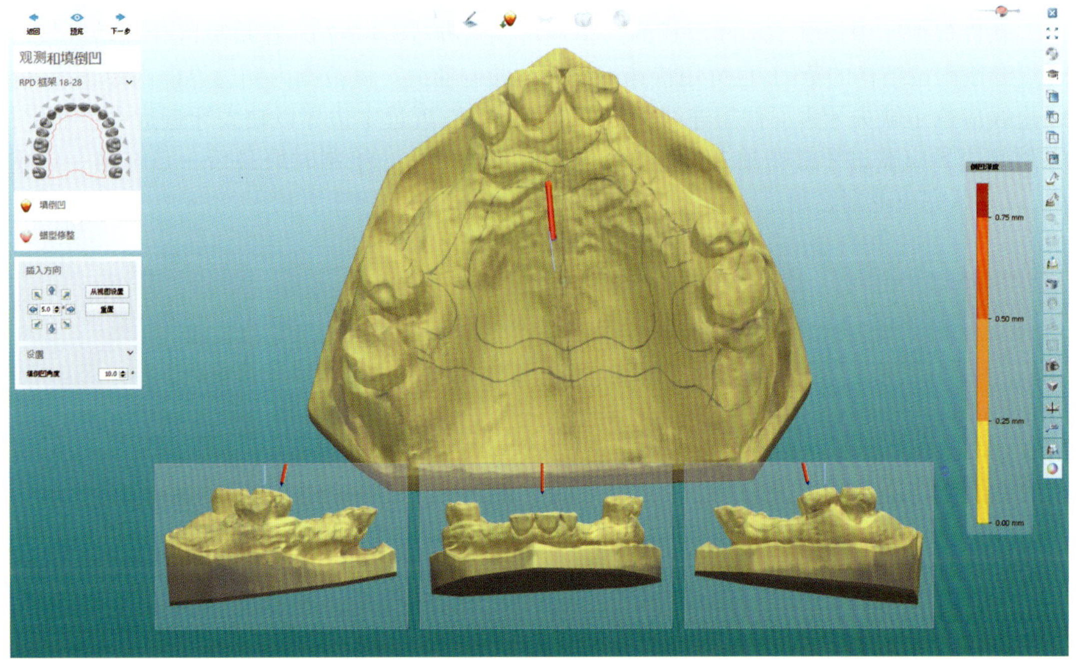

图 4-2-5　数字模型观测

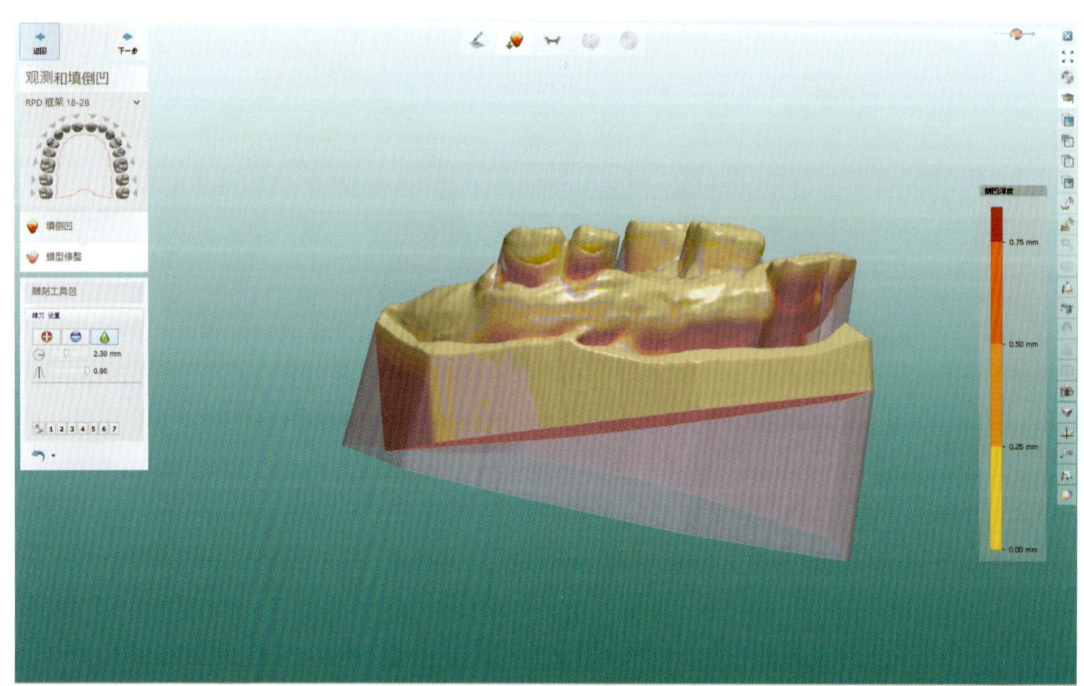

图 4-2-6　数字蜡型修整

蜡型修整的原则是：卡环的坚硬部分不可进入观测后的倒凹，卡环尖进入倒凹的深度，同铸造卡环。由于金属卡环的暴露对美观影响较大，在前牙区放置卡环应慎重，若选前牙作为基牙时，卡环臂的位置应尽量靠近牙颈部，以减小对美观的影响。

（四）固位网设计

软件数据库中提供了不同形式的固位网可供选择（图 4-2-7）。在缺隙区牙槽嵴区域可逐点绘制固位结构的范围，也可用快速编辑连续绘制曲线。该范围内侧边界即内终止线，内终止线应位于缺失牙舌面假想连线的舌腭侧 2mm 处；近远中边界以缺失牙近远中径而定；唇颊侧边界应盖过牙槽嵴顶 2mm 左右，但不应影响排牙。绘制时取最后一点与第一点重叠，以确认完成范围绘制。

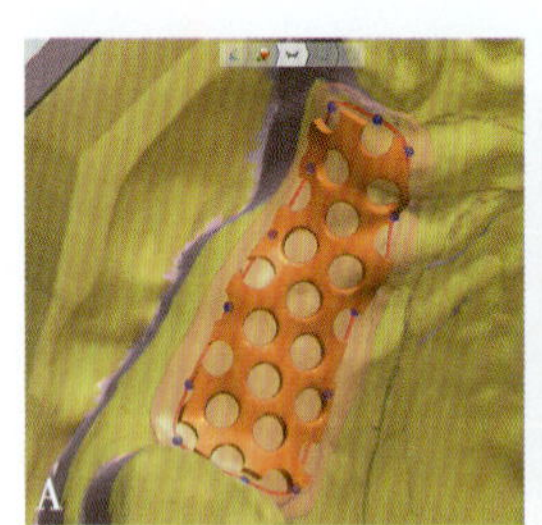

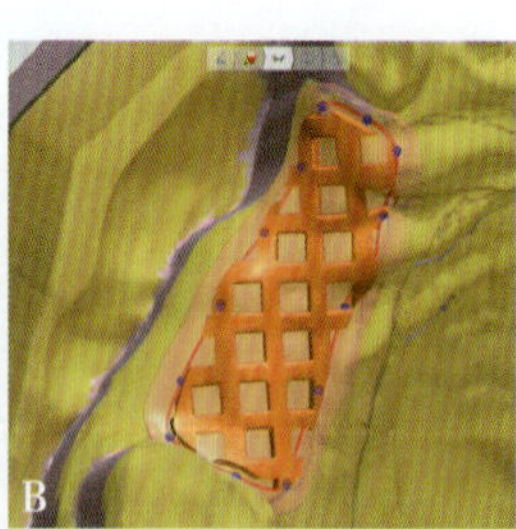

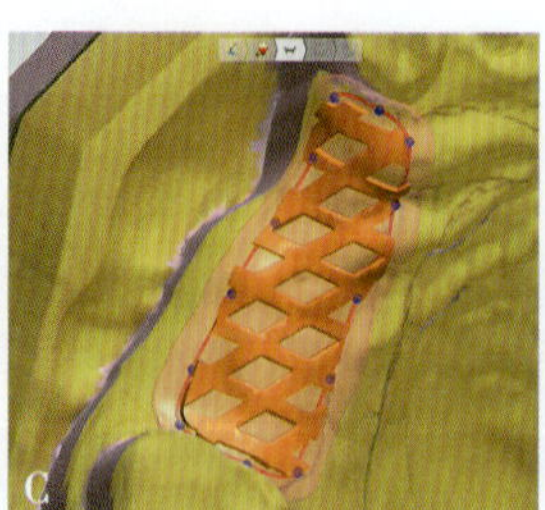

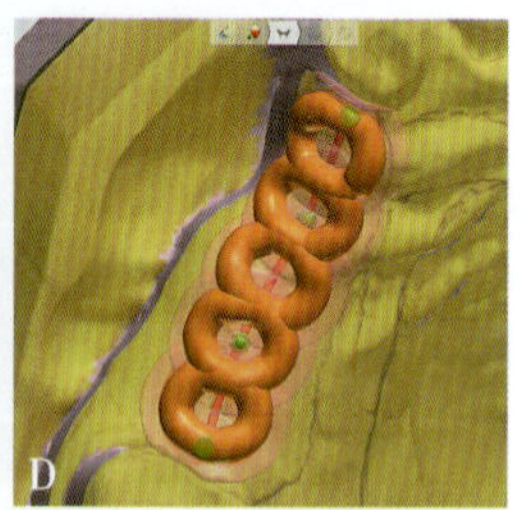

图 4-2-7　固位网结构

A. 圆形固位网　B. 方形固位网　C. 菱形固位网　D. 环形固位网

所选固位结构将按照绘制区域软件自动铺设（图 4-2-8），并且在固位结构的组织面生成基底蜡。

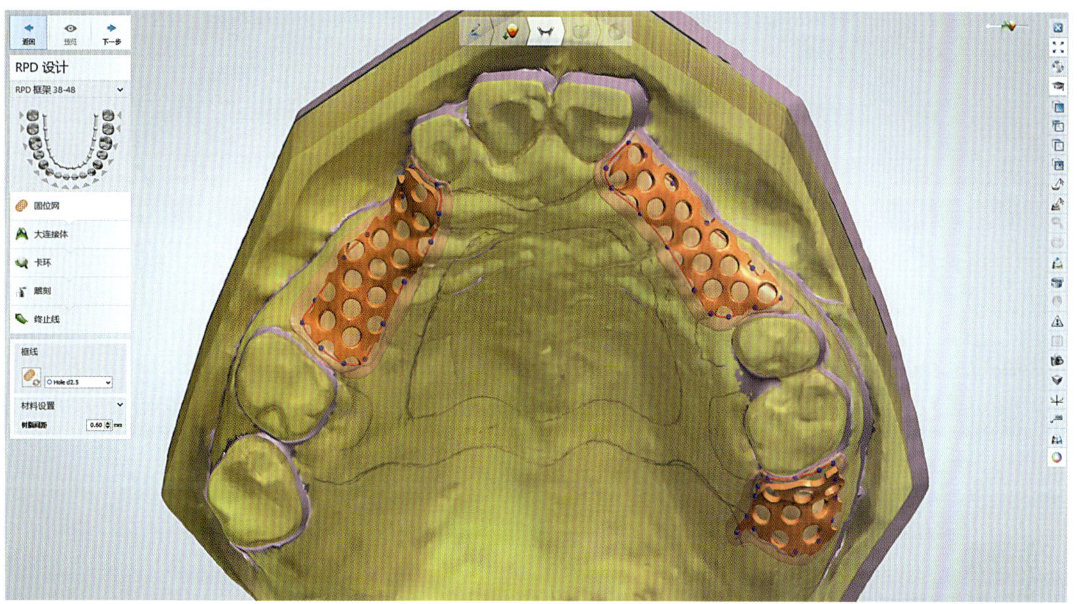

图 4-2-8　铺设固位装置

本例选择使用的是圆形固位网结构，固位网孔的大小、厚度及网孔的间距可在控制面板中进行设置。点击固位网边缘的蓝点激活操纵杆工具，拖动中心蓝点可改变网孔的位置，点击旋转箭头可改变网孔排列的方向（图 4-2-9）。

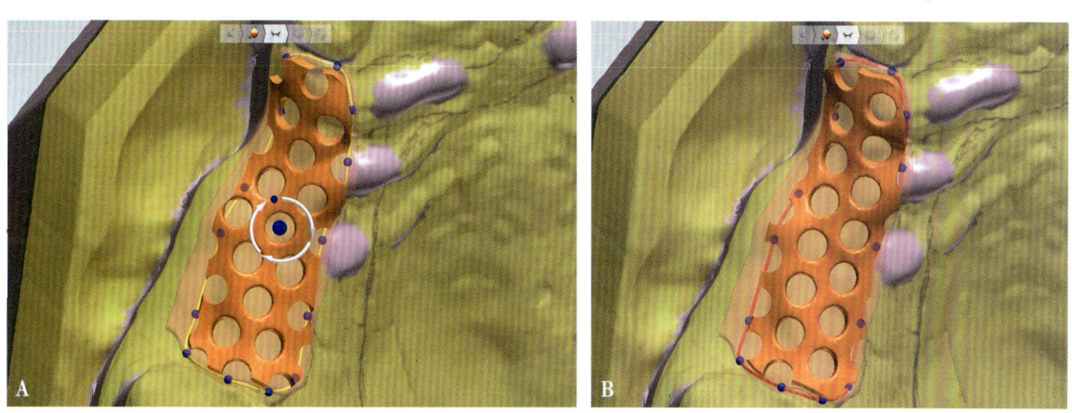

图 4-2-9　固位网网孔结构调整

A. 调整前　B. 调整后

为了保护邻近基牙邻面的牙龈组织健康，使金属与其接触以减少菌斑附着，可将基底蜡覆盖范围进行调整。将光标放于内终止线处，此时基底蜡的边缘会呈现绿色线条，按住 Shift 键同时滑动鼠标滚轮，可减小基底蜡的范围（图 4-2-10），反方向滑动滚轮，可加大基底蜡的范围。

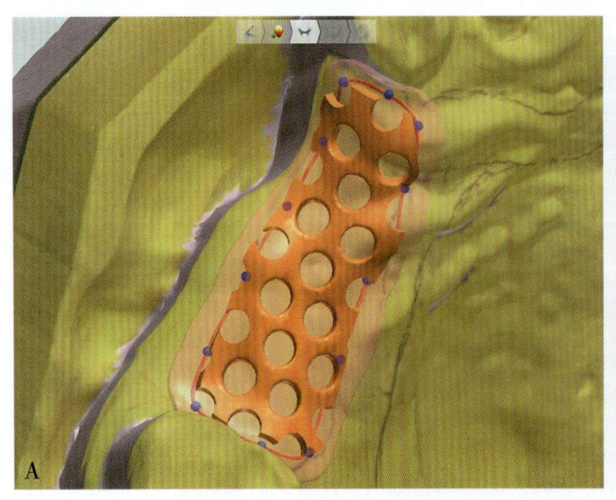
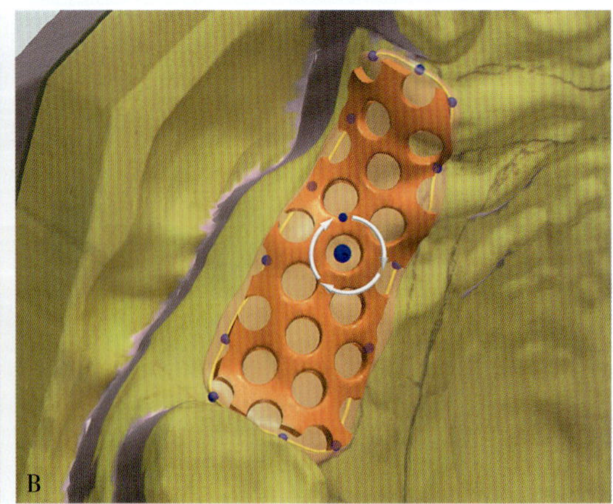

图 4-2-10　基托蜡范围的调整效果

A. 调整前　B. 调整后

（五）𬌗支托设计

𬌗支托工具可设定𬌗支托的厚度，一般为 1.5mm（图 4-2-11）。在需要放置𬌗支托的基牙上绘制𬌗支托的范围，方法同固位结构部分（图 4-2-12）。

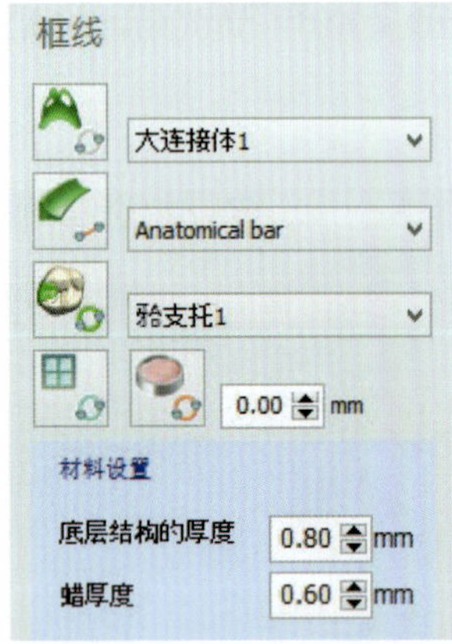

图 4-2-11　设定𬌗支托厚度

图 4-2-12　绘制𬌗支托范围

（六）大连接体设计

按照实物模型或数字模型上的纹理设计图，在模型上绘制大连接体（同固位结构部分）。其中，舌板类大连接体需要先设定厚度，厚度同铸造支架的要求（图 4-2-13）；舌杆类大连接体分为解剖舌杆和标准舌杆，一般用于下颌，在控制面板中可进行舌杆形态和组织面自动缓冲厚度的设置。

大连接体与固位网衔接的部分，二者必须重叠相连，软件会自动修整此处的结构，而不会占据固位网结构的位置（图 4-2-14）。

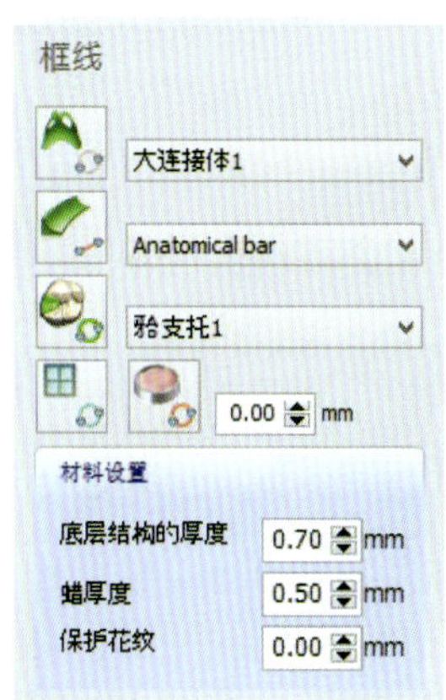

图 4-2-13　大连接体的参数设置

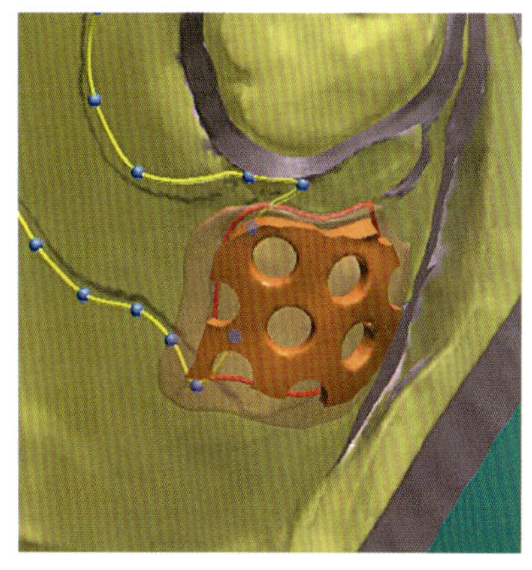

图 4-2-14　大连接体与固位网的衔接

若上颌制作关闭型马蹄状腭板，可使用大连接体“开窗工具”，在大连接体上绘制出开窗范围即可（图 4-2-15）。

绘制完成大连接体，可预览与支架各组件融合的效果（图 4-2-16）。

（七）缓冲区设计

若大连体覆盖区内有骨突、骨嵴、骨尖等，应在该部位进行缓冲，防止义齿受力时产生压痛。使用缓冲工具，设定缓冲蜡层厚度，在骨突、骨嵴等区域周围绘制缓冲范围进行缓冲（图 4-2-17）。

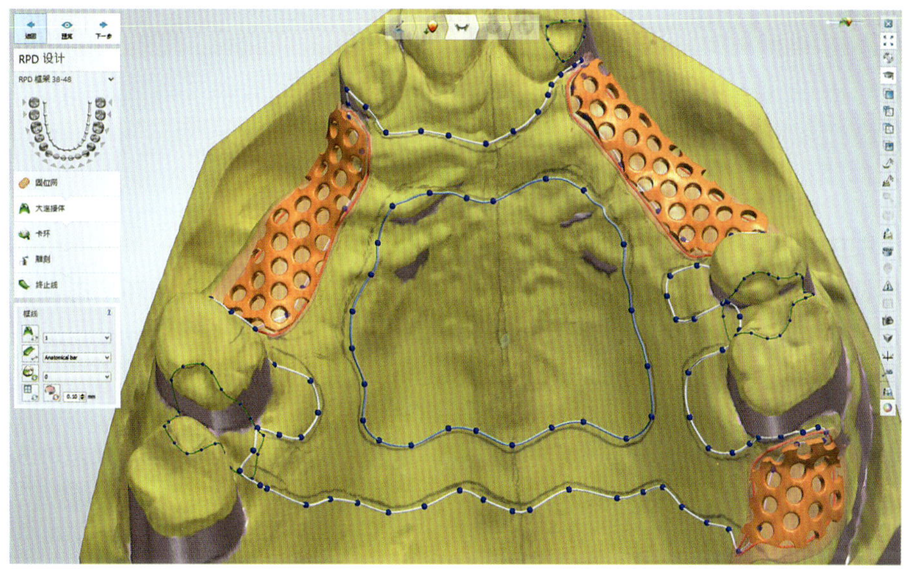

图 4-2-15　大连接体的开窗设计

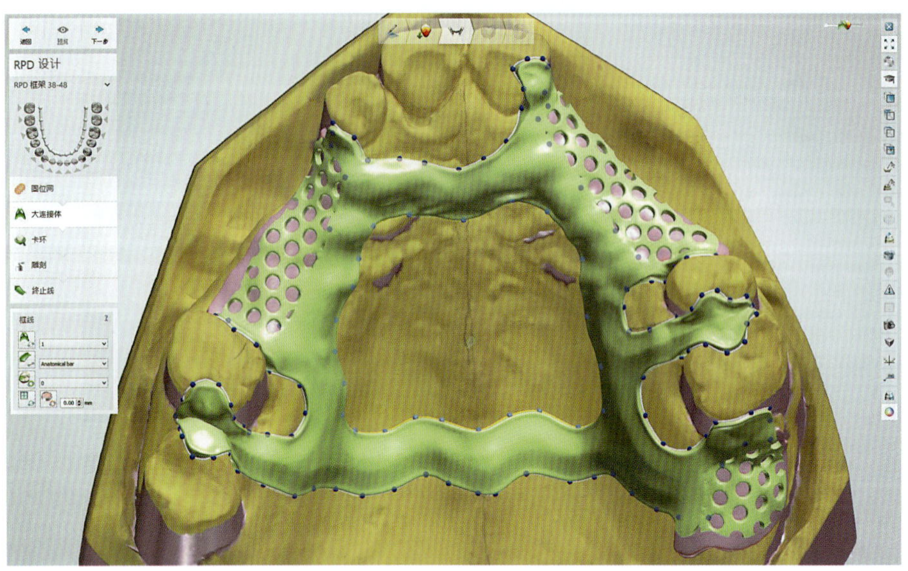

图 4-2-16　绘制完成的大连接体

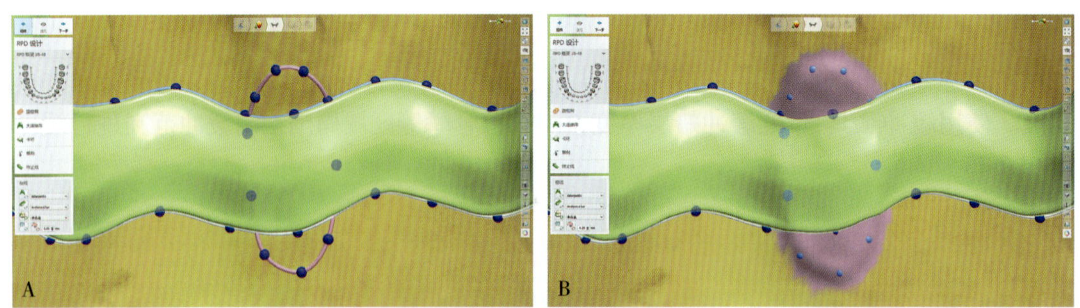

图 4-2-17　连接体区域设计缓冲区
A. 选取范围　B. 缓冲效果

（八）卡环设计

卡环设计工具可进行邻面板与卡环的选择（图 4-2-18），邻面板和卡环形态调整的操作如下：

1. 按住 Ctrl 键并滚动鼠标滚轮，可调改卡环与邻面板某一点的厚度；
2. 按住 Shift 键并滚动鼠标滚轮，可调改卡环与邻面板某一点的宽度；
3. 按住 Ctrl+Shift 键并滚动鼠标滚轮，可同时调改卡环与邻面板某一点的厚度与宽度；
4. 按住 Alt+Ctrl+Shift 键并滚动鼠标滚轮，可调改卡环与邻面板整体的长度、厚度和宽度；
5. 按住 Alt+Ctrl 键并滚动鼠标滚轮，可调改卡环与邻面板整体的厚度；
6. 按住 Alt+Shift 键并滚动鼠标滚轮，可调改卡环与邻面板整体的宽度和长度。

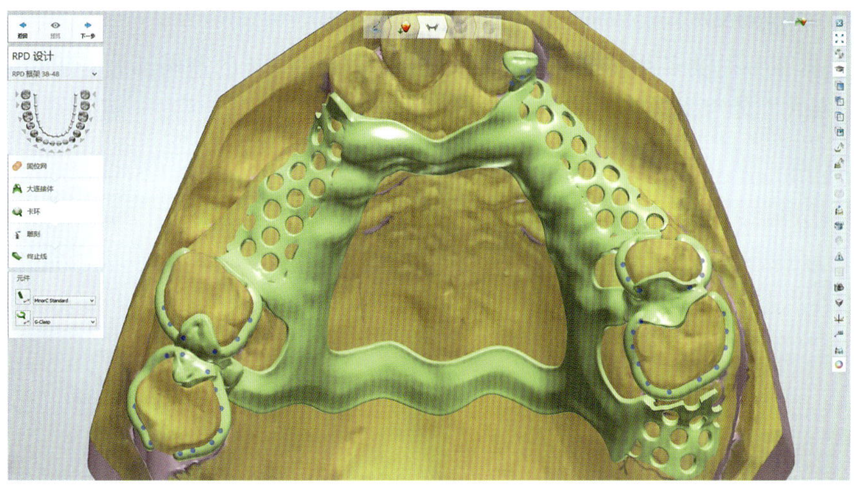

图 4-2-18　卡环设计

（九）雕刻数字蜡型

使用雕刻工具对支架数字蜡型进行修整，对各个部件衔接部分和邻面区域的锐利边缘进行光滑处理，使得支架边缘呈连续圆滑的曲线，增加患者佩戴时的舒适度。将固位网与大连接体衔接处表面不平整的区域填平，避免影响后续外终止线的放置操作。

（十）放置终止线

放置外终止线时，要参考内终止线的位置，两者之间要保持约 2mm 的距离以便形成加强带（图 4-2-19），保证固位网与大连接体的连接强度，防止义齿受力折断。若需更改终止线方向，可右键点击终止线，选择“反转样条”来改变方向。点击终止线的蓝点可对其高度和宽度进行修改。

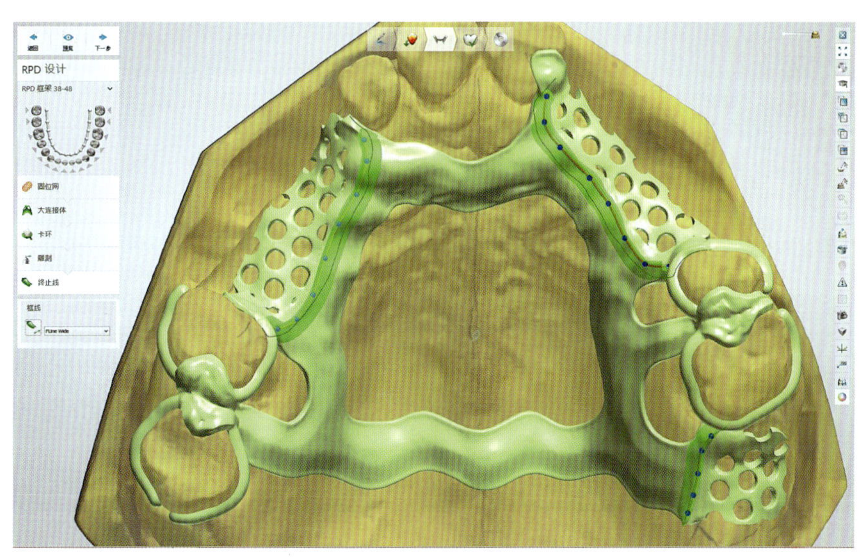

图 4-2-19　组织终止线设计

（十一）添加附件

附件工具库中提供多种预成附件（图 4-2-20），可在人工牙的盖嵴部放置固位钉附件（图 4-2-21），加强人工牙与支架的连接。

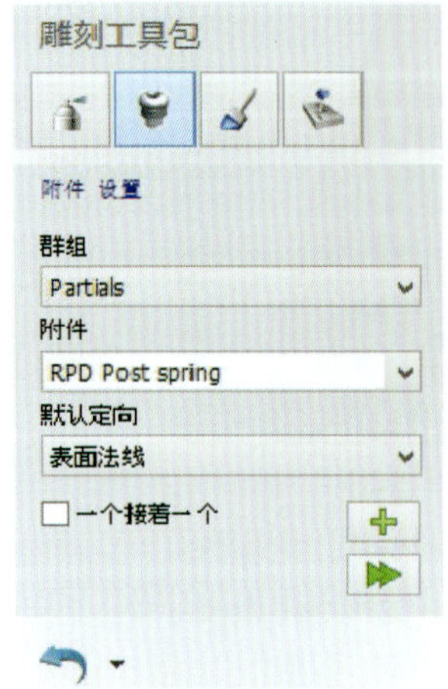

图 4-2-20　添加附件工具

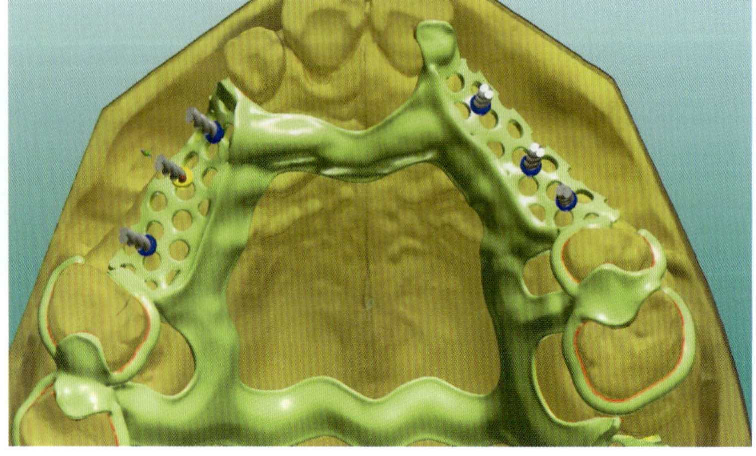
图 4-2-21　添加固位钉

细节处理方面，附件纹理库中提供多种纹理图案，可对支架表面进行纹理覆盖。选取支架表面需要纹理雕刻的范围（图 4-2-22），软件会自动完成凹凸纹理效果。一般只在上颌的连接体设计花纹（图 4-2-23），增加义齿在患者口内的逼真感，下颌为防止异物的堆积而不做花纹处理。

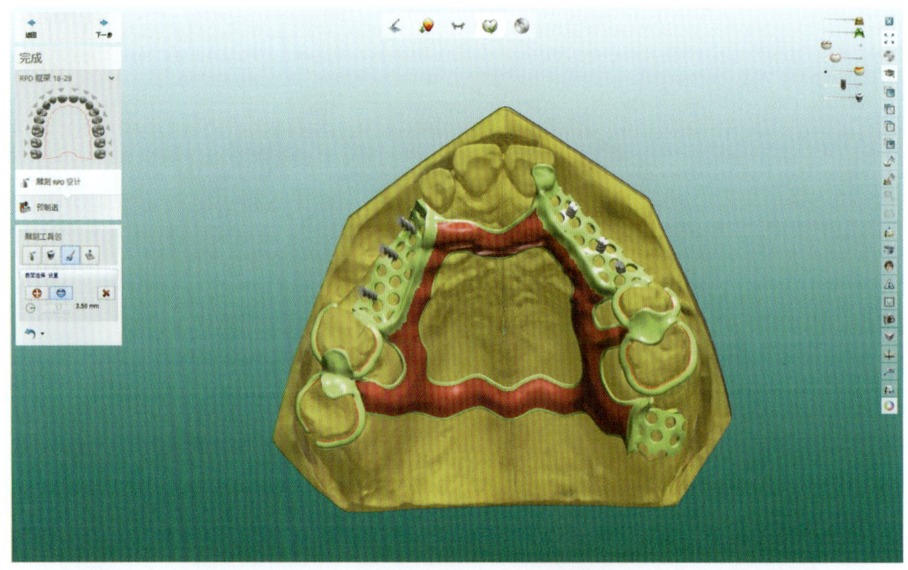

图 4-2-22　选择纹理雕刻区域

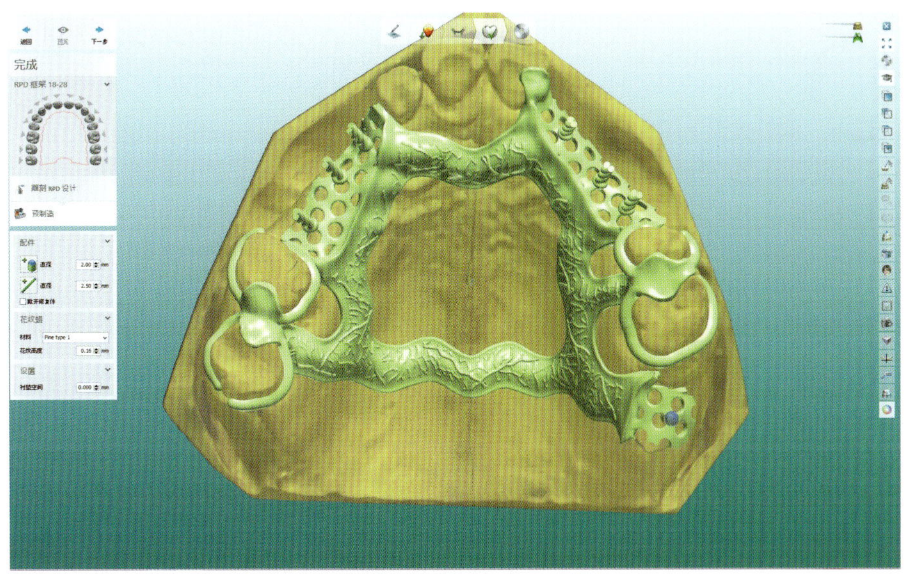

图 4-2-23　纹理雕刻效果

针对后续制作及 3D 打印的工艺要求，还可在附件工具中添加支点与支撑杆（图 4-2-24）。一般游离端缺失的病例，需要在固位网的远端设计支点，防止义齿在后期制作时移位（图 4-2-25）。义齿跨度距离较长的部位可增加支撑杆，防止支架在制作过程中发生变形（图 4-2-26）。一般情况下，为了保证支架与模型的密合，衬垫空间参数设定为 0mm。

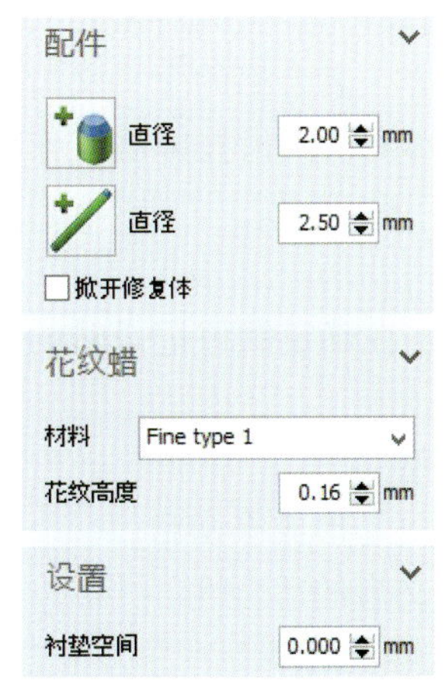

图 4-2-24　制造支点与支撑杆选项

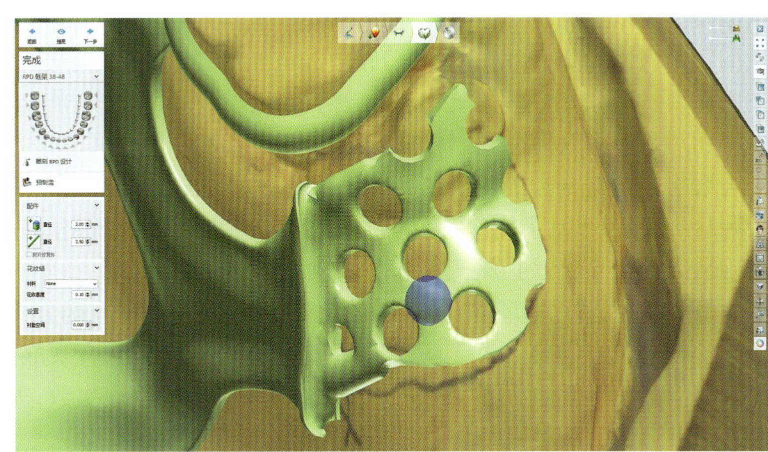

图 4-2-25　添加支点

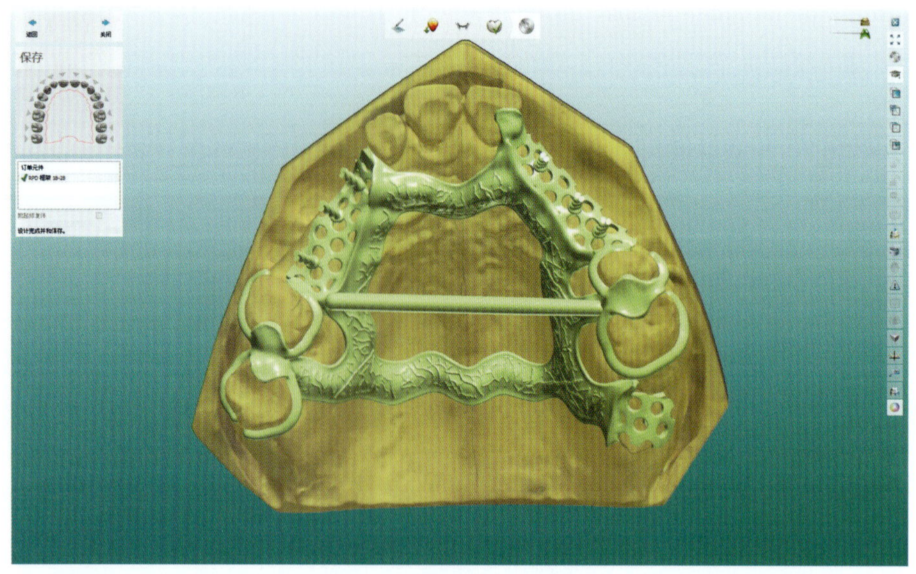

图 4-2-26　添加支撑杆

（十二）保存数据

保持数据，完成可摘局部义齿基底部的支架设计工艺流程。

（吴邵波）

二、全口义齿数字化设计

全口义齿修复工艺是口腔修复工艺技术中最难掌握的一门技术，其难度主要体现对全口义齿模型进行正确分析设计和排列人工牙的技术两个方面。成熟的全口义齿修复技师至少需要 5 年以上的工作经验，才能与医生顺利进行沟通并理解医生的设计意图，同时需要大量的实际病例操作，才能掌握全口排牙的方法和技巧，传统工艺中培养一名合格的全口义齿技师需要的时间周期相对比较长。数字化全口技术的出现，将会使得全口义齿技师的工作变得相对简单而有效率。

数字化全口义齿的优点主要体现在以下几方面：

1. 通过制作数字化诊断义齿给医生提供相对精确的𬌗托，使医生在确定颌位记录时的准确性大大提高，节约了医生、患者、技师的时间。

2. 通过数字化标记解剖标志、画线，智能化帮助技师准确分析模型。

3. 数字化排牙既干净卫生又容易掌握，使咬合接触点直观准确，更易形成平衡𬌗。

4. 降低医生和技师的操作技术难度，减少患者的就诊次数，提高义齿的适合性。

下面分别对两种数字化全口义齿设计系统做简单介绍。

（一）功能易适数字化全口义齿系统（固易美）

功能易适数字化全口义齿系统（固易美）是我国北京大学口腔医院数字中心团队自主研发的全口义齿设计系统。本软件特点是利用专家系统的理论，在已设计好的大数据全口义齿模板中选择最优的预成排牙模板，与全口义齿模型组织面进行融合生成数字全口义齿。可通过 3D 打印机打印出诊断义齿，根据需要再进行经后续加工，生产出终义齿。

具体流程如下（图 4-2-27）：

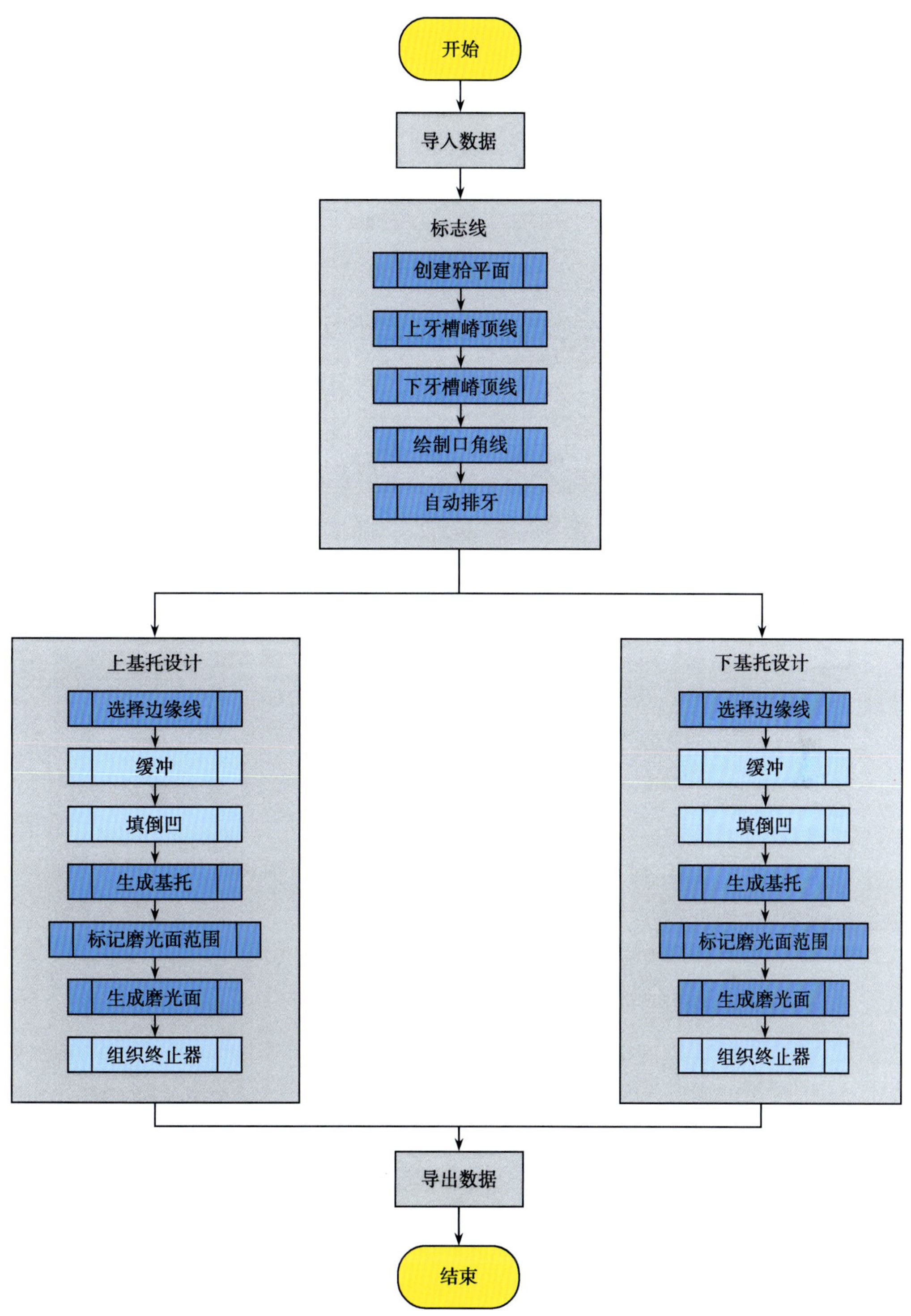

图 4-2-27　功能易适数字化全口义齿设计软件流程

1. 创建订单　为适应不同厂家的扫描仪及用户不同的操作习惯，软件支持模型或模型加蜡堤两种方式来创建订单。左击工具栏上部的【新建】按钮，则弹出【新建】对话框（图4-2-28），点击【确定】按钮，导入对应模型创建新订单。

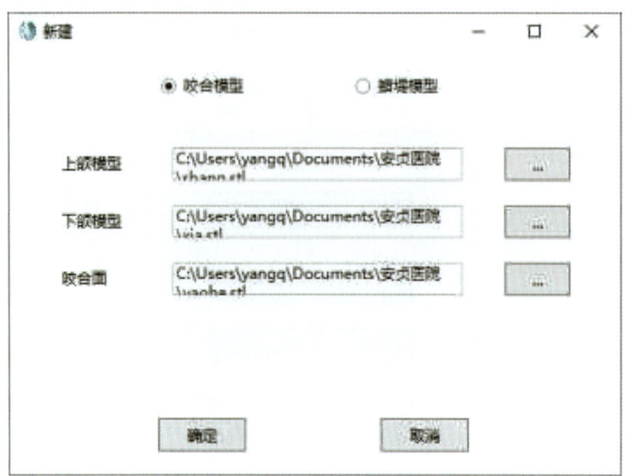

图 4-2-28　模型导入对话框

创建订单后，弹出全口义齿设计主界面（图 4-2-29）。

图 4-2-29　全口义齿设计主界面

2. 配准　在设计软件右侧工具栏【其他操作】中点击【模型配准】按钮，进入配准功能。

在右下角的【配准选项】窗口中依次选择固定模型与浮动模型（图 4-2-30），依次在固定模型视图、浮动模型视图中的相同位置绘制两条配准线，每条线包含三个基础配准点（图 4-2-31）。

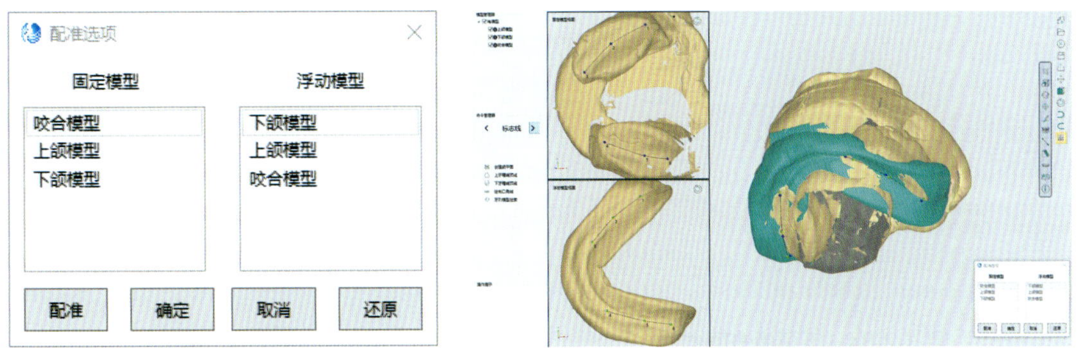

图 4-2-30　模型配准　　　　图 4-2-31　绘制两条配准线

当初次配准效果不佳时，可以在三个视图中对配准点进行微调，然后再次点击配准按钮至配准效果匹配符合要求。

3. 创建殆平面　根据概要栏中的提示，依次点选上颌模型中线一点、双侧磨牙后垫 1/2 中点，软件自动生成殆平面及正中矢状面（图 4-2-32）。

4. 画牙槽嵴顶线

（1）上颌：先点选一侧翼上颌切迹点，然后依次点选上牙槽嵴顶上各点，绘制曲线，最后点击另一侧翼上颌切迹点，点击右键，计算生成上牙槽嵴顶线（图 4-2-33）。

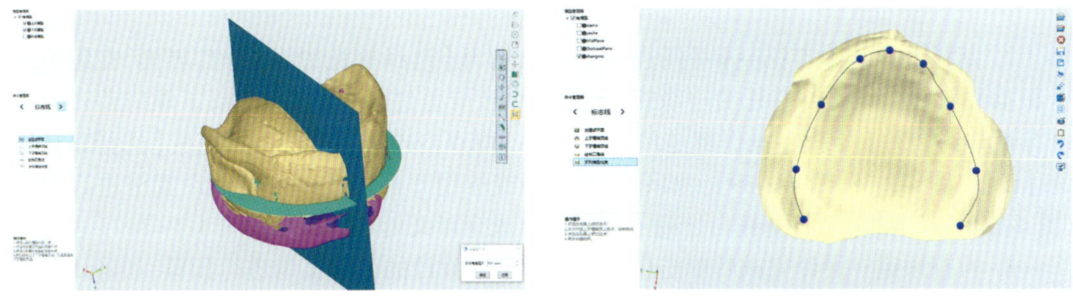

图 4-2-32　创建殆平面　　　　图 4-2-33　上牙槽嵴顶线

（2）下颌：先点选一侧磨牙后垫中点，依次点选下牙槽嵴顶上各点，绘制曲线，最后点选另一侧磨牙后垫中点完成画线，点击鼠标右键，计算生成下牙槽嵴顶线（图 4-2-34）。

5. 绘制口角线　单击左侧【绘制口角线】按钮，会弹出【口角线】操作界面，点选一侧口角线刻痕的上下两个端点，然后点选另一侧口角线刻痕的上下两个端点，生成口角线（图 4-2-35）。

6. 排牙设计　单击【牙列模型检索】按钮，打开【牙列模型检索】操作界面，分别在上下颌的中线处拾取一点，点击右键，自动匹配数据库中的模板（默认患者为尖圆形牙弓），在对话框中选择患者的脸型，软件会自动筛选数据库中与患者匹配的牙列，按匹配程度从上到下依次降低，可以根据需要进行切换前后牙模板（图 4-2-36，图 4-2-37）。当后牙位置不完全匹配牙槽嵴时，可以通过用鼠标拖动拖拽器对后牙进行微调，找到更协调的数据，自动排牙完成。

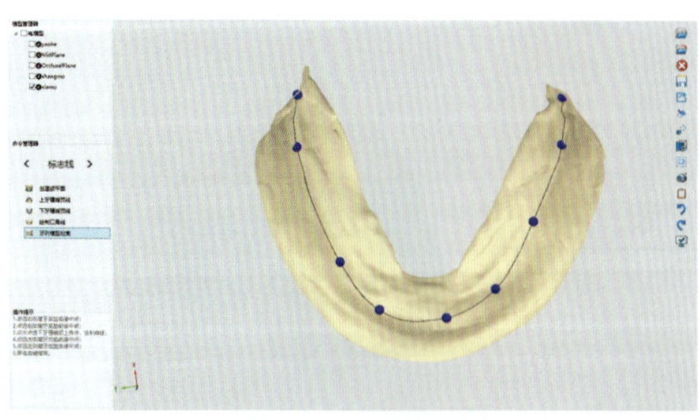

图 4-2-34 下牙槽嵴顶线

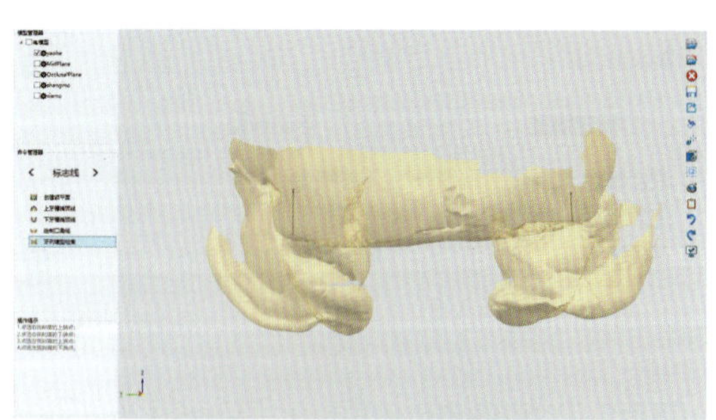

图 4-2-35 口角线

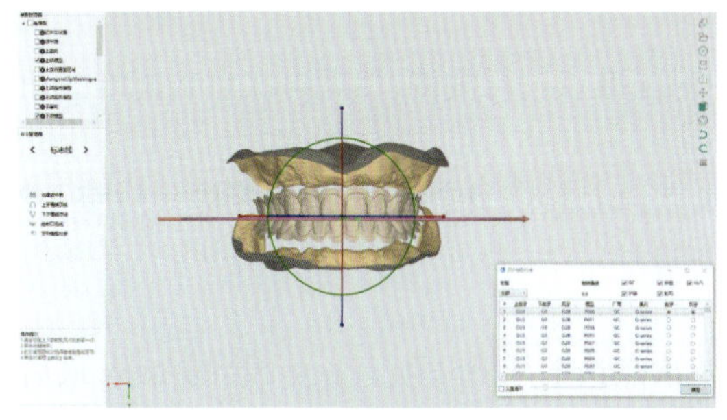

图 4-2-36 排牙设计

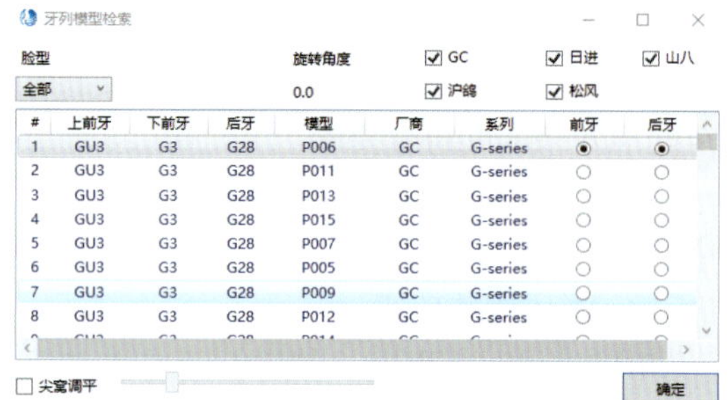

图 4-2-37 牙列数据库

7. 基托设计 单击【选择基托边缘】按钮，打开【选择基托边缘】操作界面，在组织面上根据黏膜转折线绘制基托的边缘线，上颌后堤区应盖过腭小凹后 2mm，下颌应盖过双侧磨牙后垫约 2/3，上下模型操作都是从一侧至另一侧点击连接，右键确认，完成【选择基托边缘】设计（图 4-2-38，图 4-2-39）。如果需要缓冲或填倒凹都可在此处相应设置里进行操作（图 4-2-40，图 4-2-41），将基托与牙列连接即可生成全口义齿（图 4-2-42，图 4-2-43）。

8. 检查预览 设计完成后单击【预览】按钮，对设计的诊断义齿进行预览，如确认设计无问题，点击界面左上角【保存】图标即可完成设计（图 4-2-44）。

9. 完成设计保存数据，完成全口义齿设计工艺流程。

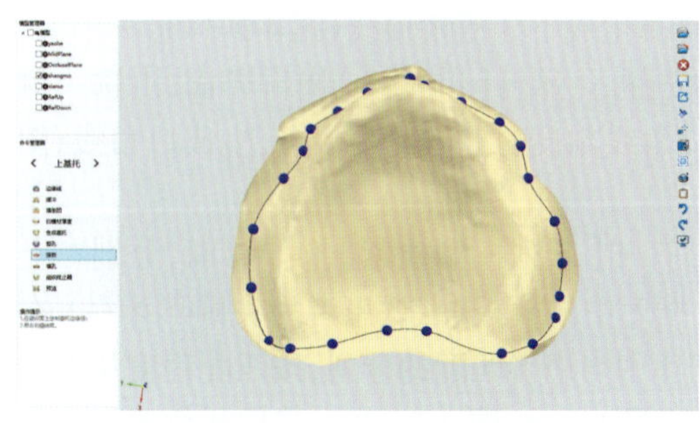

图 4-2-38 上颌基托边缘

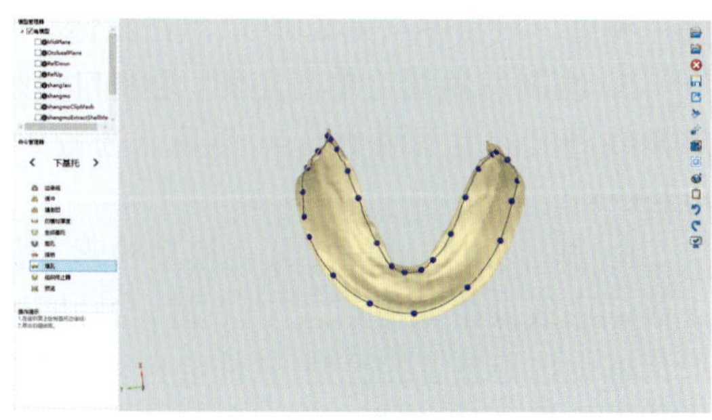

图 4-2-39 下颌基托边缘

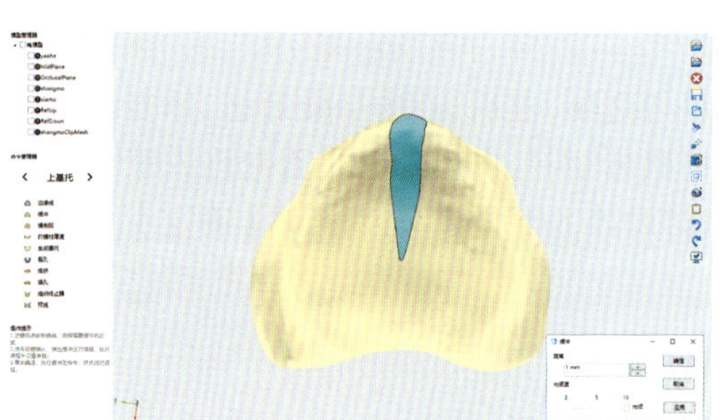

图 4-2-40　上颌缓冲区

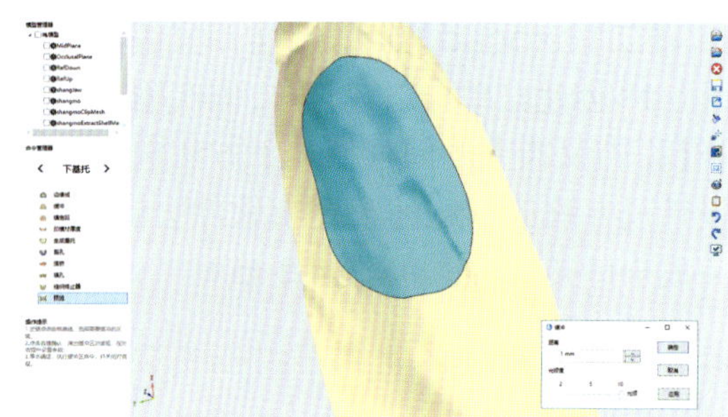

图 4-2-41　下颌缓冲区

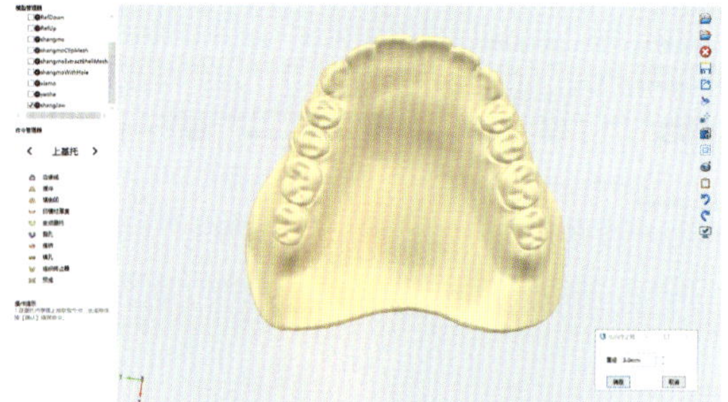

图 4-2-42　上颌全口义齿殆面观

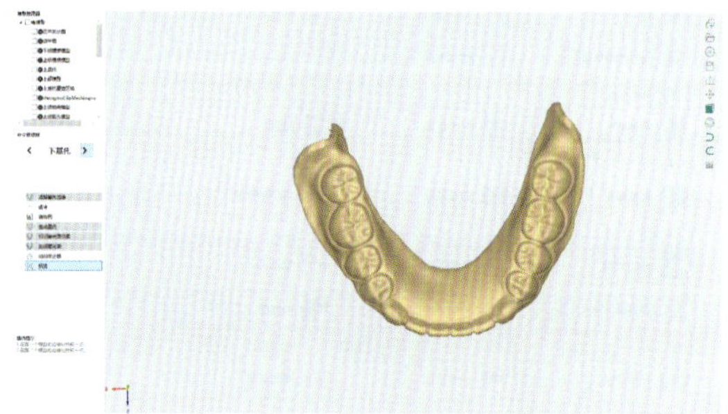

图 4-2-43　下颌全口义齿殆面观

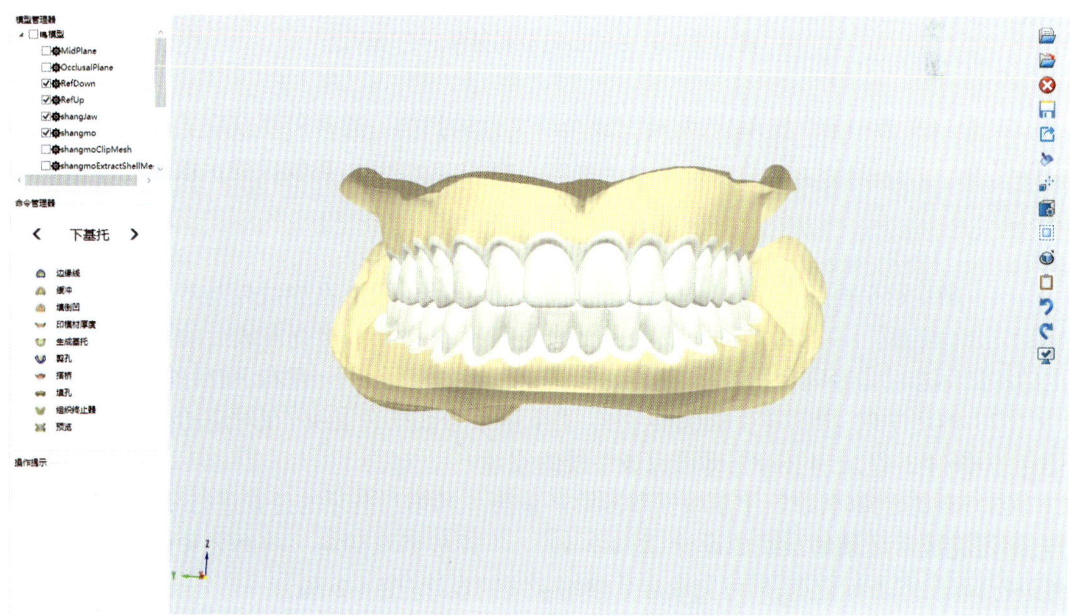

图 4-2-44　数字化全口义齿唇面观

（二）exocad 软件设计全口义齿

1. 创建订单　新建订单，依次输入患者信息等选项，然后，点击一颗牙齿，修复类型选择【全口义齿】，中间根据加工方法选择基托和树脂牙材料，右侧选择是否允许人工牙进行设计尺寸缩放，点击【确定】，软件会询问是否同时设计上下全口义齿，点击【确定】，可自动完成全口义齿的建单（图 4-2-45）。

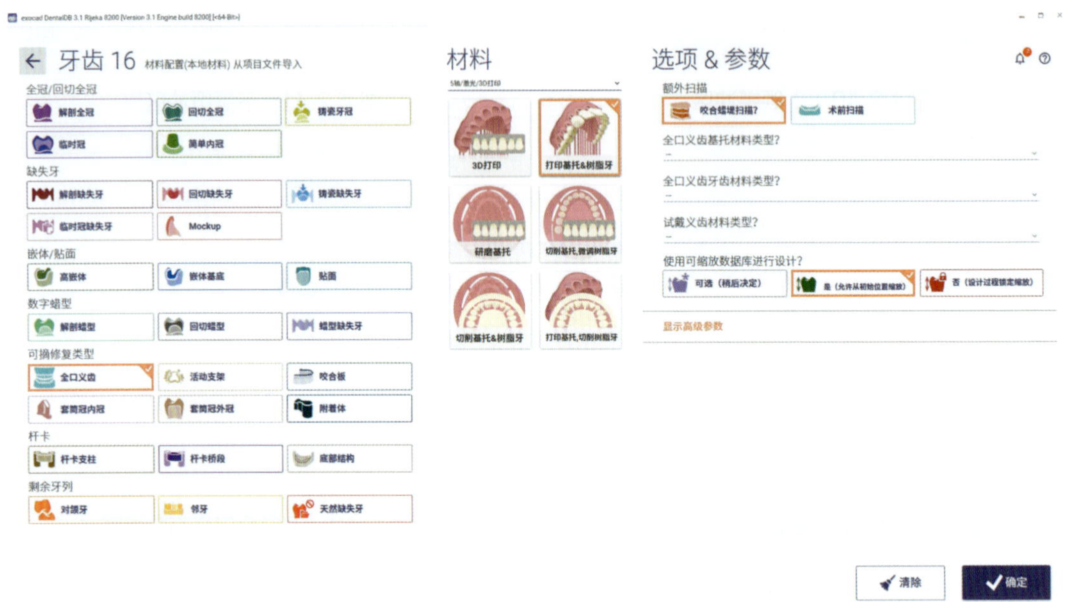

图 4-2-45　exocad 软件建单时选项界面

2. 全口义齿扫描　建单后，常规完成全口义齿的扫描。通常需要获取上颌模型、蜡堤、下颌模型三个数据的扫描，也可点击建单界面右侧的设计图标，按软件提示依次导入扫描好的数据。

3. 全口义齿设计

（1）确定船平面：根据蜡堤颌位记录上医生确定的船平面，在中线处与双侧第一磨牙区标记三点，点击【下一步】即可完成船平面的确定（图 4-2-46），检查完成后的船平面与模型上的解剖标志性是否吻合，如需调整可以点击鼠标选中进行上下、左右、前后各角度的调整。

（2）确定中线：根据医生提供的中线、上下唇系带或切牙乳突，在对应的模型上点击标记点图（图 4-2-47，图 4-2-48），即可完成中线的设计。

（3）确定牙槽嵴顶线：上颌根据双侧第一前磨牙和第一磨牙的位置进行标记，点击标记点，即可完成后牙槽嵴顶线的设计（图 4-2-49）。下颌根据双侧第一前磨牙和第一磨牙的位置进行标记，点击标记点，即可完成后牙槽嵴顶线的设计（图 4-2-50）。

（4）确定前牙的丰满度：上颌根据切牙乳突中心的位置向唇侧平行移动 7~9mm，点击标记点即可完成（图 4-2-51）。下颌根据下颌前牙牙槽嵴和前庭沟底线标记点点击即可完成（图 4-2-52）。

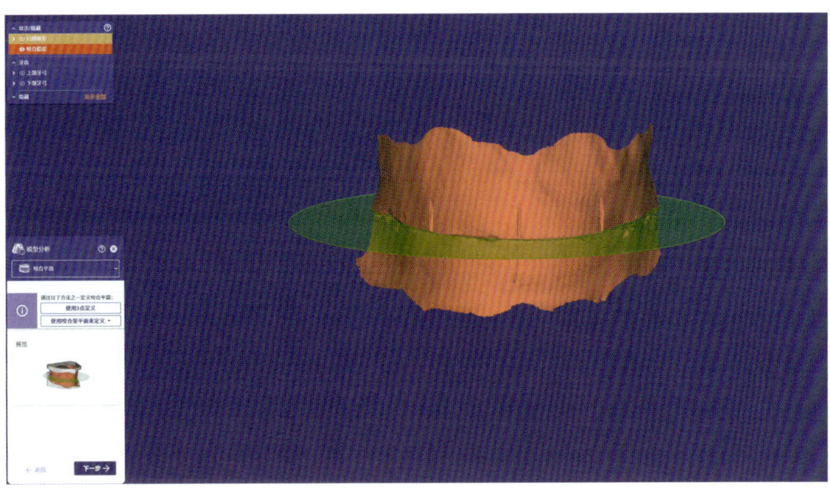

图 4-2-46　确定𬌗平面

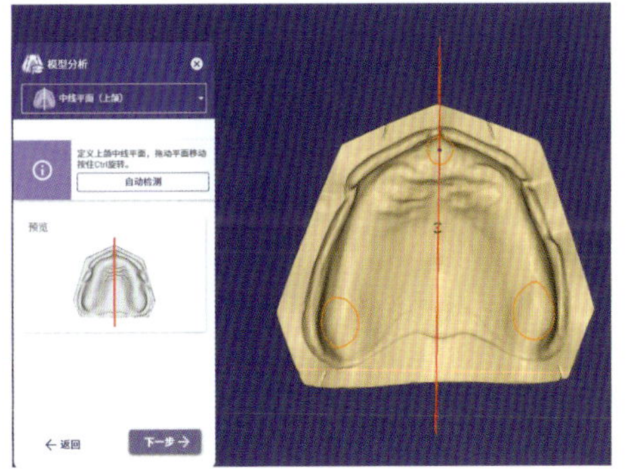

图 4-2-47　确定上颌中线

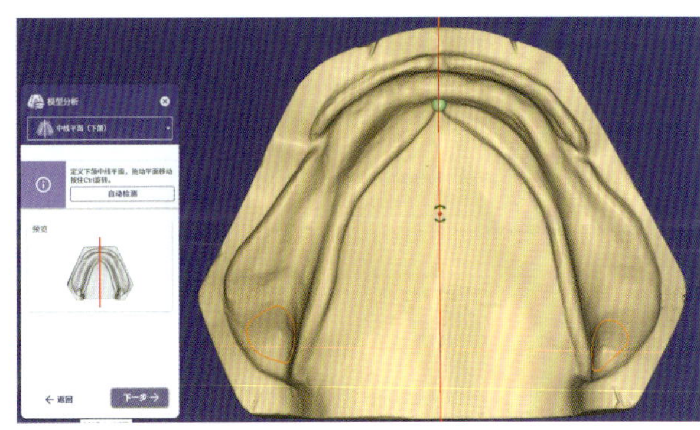

图 4-2-48　确定下颌中线

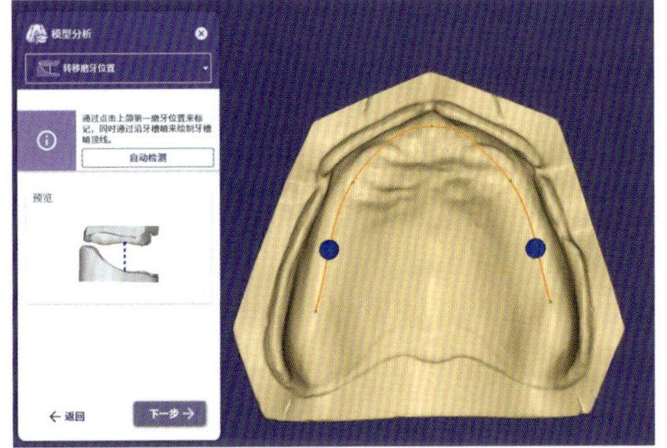

图 4-2-49　确定上牙槽嵴顶线

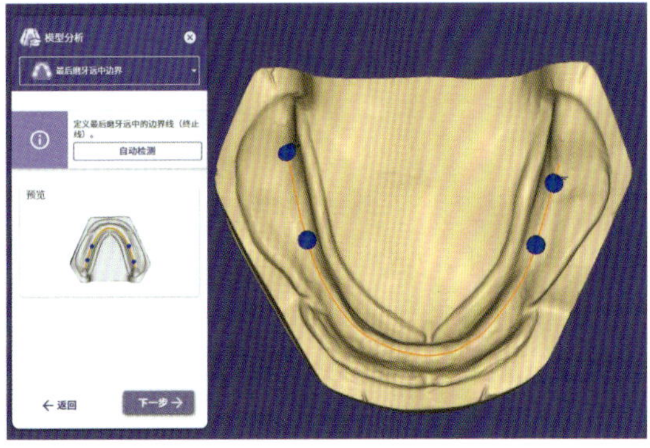

图 4-2-50　确定下牙槽嵴顶线

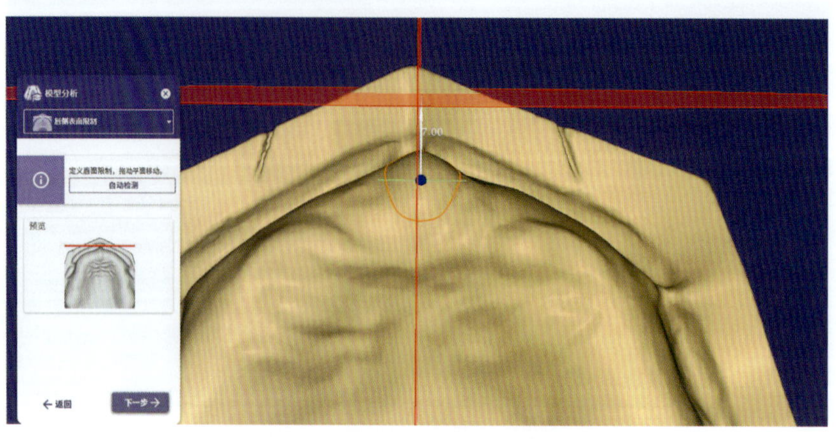

图 4-2-51 确定上颌前牙丰满度

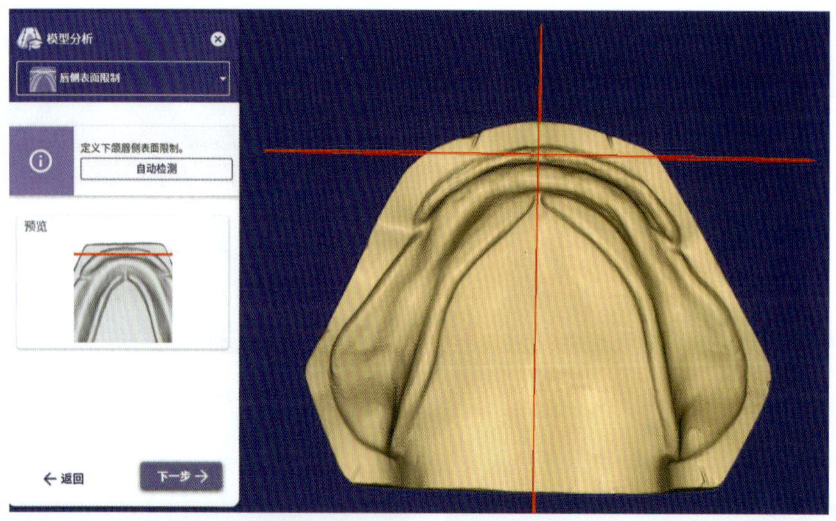

图 4-2-52 确定下颌前牙丰满度

（5）生成排牙参考线：软件根据前面所标记的上下颌模型上的解剖标志点自动生成排牙参考线（图 4-2-53，图 4-2-54）。

（6）软件排牙设计：在上一步模型分析无误后点击下一步，软件可自动选择合适的牙齿数据库完成排牙设计（图 4-2-55）。如果牙齿位置需要改变，可以手动调整牙齿的位置，必要时还可以利用主要造型工具修整上下人工牙的外形。

（7）基托成型设计：上下颌分别围绕前庭沟绘制基托边缘线，点击确认即可形成基托，使用自由造型工具修整基托的外形，完成全口义齿的基托设计（图 4-2-56~图 4-2-58）。

（8）完成设计：保存数据，完成全口义齿设计（图 4-2-59）。

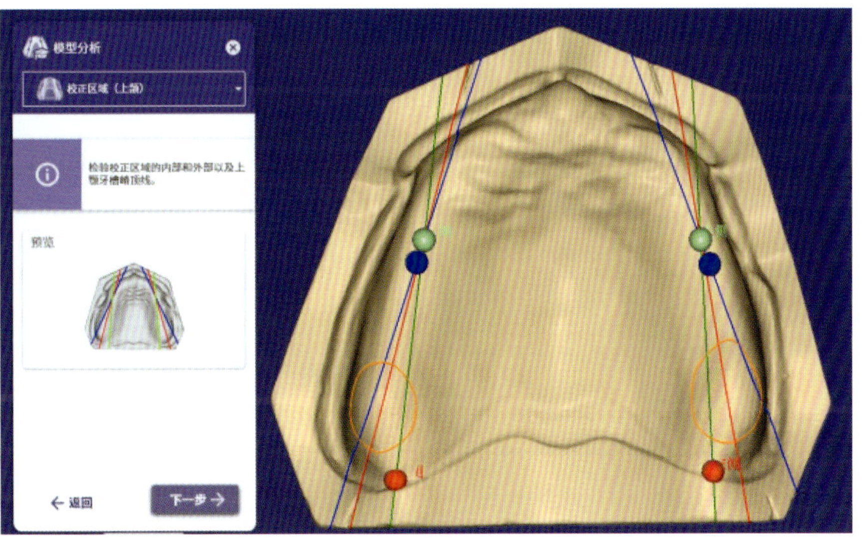

图 4-2-53　上颌排牙参考线

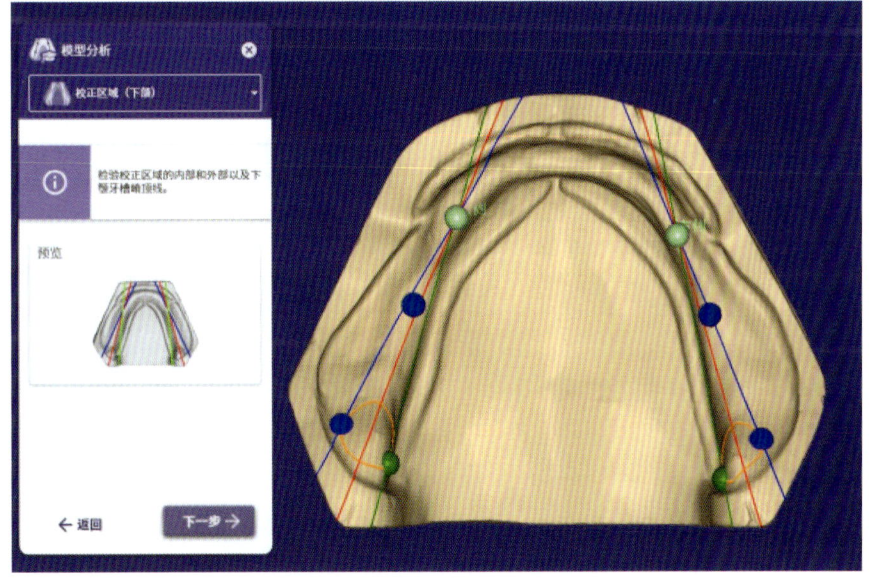

图 4-2-54　下颌排牙参考线

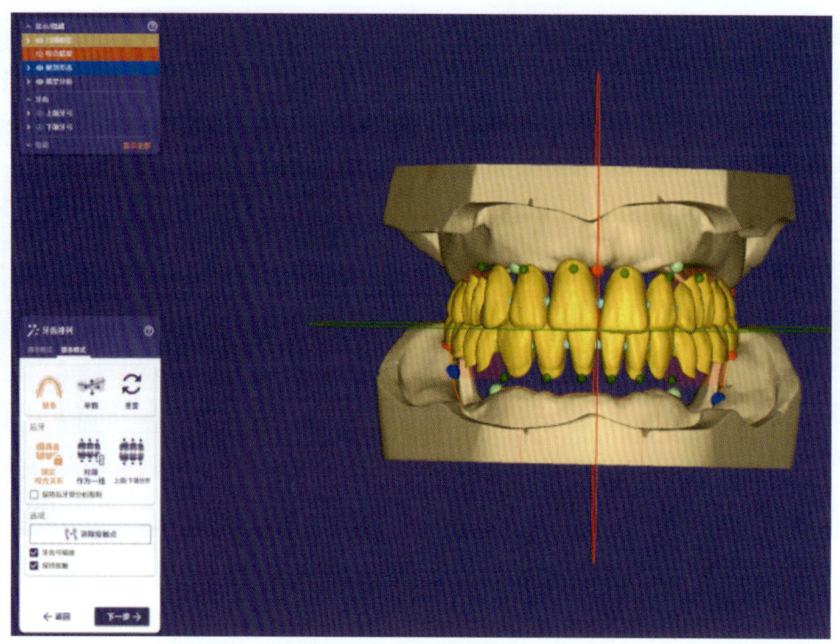

图 4-2-55 排牙设计完成

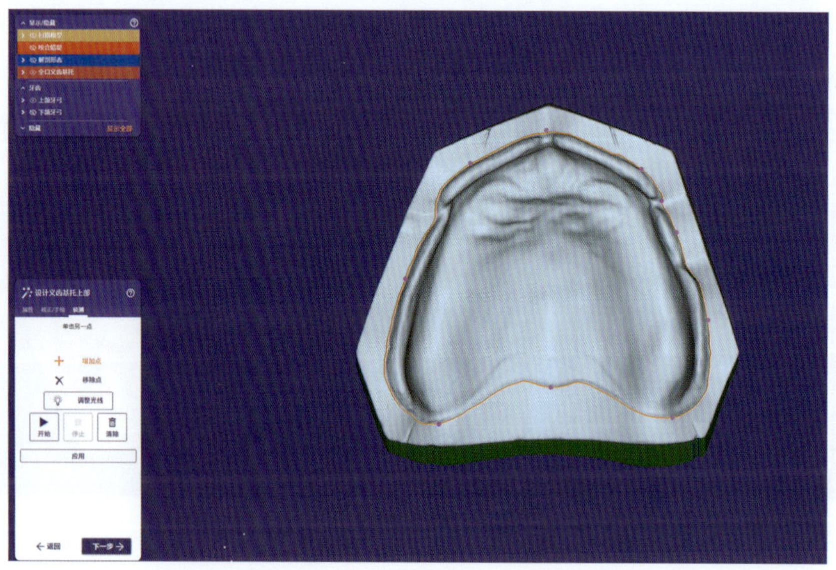

图 4-2-56 上颌基托边缘线

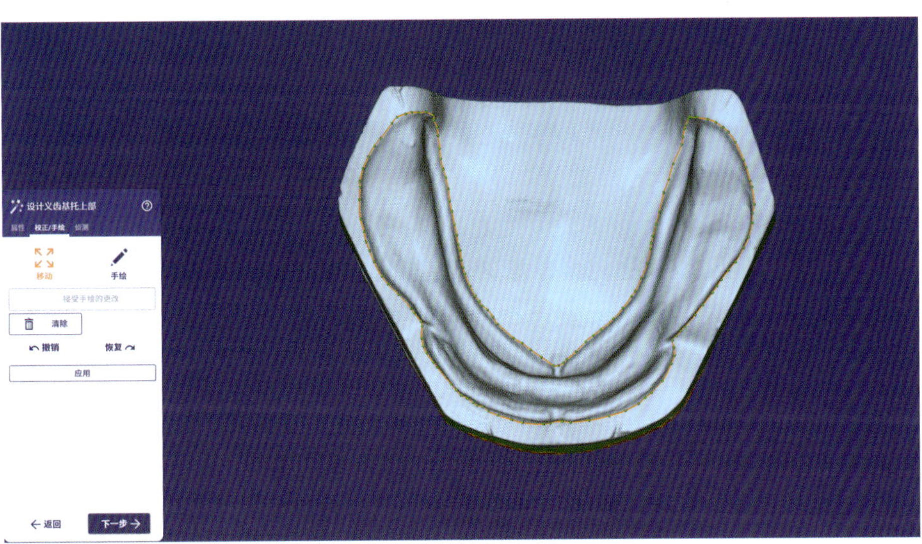

图 4-2-57　下颌基托边缘线

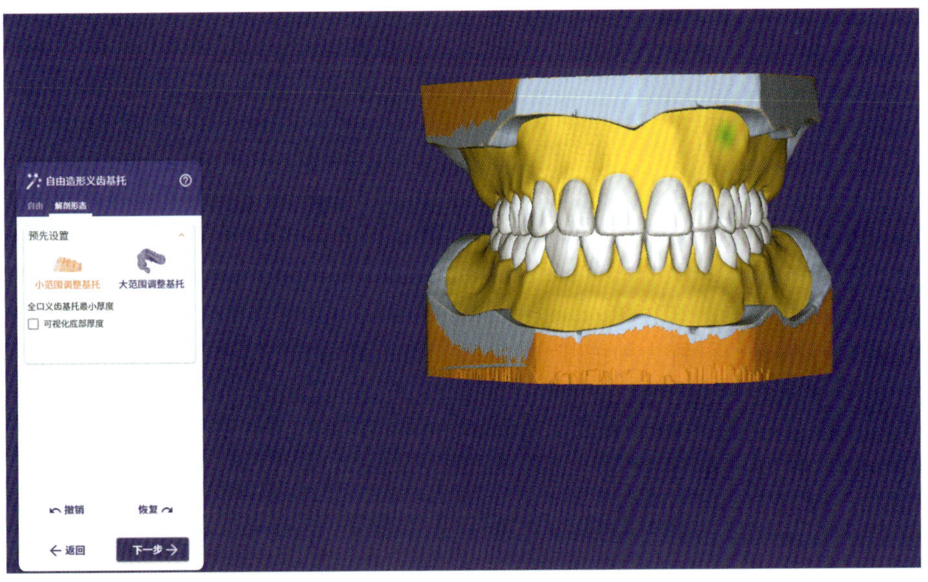

图 4-2-58　基托设计完成

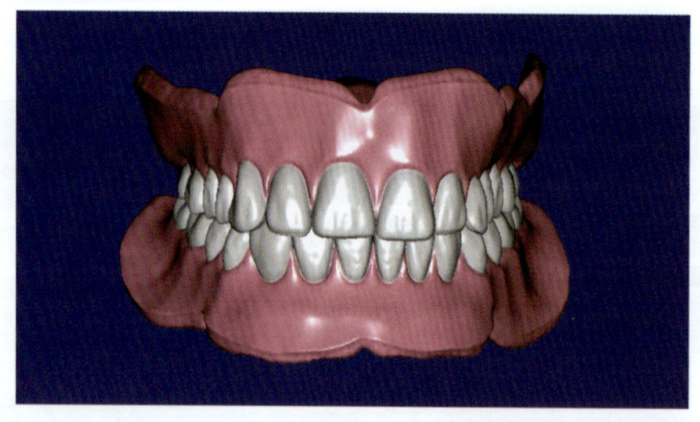

图 4-2-59　全口义齿设计完成

（张兴明）

第三节　种植义齿设计工艺

一、个性化基台设计

在种植修复时，有些情况下成品基台不能满足患者的个性特征，而个性化基台可以灵活修正种植角度偏差，正确定位修复体的边缘位置，并获得理想的穿龈轮廓，因此在临床上的应用越来越广泛。个性化基台可以通过研磨、铸造、CAD/CAM 等方法进行制作。其中 CAD/CAM 制造的个性化基台具有研磨和铸造基台不可比拟的优势。下面以 exocad 软件为例，介绍个性化钛基台和氧化锆基台的 CAD 设计工艺流程：

（一）个性化钛基台设计

钛基台是由钛合金（也称为五级钛或 Ti-6Al-4V）制作而成，钛合金包括 6% 铝、4% 钒、0.25%（最大值）铁、0.2%（最大值）氧，其余成分均为钛。Ti-6Al-4V 合金强度明显优于工业纯钛，能提供更高的抗拉强度和抗断裂性能，因此种植修复尤其是后牙种植修复通常采用钛基台。

钛基台的结构组成可分为：种植体连接部分、基台穿龈部分、基台修复连接部分（图 4-3-1）。此病例为 46 缺失，进行种植体植入，exocad 软件订单设置如下：46 牙位设置为种植基台，根据医生提供的设计单选择材料（图 4-3-2）。

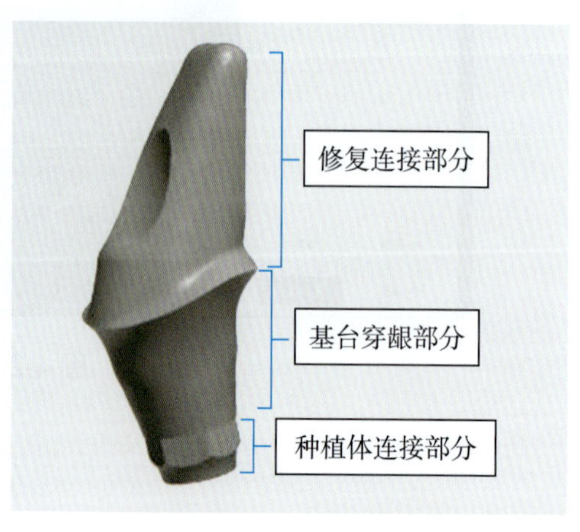

图 4-3-1　钛基台的结构组成

1. 扫描或导入数据　扫描方法参考第三章第二节种植修复扫描工艺部分。获得牙颌模型、种植体扫描杆模型和人工牙龈模型整合的种植修复数字模型（图 4-3-3）。

2. 种植体连接部分设计　运行 exocad 设计软件后，首先需要在种植体数据库中选择与扫描数据相对应的种植型号数据库，数据库扫描杆模型为黄色显示，下面连接部分是基台与种植体连接部分的结构。扫描数据的扫描杆为绿色显示

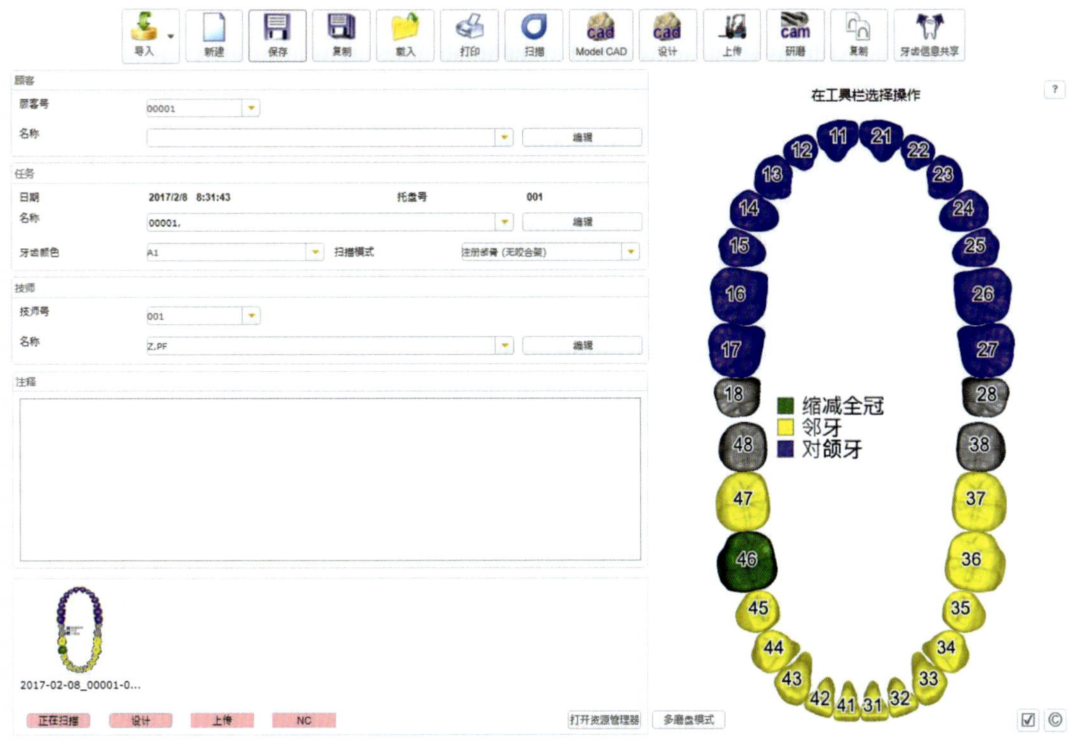

图 4-3-2　钛基台设计订单界面

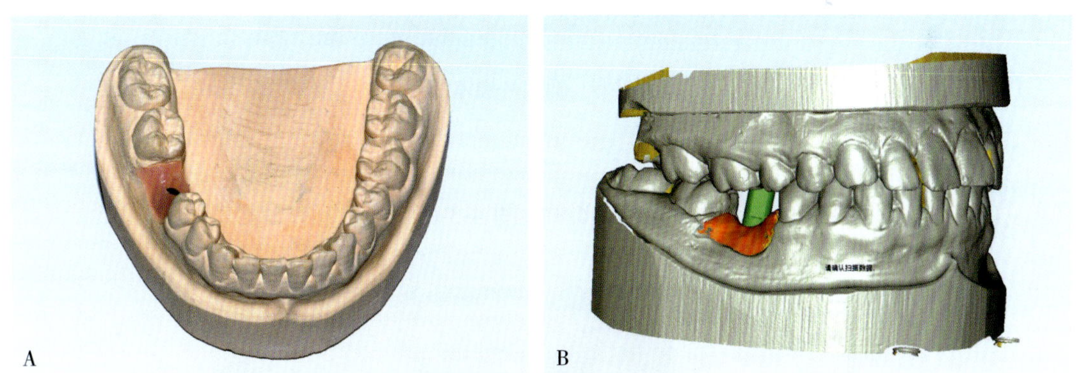

图 4-3-3　种植修复模型扫描结果

A. 实物模型　B. 模型扫描结果

(图 4-3-4)。

按软件提示，在扫描模型的扫描杆(绿色)上选择特征面上的一点，软件会自动将数据库扫描杆(黄色)与其初步配准，再点击最佳匹配，使数据库中的扫描杆与扫描模型上的扫描杆外形精准对位(图 4-3-5)，从而获得种植体的准确位置，并同时得到基台与种植体连接部分的结构位置。

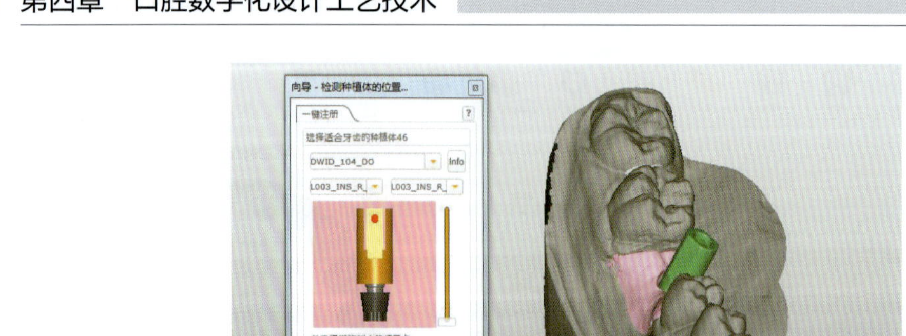

图 4-3-4　在数据库中选择扫描杆

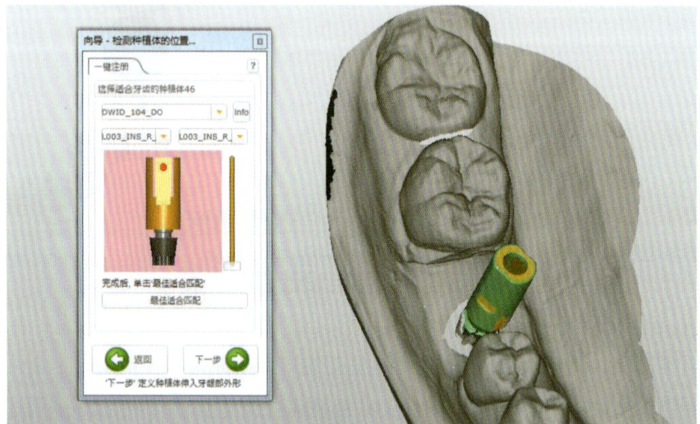

图 4-3-5　确定种植体位置

3. 基台穿龈部分设计

（1）在人工牙龈模型上勾画牙龈袖口轮廓（图 4-3-6）。

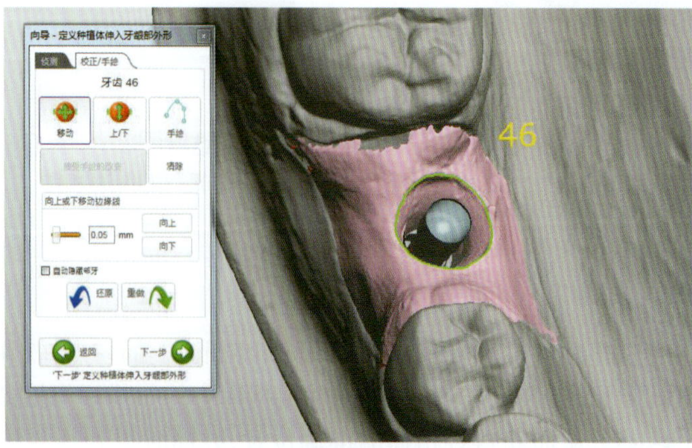

图 4-3-6　提取牙龈袖口轮廓

（2）调用牙冠数据库对缺失牙位进行预期修复体的设计（图 4-3-7），设计方法可参考全冠设计部分。预期修复的效果可以帮助后续确定基台的倾斜角，判断冠预留空间。

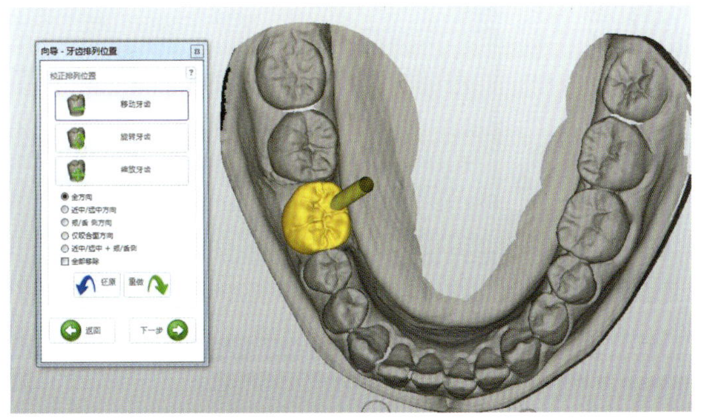

图 4-3-7　预期修复体设计

（3）设计基台的边缘位置和穿龈轮廓，通过显示的颜色梯度可以判断穿龈部分与牙龈接触的紧密程度，黄色表示紧密接触，蓝色表示有间隙空间（图 4-3-8）。

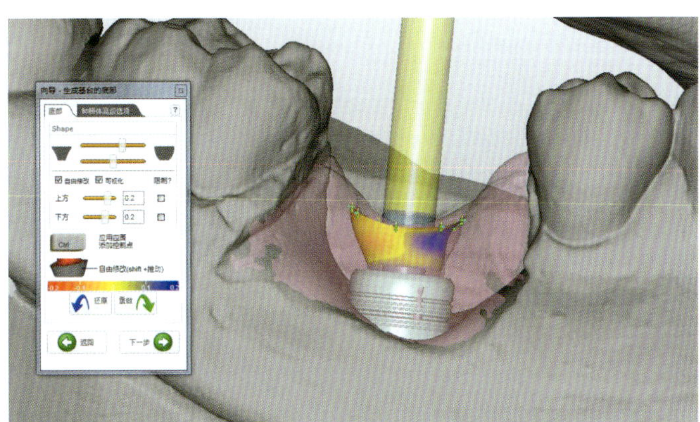

图 4-3-8　基台穿龈部分与牙龈接触情况

（4）将预期修复体牙冠与穿龈部分连接在一起（龈缘处自动缝合），使用加减塑形工具对牙冠外形做进一步修整（图 4-3-9）。

4. 基台修复连接部分的设计

（1）观察分析设计好的预期修复体形态，方便分析最终修复体的就位方向，设定为基台的就位方向（图 4-3-10）。

（2）基台的中央螺丝通道会根据就位道方向自动生成。一些特殊情况下可以对螺丝通道的方向进行 30° 以内的更改，但需要使用专用特制螺丝和螺丝刀。

（3）种植基台轴面外形设计参数在种植体高级选项中进行调整（图 4-3-11），主要包括“高度”、“半径”两个指标，基台的高度一般不低于 4mm，并为修复体预留足够的修复空间。

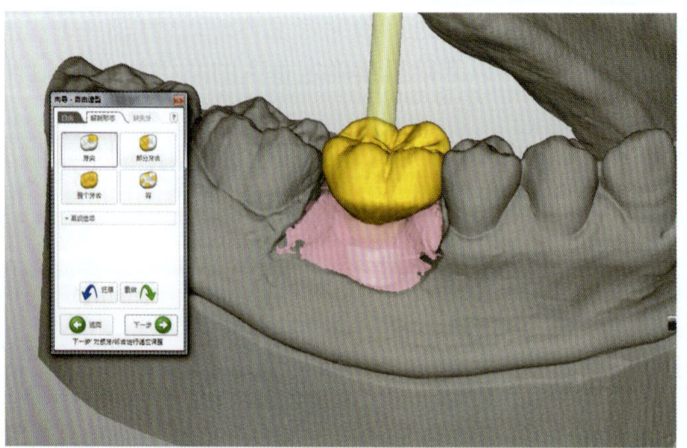

图 4-3-9　穿龈部分与牙冠整合

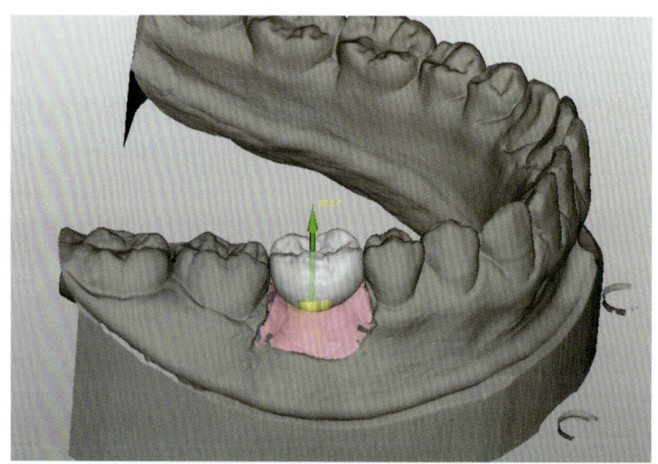

图 4-3-10　确定修复体就位方向

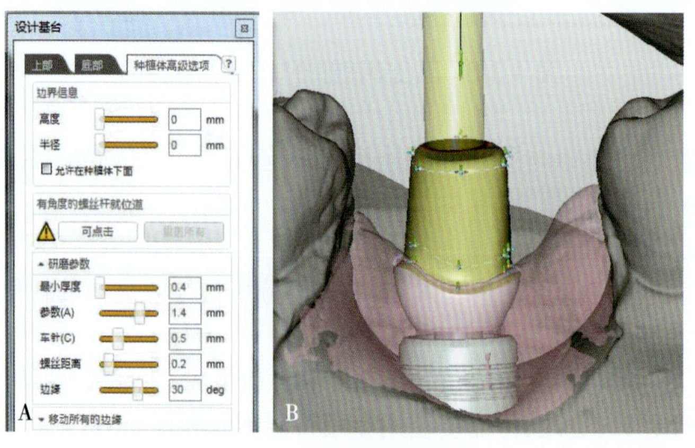

图 4-3-11　基台轴面的设计

A. 种植体高级选项参数栏　B. 基台设计效果

（4）使用“自由造型工具”（方法同回切法基底冠设计部分）对基台外形进行自由修整（图 4-3-12），最终完成个性化基台的设计（图 4-3-13）。

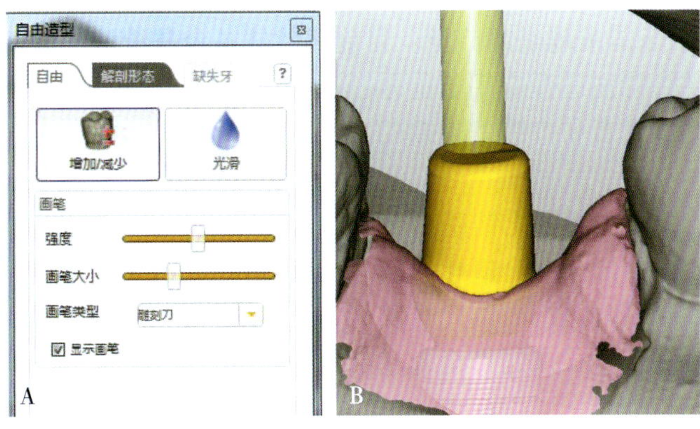

图 4-3-12　修整基台外形
A. 自由造型工具　B. 外形修整效果

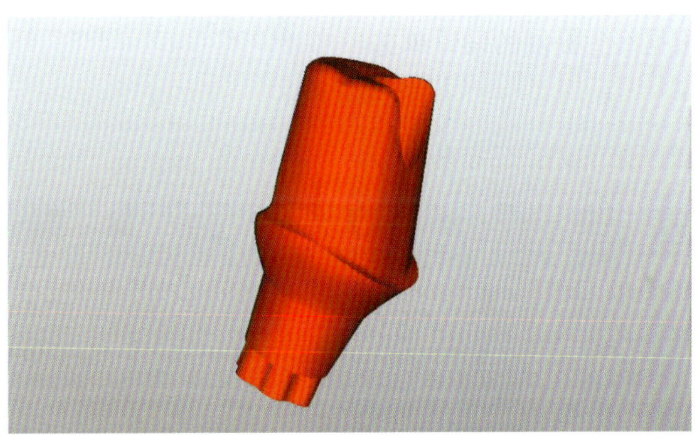

图 4-3-13　设计完成的个性化钛基台

后期经数控切削设备加工完成的个性化钛基台及基台模型就位情况如图 4-3-14，图 4-3-15 所示。

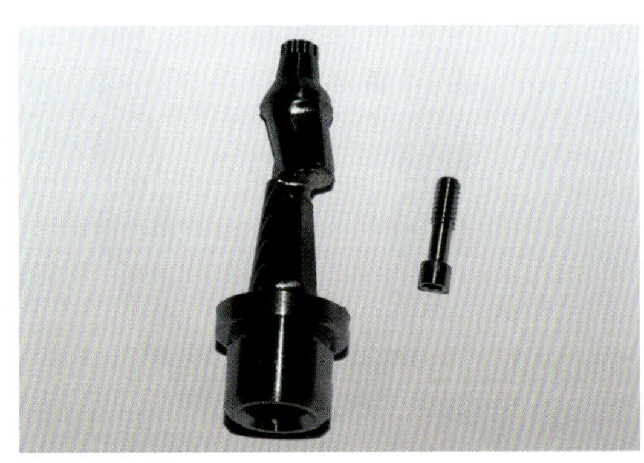

图 4-3-14　数控切削制作的钛基台

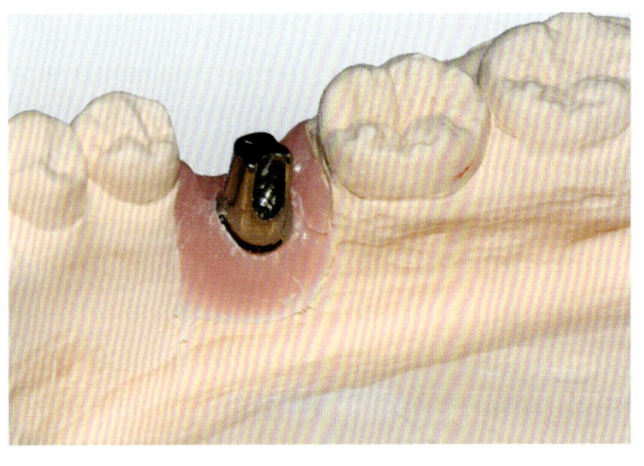

图 4-3-15　基台模型就位情况

（二）氧化锆基台设计

随着前牙美学区种植修复的增多，菲薄的牙龈组织透出钛金属颜色的问题凸显，全瓷修复体的大量使用，需要基台减少对修复体自然透明度和仿真度的影响，因此全瓷基台特别是氧化锆基台的临床需求越来越广泛。目前氧化锆基台是清洁性能最好的基台，维持黏膜封闭的能力优于钛，特别适合应用于前牙美学病例、薄龈生物型患者和口腔卫生差的患者。

氧化锆基台可以分为全氧化锆基台和钛 base+氧化锆基台两种形式。全氧化锆基台在临床使用中折断概率比较高，因此推荐使用钛 base+氧化锆基台方式来制作全瓷基台，其结构如图 4-3-16 所示。

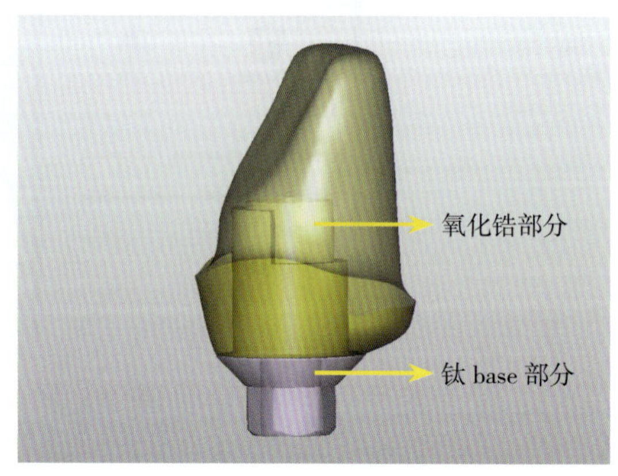

图 4-3-16 钛 base + 氧化锆基台结构组成

CAD/CAM 氧化锆基台的制作步骤与钛基台基本相同，此病例为 21 缺失，进行种植体植入，exocad 软件订单设置如下：21 牙位设置为种植基台，根据医生提供的设计单选择材料（图 4-3-17）。

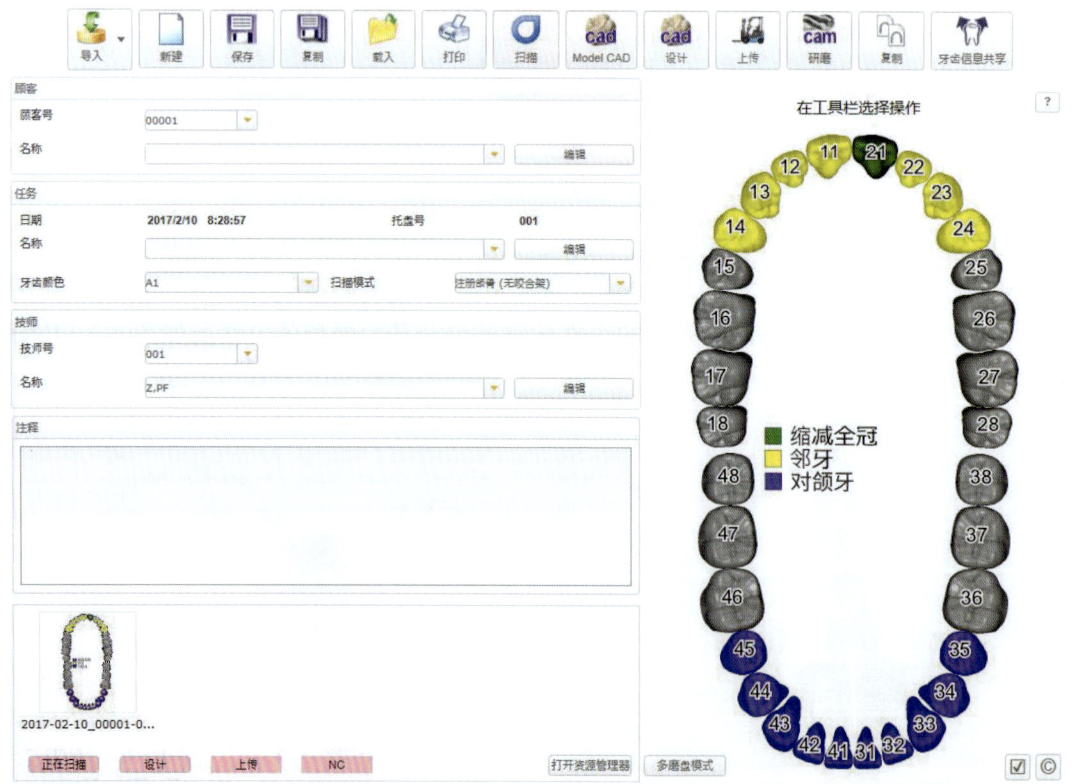

图 4-3-17 氧化锆基台设计订单界面

1. 扫描或导入数据　扫描方法参考第三章第二节种植修复扫描工艺部分。获得牙颌模型、种植体扫描杆模型和人工牙龈模型整合的种植修复数字模型（图 4-3-18）。

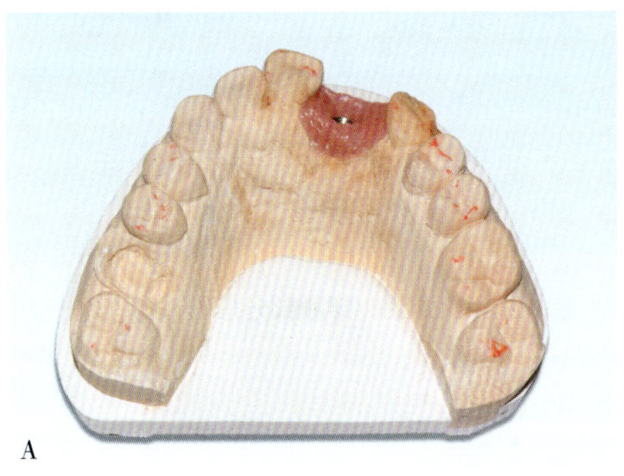

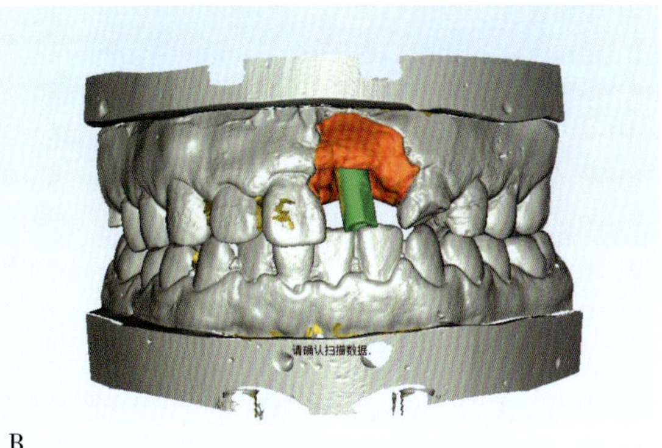

A　B

图 4-3-18　种植修复模型扫描结果

A. 实物模型　B. 模型扫描结果

2. 选择对位种植钛 base 扫描杆　运行 exocad 设计软件后，首先需要在种植数据库中选择相应种植系统的钛 base 扫描杆数据，与钛基台设计部分相同，将其与模型扫描杆进行最佳配准（图 4-3-19），获得种植钛 base 的就位信息（图 4-3-20），并自动获得与钛 base 相匹配的基台内部尺寸数据。

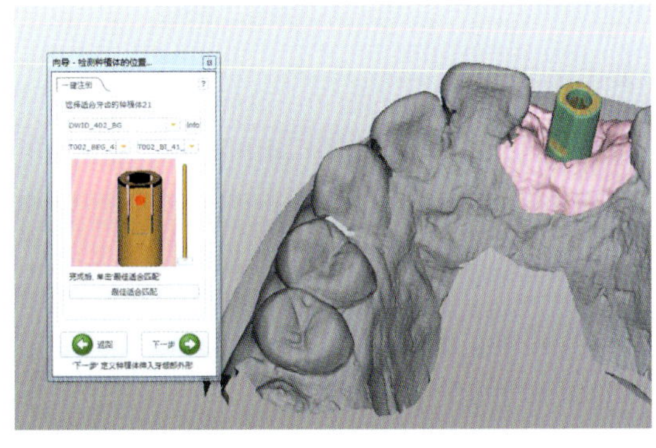

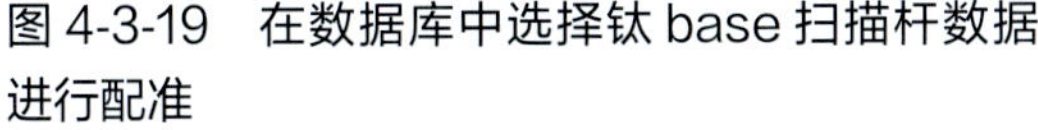

图 4-3-19　在数据库中选择钛 base 扫描杆数据进行配准

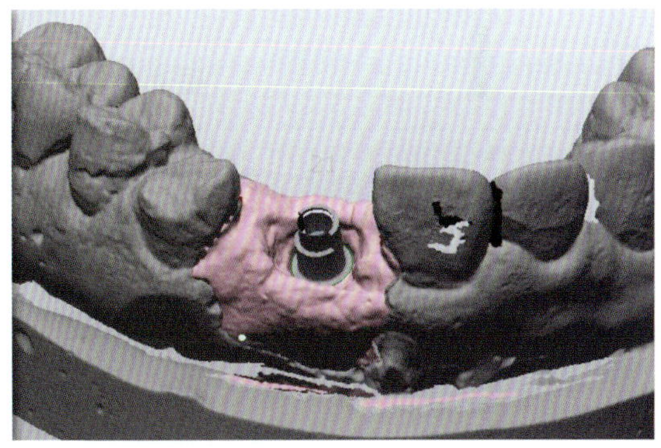

图 4-3-20　确定钛 base 位置信息

3. 基台穿龈部分设计　基台穿龈部分设计与钛基台设计基本相同，经过提取牙龈袖口轮廓（图 4-3-21）、设计预期修复体、设计基台边缘位置和穿龈轮廓（图 4-3-22）等步骤，完成钛 base+氧化锆基台穿龈部分的形态设计。

4. 基台修复连接部分设计　参考钛基台设计部分完成氧化锆基台穿龈部设计，设计内容包括：预期修复体就位方向的确定（图 4-3-23）、基台高度和轴面形态的设计（图 4-3-24）。对基台外形进行最终修整，完成氧化锆基台的设计（图 4-3-25）。

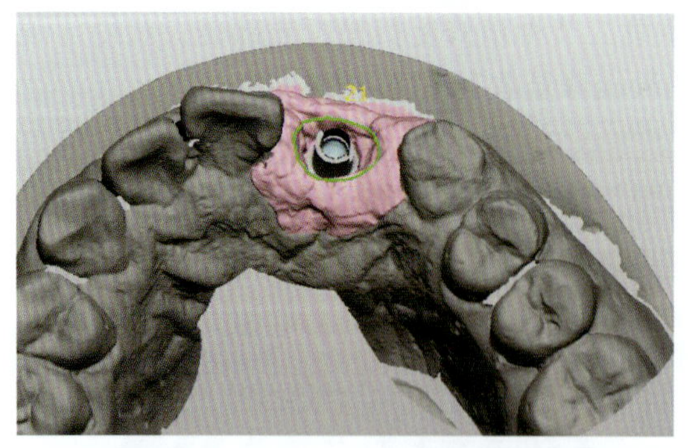

图 4-3-21　提取牙龈袖口轮廓

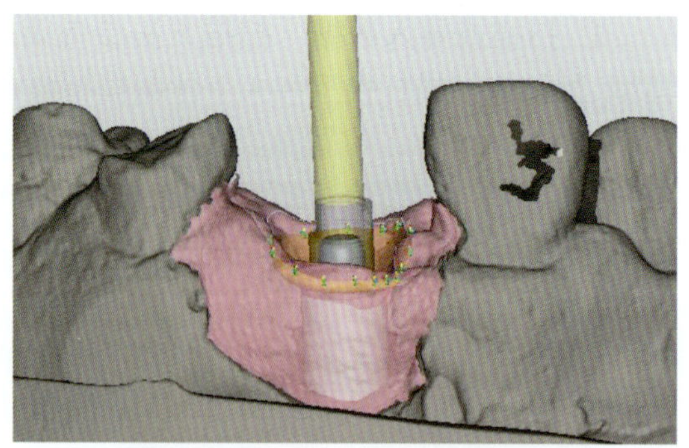

图 4-3-22　穿龈部分形态设计

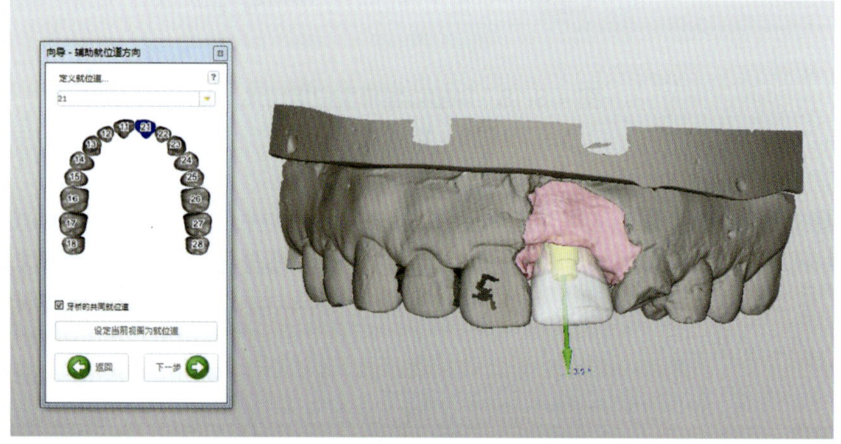

图 4-3-23　确定修复体就位方向

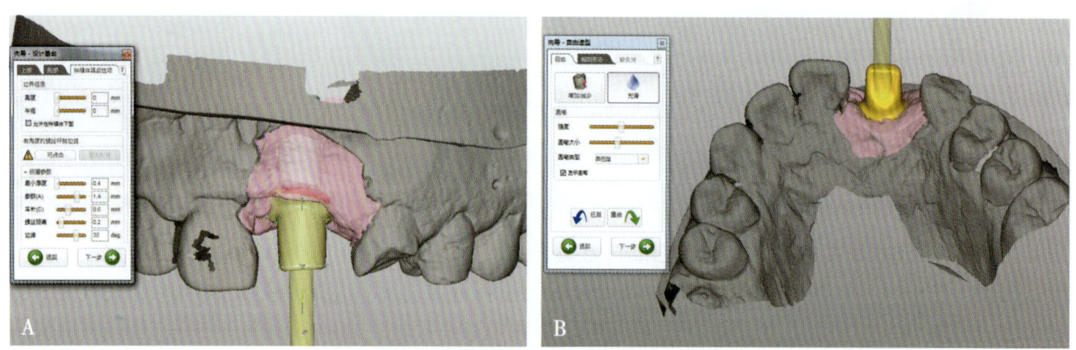

图 4-3-24　基台高度和轴面形态的设计

A. 基台高度设计　B. 基台轴面形态设计

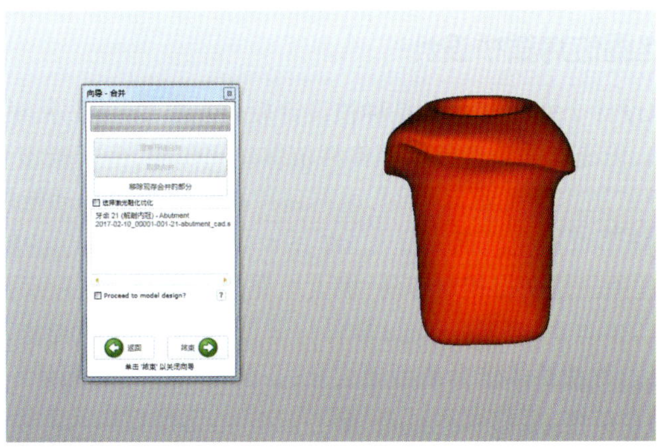

图 4-3-25　设计完成的氧化锆基台

后期经数控切削设备加工完成的氧化锆基台及钛 base+基台的模型就位情况如图 4-3-26，图 4-3-27 所示。

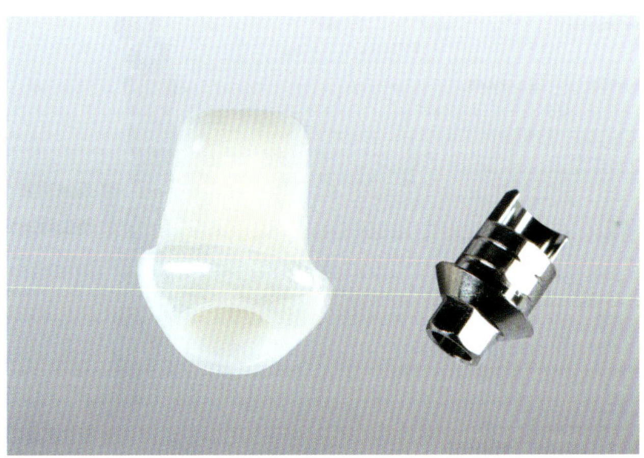

图 4-3-26　数控切削制作的氧化锆基台

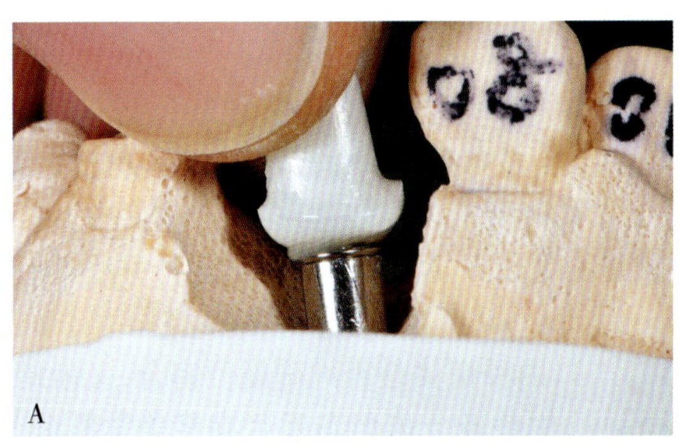

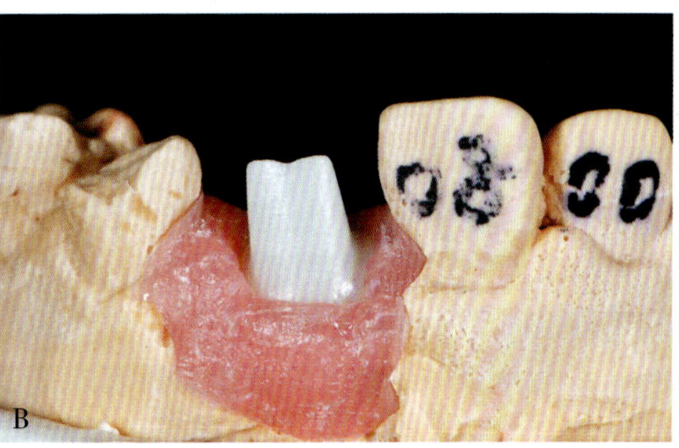

图 4-3-27　氧化锆基台+钛 base 的模型就位情况
A. 氧化锆基台+钛 base 的粘接　B. 基台就位完成

二、种植螺丝固位烤塑桥设计

使用 CAD 技术设计个性化基台只是种植设计软件功能的一部分，更主要的应用在于设计种植螺丝固位桥。传统借助铸造技术制作种植螺丝固位桥，由于蜡型变形、铸造缺陷等种种问题难以解决，导致制作精度难以控制，达不到种植修复精确被动就位的临床要求，同时金属内部的质量缺陷不可避免。而 CAD/CAM 技术精确、可靠、灵活的特点，使得制作符合临床需求的种植螺丝固位桥变得相对容易，极大地促进了螺丝固位技术在临床的广泛应用。

此病例为上颌“all on 4”修复，exocad 软件订单设置如下：上颌种植基牙选择蜡型回切，种植类型为螺丝固位；种植桥体选择蜡型缺失牙；下颌模型选为对颌牙。订单中褐色表示种植基牙，红色表示蜡型桥体，紫色表示对颌（图 4-3-28）。选择扫描人工牙龈和对颌模型。

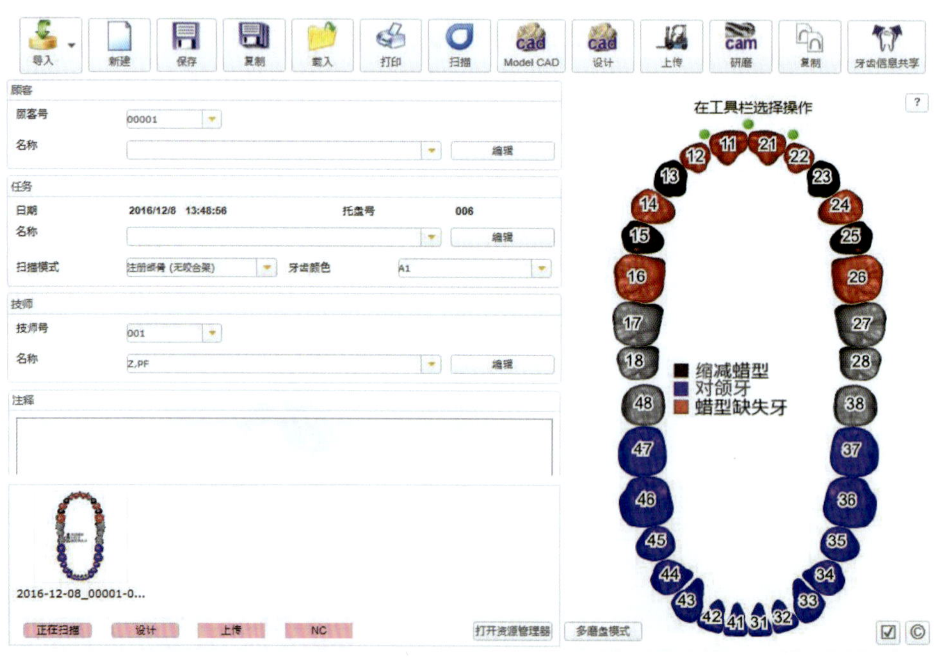

图 4-3-28　种植螺丝固位桥设计订单界面

（一）制作种植美学功能蜡型

1. CAD 设计之前，需要先在种植石膏模型上制作美学功能蜡型。在种植基台上安装临时基台，并用红色树脂将基台连接起来起到加强作用，由技师手工制作出种植美学功能蜡型（图 4-3-29，图 4-3-30）。目前最新的方法可以直接扫描模型及咬合信息，在设计软件中直接设计出义齿的外形，然后切削树脂盘生成试戴树脂桥，更加方便快捷。其具体设计方法类似后述种植固定义齿马龙桥的设计。

2. 临床试戴蜡型　检查蜡型所有的基台接口与口内种植体是否准确就位密合，义齿蜡型的咬合关系是否正确，蜡型前牙的露唇度、丰满度、中线及牙齿形态是否满足美学要求。目的是在制作螺丝固位桥前，规划出义齿的最终修复形态，以便确保种植螺丝固位桥制作的准确性和可靠性（图 4-3-31）。

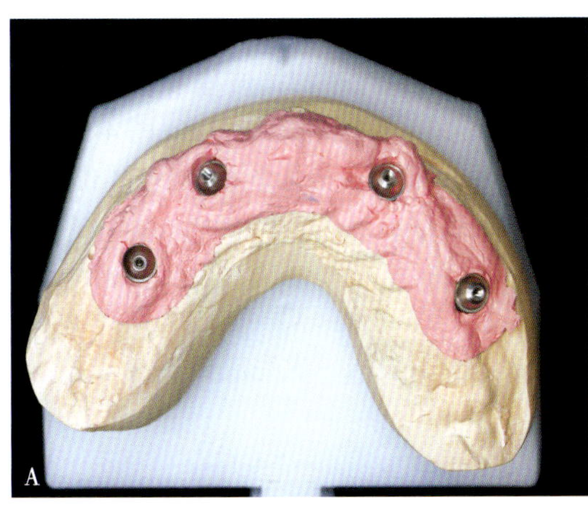
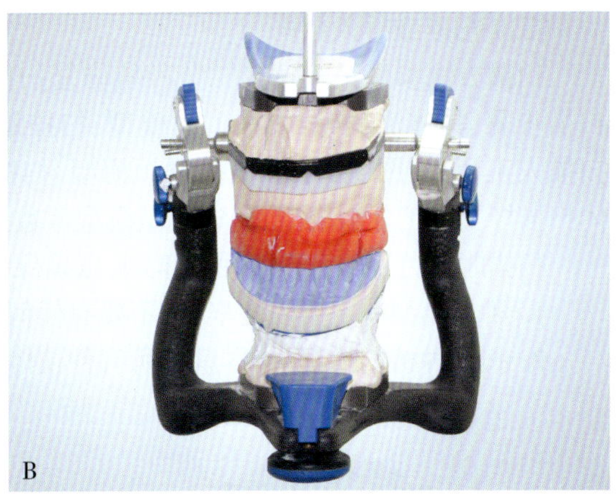

图 4-3-29　种植模型及常规上𬌗架
A. 种植模型准备　B. 常规完成上𬌗架

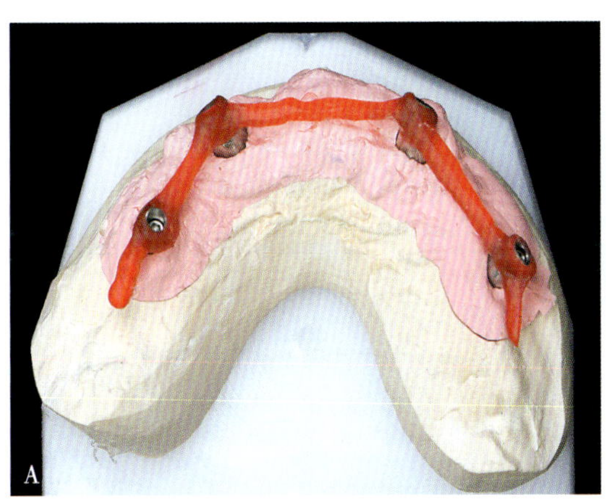
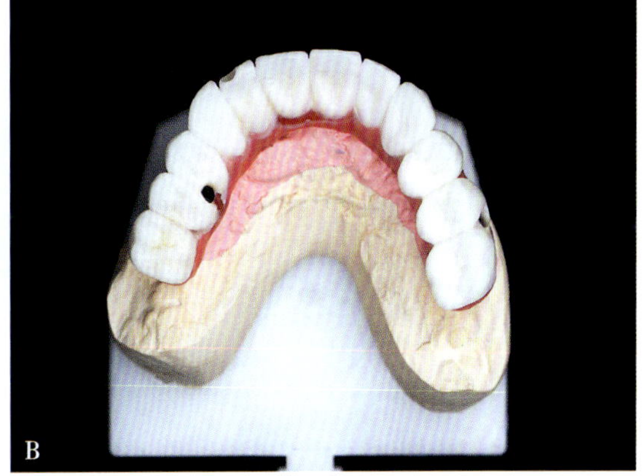

图 4-3-30　制作美学功能蜡型
A. 美学蜡型制作前准备　B. 美学功能蜡型制作完成

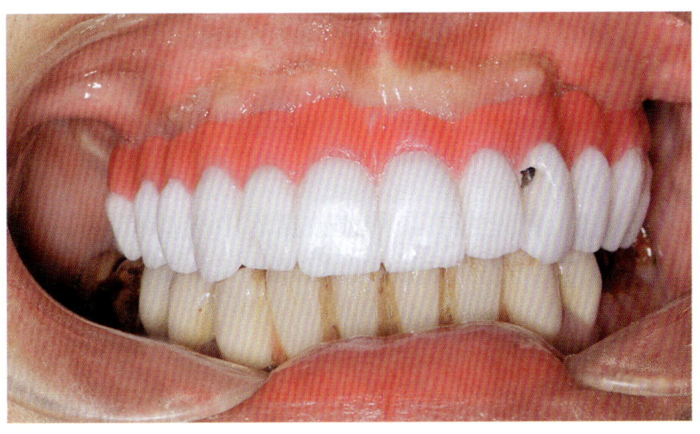

图 4-3-31　口内试戴美学功能蜡型

（二）扫描或导入数据

扫描方法参考第三章第二节种植修复扫描工艺部分，区别在于扫描流程中增加了蜡型扫描步骤，具体流程为：扫描工作模型、扫描蜡型（图 4-3-32）、扫描种植扫描杆（图 4-3-33）、扫描人工牙龈（图 4-3-34）、扫描对颌模型、扫描咬合关系。最终获得牙颌模型、各牙位种植体扫描杆及人工牙龈模型、美学蜡型模型等数据（图 4-3-35）。

扫描时要特别注意以下两点事项，以确保扫描的准确性。

1. 种植模型一定要固定牢靠，不要有任何模型晃动。
2. 扫描种植扫描杆时，尽量把所有种植体同时安装上扫描杆，一次完成扫描。

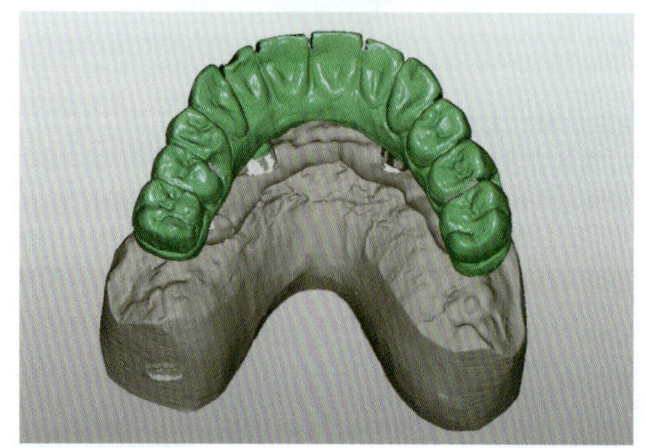

图 4-3-32　扫描工作模型及美学蜡型

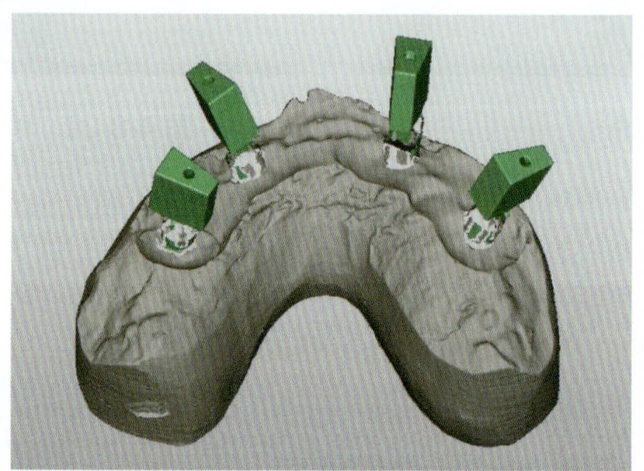

图 4-3-33　一次性扫描多牙位种植扫描杆

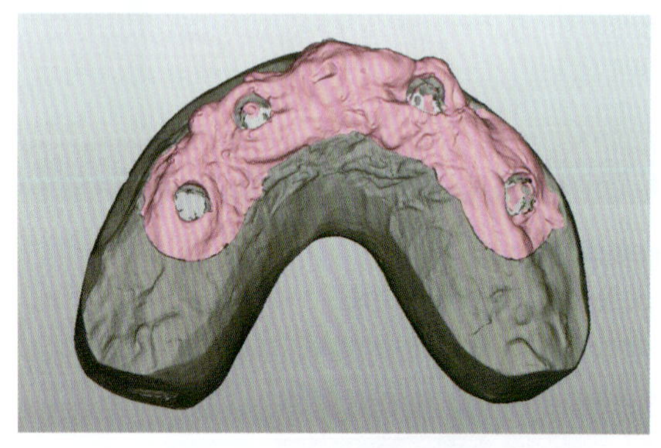

图 4-3-34　扫描人工牙龈

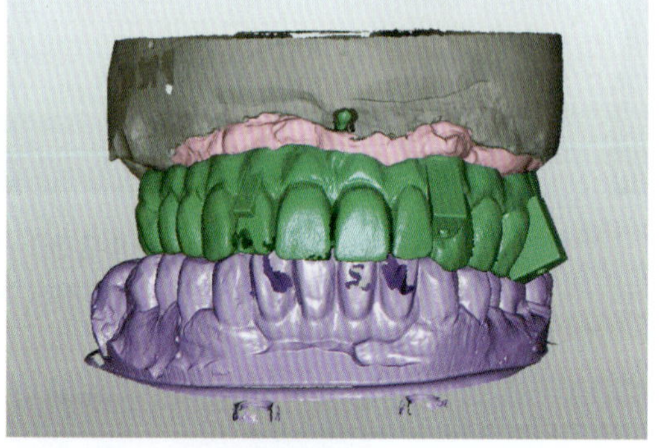

图 4-3-35　种植修复模型扫描结果

（三）种植体连接部分设计

运行 exocad 设计软件后，首先需要在种植数据库中选择相应种植系统的扫描杆数据，与钛基台设计部分相同，逐一与模型扫描杆配准（图 4-3-36），从而自动获得种植体的相应位置，并生成种植体连接部分的形态（图 4-3-37）。

（四）穿龈部分设计

根据种植体牙龈袖口轮廓设计种植桥穿龈部分的形态和边缘位置（图 4-3-38）。

（五）合成种植桥

种植体连接部分、牙龈轮廓和美学蜡型三者自动合并生成种植桥形态（图 4-3-39）。

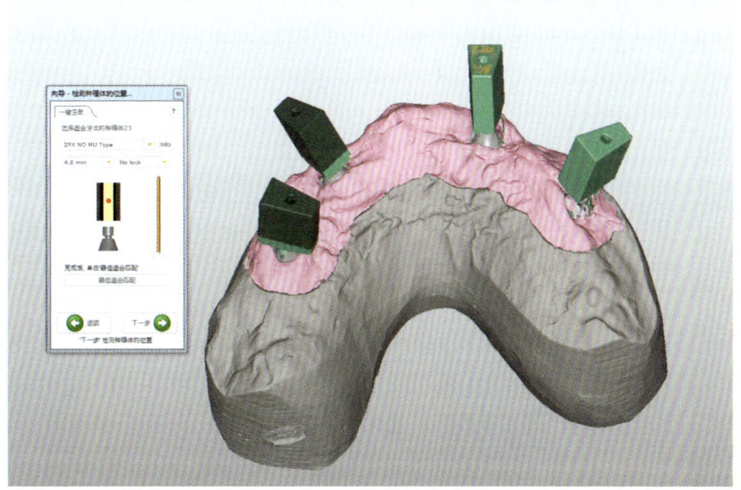

图 4-3-36　数据库扫描杆与模型扫描杆配准

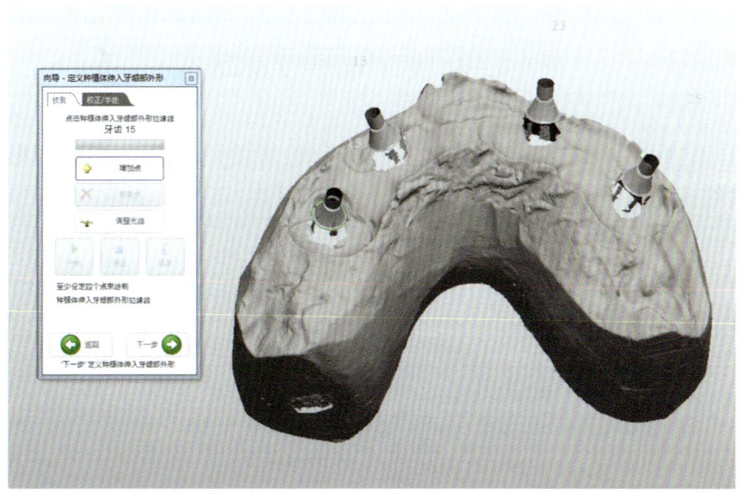

图 4-3-37　生成种植体连接部分形态

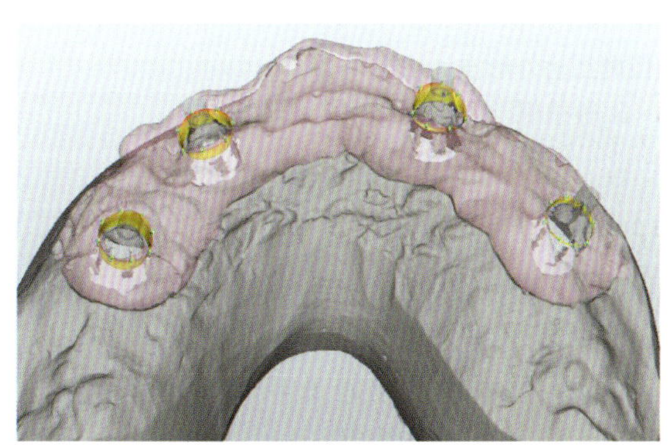

图 4-3-38　种植桥穿龈轮廓的设计

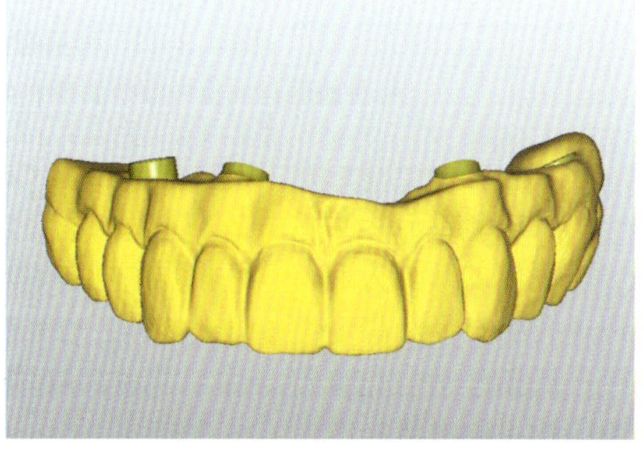

图 4-3-39　合并生成种植桥模型

（六）回切

利用软件的回切功能，将种植桥美学蜡型的解剖形态进行回切，预留出足够的烤塑饰面空间（图 4-3-40）。

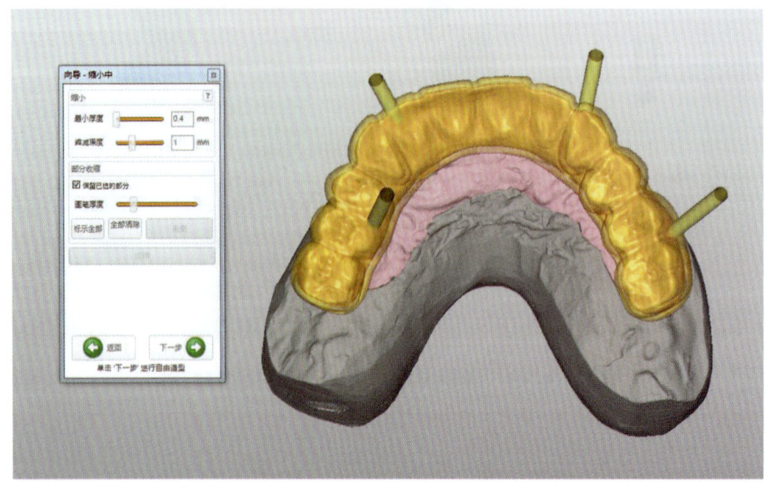

图 4-3-40　回切种植桥美学蜡型形态

回切后的固位桥外形很难达到理想的设计要求，可使用软件的加减塑形工具进行精细的外形修整，最终完成螺丝固位烤塑桥的外形设计（图 4-3-41）。

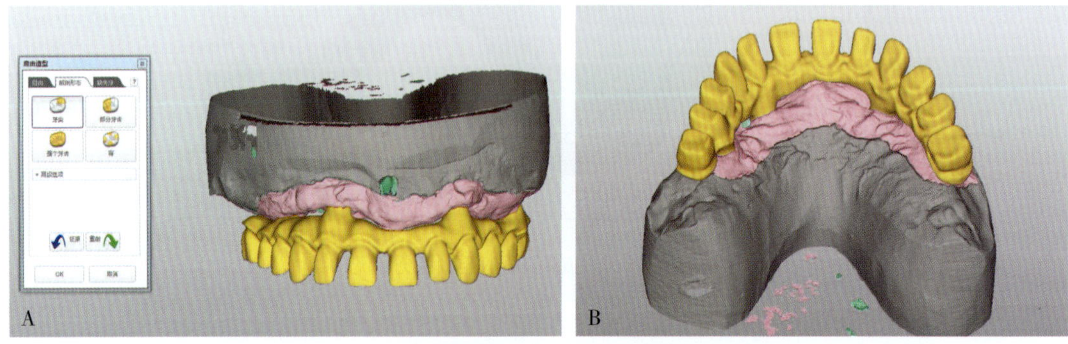

图 4-3-41　种植螺丝固位烤塑桥外形设计结果

A. 种植螺丝固位烤塑桥唇颊侧外形　B. 种植螺丝固位烤塑桥腭侧外形

（七）螺丝孔设计

螺丝的开孔方向是软件根据种植体位置自动生成的，技师可以根据实际需要设定、更改螺丝孔的直径和高度位置（图 4-3-42），最终完成种植螺丝固位烤塑桥的设计（图 4-3-43）。

后期经数控切削设备加工完成的种植固位桥的模型就位情况如图 4-3-44 所示，最终完成的临床修复体如图 4-3-45 所示。

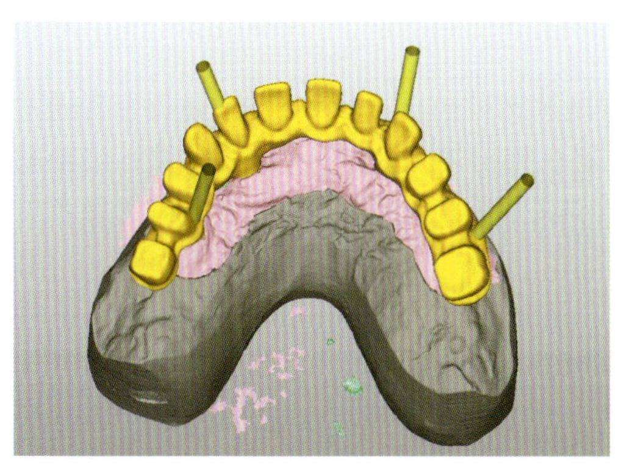

图 4-3-42　螺丝孔方向及位置设计

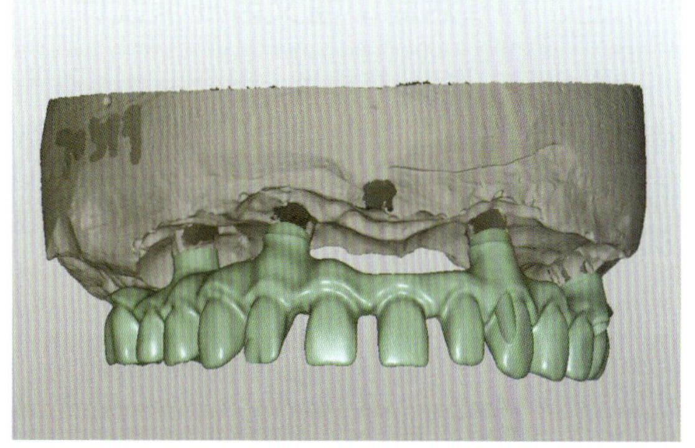

图 4-3-43　种植螺丝固位烤塑桥设计结果

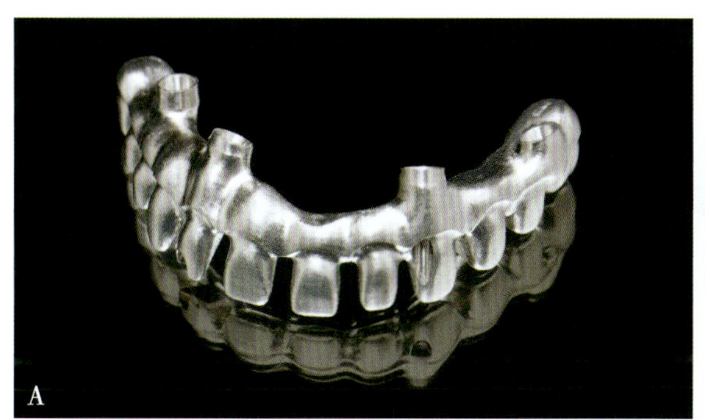

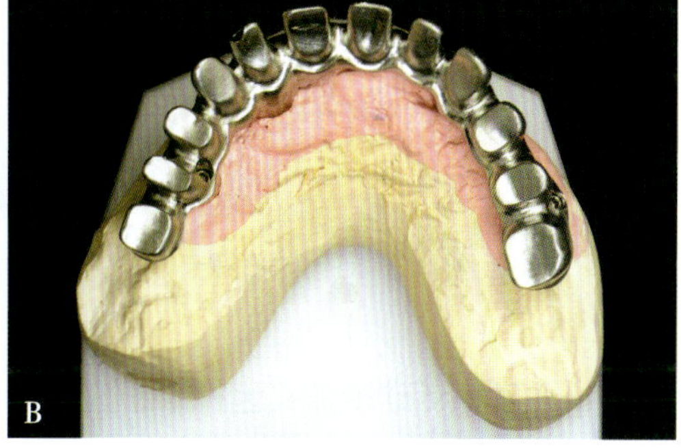

图 4-3-44　数控切削制作的种植固位桥
A. 正面观　B. 模型就位后殆面观

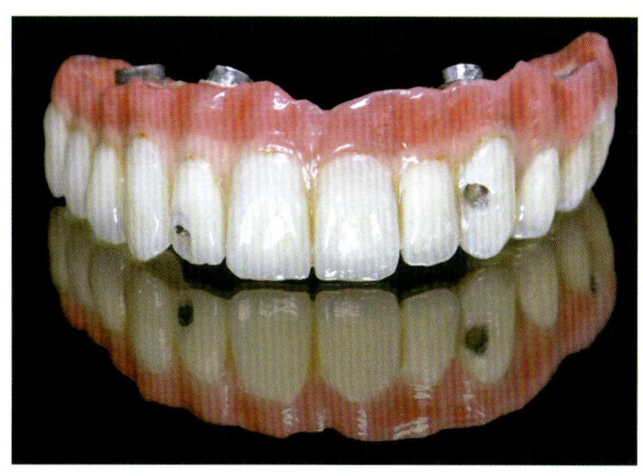

图 4-3-45　光固化树脂材料塑形人工牙和牙龈部分的最终修复体

三、种植活动覆盖义齿杆卡设计

在实际工作中，有相当一部分患者因条件的限制选择种植2~4枚种植体，此类患者通常适合行种植覆盖义齿杆卡修复。杆卡通过螺丝固定在种植体上，在杆卡上通常设计出辅助固位装置（图4-3-46），配套的塑料固位垫安装在活动义齿相应的组织面（图4-3-47），患者可以自行摘戴种植覆盖义齿。

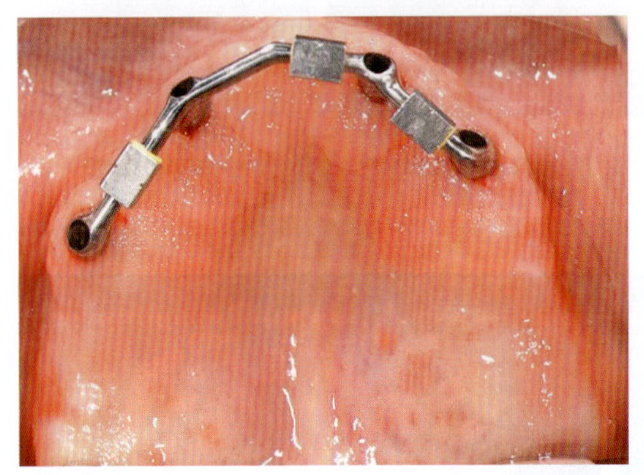

图4-3-46　种植杆卡

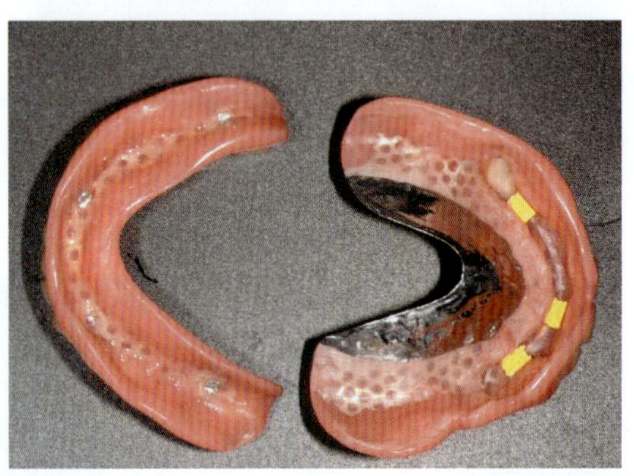

图4-3-47　种植活动覆盖义齿

（一）种植活动覆盖义齿杆卡适应证

1. 咬合空间大，口唇部需要更多支撑的患者。
2. 患者的骨结构不适合植入更多的种植体。
3. 经济条件有限，不能植入更多的种植体。

（二）建单

本病例14、12、22、24牙位为种植体，13、11、21、23牙位为杆卡段位。双击exocad图标，打开设计软件，点击新建，输入客户信息、患者名称、技师等基本信息。

点击14牙位，选择杆卡支柱，材料为钛，种植类型选择螺丝固位，选择分离牙龈扫描和扫描杆扫描，点击确认，然后按着Ctrl键点击12、22、24牙位。

点击13牙位，选择杆卡桥段，材料为钛，选择分类牙龈扫描，然后按住Ctrl键点击11、21、23牙位。

点击下颌任意牙位，选择对颌牙点击确定。

扫描模式选项A型殆架，可进行殆架扫描，点击保存，完成建单（图4-3-48）。

（三）扫描

市面上现有最新款扫描仪，扫描精度可达4~5μm。有的扫描仪在扫描软件中添加了扫描杆AI智能对齐功能，提高了种植螺丝固位桥及杆卡设计的精度和可靠性。同时可以自由更改扫描时的顺序，并可实现殆架扫描，将模型在殆架中的位置转移至设计软件中的虚拟殆架中，实现更加准确的咬合设计。

1. 本病例模型采用美迪特T系扫描仪进行扫描（图4-3-49）。打开扫描仪电源开关，点击exocad设计软件右上角Medit San for Labs，进入扫描程序。

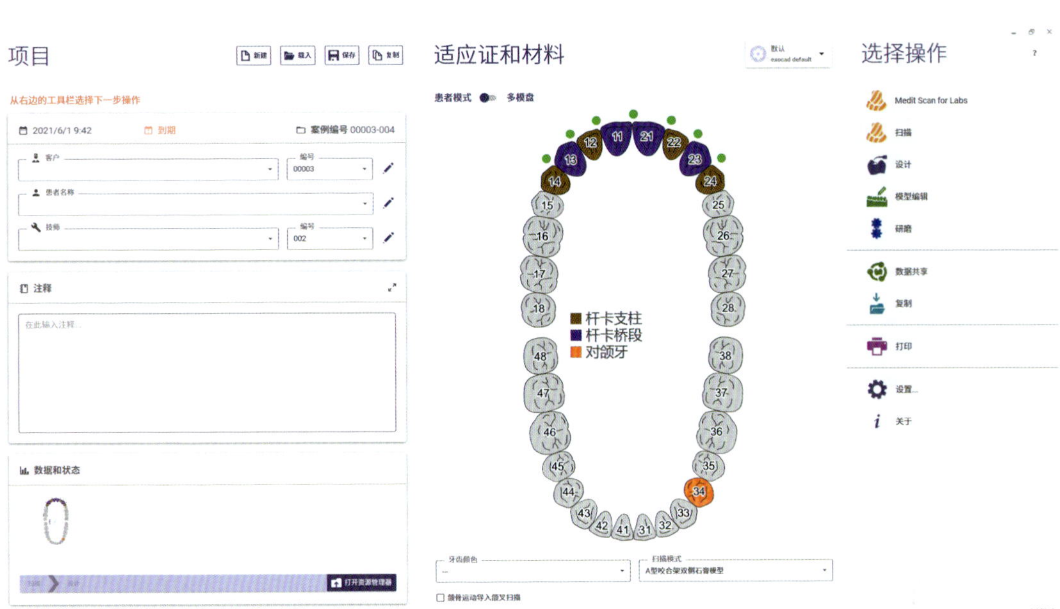

图 4-3-48　建单

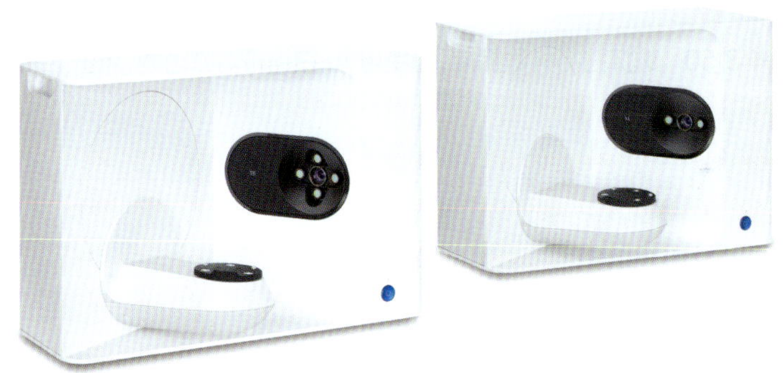

图 4-3-49　美迪特 T 系列扫描仪

2. 扫描策略通常软件会根据建单信息自动给出扫描策略，在此可以自己添加使用扫描数据库进行 AI 智能对齐功能（图 4-3-50）。如果有蜡型扫描，也可以选择是否扫描蜡型底部扫描，这样蜡型将分为两步扫描，可以将蜡型的所有细节完全获取。

3. 在扫描杆数据库窗口，从数据库选择牙齿号码及对应的扫描杆数据（图 4-3-51）。

扫描软件中预先安装了官方认证的各个品牌种植体数据库，也可以自行添加第三方的数据库。

4. 扫描上颌模型　把上颌模型连带可吸底座放入专用咬合底座，装入扫描仪吸盘内，调节扫描高度，然后扫描上颌模型（图 4-3-52）。

5. 扫描种植扫描杆　应注意尽量将所有的种植体都安装上扫描杆，同时进行扫描，以减少扫描误差，并且扫描杆要保持清洁干净。如果是金属扫描杆必须保持清洁干净，并在均匀喷上扫描粉后进行扫描（图 4-3-53）。

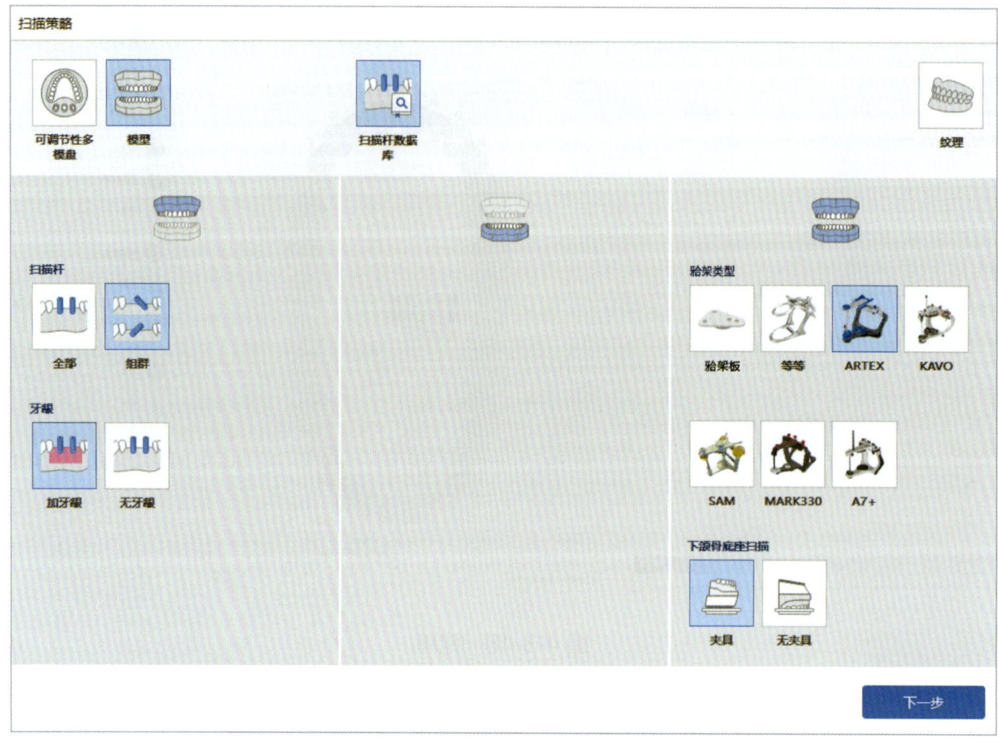

图 4-3-50　选择扫描杆数据库，可使用 AI 扫描杆对齐功能，点击下一步

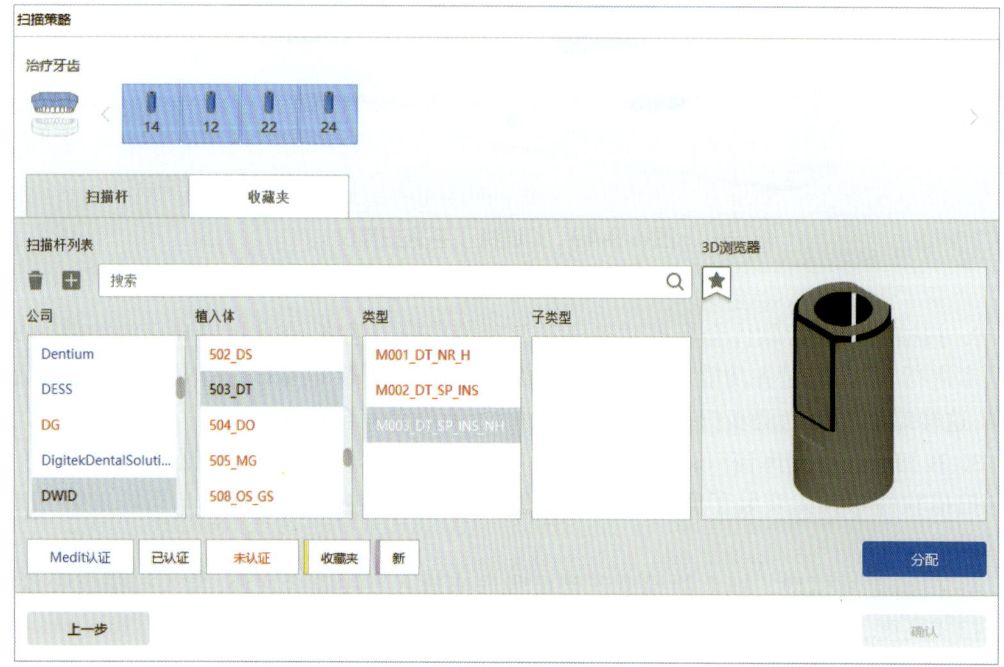

图 4-3-51　选择种植数据库类型

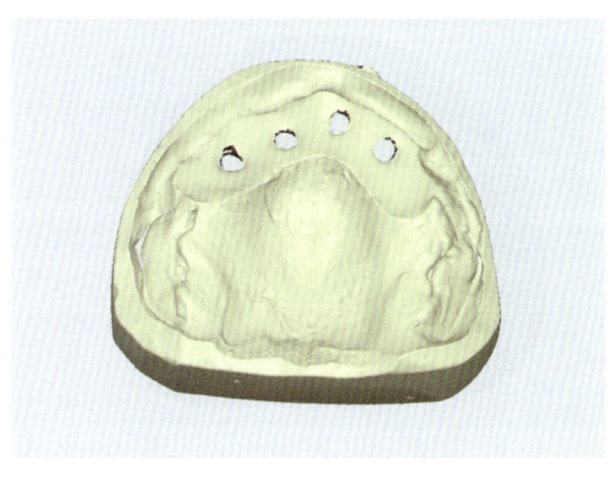

图 4-3-52　扫描上颌石膏模型

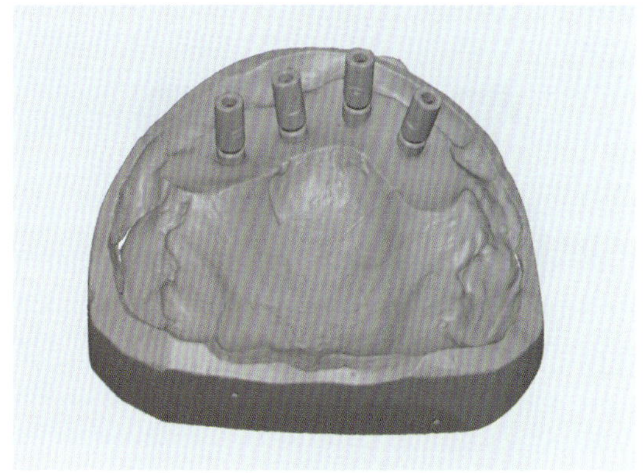

图 4-3-53　扫描上颌种植扫描杆

6. 扫描上颌牙龈　拧下种植扫描杆，将人工牙龈戴入模型，由于有的人工牙龈会反光和透光，影响扫描效果，故最好在其表面均匀喷上扫描粉后再进行扫描（图 4-3-54）。

7. 扫描下颌模型　从扫描仪上取下上颌模型，把下颌模型连带可吸底座放入专用咬合底座，装入扫描仪吸盘内，调节扫描高度，然后扫描下颌模型（图 4-3-55）。

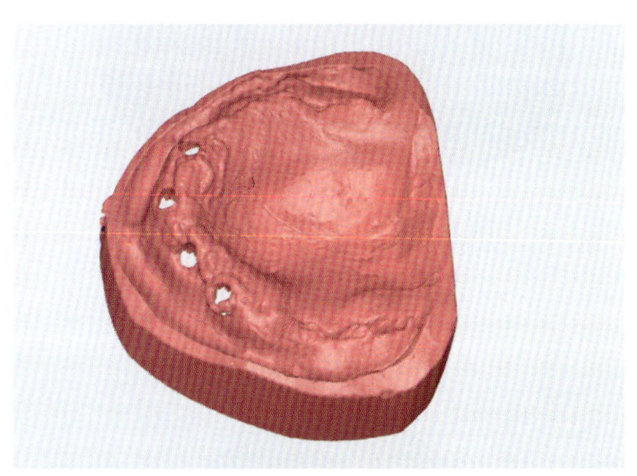

图 4-3-54　上颌人工牙龈扫描完成

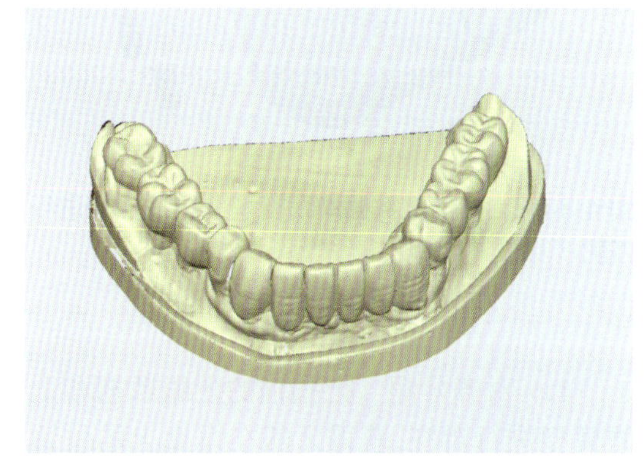

图 4-3-55　下颌模型扫描完成

8. 扫描上下模型咬合关系　先把上下模型装入𬌗架，再把𬌗架放置到扫描仪专用平板上，进行扫描咬合关系。如果上颌模型不在扫描高度范围内，可以把𬌗架倒置安放在扫描仪专用平板上进行扫描（图 4-3-56）。

9. 对齐扫描杆数据　这一步的目的是将工作模型数据和扫描杆数据进行对齐，以获得扫描杆在工作模型的正确三维位置。绿色代表模型的对齐程度非常好（图 4-3-57）。

10. 扫描杆数据库智能匹配对齐　扫描杆数据库 AI 智能匹配功能是最新的功能（图 4-3-58），相对于以前只能在设计软件中对齐，其提高了数据对齐的准确度，制作的螺丝固定种植桥的密合度和被动就位在实际工作中得到了验证。方法是：在蓝色的扫描杆上选取一个点，然后点击模型上相应扫描杆的同一位置，就可以实现扫描杆智能匹配，检查无误后依次对齐所有扫描杆数据（图 4-3-59）。

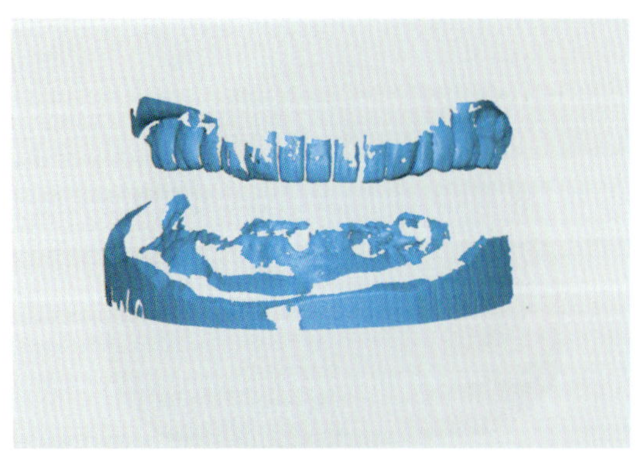

图 4-3-56　带𬌗架扫描咬合关系，此咬合关系为倒置𬌗架扫描获得

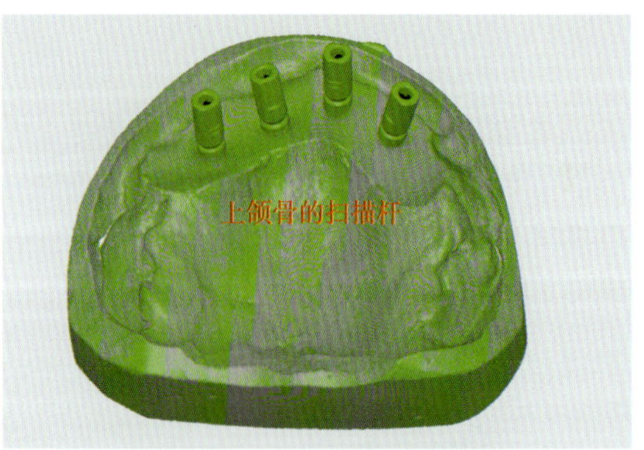

图 4-3-57　对齐扫描杆数据

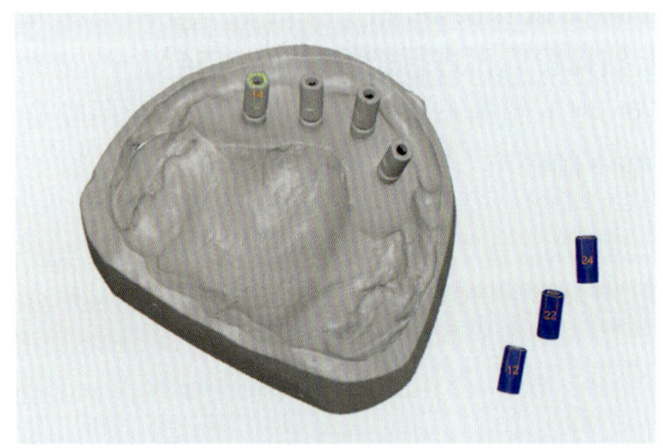

图 4-3-58　扫描杆数据库和模型上的扫描杆进行匹配

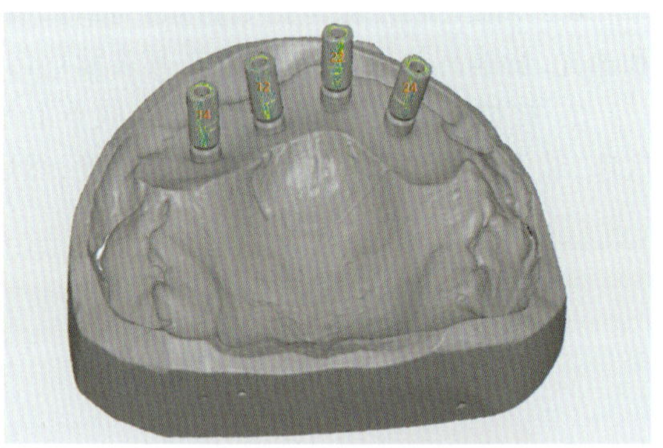

图 4-3-59　扫描杆对齐完成

11. 对齐牙龈　把扫描的牙龈数据和上颌模型进行对齐，获得牙龈在模型上的位置（图 4-3-60）。

12. 对齐咬合关系　把上颌和下颌模型与咬合关系进行对齐，获得上下模型的准确咬合关系（图 4-3-61）。

13. 合并运算扫描数据　对齐完成后，进行数据的合并运算，删除多余的扫描数据，完成扫描过程（图 4-3-62）。

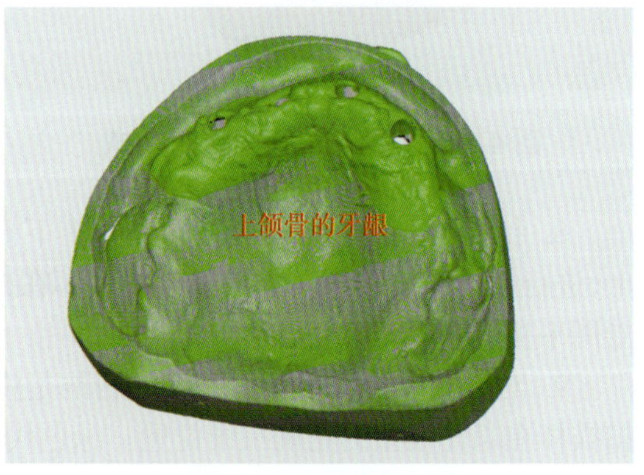

图 4-3-60　牙龈和模型对齐完成

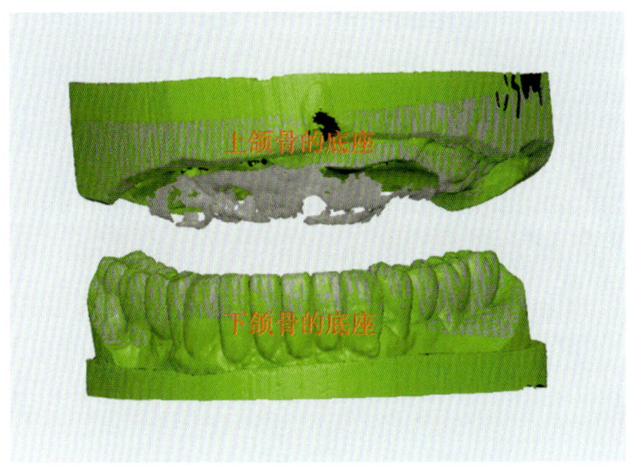

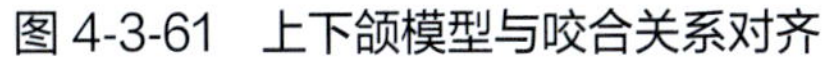
图 4-3-61 上下颌模型与咬合关系对齐

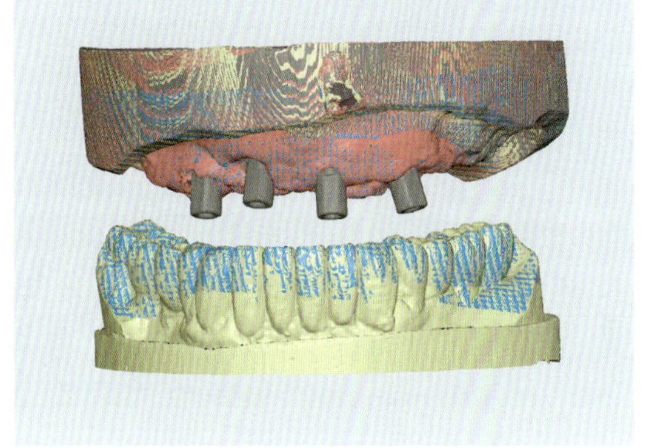
图 4-3-62 数据合并运算

（四）设计

1. 在人工牙龈模型上勾画牙龈袖口轮廓　点击 exocad 设计图标，进入设计界面，种植体接口的数据会自动显示出来。然后和基台设计一样依次勾画出牙龈袖口轮廓（图 4-3-63）。

2. 虚拟排牙　这一步的主要目的是排列出牙齿的大致位置，再设计杆卡作为杆位置和高度的参考（图 4-3-64）。如果提前在模型上排好义齿蜡型，可将其扫描后作为术前模型进行参考，则虚拟排牙这一步可以忽略。

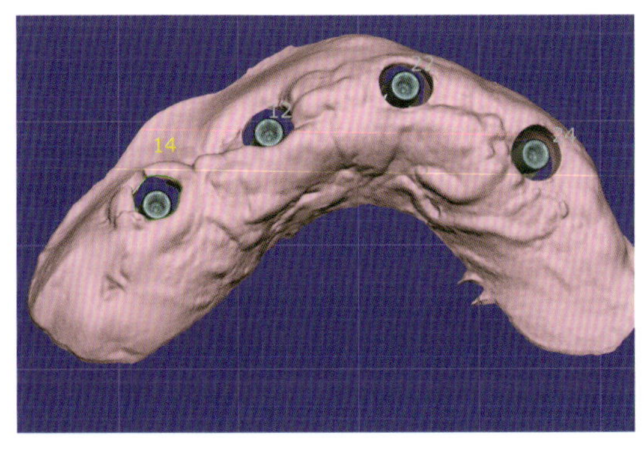
图 4-3-63 勾画牙龈袖口轮廓

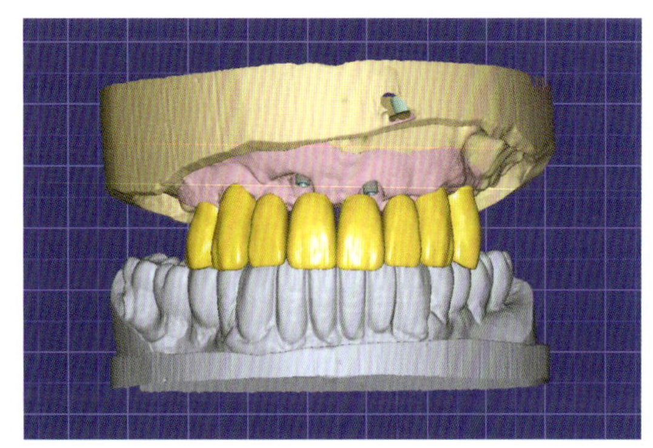
图 4-3-64 虚拟排牙，作为杆设计时的参考

3. 杆卡穿龈部分设计　首先把穿龈部分的边缘高度调整至与牙龈平齐，其次把穿龈部分的外形与牙龈调整为密合接触（图 4-3-65）。

4. 杆卡上部外形的初步设计　软件会自动给出杆上部的初步外形结构，需要技师进行精细调整。调整内容包括：杆卡的尺寸参数（参考预成杆附着体厂家尺寸）、共同就位道（参考工作模型的倒凹情况）、颊舌向位置和宽度（参考虚拟排牙位置，杆位置稍偏牙齿的舌侧，以便预留出排牙的空间）、杆高度（通常高度为 4mm）、杆底部与牙龈轻接触或空开（参考医生的要求）（图 4-3-66）。

5. 杆卡外形的自由造型　种植杆卡外形初步设计完成后，下一步就进入自由造型设计。此病例杆卡位于种植体的舌侧较多，种植体上的种植支柱和杆卡之间留有缝隙，没有连

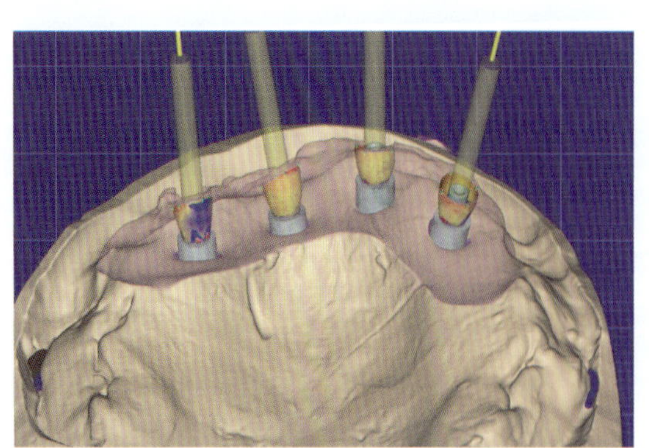
图 4-3-65 穿龈部分的设计

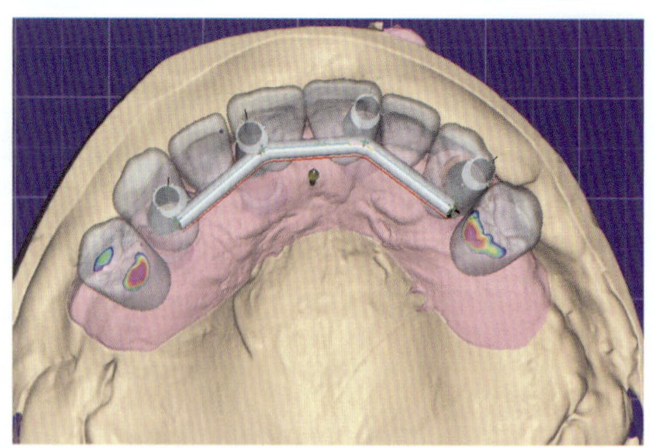
图 4-3-66 杆卡上部外形初步设计

接成为一体，此时可以利用块状附着体添加在杆和支柱之间，将两者连接为一体，以具有足够的强度（图 4-3-67）。

然后利用添加和光滑工具，将杆外形的不足部分和棱角部分进行添加和光滑，完成杆卡上部结构的设计（图 4-3-68）。

6. 合并完成 最后将杆卡接口部分、穿龈部分、杆卡上部外形合并保存为一体数据，设计完成（图 4-3-69）。

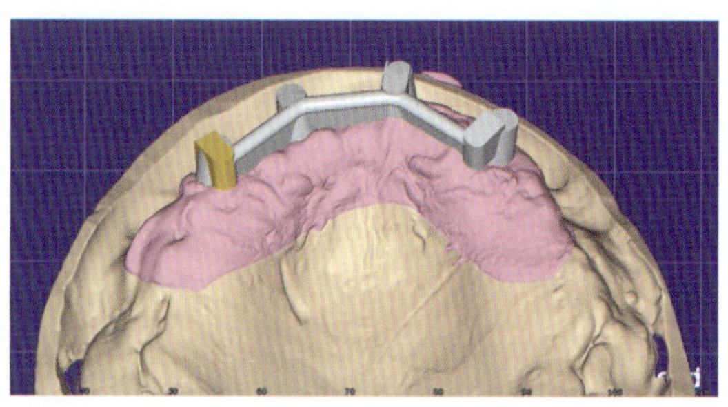
图 4-3-67 利用块状附着体添加在杆和支柱之间，将两者连接为一体

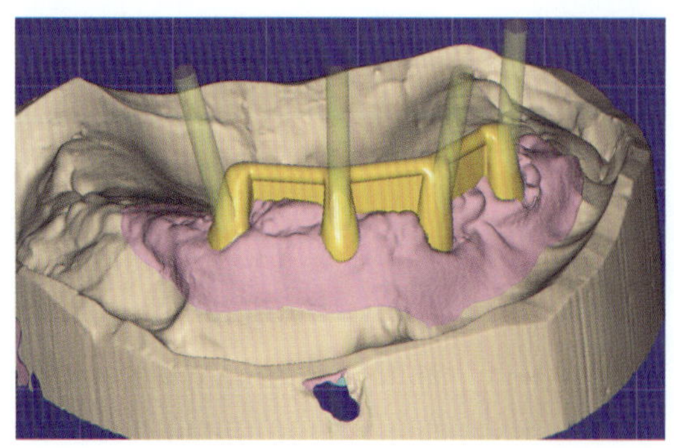
图 4-3-68 杆卡外形的自由造型完成

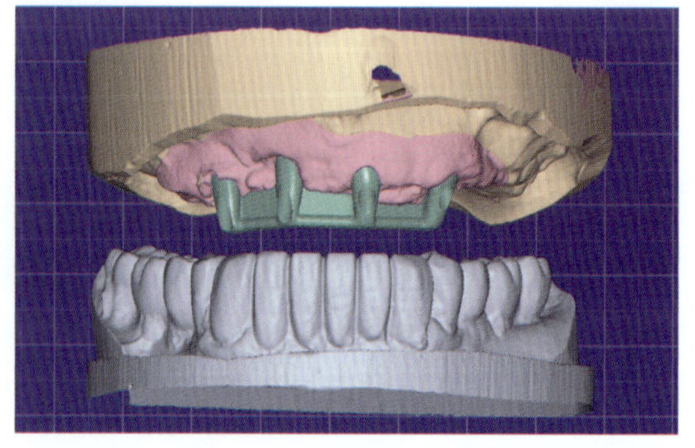
图 4-3-69 杆卡设计合并完成

四、种植固定义齿马龙桥设计

种植马龙桥是种植桥架的一种修复方式，其主要特点是桥架上方的每颗牙齿做出基牙制备外形，在基牙上方预留出烤瓷冠的空间，将来烤瓷冠粘接在桥架基牙上以恢复咬合功能，烤瓷冠边缘下方的桥架部分用红色牙龈烤塑材料恢复软组织外形（图 4-3-70）。

马龙桥设计方法包括：第一种方法是扫描制作好的马龙桥蜡型，设计比较简单，但是蜡型制作会花费很长时间；第二种方法是把临时义齿作为蜡型，在设计软件中对蜡型回切后，

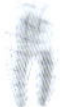

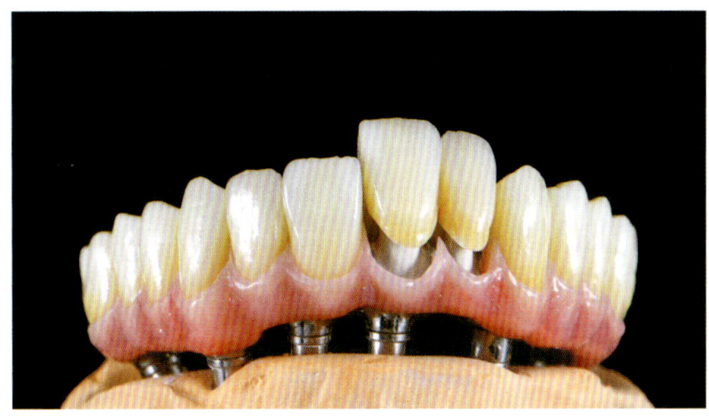

图 4-3-70　种植马龙桥

自由造型修整出基牙外形，这会在软件中花费较长时间。此处采用临时义齿作为参考，利用马龙桥基牙数据库设计基牙部分，虚拟人工牙龈功能设计桥架连接部分，比较节省时间，基牙外形也比较标准。

(一) 建单

1. 种植体部分的基牙建单　建单选项为解剖蜡型、材料为钛、螺丝固位、术前扫描、分离牙龈扫描、设计数字蜡型、设计虚拟牙龈(图 4-3-71)。

2. 桥体基牙建单　建单选项为蜡型缺失牙、材料为钛、术前扫描、分离牙龈扫描、设计数字蜡型、设计虚拟牙龈(图 4-3-72)。

3. 将每颗牙之间的连接体点点击变为绿色，代表所有牙连为整体设计(图 4-3-73)。

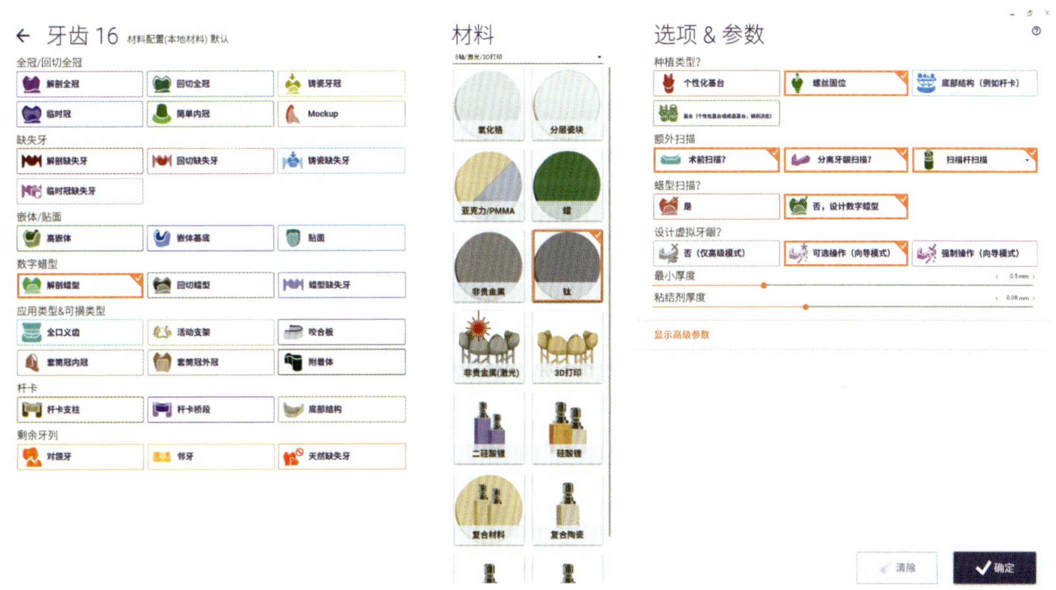

图 4-3-71　种植体部分的基牙建单

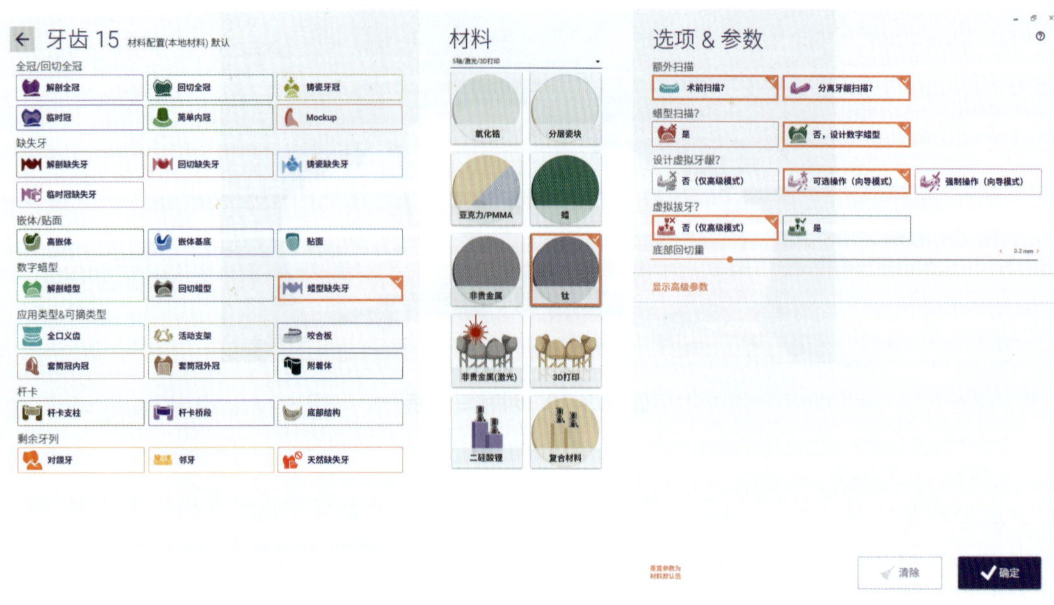

图 4-3-72　桥体基牙建单选项

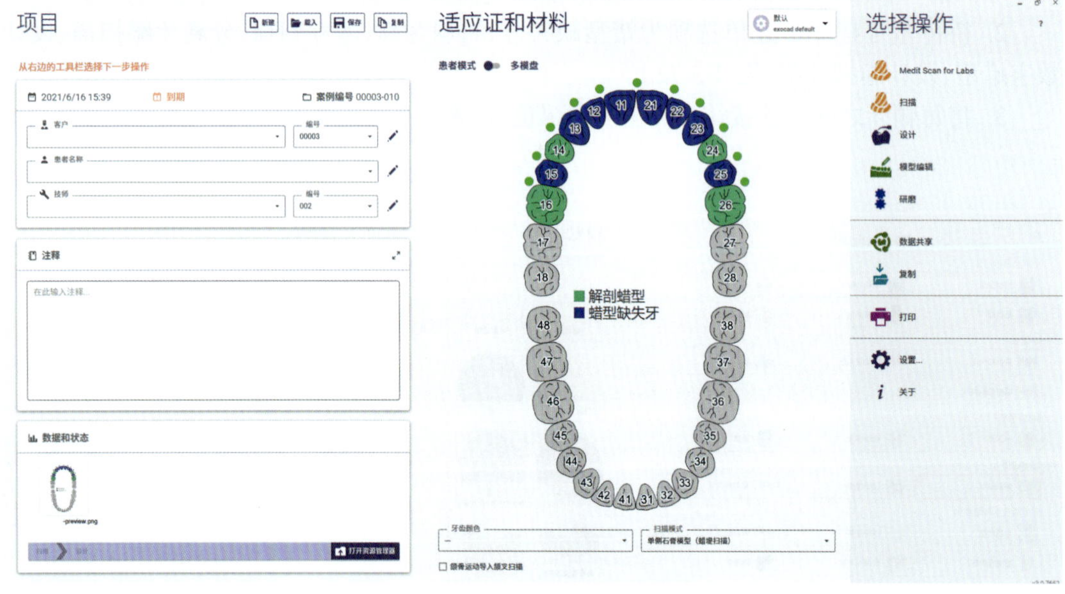

图 4-3-73　绿色点示牙齿连为整体设计

（二）扫描

扫描的方法与杆卡基本相同，只是增加了术前扫描的步骤。

（三）设计

1. 种植接口部分设计运行 exocad 设计软件，选择相应的种植数据库，与扫描杆进行匹配对齐（图 4-3-74），其基本方法同基台接口部分设计。如果在扫描时已经选择扫描杆智能对齐功能，这一步软件会自动跳过。

2. 马龙桥基牙部分设计　接下来，软件会自动调出系统默认的牙型数据库，需要更换为专用马龙桥牙型数据库（图 4-3-75，图 4-3-76）。

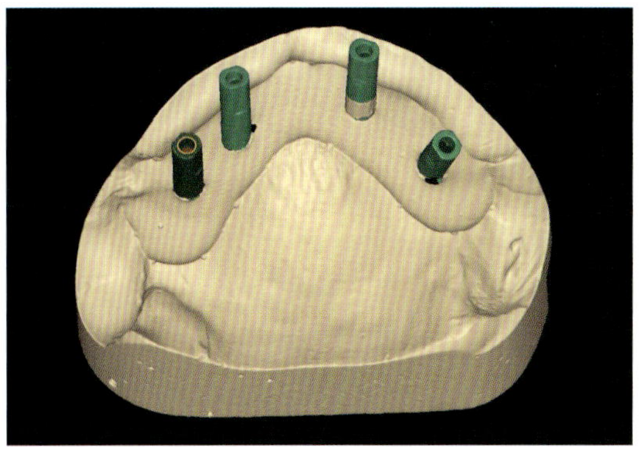

图 4-3-74　数据库与扫描杆对齐

然后参考术前模型，逐个移动基牙放到相应的牙齿位置，利用旋转将基牙的长轴摆正，再利用缩放工具将基牙的颊舌径、近远中径及𬌗龈径调整到合适大小（图 4-3-77）。

基牙位置和大小摆放合适后，下一步利用自由造型功能，局部细致调整基牙的大小、颈缘线，给烤瓷冠预留出合适的空间，可参考固定义齿备牙要求（图 4-3-78）。

3. 穿龈部分设计方法　同杆卡设计（图 4-3-79）。

4. 虚拟牙龈设计　主要是设计桥架连接部分的外形，将基台接口、穿龈部分、基牙部分整个连接为一体，并在其上留出牙龈瓷的空间。

按照软件的步骤首先进行虚拟牙龈底部设计，方法是从视图方向确定桥架就位道，点击确定，填补软组织的倒凹部分，生成虚拟牙龈底部（图 4-3-80）。

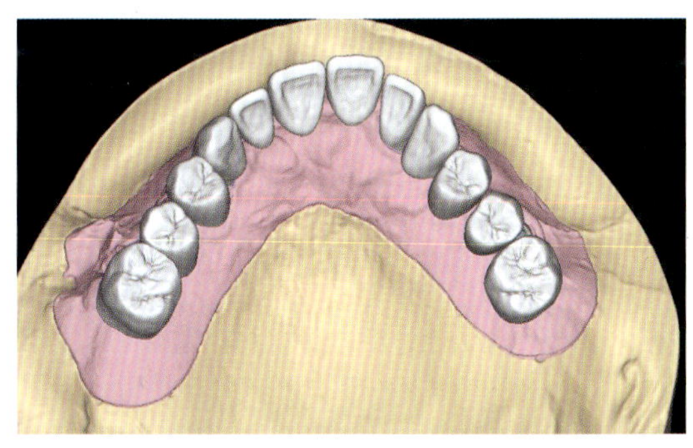

图 4-3-75　牙型数据库需要进行更换

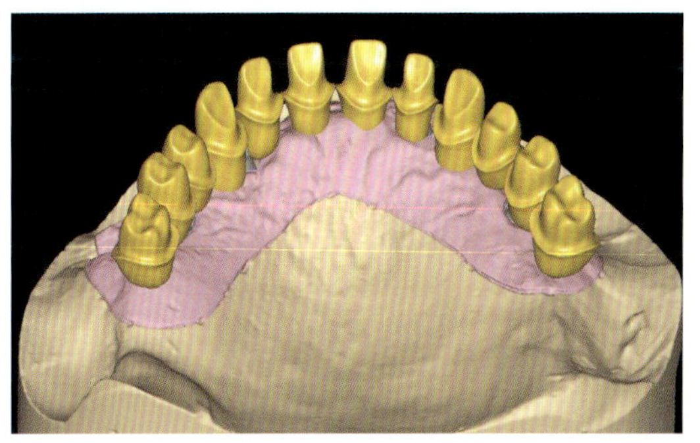

图 4-3-76　更换后的基牙牙型数据库

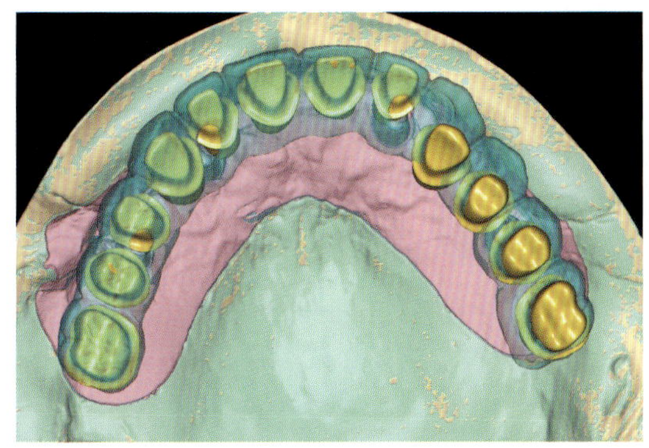

图 4-3-77　根据术前模型摆放基牙的位置和大小

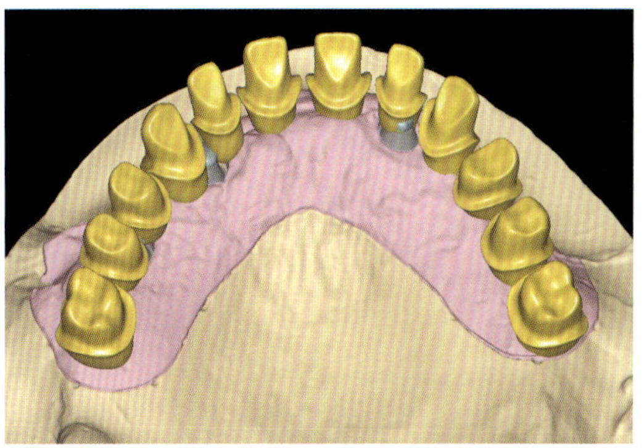

图 4-3-78　利用自由造型功能，局部调整基牙的大小

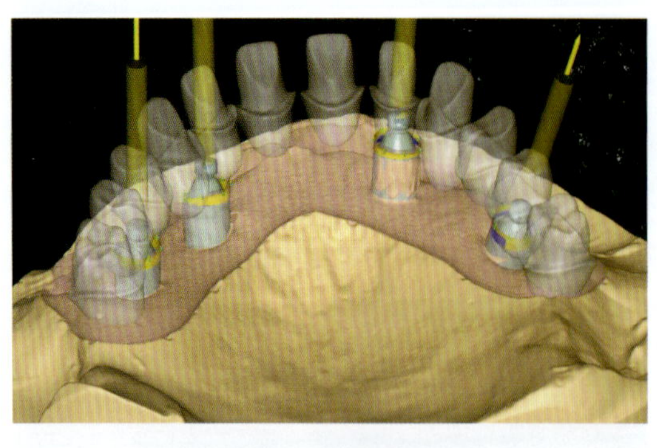

图 4-3-79　穿龈部分设计

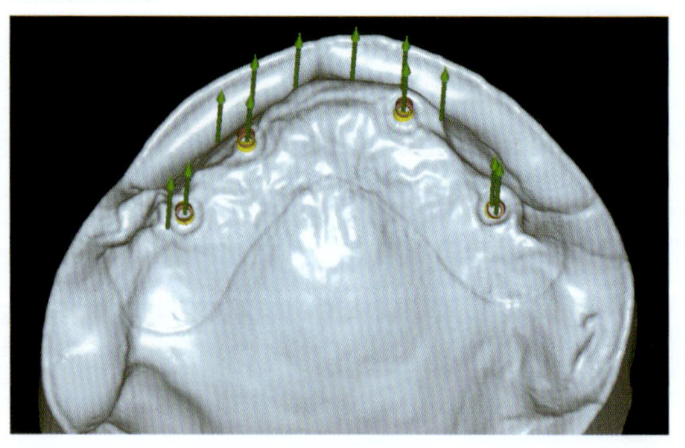

图 4-3-80　按桥架就位道生成虚拟牙龈底部

在虚拟牙龈底部上画出牙龈的大致范围（图 4-3-81）。软件会按照预设值计算出虚拟牙龈的基本外形，然后利用牵拉和自由造型功能形成牙龈的大致外形（图 4-3-82）。最后用自由造型功能精细修整形成牙龈的外形（图 4-3-83）。

5. 生成虚拟蜡型　将种植桥架的种植接口、穿龈部分、基牙部分、牙龈部分完整计算为一个整体（图 4-3-84）。计算完成后还需要对桥架与牙龈接触部分的外形进行修整，通常压迫牙龈 0.3~0.5mm 左右，同时种植体周围需要留出清洁通道（图 4-3-85）。

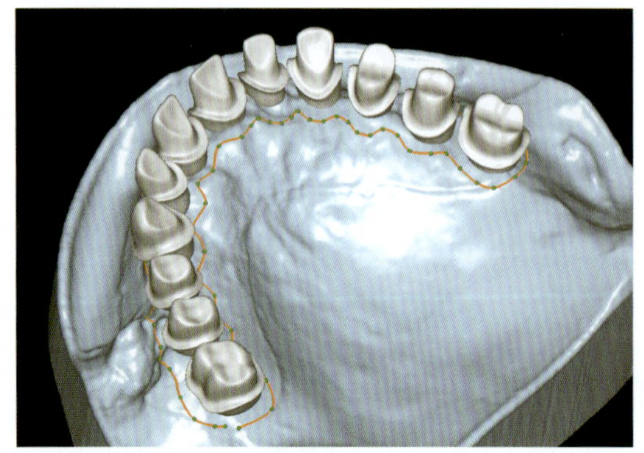

图 4-3-81　画出虚拟牙龈的大致范围

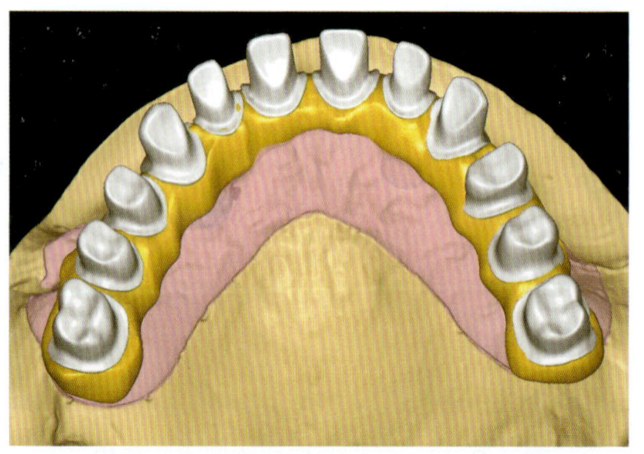

图 4-3-82　利用牵拉和自由造型功能形成牙龈的大致外形

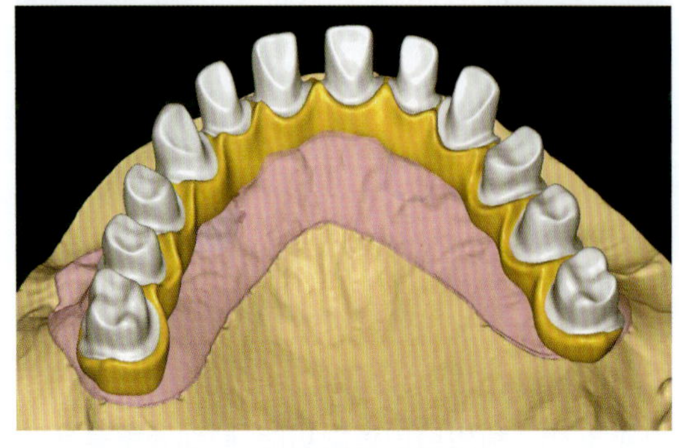

图 4-3-83　精细修整好的牙龈外形

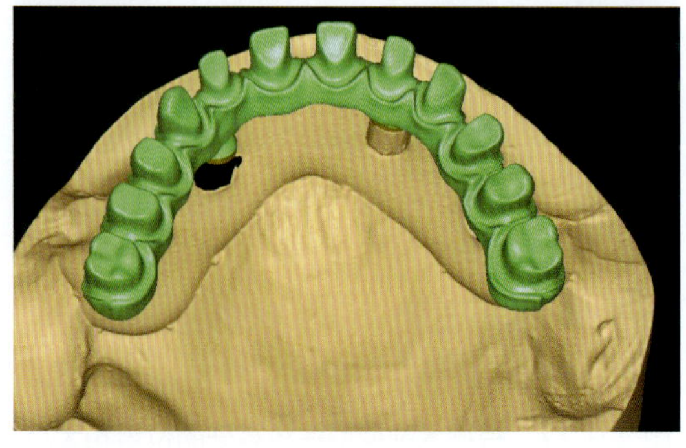

图 4-3-84　生成虚拟蜡型

6. 合并运算　完成最后合并运算，在虚拟蜡型上生成螺丝通道，完成设计（图 4-3-86）。

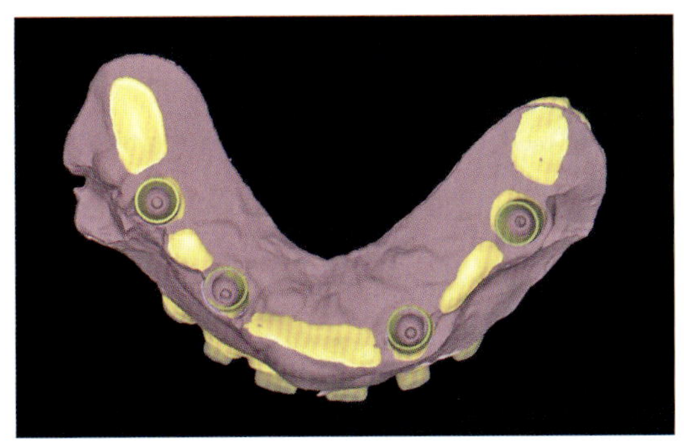

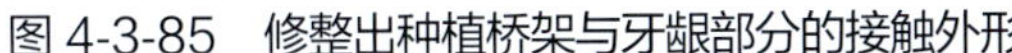

图 4-3-85　修整出种植桥架与牙龈部分的接触外形

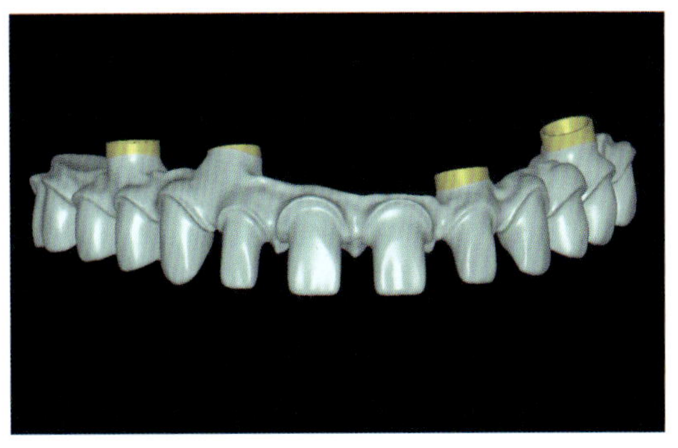

图 4-3-86　合并运算完成，生成马龙桥数据

（赵　创）

第四节　常用口腔辅助治疗装置设计工艺

一、种植导板

精准、微创种植是口腔种植外科的发展方向，以修复为导向的种植理念已被广泛应用于口腔临床。综合应用计算机断层扫描技术、口内三维扫描技术和模型三维扫描技术，可在数字化种植设计软件中完成以修复为导向的种植体植入方案设计，并可将设计方案转换成指导临床手术操作的种植导板，再通过三维打印技术制作完成，实现数字化技术辅助下的种植手术操作。

其中，起到至关重要作用的种植导板是一种个性化口腔辅助治疗装置，它可以将术前虚拟设计的种植体植入位置精准转移到患者口内。种植导板在结构上一般具备以下特征：①组织面与患者口腔解剖结构相吻合；②具有指导钻针实际钻孔方向和深度的导向孔（可置入金属套环）；③可具有冷却窗口、固位钉孔、方向槽等结构（图 4-4-1）。

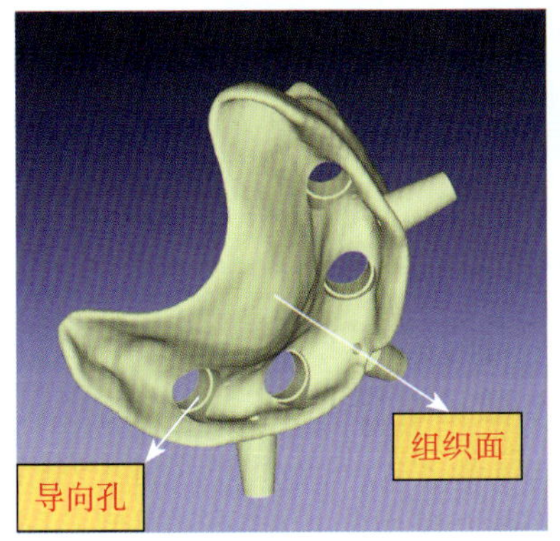

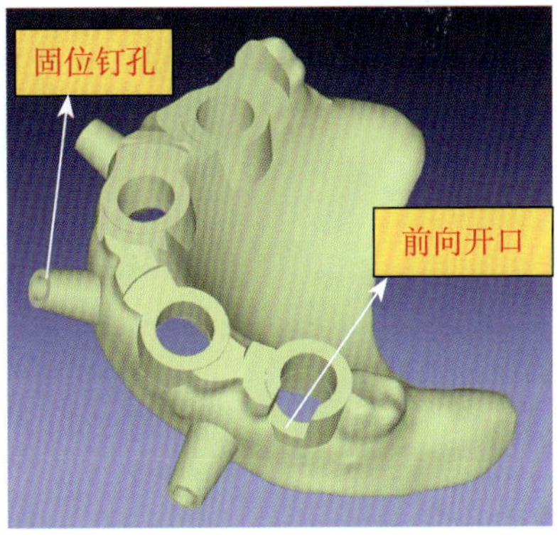

图 4-4-1　种植导板的结构

种植导板需要借助数字化种植软件进行设计，再通过三维打印技术制作完成。目前，国际上比较知名的种植设计软件包括：Nobel Guide、Simplant、Guide Mida、六维和彩立方等。下面以 GuideMia 软件为例，简要介绍种植导板的数字化设计工艺流程。

（一）牙支持式种植导板

对于牙齿缺失数目不多，余留基牙稳固且能够维持稳定咬合关系的情况下，可选择使用牙支持式种植导板。其设计工艺流程如下：

1. 扫描并导入数据

（1）拍摄口腔 CBCT 数据：CBCT 重建容积大小为直径 16cm × 高度 13cm，体素分辨率为 0.25mm，获取时间为 14.7 秒。拍摄时可让患者双侧前磨牙区域咬合消毒棉球，使其处于开𬌗状态，以便后期处理数据时可分离上、下颌牙列。输出高精度的 DICOM 格式影像断层文件（一般为一组命名有序排列，且扩展名为 DCM 的文件，推荐影像断层厚度 <0.5mm）。

（2）扫描牙颌模型数据：按工作模型的标准制取精确的上、下颌石膏模型，扫描工作模型并输出 STL 格式数字模型文件。此步骤也可采用口腔扫描的方式，同样需要输出 STL 格式文件（扫描方法参考第三章相关内容）。

（3）导入数据：将患者 CBCT 扫描数据和牙列扫描数据导入设计软件，软件界面如图 4-4-2 所示，软件窗口分为五个视图区域：轴向视图、矢状视图、冠状视图、三维视图和当前对象视图。

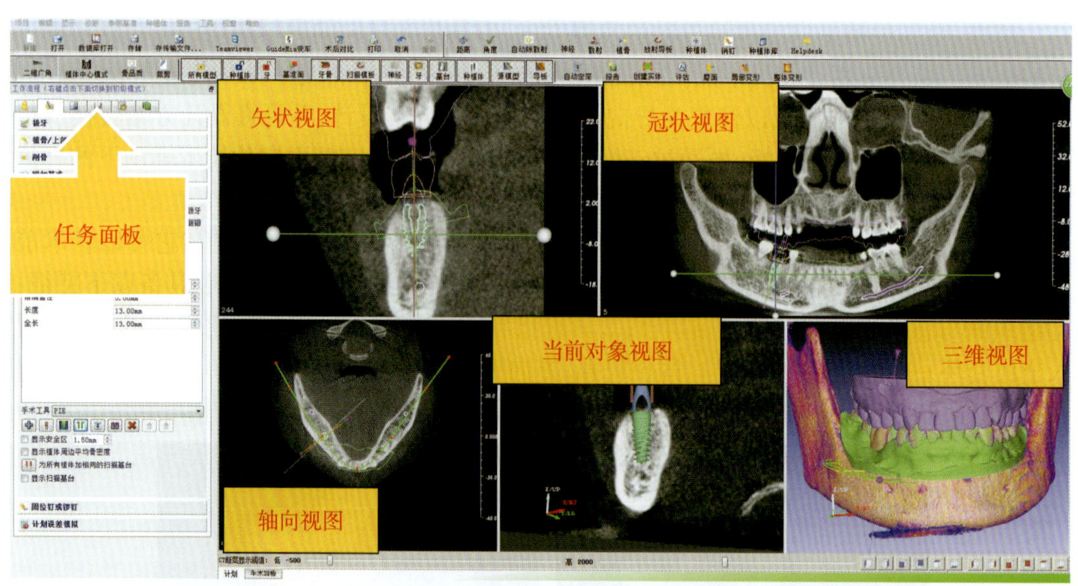

图 4-4-2　Guide Mia 种植设计软件界面

2. 骨、牙模型配准　调整 CT 阈值，对 CBCT 数据进行阈值分割操作，提取并重建出种植侧颌骨三维模型（图 4-4-3）。在颌骨模型的余留基牙牙尖上和对应侧牙列扫描数据的基牙牙尖上选取对应的若干点对（至少 3 组），基于颌骨模型和扫描牙列模型共同的牙列形态数据进行整体配准（图 4-4-4）。

必要时可描记下颌管（图 4-4-5），还可进行虚拟软组织显示（图 4-4-6）。

3. 预期修复体设计　在种植区虚拟设计预期修复体形态（图 4-4-7），用来指导和规划种植体植入位置和角度，真正实现修复引导种植的设计理念。

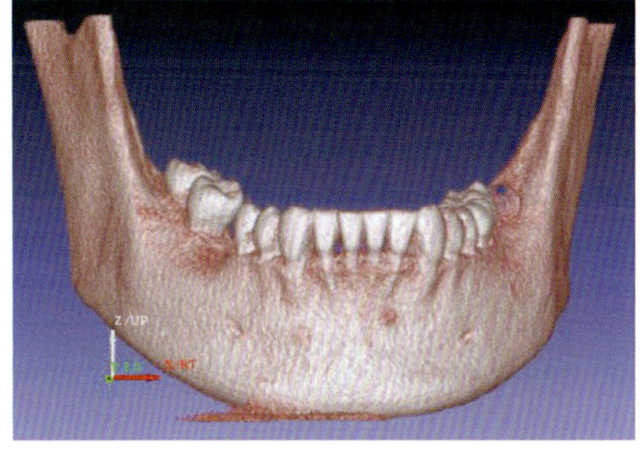

图 4-4-3　CBCT 数据下颌骨三维重建

此时可利用软件丰富的二维和三维测量功能，测量分析种植区域的骨量、软硬组织结构。调用软件种植体数据库中的种植体模型，选择临床希望植入的种植体型号（明确品牌、型号、尺寸信息），将虚拟的种植体模型植入数字模型的颌骨中（图 4-4-8）。虚拟植入的位置、深度和角度需要综合分析预期修复体信息、邻牙关系、基台角度、距离下颌管的安全距离等因素。

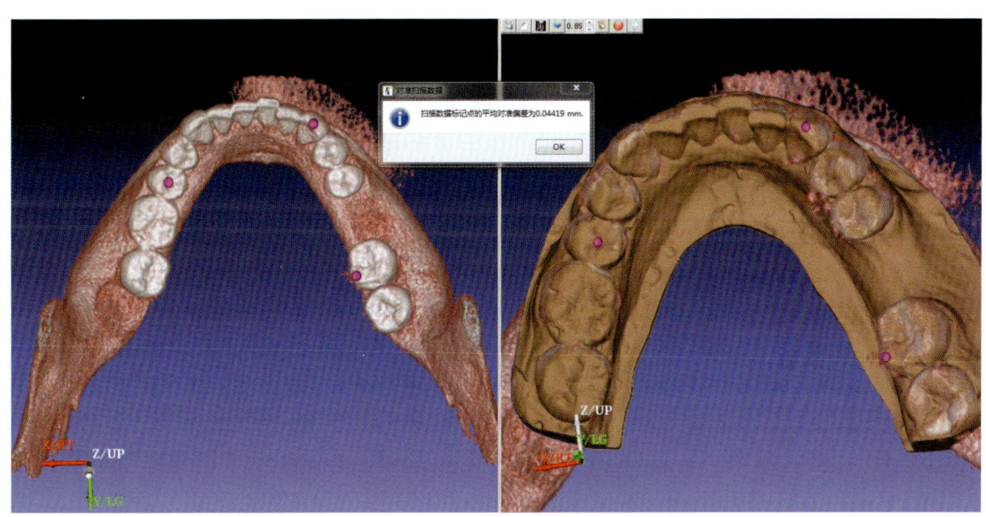

图 4-4-4　CBCT 下颌牙列模型与扫描牙列模型配准

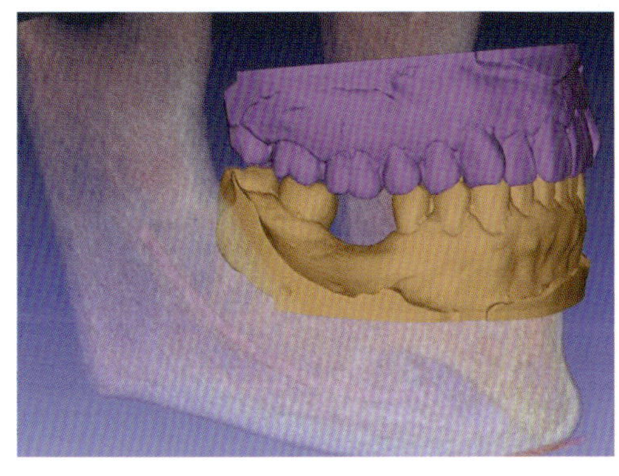

图 4-4-5　描绘并显示下颌管

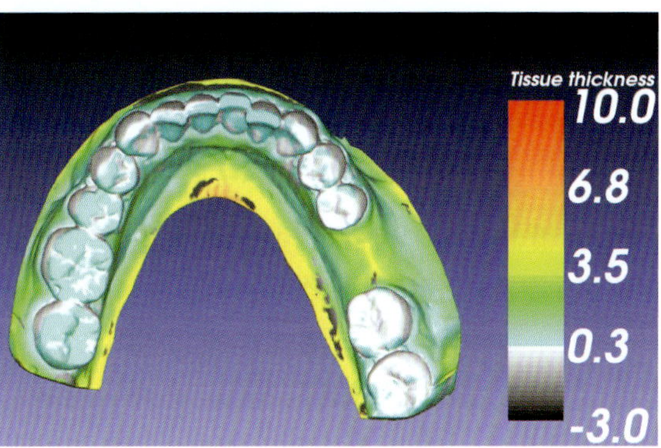

图 4-4-6　软组织厚度

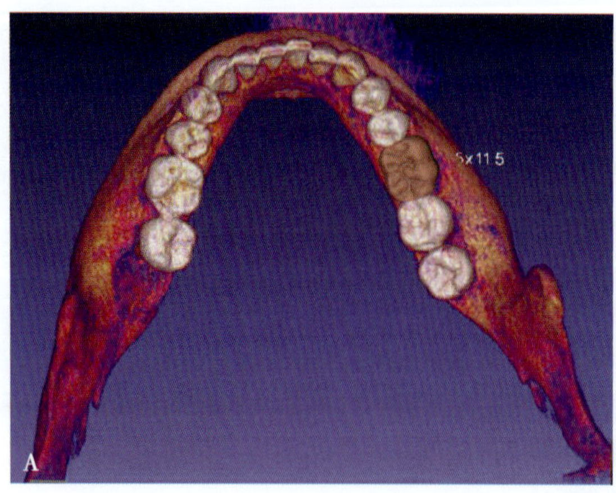

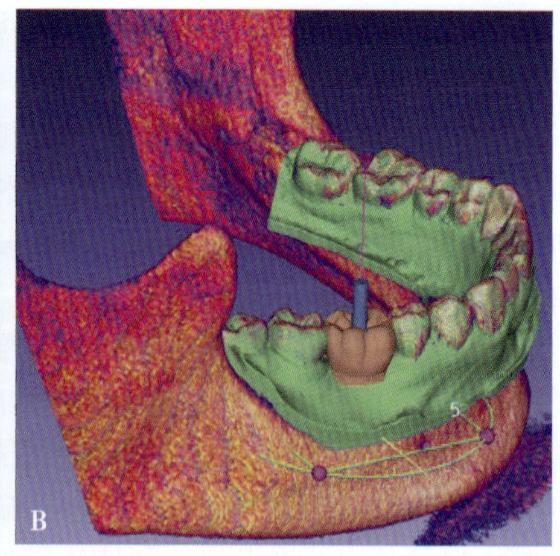

图 4-4-7　预期修复体设计

A. 虚拟设计预期修复体　B. 规划种植位置和角度

4. 种植导板形态设计　完成种植体虚拟植入操作后，在扫描牙列模型的邻牙区域选择种植导板需要覆盖的组织范围，支持区域的选择一般覆盖 2~3 颗邻牙，必要情况下为维持导板的固位和稳定，支持区域的范围需要覆盖至牙弓对侧。选定支持区域的范围后，点击“更新导板就位方向按钮”，软件会自动填充倒凹并生成种植导板数字模型（图 4-4-9），可保存输出为 STL 格式的数据。该数据可用于后续的 3D 打印制造。

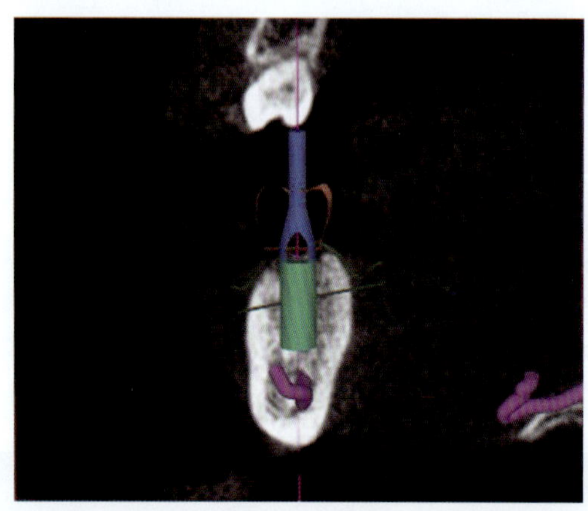

图 4-4-8　二维截面观察虚拟种植效果

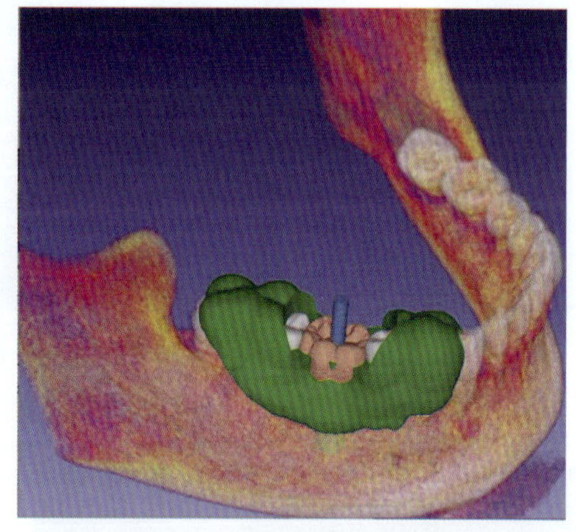

图 4-4-9　生成导板数字模型

导板制作完成后，可根据需要在导向孔内放置金属套环，并使用配套的种植工具（图 4-4-10）完成临床植入操作（图 4-4-11）。

（二）黏膜及混合支持式种植导板

对于牙列缺失或大部分牙齿缺失的患者，其余留基牙数目少且无法维持稳定的咬合关系；抑或患者口腔内有大量金属烤瓷冠。上述情况都应先制作放射导板，再进行“双次 CT 扫描”，制作黏膜及混合支持式种植导板。

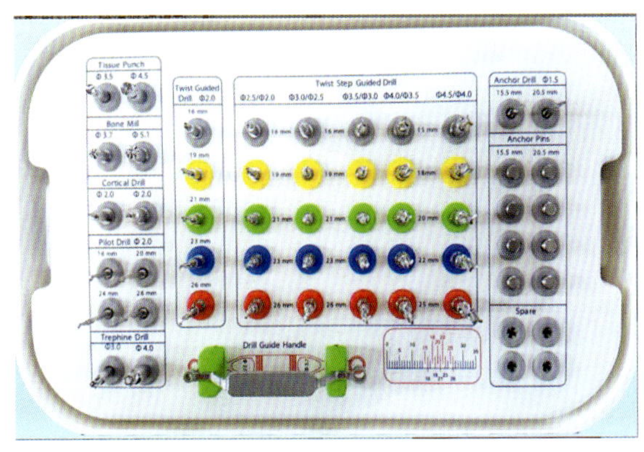

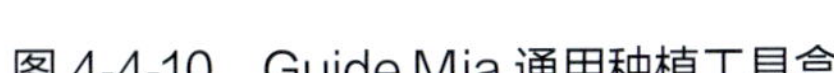
图 4-4-10　Guide Mia 通用种植工具盒

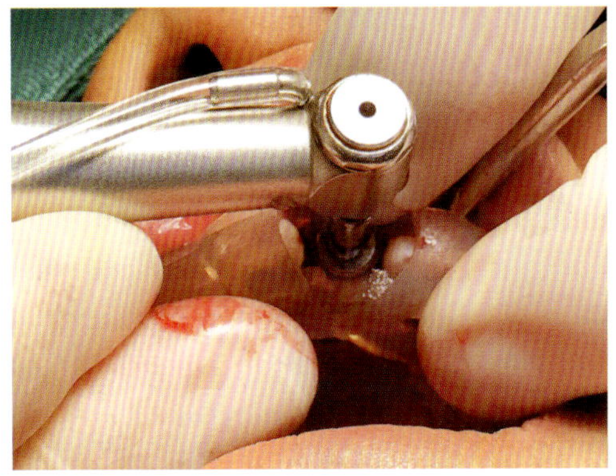

图 4-4-11　种植导板临床使用

"双次 CT 扫描"是指对牙列缺失或大部分牙齿缺失的患者,需制作放射导板。在第一次拍摄 CBCT 时,放射导板需准确且牢固地就位于患者口腔内,在患者正常咬合记录下拍摄 CBCT;然后单独对放射导板拍摄 CBCT。其设计工艺流程如下:

1. 制作放射导板　一个正确设计和精心制作的放射导板,对种植导板的制作至关重要。放射导板是指组织面能够吻合患者牙齿和/或软组织,磨光面为预期的义齿修复形态,且具有放射显影标记点的假牙样模板。制作步骤如下:

(1) 制作修复体原型

1) 牙齿尺寸、形状和长度要适当,咬合和垂直尺寸正确。

2) 无金属部件的普通胶连义齿,厚度 2.5~3.0mm。

3) 基托部分有足够的长度,以便放置放射显影标记和手术导板固位钉。

4) 与黏膜高度吻合。

5) 无高密度支撑材料。

6) 无硫酸钡一类的显影材料。

(2) 放置显影标记

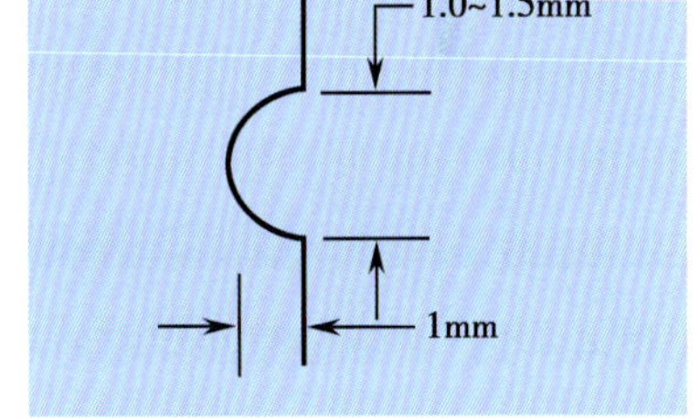

图 4-4-12　牙胶标记点尺寸

1) 用钻头在基托上制作半球形小坑,尺寸如图 4-4-12 所示,填充牙胶材料。

2) 标记数量为 6~8 个,一半位于唇侧,一半位于舌侧。

3) 标记分布于不同平面,需位于牙齿牙龈平面以下(图 4-4-13)。

(3) 制作口内咬合记录:用非显影硬质咬合记录材料制作覆盖全牙弓范围的咬合记录(图 4-4-14),如果对应牙颌上牙齿缺失,需用材料填充。口内咬合记录用于引导种植导板精确就位于患者口腔内。

2. 双次 CT 扫描

(1) 让患者试戴导板和口内咬合记录,咬紧放射导板和咬合记录使之准确且牢固就位,要求左右侧咬合力均匀,用鼻呼吸保持稳定,完成一次 CBCT 扫描。

(2) 单独对放射导板拍摄 CBCT。

(3) 在 GuideMia 软件中导入患者配戴放射导板的 CBCT 数据和单独扫描的放射导板

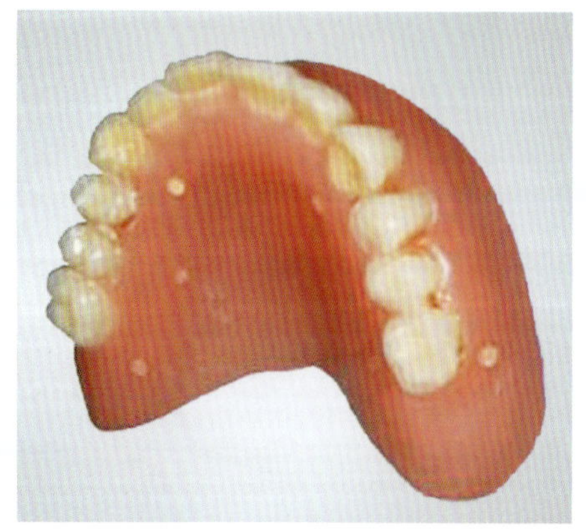

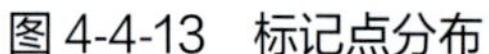
图 4-4-13　标记点分布

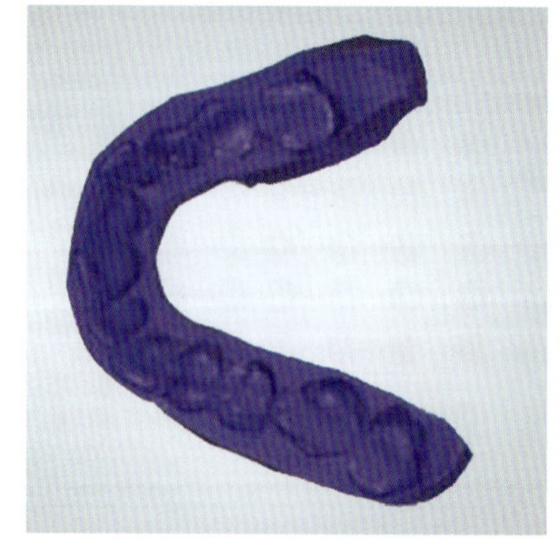

图 4-4-14　口内咬合记录

CBCT 数据。

3. 放射导板与颌骨模型配准　基于 CT 阈值，对 CBCT 数据进行阈值分割和重建，分别获得患者颌骨三维模型和放射导板三维模型（图 4-4-15，图 4-4-16）。两个数据上的牙胶阻射点清晰可见。

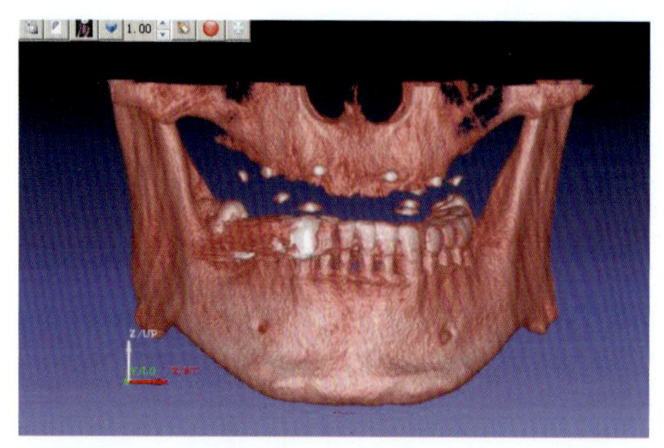

图 4-4-15　患者配戴放射导板的 CBCT 数据

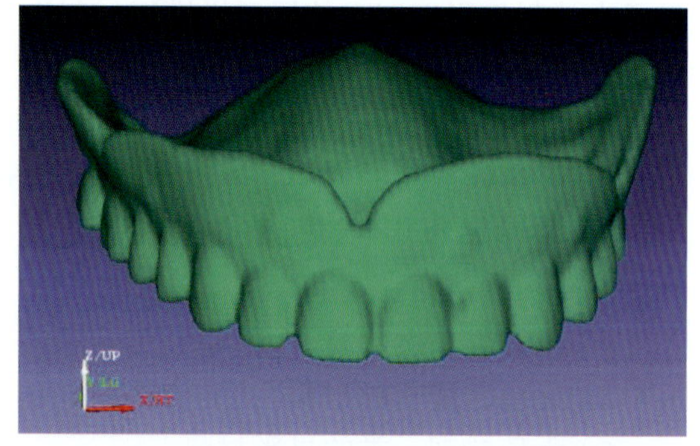

图 4-4-16　放射导板 CBCT 扫描数据

根据两模型上阻射点的分布和位置（图 4-4-17），选择对应的点对关系，对颌骨模型和放射导板模型进行配准（图 4-4-18）。

4. 种植导板形态设计　根据放射导板所包含的种植修复信息，在软件中进行种植体植入方案设计和模拟，充分考虑修复要求来确定种植体位置和角度，从而获得最佳的咀嚼功能和美学效果。

完成种植方案设计，软件会根据放射导板数据自动生成种植导板模型（图 4-4-19），可保存输出为 STL 格式的数据。该数据可用于后续 3D 打印制造。

导板制作完成后，可根据需要在导向孔内放置金属套环，并使用配套的种植工具完成临床植入操作（图 4-4-20）。

精准种植的基础是精确的数据影像资料、数字石膏模型或口内扫描数据、种植导板设计及制作，其中导板在口腔中的精确就位至关重要。大多数情况，种植误差主要来自于导板在

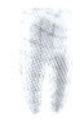

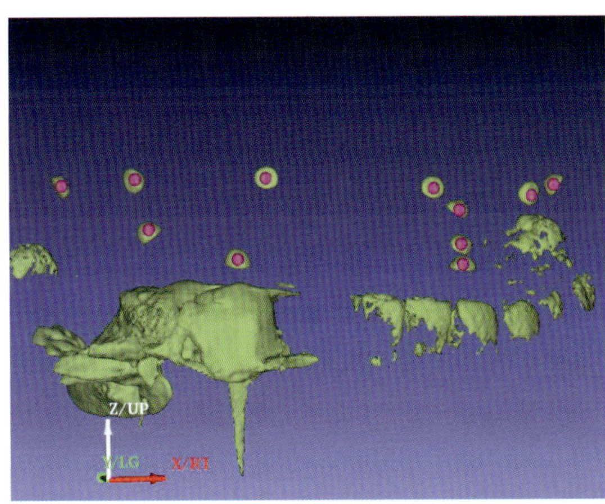

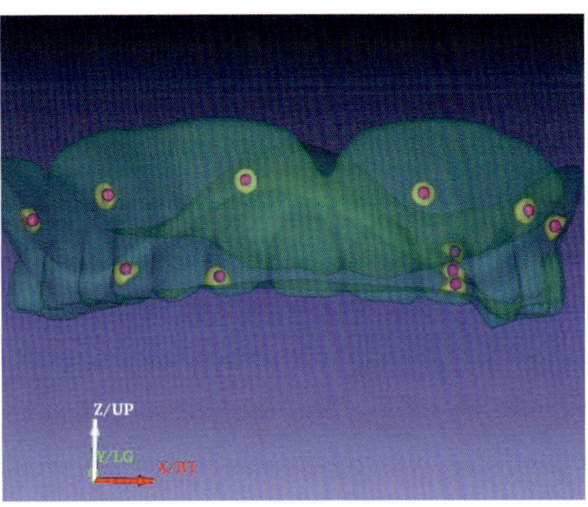

图 4-4-17　颌骨模型与放射导板模型上的阻射点

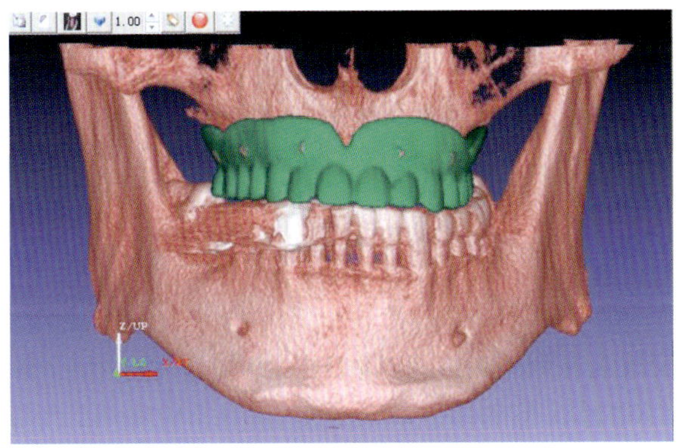

图 4-4-18　颌骨模型与放射导板模型配准

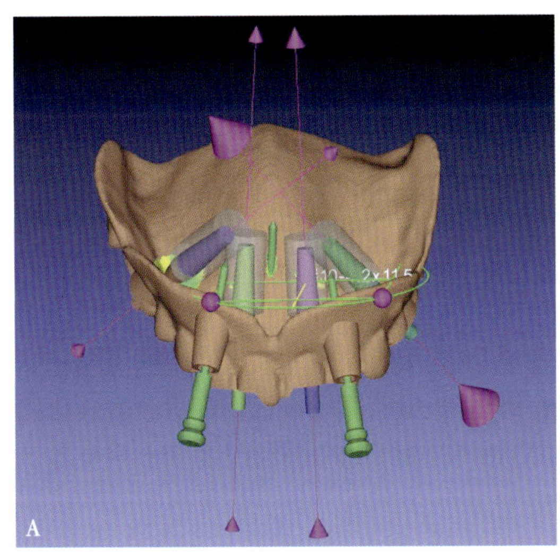

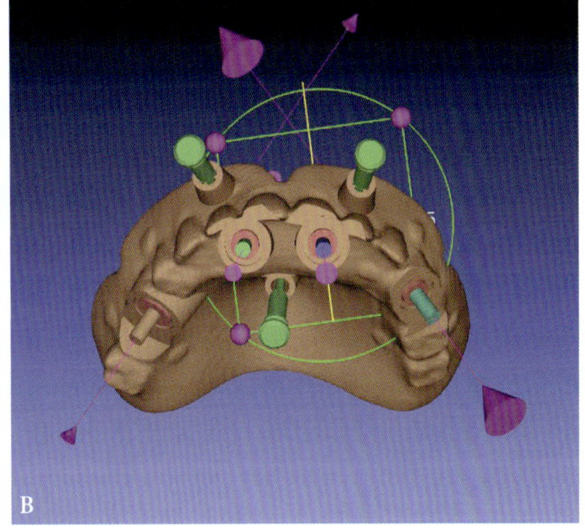

图 4-4-19　黏膜支持式种植导板数字模型

A. 正面观　B. 𬌗面观

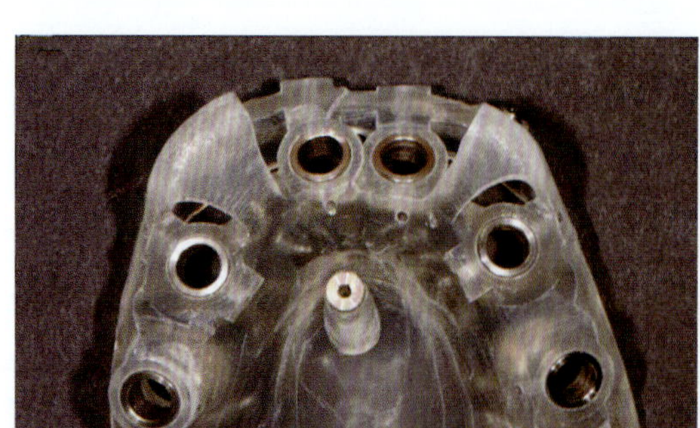

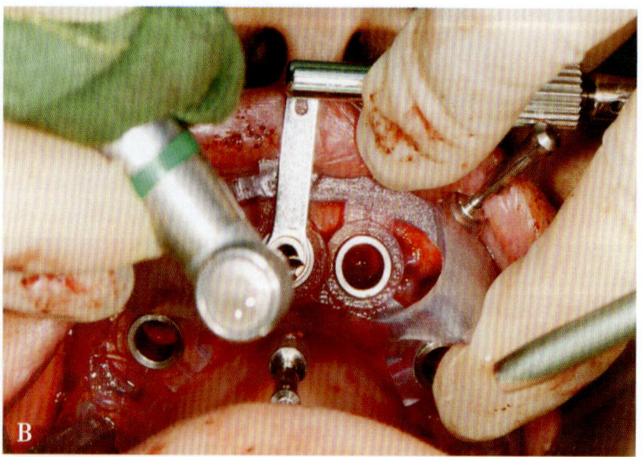

图 4-4-20 种植导板临床使用
A. 种植导板 B. 临床应用

口腔里就位后的位置误差(与电脑设计位置的差异),牙支持式导板比黏膜支持式导板的就位精确度高。分析原因是对于牙支持式导板,CBCT 精度、牙模扫描精度以及软件的设计精度都是相对稳定可靠的。系统精度主要会受导板就位、操作误差、配套器械等因素的影响,所以建议应用种植导板技术时,对骨量需要有一定的宽容度。

(姜向瑞 薛 坤)

二、殆垫

殆垫是一种不改变牙齿在颌骨中的排列和位置,通过改变上、下颌牙齿接触关系来调整颞下颌关节和咀嚼肌的功能状态的口腔辅助治疗装置。殆垫可以用来解除前、后牙的反殆或锁殆关系,消除咬合调整中的殆干扰,其基托树脂延伸并覆盖在殆面上,通常会垫高咬合垂直距离。

殆垫已被应用在口腔医学的多个领域,传统工艺通常是由自凝树脂制作而成。随着 CAD/CAM 技术的应用和普及,应用数字化技术制作树脂殆垫正逐渐代替传统自凝基托树脂殆垫,这为殆垫的制作提供了新的途径,使殆垫的制作更加准确、方便和快捷。

下面以 3shape Appliance Designer 软件为例,简要介绍殆垫的数字化设计工艺流程:

(一) 建单

殆垫的订单设置首先需在列表中选择新的患者信息,在订单界面下选择设计的矫治器类型、所用的材料和加工方式等信息(图 4-4-21)。

(二) 扫描或导入数据

利用咬合记录确定上、下颌石膏模型的咬合关系,确定要抬高的垂直距离。参考第三章咬合关系模型扫描方法,获取上、下颌咬合关系数字模型,也可使用口腔扫描仪直接在口内获取数字模型,将扫描的数字模型导入 3shape ApplianceDesigner 设计软件(图 4-4-22)。

(三) 确定就位道方向

导入数字模型后,软件会自动生成一个默认的就位道,该方向可以进行个性化调整,并填补模型上的倒凹(图 4-4-23),设置方法参考可摘局部义齿支架设计部分。

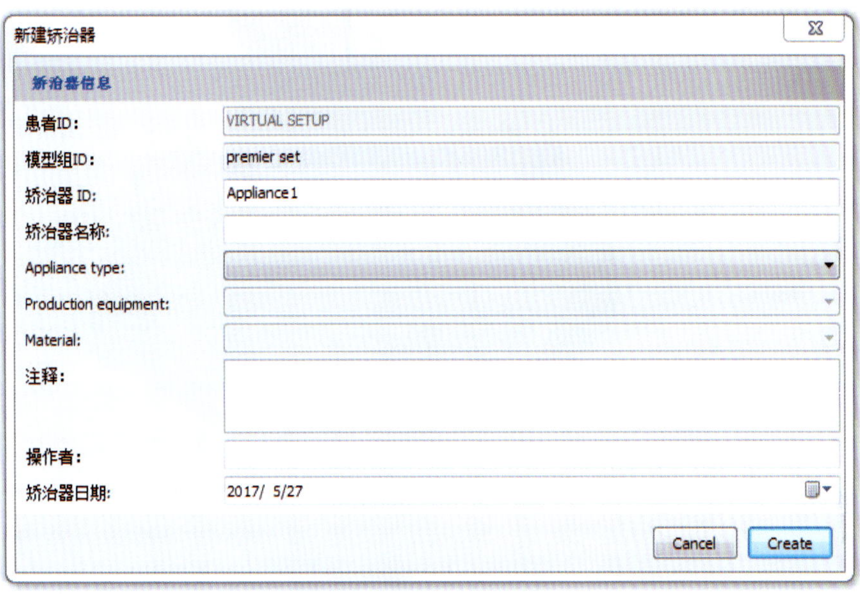

图 4-4-21　𬌗垫订单界面

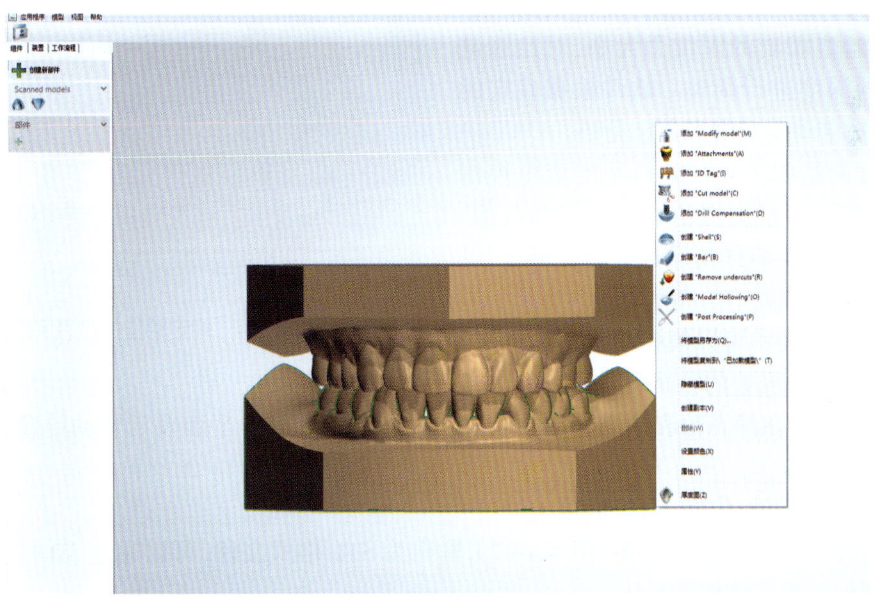

图 4-4-22　牙颌模型导入

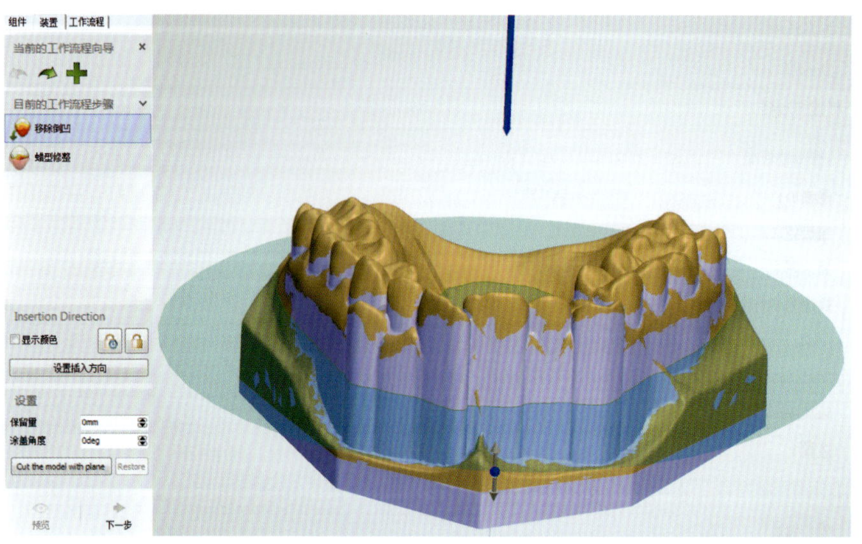

图 4-4-23　去除倒凹

（四）殆垫形态设计

首先确定殆垫类型，之后在牙齿的轴面标记出连续的参照点，确定殆垫的目标放置位置和范围（图 4-4-24），参考显示的倒凹区域，根据殆垫需要的固位力大小，对边缘进入倒凹的深度进行调整。软件根据确定的颌位关系，自动生成虚拟数字殆垫。

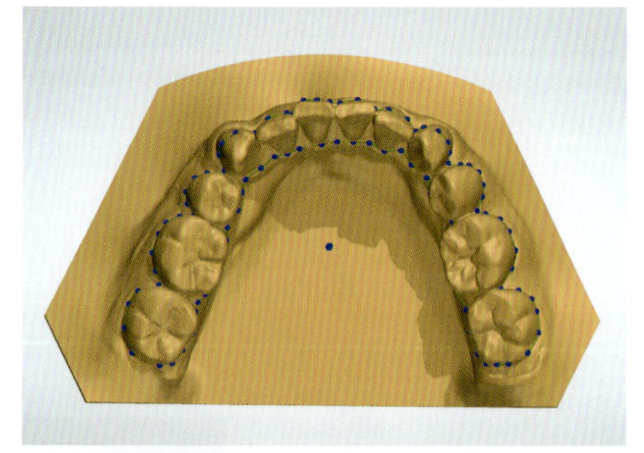

图 4-4-24　确定殆垫的位置和范围

通过调整如图 4-4-24 所示的蓝色控制点，可以精细调整虚拟殆垫的形状和范围。通过调整如图 4-4-25 所示的蓝色控制点，可以精细调整虚拟殆垫的高度。

在数字殆架中可以模拟咬合运动，进一步精细调整虚拟殆垫的殆面形态（图 4-4-26）。需要注意的是，在静态殆和动态殆调整时，尖牙导向、前牙咬合平面及后牙的殆接触点不发生改变。

（五）完成设计，生成 STL 数据

设计完成的虚拟数字殆垫（图 4-4-27），输出为 STL 格式文件，可以通过 3D 打印或数控切削方式加工出实体树脂殆垫。

与数字化技术设计制作的殆垫相比，传统自凝基托树脂殆垫制作过程中，树脂受环境温度的影响较大，容易出现气泡、基托不易成形等问题。采用数字化技术制作的殆垫密合度更好，患者舒适性更高，树脂调整量更少，技工室操作时间明显缩短，极大地提高了制作效率。

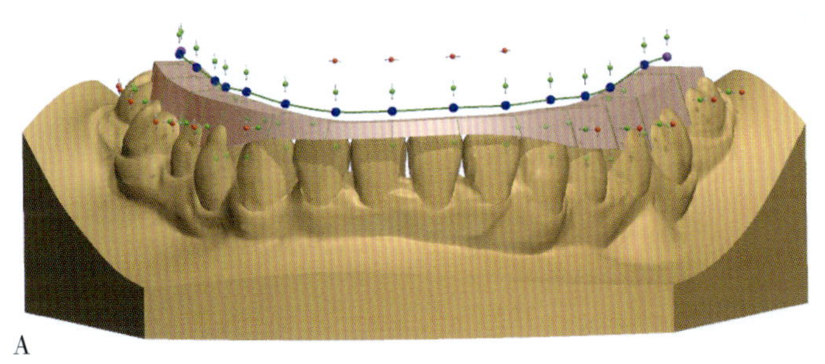
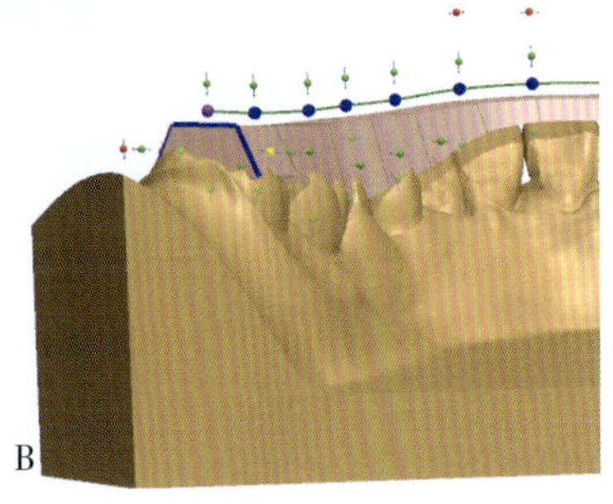

图 4-4-25　调整𬌗垫的高度

A. 唇颊面观　B. 舌面观

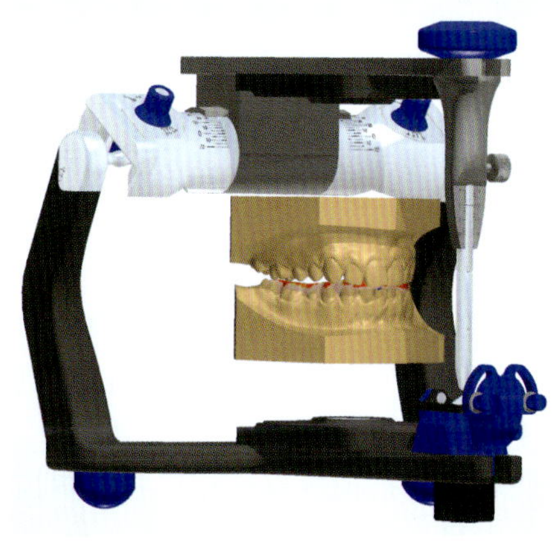
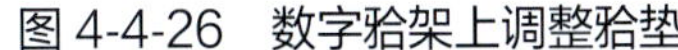

图 4-4-26　数字𬌗架上调整𬌗垫

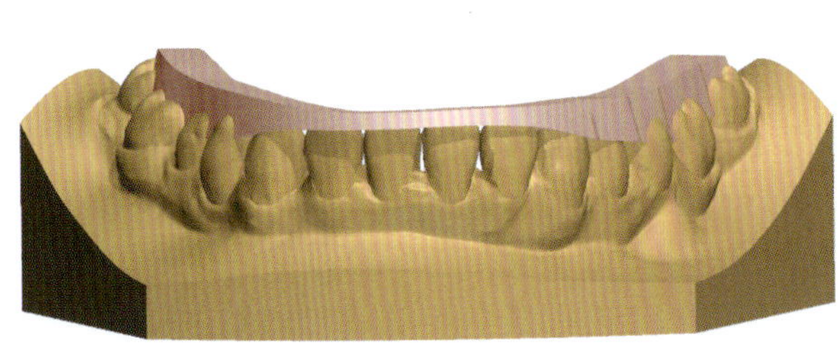

图 4-4-27　设计完成的虚拟数字𬌗垫

（张　波）

三、无托槽隐形矫治器

无托槽隐形矫治技术是近年来出现的一种新型正畸矫治技术，是口腔正畸学领域的一种新兴治疗理念，该技术的出现顺应了人们追求美观、舒适、健康的现代治疗观，还使得正畸治疗过程更为简便快捷。该技术的生产与发展融合了现代正畸学、数字化图像采集与处理技术、快速成型技术等领域的科技成果，从三维牙颌数字模型采集、矫治器数字化设计、可视化医技医患沟通，到矫治器数字化加工，可根据每位患者的具体情况，通过 CAD/CAM 技术生产出一系列个性化的透明矫治器（图 4-4-28），患者通过按医嘱顺序配戴并定期更换矫治器，达到正畸矫治的目标。

传统的固定矫治技术，尽管在治疗前已确定了总体方案，但牙齿具体的移动变化都是在每次复诊时，由主诊医师按照当时的牙颌状况进行相应的调整。而隐形矫治则是一种前瞻性的治疗，相当于把本应在每次复诊实施的设计全部提前预置于矫治器中，将医师的工作重心更多地放在矫治开始前的设计环节。

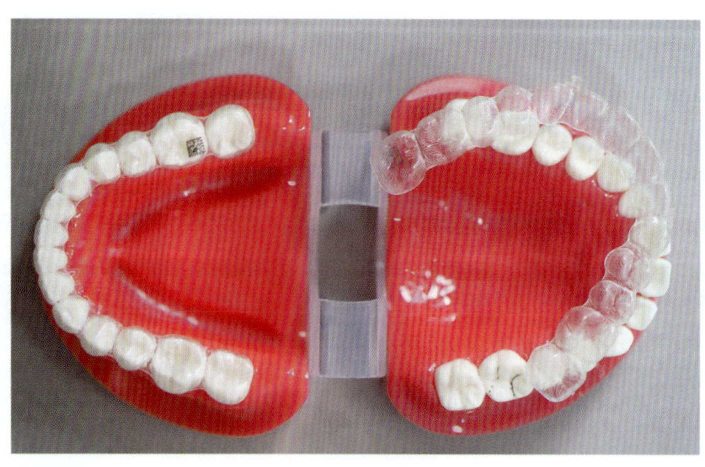

图 4-4-28　无托槽隐形矫治器

无托槽隐形矫治技术的生产流程包括几个关键步骤：牙颌数据获取、数字排牙、模拟矫治过程、制作矫治器。下面以 3shape OrthoAnalyzer 软件为例，简要介绍无托槽隐形矫治器的数字化设计工艺流程：

（一）扫描或导入数据

牙颌模型数字化是制作隐形矫治器的基础。错𬌗畸形的分析诊断，牙齿的移动设计以及隐形矫治器的批量生产，都要通过数字化的牙颌模型来实现。所以获取清晰、准确的解剖形态牙颌模型是无托槽隐形矫治技术中最基本的一个要素。

可通过扫描牙颌石膏模型获取数字牙颌模型，也可使用口内扫描仪直接在口腔内扫描获得数字牙颌模型（图 4-4-29）。详细操作参见第三章相关内容。

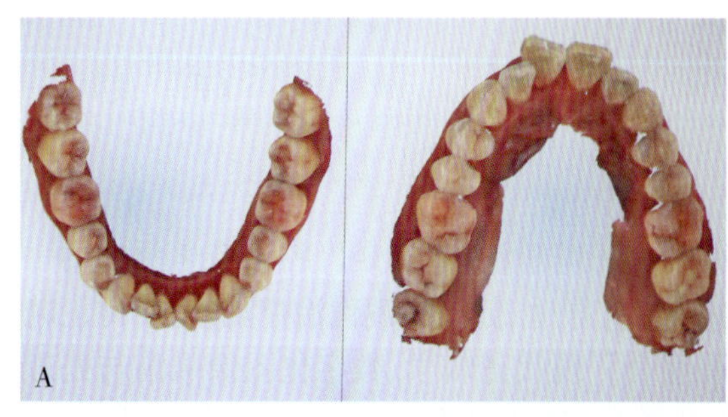

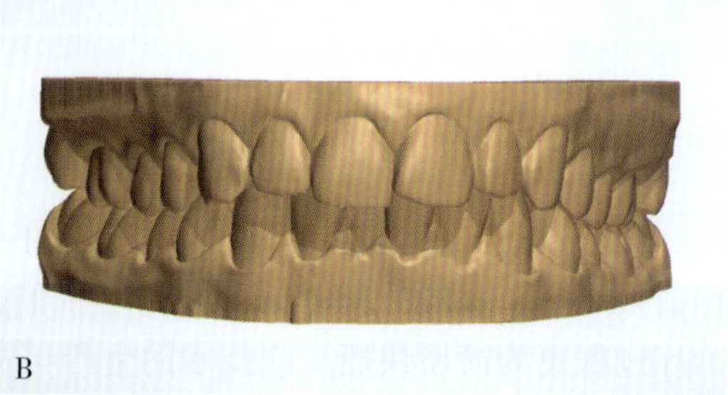

图 4-4-29　扫描获取数字牙颌模型

A. 修整前的数字牙颌模型　B. 修整后的数字牙颌模型

将数字牙颌模型导入 3shape OrthoAnalyzer 软件，对其进行检查和缺陷修整，重点检查咬合关系是否正确。

（二）分割牙齿

在软件的配置选项中，选择制备上、下颌模型，在数字模型上分别标记每颗牙齿的近、远中点（图 4-4-30），勾画调整每颗牙齿的边缘线（牙冠与牙龈的分割线）（图 4-4-31），并参考患者的影像检查图像确定每颗牙齿的牙体长轴（图 4-4-32）。

（三）虚拟排牙与虚拟矫治设计

临床医师确定的矫治方案包括：邻面去釉的分布、矫治牙移动方式、是否需要虚拟拔牙（图 4-4-33）、附件及辅助装置的设计等，通过软件虚拟出正畸矫治的过程，设计分割出每颗牙齿从原始位置到最终位置的移动路径（图 4-4-34）。此过程依据临床医师对病例的诊断，要遵从牙齿移动的生物力学、隐形矫治器的作用方式等原则。

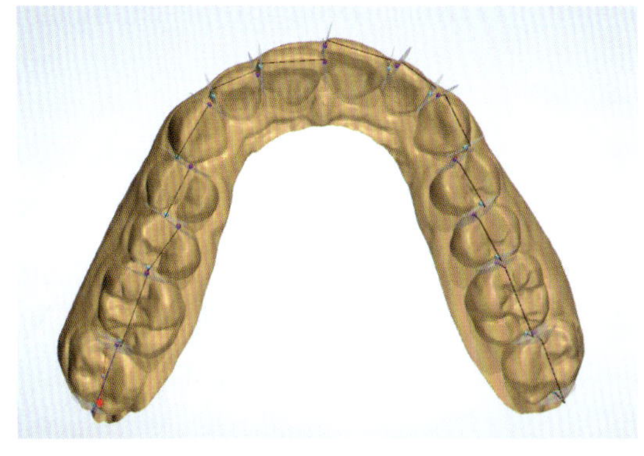

图 4-4-30　确定每颗牙齿的近远中点

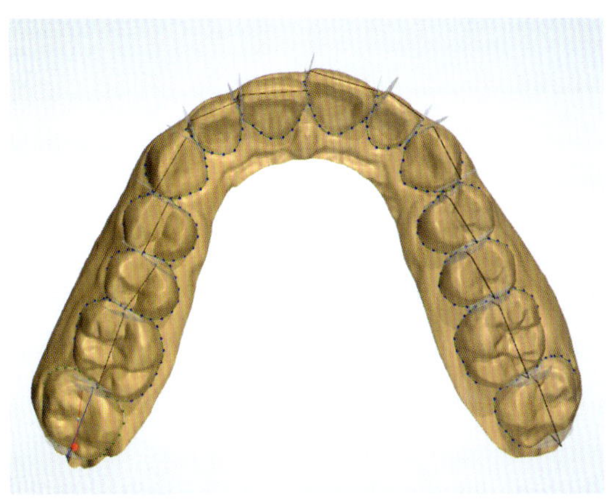

图 4-4-31　勾画牙冠边缘线

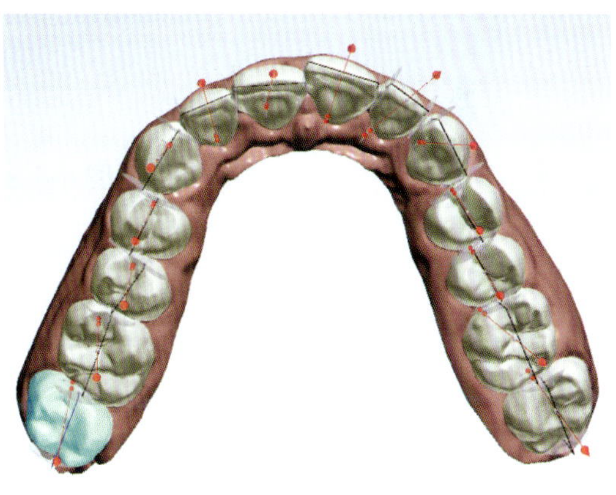

图 4-4-32　确定牙体长轴

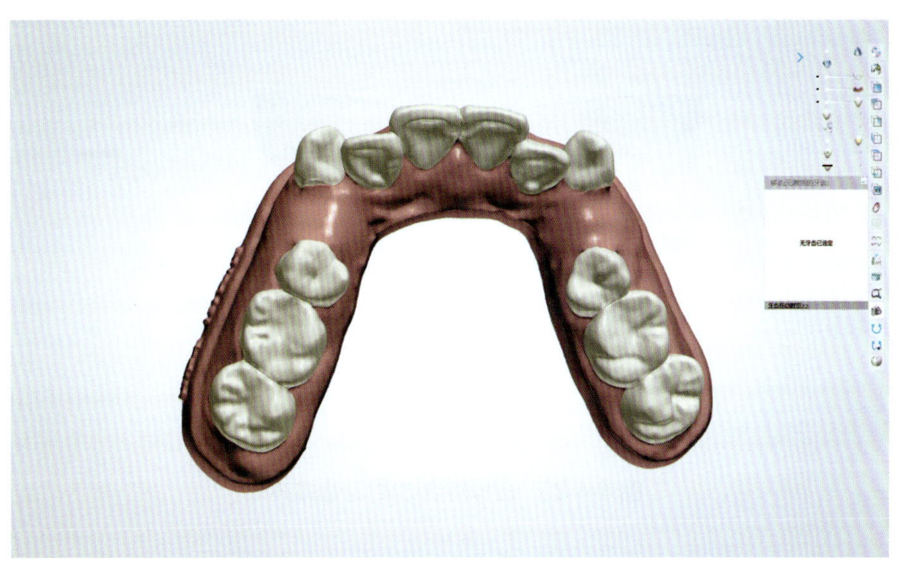

图 4-4-33　虚拟拔牙提供牙齿内收间隙

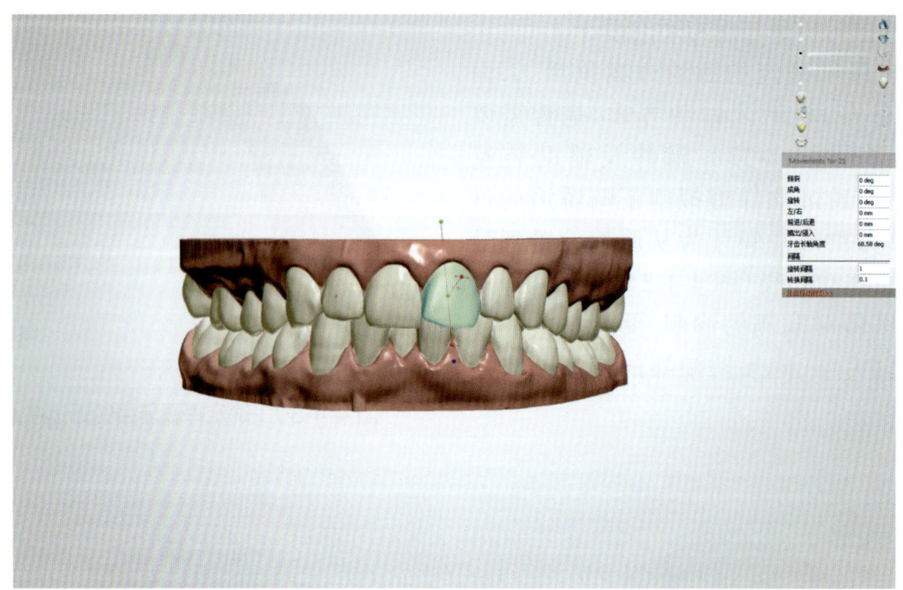

图 4-4-34　虚拟排牙

完成矫治过程的设计后，可以由牙齿初始位置到牙齿重排的目标位置（图 4-4-35）生成一系列中间步骤模型，实现软件虚拟矫治过程。这些含有牙颌渐变量的中间步骤模型就是制作隐形矫治器的模板。

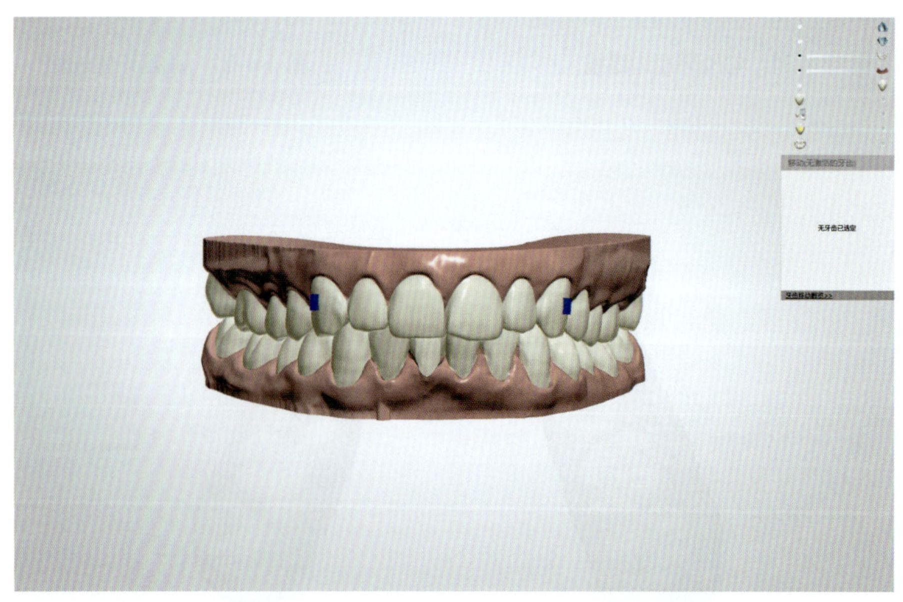

图 4-4-35　虚拟矫治结果（牙齿排齐）

（四）隐形矫治器制作

上述中间步骤牙模可通过 3D 打印设备进行批量制作（图 4-4-36），一般采用光固化打印技术做成实体树脂模型，再通过热压膜成形技术制作出一系列的隐形矫治器（图 4-4-37）。

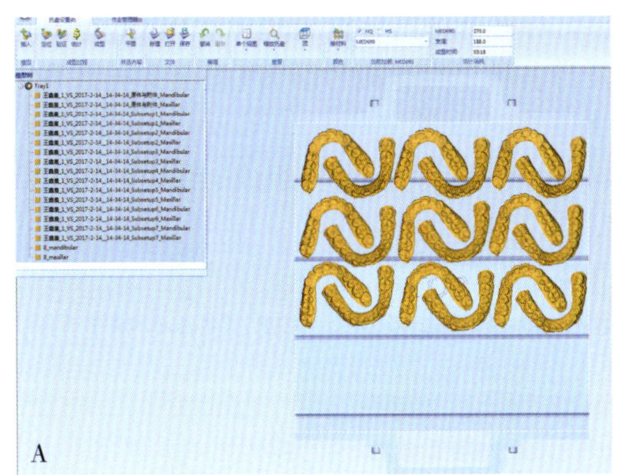
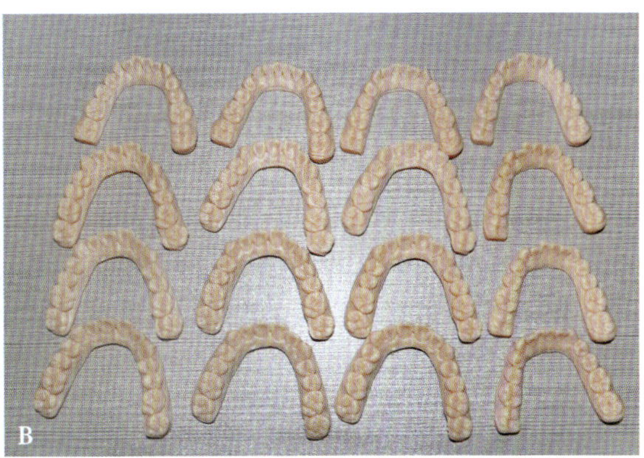

图 4-4-36　中间过程牙模的打印
A. 牙模打印排版　B. 3D 打印完成的中间过程牙模

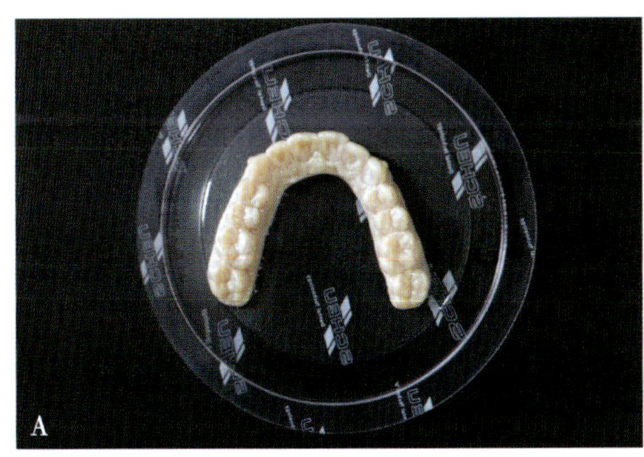
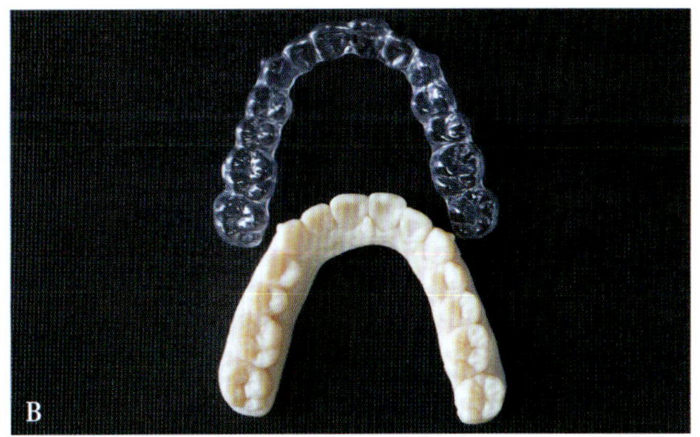

图 4-4-37　隐形矫治器的制作
A. 压膜制作隐形矫治器　B. 完成的隐形矫治器

隐形矫治的适应证范围随着技术的完善而不断扩展，从最初只能胜任简单的解除拥挤和关闭间隙，到后来能完成牙齿位置大范围的调整，以至近来在复杂拔牙矫治案列中也取得了成功应用。无托槽隐形矫治技术在治疗理念、治疗手段方面与传统矫治有很大区别，目前该技术仍然无法满足正畸临床的所有需求，但相信随着这项技术的不断进步与完善，这种美观性正畸治疗技术能为更多的患者服务。

（贺瑞俊）

四、正畸数字化支抗装置

支抗在正畸治疗中起着非常重要的作用，是提供牙齿矫治力的基础，凡是能够提供矫治力的组织、结构都能成为支抗，包括牙齿、部分牙弓、面部或头颈部等，可以单独或联合作为支抗，从而形成不同的支抗特点。传统正畸治疗方案中，经常采用加强支抗的方法包括：横腭杆、Nance 弓、唇挡、舌弓、口外弓、颌间牵引等。

（一）正畸数字化支抗改良固定式横腭杆

正畸数字化支抗装置应用于正畸领域，同传统的正畸支抗装置产品比较，除了具备同样的增加支抗、保持作用外，通过新工艺和方法的应用，可显著提高装置的精确度（激光烧结带环）和患者的舒适度，并且可根据临床治疗需要，设计各种个性化附件装置（配合支抗钉等），满足矫治器的适配多样化需求。

正畸数字化支抗改良固定式横腭杆，是由金属舌侧背板和横腭杆组成，无需分牙试带环，可添加辅助小连接体，如：辅助牵引装置等。

下面以 exocad 软件为例，简要介绍正畸数字化支抗装置的设计方法。

1. 建单　选择上颌任意一颗牙，修复类型选择为咬合板或者活动支架（图 4-4-38）。

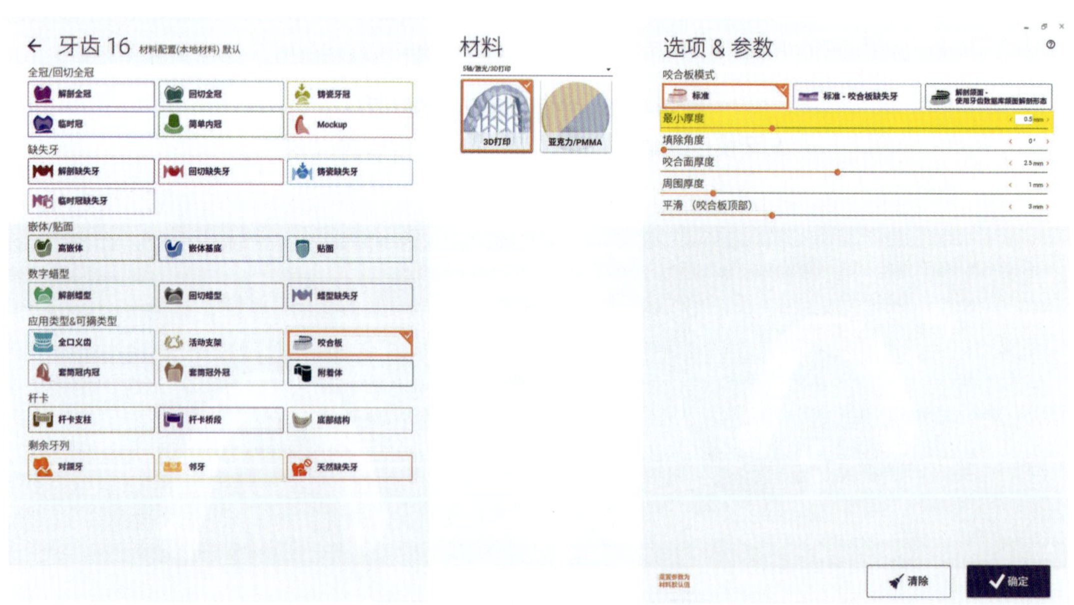

图 4-4-38　建单

2. 扫描或导入数据　扫描前在模型腭穹隆处用厚度 0.75mm 的蜡片进行缓冲，使制作完成的横腭杆均匀离开黏膜，以免压迫黏膜，同时利于矫治器的清洁。然后常规扫描模型，获取模型三维数据，牙颌模型扫描方法参考第三章内容。

3. 确定就位道　运行 exocad 设计软件后，在软件中对数字模型进行观测，可选择平均倒凹法，尽量选择与殆平面垂直或接近垂直的就位道。在“插入方向”工具栏中可利用方向调节按钮进行就位道角度的微调，也可从视角方向设定就位道，或从主屏幕上的多个视角图观察模型倒凹的分布情况，寻找最佳的就位道（图 4-4-39）。

4. 设计金属舌侧背板和连接体（横腭杆）　软件会根据就位道填补倒凹，生成虚拟蜡型底部，然后用边缘线工具画出金属舌侧背板和个性化横腭杆的范围，设定横腭杆的厚度，软件会自动生成虚拟蜡型（横腭杆宽度 2.5mm，厚度 1.0mm；磨牙金属舌侧背板厚 0.5mm）

(图 4-4-40)。调整咬合干扰部分,避免形成咬合高点。

5. 保存数据,完成改良固定式横腭杆的设计　软件在指定的文件夹生成 STL 格式数据,发送数据至 CAM 设备进行加工(图 4-4-41)。横腭杆表面和黏膜面均经过打磨、高度抛光,磨牙金属舌侧背板组织面喷砂清洁处理后,临床进行试戴粘接。

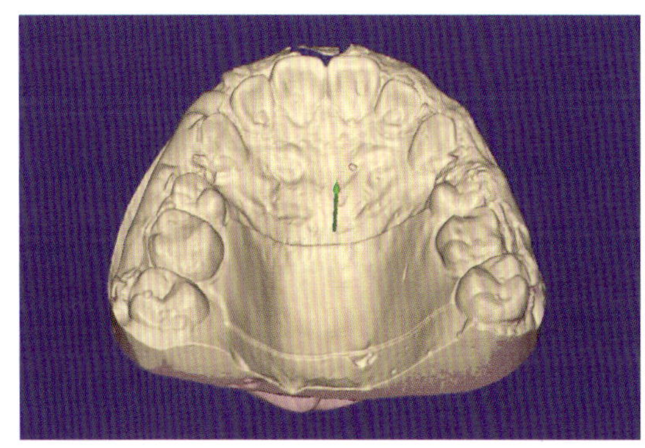

图 4-4-39　确定就位道

(二) 正畸数字化固定舌侧保持器

固定舌侧保持器粘接在前牙舌侧,可用于固定矫治后前牙的长期保持,防止矫治后的复发。相较于传统方式,具有厚度薄、舒适度高,且与牙齿高度密贴,不影响美观和发音的优点。

1. 建单　使用 exocad 软件建单,选择上颌任意一颗牙,修复类型选择简单内冠或活动支架。

2. 扫描或导入扫描数据　常规扫描模型获取三维数据(图 4-4-42),牙颌模型扫描方法参考第三章内容。

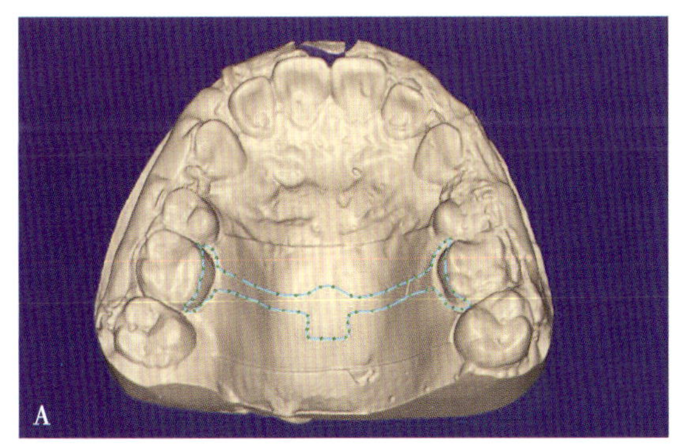

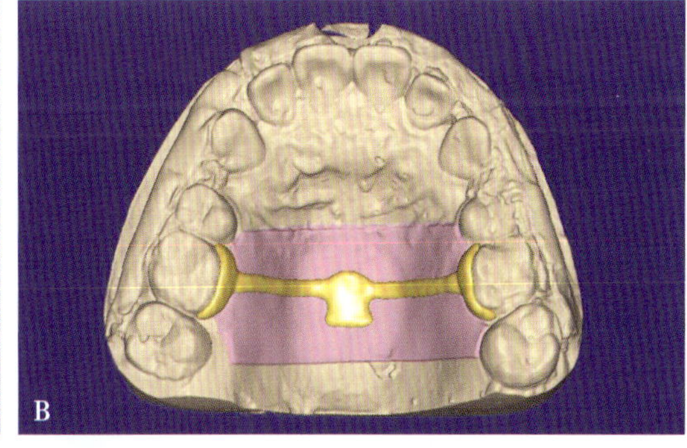

图 4-4-40　设计生成虚拟蜡型

A. 用边缘线工具画出金属舌侧背板和个性化横腭杆的范围　B. 软件生成的虚拟蜡型

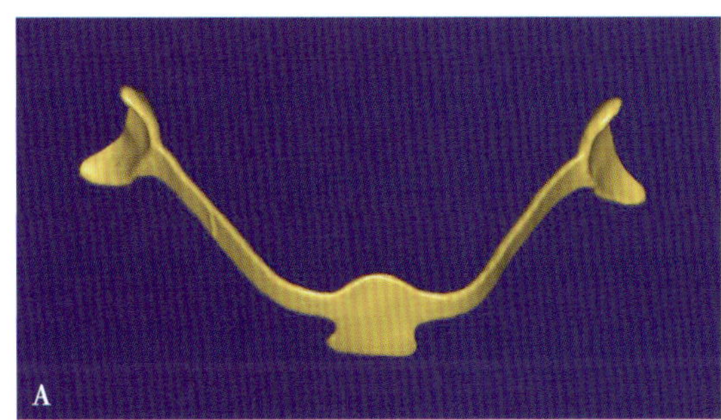

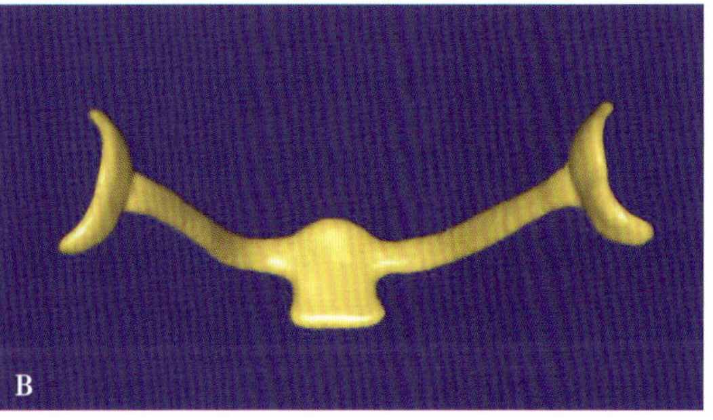

图 4-4-41　生成 STL 格式数据

A. 横腭杆的黏膜面　B. 横腭杆的磨光面

3. 确定设计线　按照医生设计的基牙数目，画出固定舌侧保持器的边缘线范围。通常上缘在基牙舌侧中1/3，下缘止于龈缘，上颌固定舌侧保持器制作时注意避让咬合。描绘完设计线范围后，系统可自动生成边缘线，亦可根据咬合，手动调整边缘线位置（图4-4-43）。

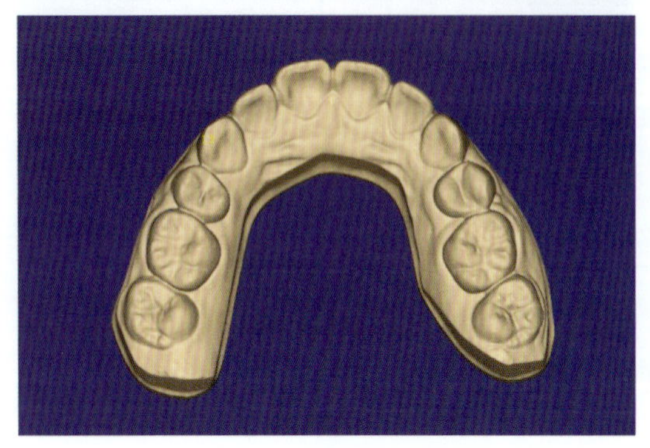

图4-4-42　扫描或导入扫描数据

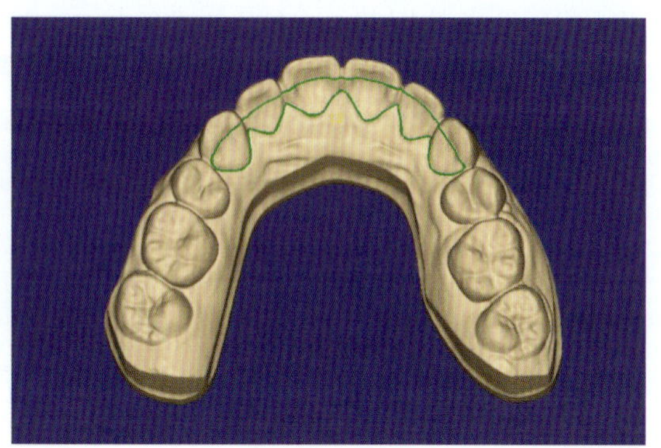

图4-4-43　描绘设计线范围，生成边缘线

4. 设定间隙剂　间隙剂厚度为0.02mm，边缘1mm范围不放间隙剂（图4-4-44）。

5. 生成虚拟蜡型　软件自动按设定的厚度生成蜡型，通常厚度为0.4~0.5mm，使用光滑工具使其表面光滑，检查并调整咬合，避免形成咬合高点（图4-4-45）。

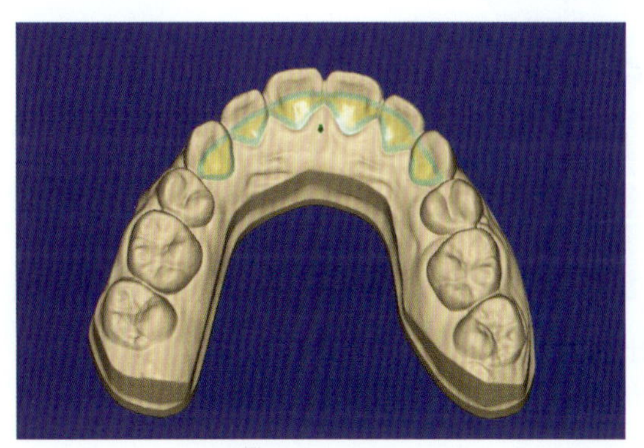

图4-4-44　设定间隙剂

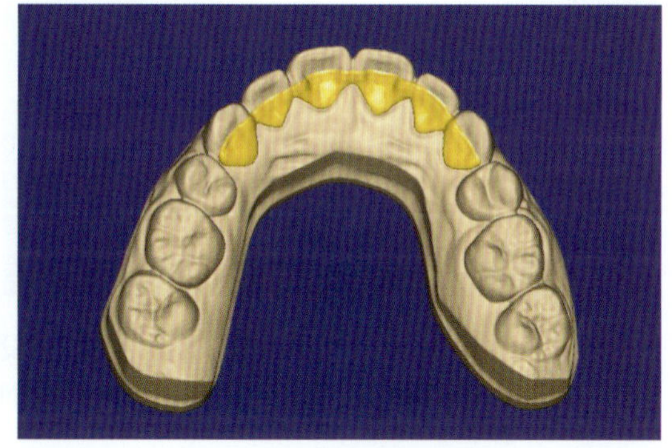

图4-4-45　生成虚拟蜡型

6. 保存数据，完成固定舌侧保持器的设计　虚拟蜡型完成后，合并保存设计数据，软件在指定的文件夹生成STL格式数据（图4-4-46）。发送数据至CAM设备进行加工。数字化固定舌侧保持器加工完成后，将金属表面进行常规打磨、高度抛光，组织面喷砂清洁处理，以备临床进行试戴粘接。

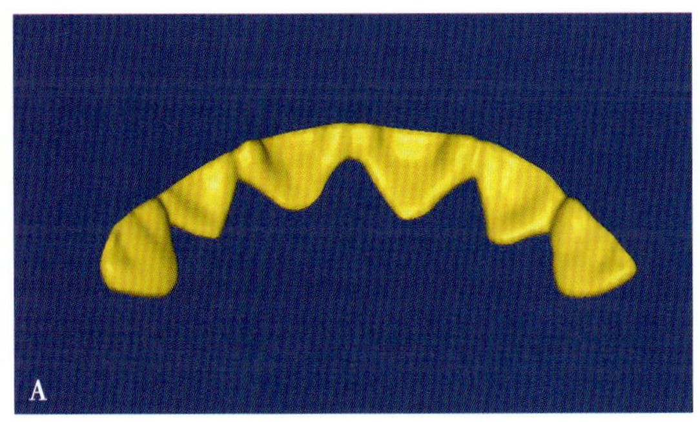

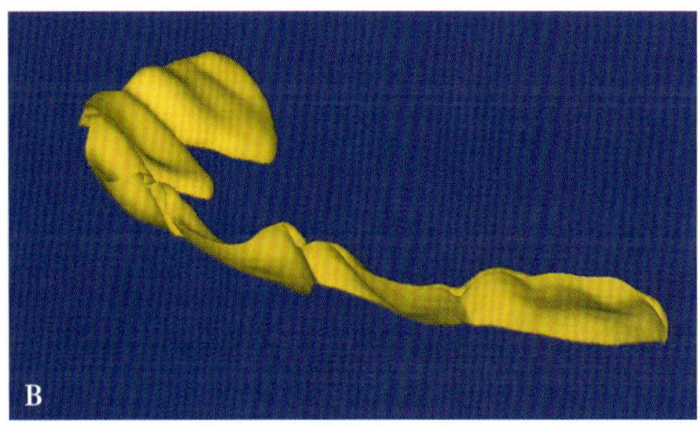

图 4-4-46 生成 STL 格式数据
A. 固定舌侧保持器的磨光面 B. 固定舌侧保持器的组织面

（张 波）

五、种植基台定位器

种植基台定位器是将模型上基台的方向准确地转移到口腔内的定制式辅助性产品。定位器可帮助牙医轻松并准确地安装基台。临床戴牙时，先把基台复位在定位器上，通过邻牙固位转移至口腔，再戴入修复体，从而辅助基台在患者口内的高精度定位。

种植基台定位器由翼板、定位器帽、连接杆构成。翼板主要通过邻牙𬌗面局部结构起固位作用；定位器帽与基台高度贴合，起到固定基台位置和方向的作用；最后用连接杆将翼板和定位器帽连接成一体。

下面用 3shape 设计软件为例，介绍操作步骤：

（一）创建订单

在牙弓视图上选择植体牙位为基底冠（定位器帽）、邻牙牙位为嵌体（翼板），最后选择牙桥连接（连接杆）。在右上角选择【预制备件】充当牙龈信息，无需对颌模型，点击【确定】，完成订单创建（图 4-4-47）。

（二）扫描或导入扫描数据

订单选择“导入扫描”可导入扫描好的牙颌模型，扫描模型参考第三章内容。

（三）确定就位道方向

设置𬌗平面及中线，𬌗平面以下颌为准；放置注释点，在模型上标记修复牙位；设定就位方向，右键旋转代型，按“设置”按钮重新定义当前的视角为插入方向（图 4-4-48）。暗红色阴影表示指定插入方向的倒凹区域，倒凹区域为需要补偿的区域。边缘线上方的区域不应该出现倒凹。

（四）边缘线绘制

使用光标绘制边缘线，单击键盘上的“F”键，线条上出现蓝色小点，调整细节部位。定位器帽边缘以基台肩台为准。定位器翼板边缘覆盖整个𬌗面，不要进入邻面倒凹区（图 4-4-49）。

（五）设计间隙剂空隙

此数值影响定位器戴入的松紧，常用间隙数值设定如图 4-4-50 所示，可根据基台固位力情况及使用机器不同，通过调整黏着间隙剂和额外黏着间隙剂数值，来改变定位器戴入牙模的松紧。

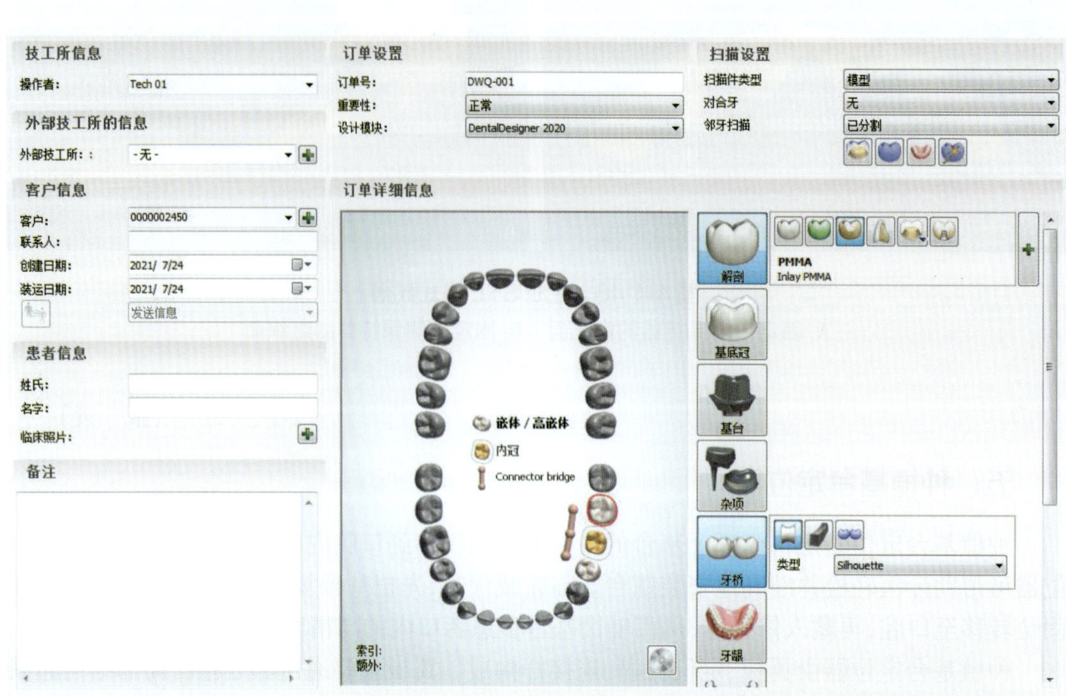

图 4-4-47　创建订单

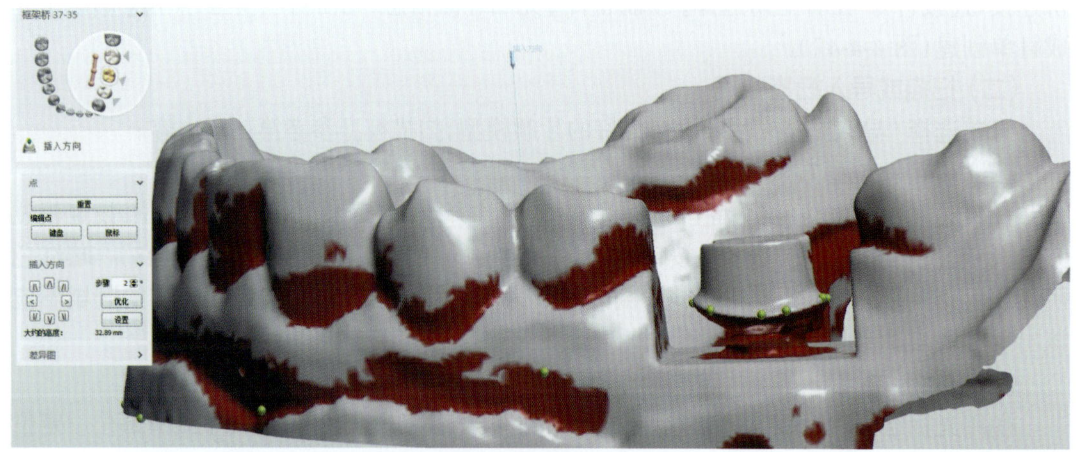

图 4-4-48　设定就位方向

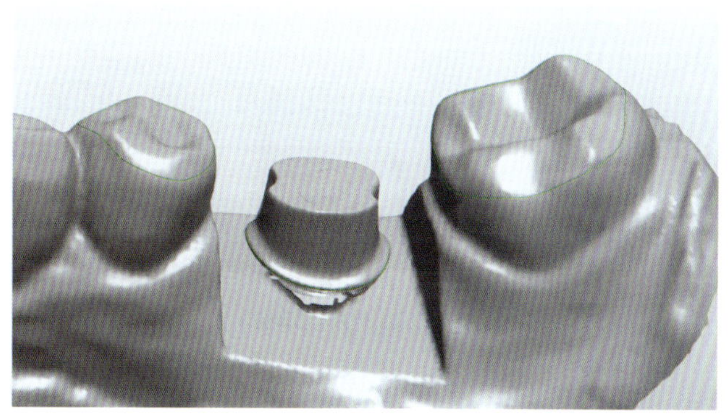

图 4-4-49　定位器帽边缘以基台肩台为准，定位器翼板边缘覆盖整个𬌗面

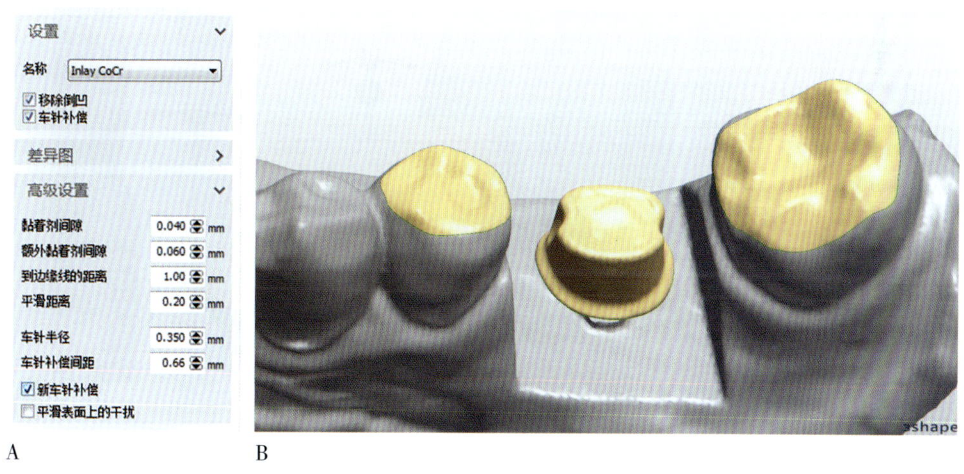

图 4-4-50　设计间隙剂空隙

A. 间隙剂参数设置　B. 黄色部分为基台表面和邻牙𬌗面生成的间隙剂

（六）定位器翼板设计

先从“Smile 数据库”中选择一种牙齿，使用“雕刻工具包”调整牙体要覆盖翼板边缘范围，无需雕刻窝沟。通过“连接到边缘”功能，设置边缘厚度为 0.2mm、补偿角度为 30°~90°、延伸补偿 0.01mm，执行与边缘线的连接。使用“接触点和平滑”工具，执行最薄厚度 1.0mm（图 4-4-51）。

（七）定位器帽设计

“内冠”高级设置，设置壁厚为 0.4mm、边缘线补偿 0.2mm、去除“舌侧边”的勾选。使用“雕刻”中的“加减”工具，去除定位器帽表面尖锐棱角（图 4-4-52）。

（八）定位器连接杆设计

使用连接杆将定位器帽、定位器翼板连接成一体，连接杆横截面积≥ 6.0mm²（图 4-4-53）。

（九）添加附件

选择“附件设置”，在靠近定位器帽、颊舌向添加一根直径约 3.5~4.0mm 的圆柱形附件，

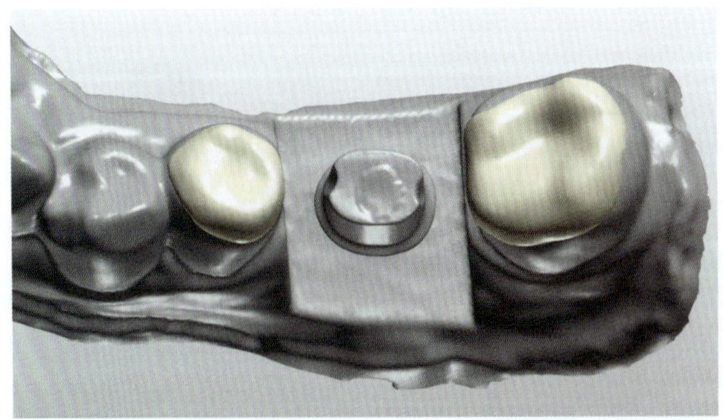

图 4-4-51　定位器翼板设计

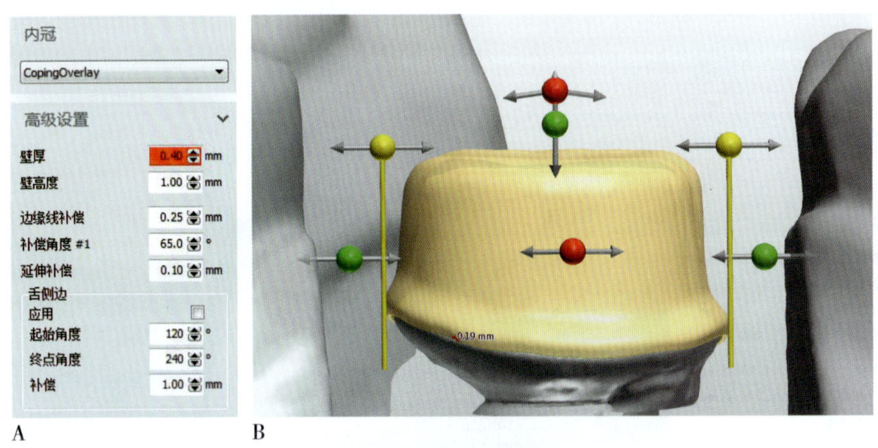

图 4-4-52　定位器帽设计

A. 基台定位器帽表面参数设置　B. 生成的基台定位器帽

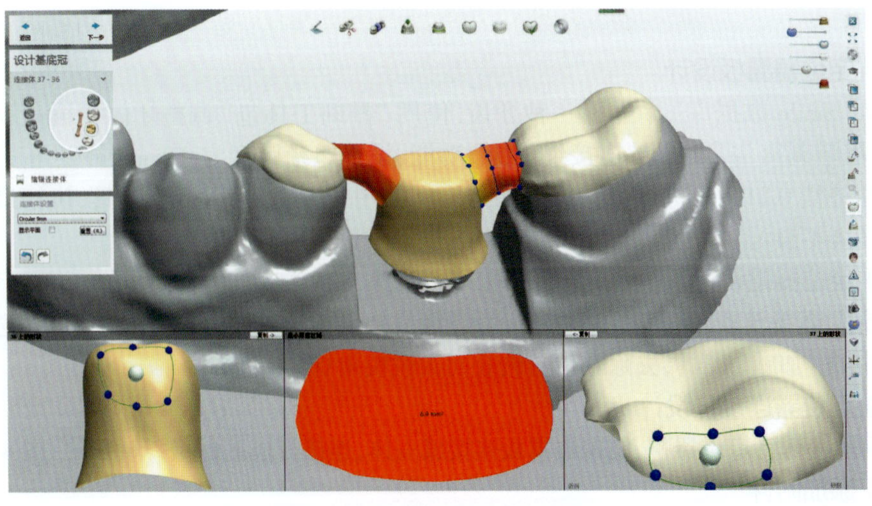

图 4-4-53　定位器连接杆设计

其目的在于方便医生用手进行摘戴操作。另外，还需要在基台螺丝孔处进行开洞，开洞附件直径设置比螺丝直径大 0.3mm 左右（图 4-4-54，图 4-4-55），利于螺丝在基台内自由出入。

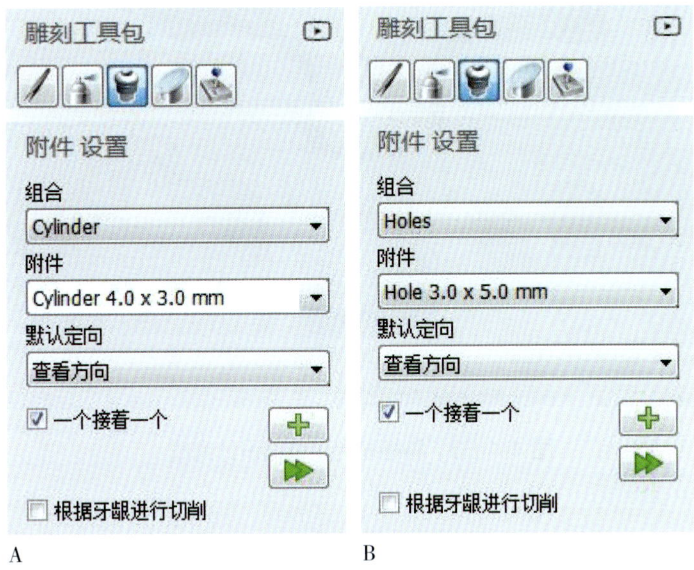

图 4-4-54　圆柱形阳性附件参数选项及螺丝孔附件参数选项
A. 圆柱形阳性附件参数选项　B. 螺丝孔附件参数选项

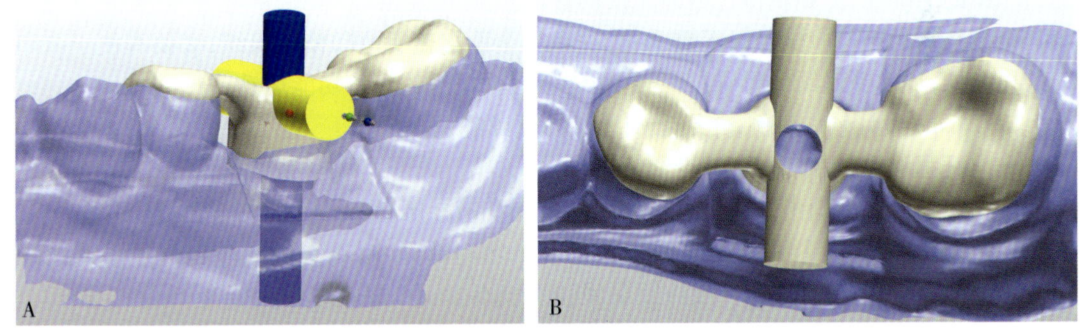

图 4-4-55　附件位置摆放及附件执行后
A. 添加黄色摘戴附件和蓝色开洞附件　B. 附件添加应用成功

（十）完成基台定位器的设计

保存设计结果（图 4-4-56），复制发送 STL 格式的定位器文件到加工中心。

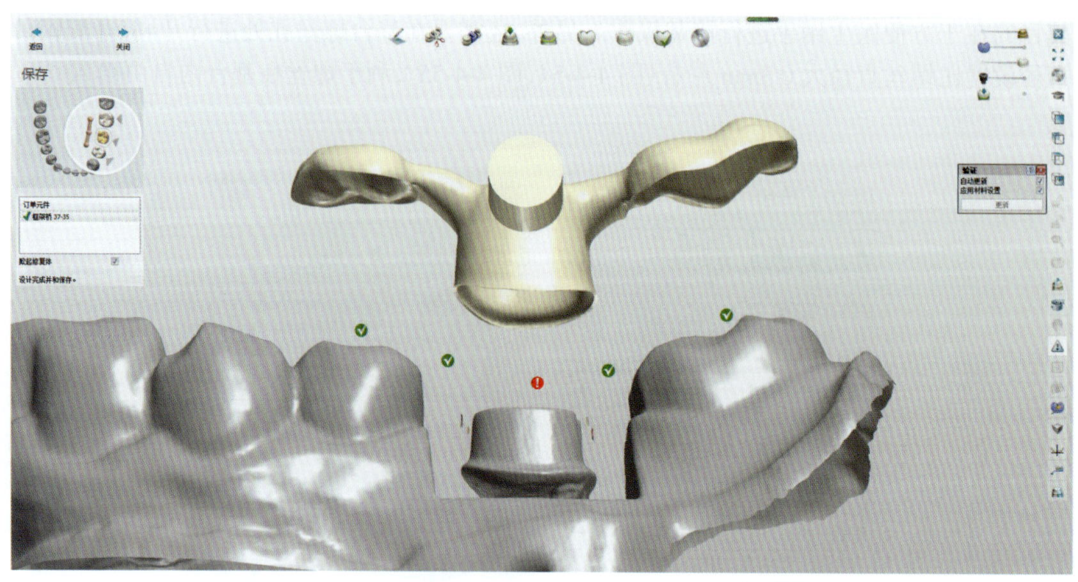

图 4-4-56　种植基台定位器设计完成

（赵鹏飞）

六、个别托盘

患者口腔牙槽嵴状况千差万别，对于大多数患者来说，使用成品托盘很难获得具有适当边缘伸展和精确细节形态的工作模型。通过制作个别托盘进行二次印模的制取，可极大地提高印模的准确性，达到获得合格终印模的目标。

个别托盘的制作应满足以下要求：①托盘能全面覆盖所取印模的组织；②要有便于取印模的托盘柄，且不受对颌牙阻碍；③不能妨碍口腔软组织的正常功能运动。

以 3shape 设计软件为例，介绍个别托盘的设计流程：

（一）托盘边缘线绘制

用铅笔在模型上画出余留牙唇颊侧牙龈连线和缺牙区唇、颊、舌侧黏膜转折线。

1. 可摘局部义齿个别托盘边缘要求在余留牙的部分，唇颊侧边缘应超过牙龈连线约 3mm，舌侧边缘与缺牙区边缘伸展应距黏膜转折线不少于 2mm（图 4-4-57）。

2. 全口义齿个别托盘边缘要求个别托盘的边缘线应距黏膜转折线不少于 2mm。上颌个别托盘后缘应覆盖上颌结节与后颤动线，下颌个别托盘后缘应盖过磨牙后垫，系带处应充分避让（图 4-4-58）。

（二）创建订单

在“订单信息”框中牙列模型上任意选择一颗牙齿，选择右侧矫治器中的“个别托盘”选项即可完成建单（图 4-4-59）。

（三）模型扫描

扫描方法参考第三章第二节“牙颌模型扫描工艺”部分。由于个别托盘的制作涉及腭穹隆、黏膜转折等部位，在扫描结束后应根据托盘设计范围修整扫描模型的高度（图 4-4-60）。

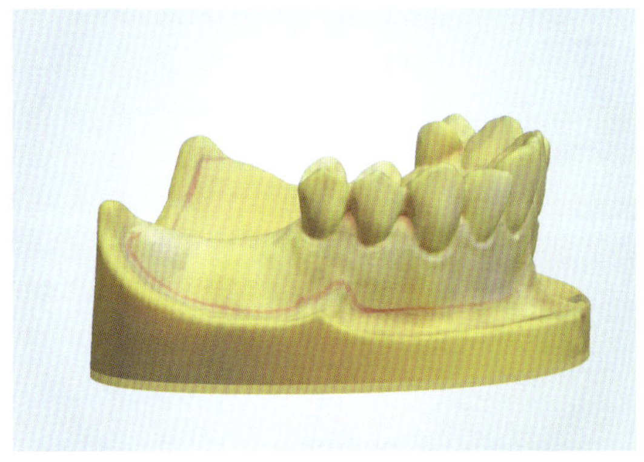

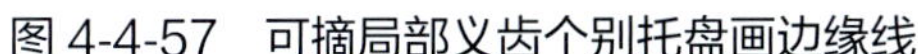

图 4-4-57　可摘局部义齿个别托盘画边缘线

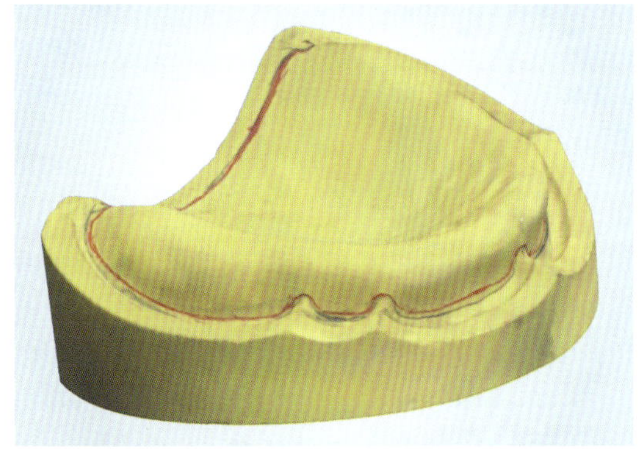

图 4-4-58　全口义齿个别托盘画边缘线

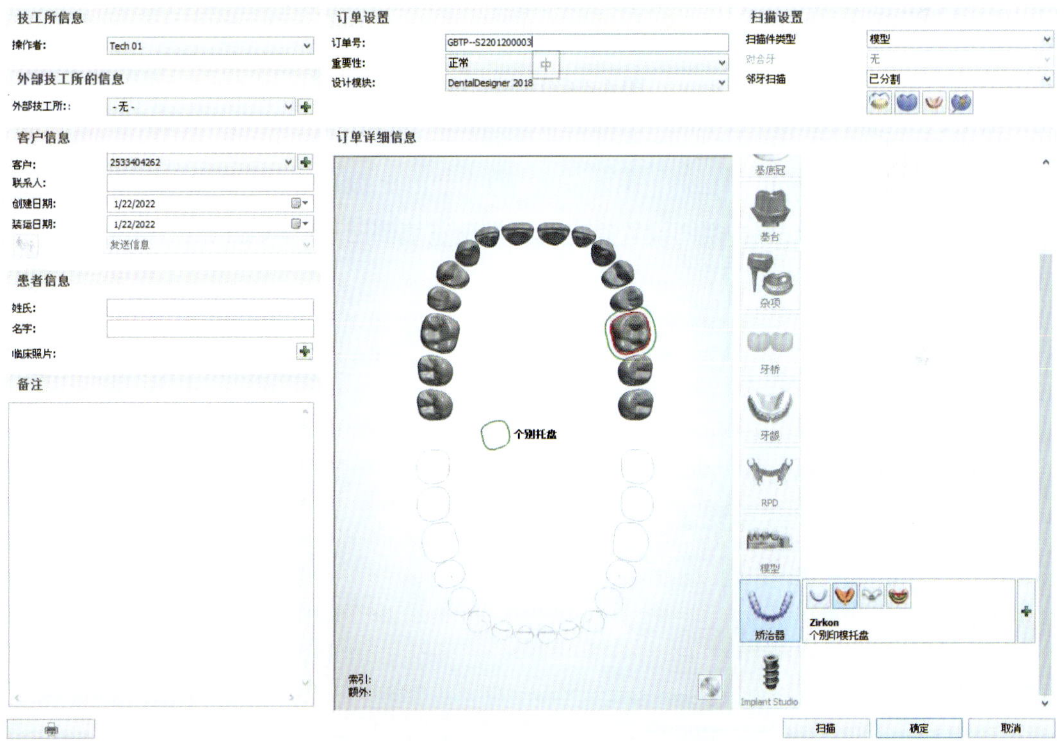

图 4-4-59　创建订单

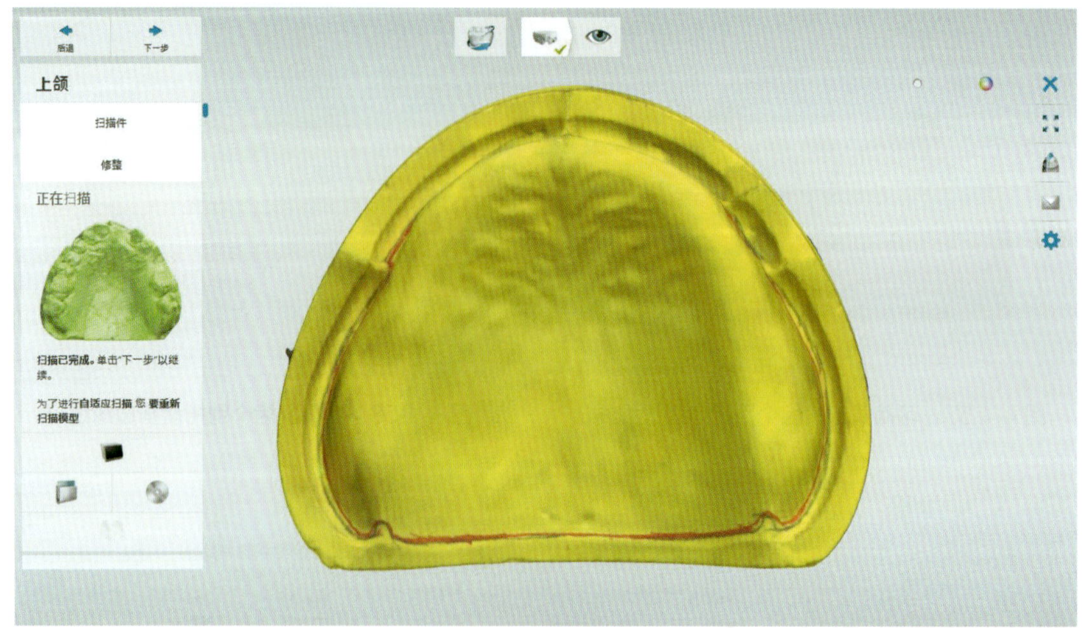

图 4-4-60　模型扫描

（四）模型观测与缓冲

选择合适的就位道，点击视图设置确定就位道预览填倒凹（图 4-4-61）。

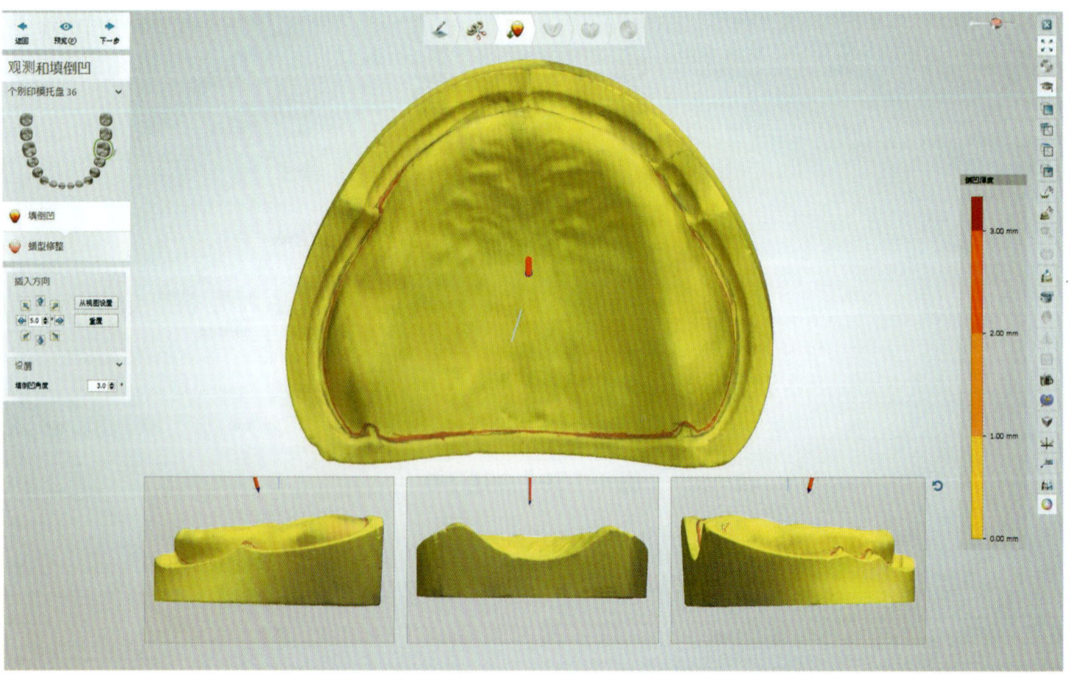

图 4-4-61　模型观测

在牙槽嵴上的骨突、上颌隆突、上颌结节的颊侧、下颌舌隆突、下颌舌骨嵴等骨质隆起明显，覆盖黏膜较薄处进行缓冲，缓冲厚度约 0.5mm（图 4-4-62）。对于未愈合的伤口或较深的拔牙窝，缓冲量较大者可在模型扫描前用蜡进行缓冲或填平。

种植个别托盘需预留转移杆空间，在植体部位缓冲蜡的厚度与邻牙等高。

（五）绘制托盘范围

设计方法同支架大连接体部分，按照模型画线绘制托盘的范围（图 4-4-63）。

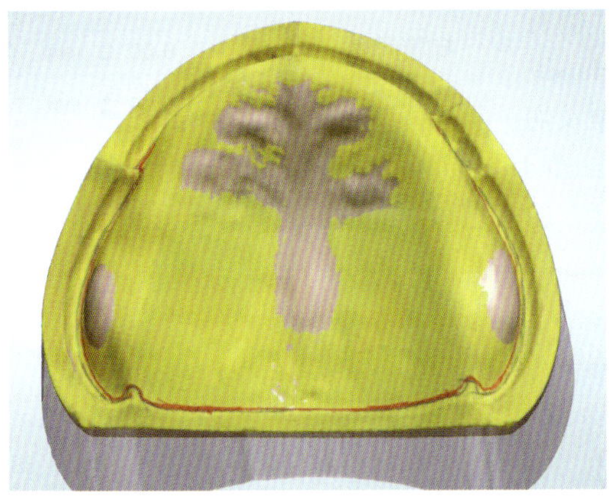

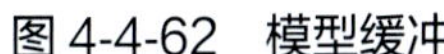

图 4-4-62　模型缓冲

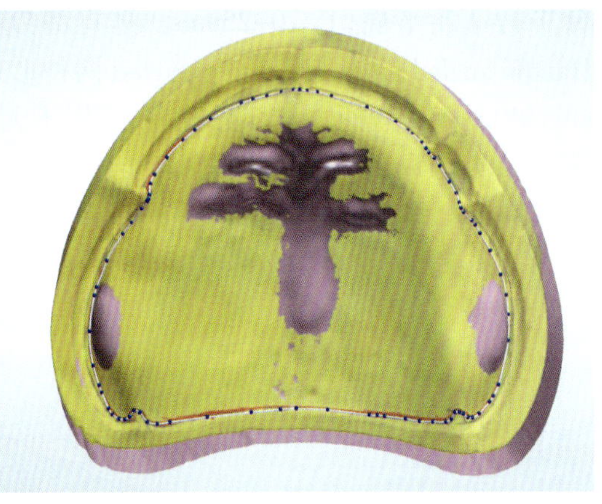

图 4-4-63　确定托盘范围

（六）托盘开窗设计

种植个别托盘要做开窗处理，在种植体上部预留转移杆空间后开窗，开窗范围应与种植体直径相等或稍大（图 4-4-64）。

如遇松软牙槽嵴，应在托盘相对应的位置进行开窗处理，确保医生取印模时，该部位受力尽量小，防止黏膜受压变形。

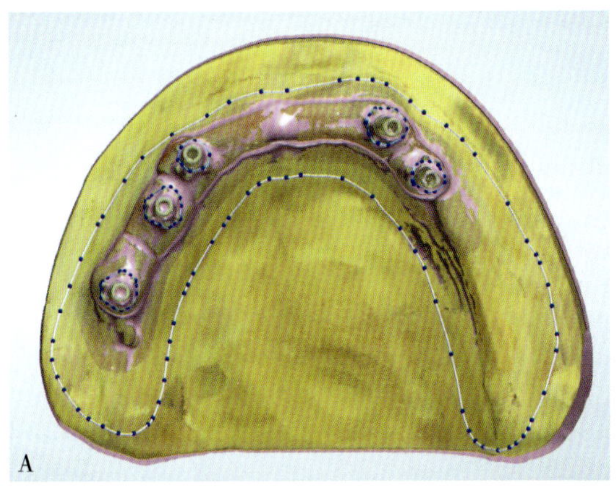

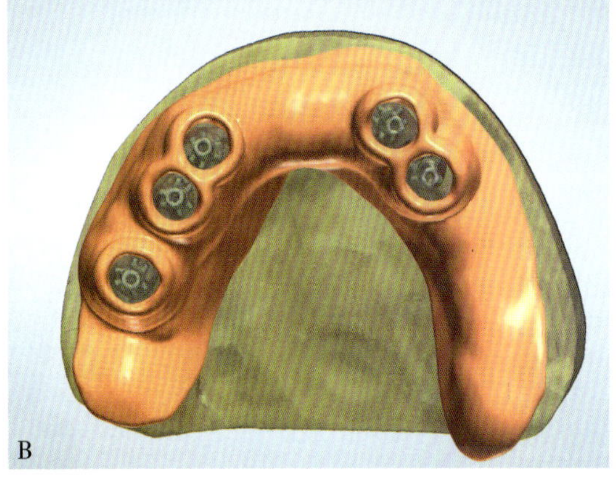

图 4-4-64　开窗处理

A. 种植个别托盘除了画出边缘伸展范围外，还需要在种植体上方画出开窗范围　B. 生成的种植开窗个别托盘

（七）印模间隙和托盘厚度设计

无牙颌无孔托盘可不用预留印模材料空间，可摘局部义齿个别托盘可预留约 2.5mm 的印模材料空间。托盘厚度设计为 2mm，生成托盘（图 4-4-65）。

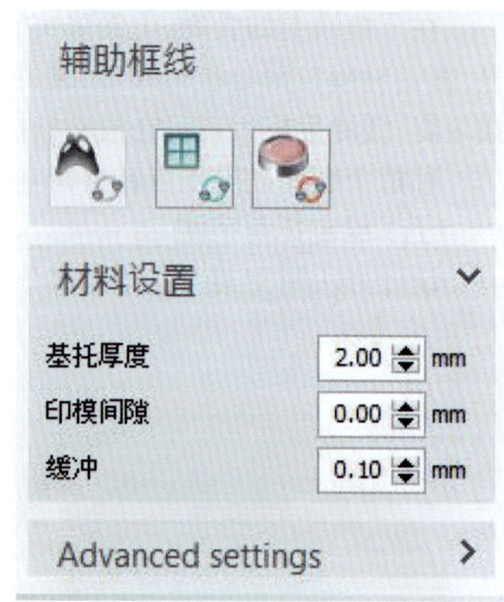

图 4-4-65　印模间隙和托盘厚度

（八）托盘手柄设计

托盘手柄方向向前，手柄的垂直部分略向唇侧倾斜，高 10~15mm，宽度 18~25mm，厚度 3~4mm；水平部分平行于殆平面，长 20~25mm。垂直部分托盘柄有 Handle angled large 与 Handle angled 两种形式，Handle angled large 托盘柄垂直部分较高，适用于无牙颌及切牙均缺失的局部义齿病例（图 4-4-66）；Handle angled 托盘柄垂直部分较低，适用于前牙区有天然牙存在的局部义齿病例（图 4-4-67）。

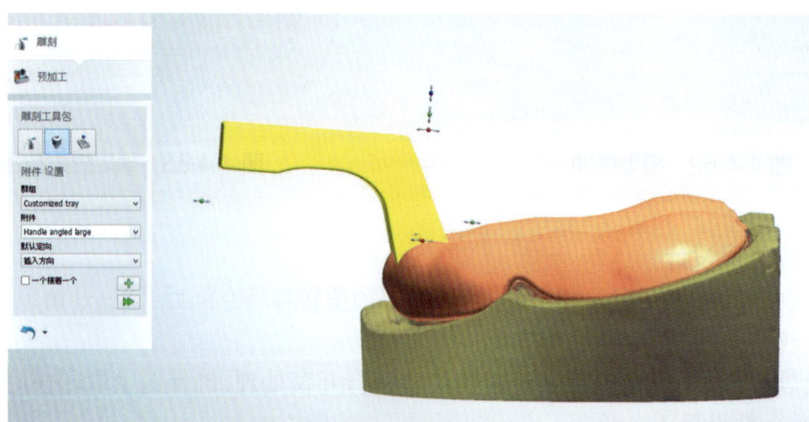

图 4-4-66　添加 Handle angled large 托盘柄

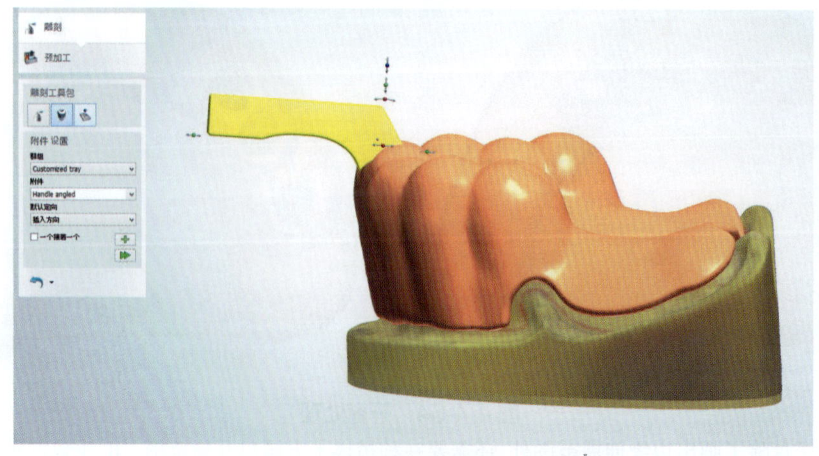

图 4-4-67　添加 Handle angled 托盘柄

（九）托盘修整

使用雕刻工具对个别托盘进行修整，对各部件衔接部分进行光滑处理，使托盘柄与基托部分圆滑移行。

（十）工作孔设计

为增加托盘与印模材料的结合力，可在托盘上进行开孔，使印模材料进入孔内，防止脱模。孔距间隔约 5mm，开孔直径约 2mm。保存数据，完成个别托盘的设计（图 4-4-68~图 4-4-70）。

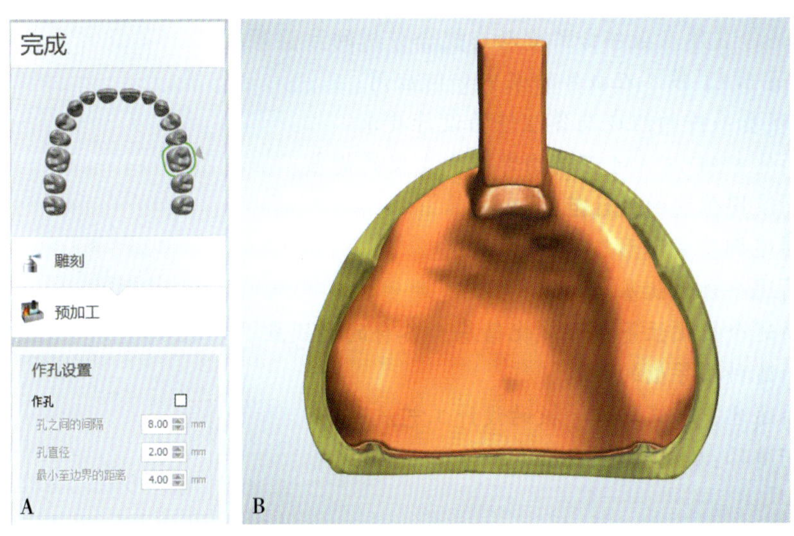

图 4-4-68　无牙颌个别托盘工作孔设置

A. 开孔参数设计　B. 无牙颌个别托盘一般不需要开孔

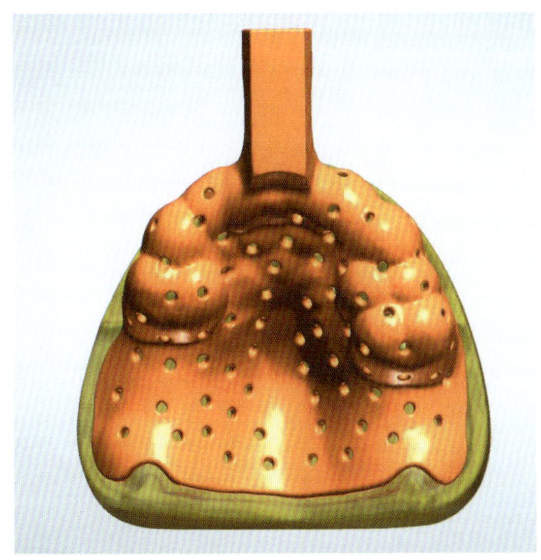

图 4-4-69　完成开孔的局部义齿个别托盘

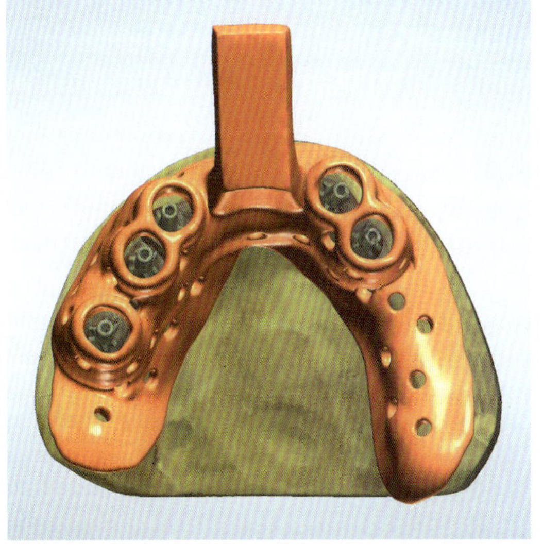

图 4-4-70　完成的种植义齿个别托盘

（吴邵波）

思考题

1. 殆龈径短的修复体间隙剂厚度应该怎样调整?
2. 请简述个别转换工具的功能。
3. 请简述车针补偿间距在设计修复体时的意义。
4. 均匀增厚法基底冠设计中调整了哪些参数,分别起什么作用?
5. 请简述回切法基底冠设计的步骤。
6. 请简述回切法与均匀增厚法基底冠设计的优缺点。
7. 请简述修复体在数字殆架中动态咬合分析的注意事项。
8. 请简述 NAT 技术在数字殆架中如何应用。
9. 请简述基底桥的组成及各组件的设计要求。
10. 请简述 CAD/CAM 可摘局部义齿支架的优点。
11. 请简述固位网的设计范围。
12. 请简述调整卡环形态的操作方法。
13. 请简述个性化钛基台的结构组成。
14. 请简述个性化钛基台和氧化锆基台各自的优缺点。
15. 请简述种植导板的结构特征。
16. 请简述牙支持式种植导板的设计工艺流程。
17. 名词解释:放射导板、双次 CT 扫描。

第五章　口腔数字化制造工艺技术

口腔医学的诊疗方式有别于其他临床学科，最大的特点是以制作义齿及各种辅助诊疗装置进行功能性、美观性恢复治疗为目的。特别在口腔修复诊疗中，义齿制作工艺和材料对治疗效果的影响尤为重要。传统的义齿手工制作工艺，制造精度和质量稳定性不易保证，以计算机技术为核心的数字化制造技术（CAM 技术）凭借其高效、精确和质量可控的加工工艺，广泛应用于各种口腔修复材料，正逐渐代替传统铸造工艺，成为义齿加工中心主流的义齿制作技术。

数字化制造技术按原理可分为数控切削技术（numerical control processing technology，NC 技术，也称为减法加工技术）和 3D 打印技术（three-dimensional printing，3DP 技术，也称为加法加工技术）。目前，在口腔数字化制造领域，广义上将 CAM 技术作为 NC 技术与 3D 打印技术的统称，但因 3D 打印技术的发展相对晚于 NC 技术，在口腔医学早期的研究文献中，也可见将 CAM 技术指代 NC 技术的表述。

本章将详细介绍各种口腔数字化制造技术的原理，分析其技术特点和适应证，并对几种典型技工室义齿加工设备及其软、硬件操作工艺流程进行详细介绍。

第一节　口腔数字化制造技术原理

一、数控切削技术

数控切削技术（NC 技术）是工业上应用较为成熟的一类加工制造技术，是指用车、铣、磨等方式将具有一定预成形状的固体坯料去除部分材料而形成所需形状的方法。NC 技术可以用数字信息控制材料坯料或切削刀具的机械移动实现加工过程，NC 机床的主轴运动和辅助动作均由计算机系统控制，而机床的控制指令则是根据义齿材质、类型、加工设备特性、刀具特性等编制。口腔数控切削设备考虑到其加工对象为专用口腔科材料（树脂、陶瓷、金属），针对口腔材料特性和制作精度要求，常采用铣和磨的加工方式。

现有口腔数控切削设备，根据其数控系统可控制的运动轴自由度数（包括切削主轴的自由度数和物料夹持轴的自由度数），被分为三轴、四轴和五轴等设备类型（图 5-1-1）。切削设备的自由度越多，切削的灵活性就越好，可加工模型的复杂程度也就越高。三轴、四轴数控切削设备适合加工形态相对简单的单冠、贴面、嵌体模型，加工工艺相对简单，加工时间相对较短，适合于椅旁义齿加工；五轴数控切削设备目前可以达到 5~10μm 的加工精度，适合加工精度要求较高、形态较为复杂的解剖冠桥、种植基台、种植桥架、种植杆卡、种植导板等，为典型的技工室加工设备。针对传统数控切削工艺较为棘手的口腔硬脆材料（如硬质氧化

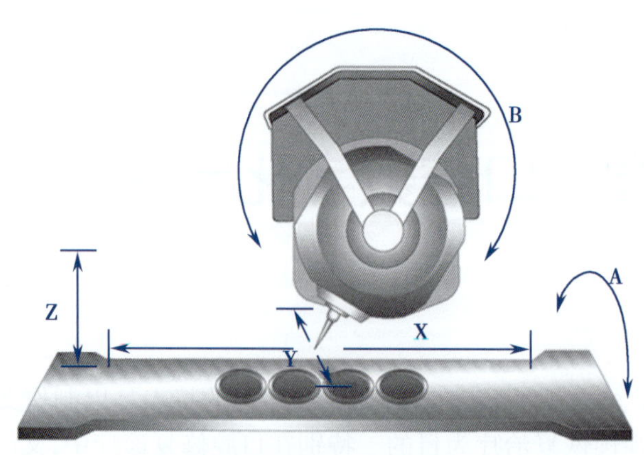

图 5-1-1 早期 KAVO 系统的五轴数控切削设备原理图

X、Y、Z 为平移轴；A、B 为旋转轴

锆），超声辅助加工技术是较好的解决办法。

现有数控切削技术可加工的口腔材料包括金属（贵金属、非贵金属合金、纯钛）、陶瓷和复合树脂材料。在金属及其合金材料方面，数控加工可用来制作金属基底冠桥、种植杆卡、种植桥架、覆盖义齿连接杆等；在陶瓷材料方面，近年来应用广泛的二次烧结软质氧化锆材料是其主要的应用领域，可制作基底冠桥、个性化种植基台、一体化桩核、一体化全瓷冠桥、种植修复上部结构等；在针对椅旁 CAD/CAM 系统而研制的玻璃陶瓷方面，数控切削技术一直是其唯一的加工方式，工艺上以铣削和磨削为主，以制作嵌体、贴面和全冠为主要应用。另外，数控切削技术还可应用于暂时性或永久性的口腔复合树脂材料义齿制作。

数控切削技术可实现的义齿制作最终效果，一部分取决于上述加工设备的自由度数（机械结构的灵活性），另一部分则取决于数控切削工艺软件的工艺设计。类似于临床牙体预备的过程常分不同步骤实现，各步骤采用不同的车针、预备角度和预备力度，这些可称为牙体预备的"工艺"。NC 工艺软件实现的是合理规划数控切削设备的切削工艺，以实现义齿形态精确切削的目的。NC 工艺软件的功能一般包括坯料布局、连接和支撑结构设计、切削刀轨规划、切削刀具规划和工艺编码等。义齿加工常使用的典型 NC 工艺软件包括 PowerMill、HyperMill、WorkNC 和 Go to CAM 等。

义齿数控切削技术的优势在于技术应用成熟、加工精度高、材料适用范围广，几乎可直接加工各种口腔常用材料，并适用于绝大部分口腔假体及辅助治疗装置的加工，是高效、批量义齿制作的首选。其局限性在于，NC 技术对加工材料的浪费较多，导致义齿制作成本偏高。目前，义齿加工中心主流采用的圆饼状坯料可实现义齿的批量集中加工，合理的义齿排布和工艺规划可在最大程度上降低材料浪费，但仍无法彻底改变数控切削义齿成本中材料成本的主体地位。另外，对于形态特别复杂的义齿及口腔辅助治疗装置（如可摘局部义齿支架、全口义齿蜡型、种植导板等），数控切削技术的工艺难度较高，加工时间长、加工效率低，有待改进。

二、3D 打印技术

3D 打印技术是一种基于离散堆积成形的加工技术，原理是通过离散化过程将三维数字模型转变为有序排列的一系列二维片层模型（每层均匀厚度），再由计算机程序控制打印设备按顺序将成形材料层层堆积，最终连续叠加获得所需三维模型成形的过程（图 5-1-2）。口腔医学领域使用的 3D 打印技术原理种类较多，根据其材料成形工艺可大致分为 3 类：光固化成形技术、烧结成形技术和熔凝成形技术。

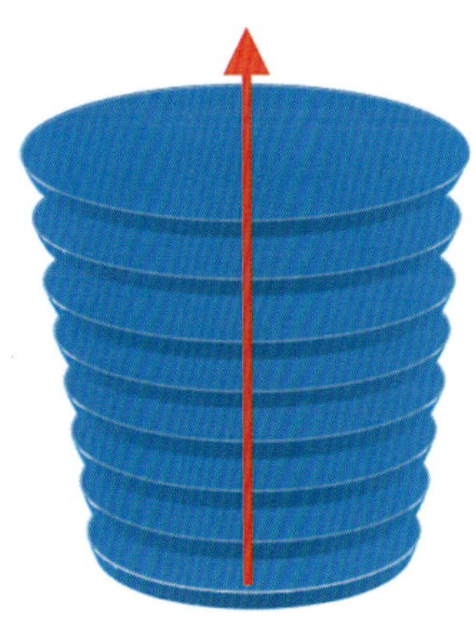

图 5-1-2　3D 打印技术原理图

光固化成形技术适用于各种光固化树脂基的非金属材料，多用于制作工作模型、手术导板、诊断性临时冠桥和蜡型，典型工艺包括立体光固化技术（stereolithography apparatus，SLA）、数字光处理技术（digital light processing，DLP）和感光聚合物喷射技术（photopolymer jetting，PPJ）。烧结成形技术常采用高能量激光或电子束作为能源，将材料粉末直接烧结至熔点后相互连接，适用于金属（钴铬合金、钛合金、纯钛等粉末材料）、树脂（尼龙、聚醚醚酮）和陶瓷材料（氧化锆、氧化铝浆料）的成形，义齿加工领域常用于制作金属基底冠桥、RPD 支架和金属导板等，典型工艺包括选区激光烧结技术（selective laser sintering，SLS）、选区激光熔融技术（selective laser melting，SLM）、电子束熔化技术（electron beam melting，EBM）等。熔凝成形技术是将蜡或低熔点树脂材料加热至融化状态后挤出或喷出，通过冷却凝固定形，可用于制作诊断蜡型、个别托盘等模型，典型工艺为熔融沉积成形技术（fusion deposition modeling，FDM）。各类 3D 打印技术在义齿制造领域的应用，如表 5-1-1 所示。

表 5-1-1　3D 打印技术在义齿制造领域的应用

	SLA	DLP	PPJ	SLS	SLM	EBM	FDM
诊断模型	光固化树脂	光固化树脂	光固化树脂	尼龙粉末			聚乳酸/ABS 树脂
工作代型	光固化树脂	光固化树脂	光固化树脂	尼龙粉末			聚乳酸/ABS 树脂
铸造蜡型	可铸造树脂	可铸造树脂	可铸造树脂				
临时冠、桥	临时冠树脂	临时冠树脂	临时冠树脂				
基底冠、桥					金属粉末	金属粉末	
牙冠、牙桥	临时冠树脂	临时冠树脂	临时冠树脂		金属粉末	金属粉末	
可摘局部义齿支架	可铸造树脂	可铸造树脂	可铸造树脂		金属粉末	金属粉末	
个别托盘	光固化树脂	光固化树脂	光固化树脂				聚乳酸
种植导板	光固化树脂	光固化树脂	光固化树脂				
殆垫	临时冠树脂	临时冠树脂	临时冠树脂				

3D 打印技术的显著优势在于克服了减法加工技术的局限性，能够高效、批量地制作出各种复杂形态模型，特别是一些传统 NC 技术难以加工的情况（如 RPD 支架、全口义齿蜡型、种植导板等），3D 打印技术是较好的解决方案。此外，3D 打印技术实现了对原材料的最小消耗，未经成型处理的原材料（如树脂液体、金属粉末等）可持续使用，大大降低了义齿制作成本中的材料成本。金属 3D 打印技术目前已成为金属基底冠桥数字化批量制作的主流手段，打印精度约为 20~30μm；树脂 3D 打印技术也随着口内扫描技术的普及，逐渐成为义

齿加工中心工作模型的主流制作手段，精度约为 10~20μm。近年来，随着 3D 打印技术不断发展，陶瓷 3D 打印技术已逐渐进入临床前应用，或将为全瓷修复体的制作提供新的技术手段。3D 打印技术应用的局限性在于 3D 打印材料的注册问题，目前国内可在临床应用的 3D 打印材料主要以钛合金、钴铬合金金属粉末材料为主，树脂类和陶瓷类义齿修复材料仍然欠缺，是 3D 打印领域亟待解决的问题。

（赵一姣　王　勇）

第二节　典型数字化义齿加工的工艺流程

一、数控切削工艺

下面以种植螺丝固位桥加工为例，介绍技工室数控切削的工艺流程。

（一）编程

数控切削编程就是生成供数控机床进行口腔修复体加工的数控程序的过程。数控切削编程是实现数控切削的重要环节，它在很大程度上决定了数控切削加工的效率、表面加工精度和工作的安全性。特别对于口腔修复体这类复杂结构模型的加工，其编程工作的重要性甚至超过数控机床本身。

编程系统有多种可选，目前的编程软件是针对口腔专业工艺和口腔专业技术人员而定制开发的，程序编制的内容包括导入数据、选择毛坯、添加连接杆和支撑结构、选择加工工艺模板、机床程序代码计算、程序输入等环节，用户只需通过点击鼠标，经过几个步骤的软件操作就可以完成加工编程。定制类软件具有简单、高效、精确的特点，可实现义齿的精确数字化加工。下面以 hyperDENT 软件为例，介绍修复体数控编程的实现过程。

1. 导入模型数据　CAD 软件设计修复体的数据格式有很多种，hypenDENT 软件可支持导入的数据类型格式为 STL（图 5-2-1）。

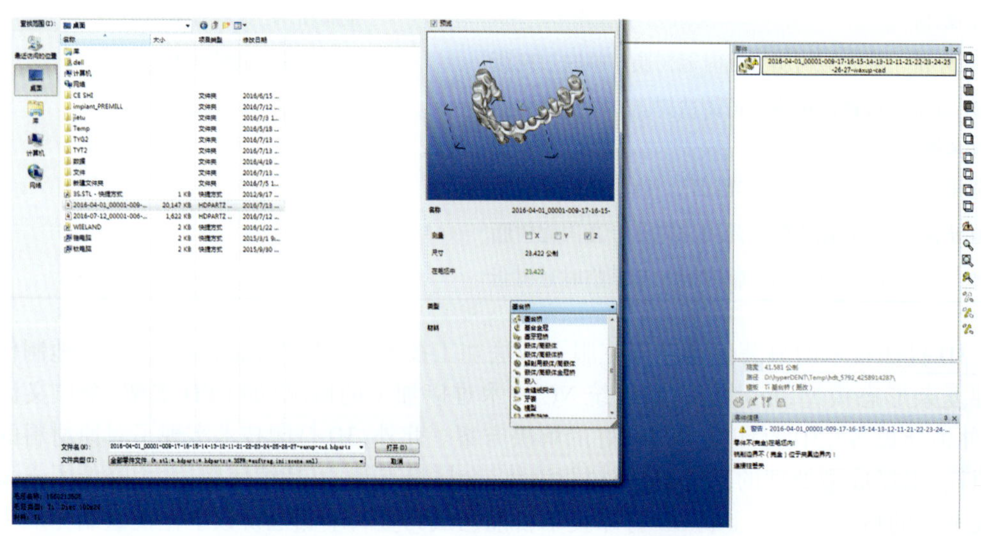

图 5-2-1　在编程软件中导入 STL 数据

2. 毛坯布局设计

（1）选择毛坯类型：根据被加工修复体的形状特征选择合适的加工毛坯。针对本例种植螺丝固位桥形态，选择圆形的坯料作为毛坯（图 5-2-2）。检查修复体在毛坯材料中的位置，确保毛坯的高度必须大于修复体的高度，否则无法加工。修复体距离毛坯上、下表面和边界的最佳距离为 1mm（图 5-2-3）。

（2）调整修复体摆放：使用软件的 3D 调整功能对修复体的位置进行排列和摆放，将导入后出现倾斜的修复体摆放平整（图 5-2-4，图 5-2-5）。同时调入多个修复体时，可手动排列调整其在坯料上的摆放位置。修复体位置、姿态的摆放应考虑到修复体是否有足够强的支

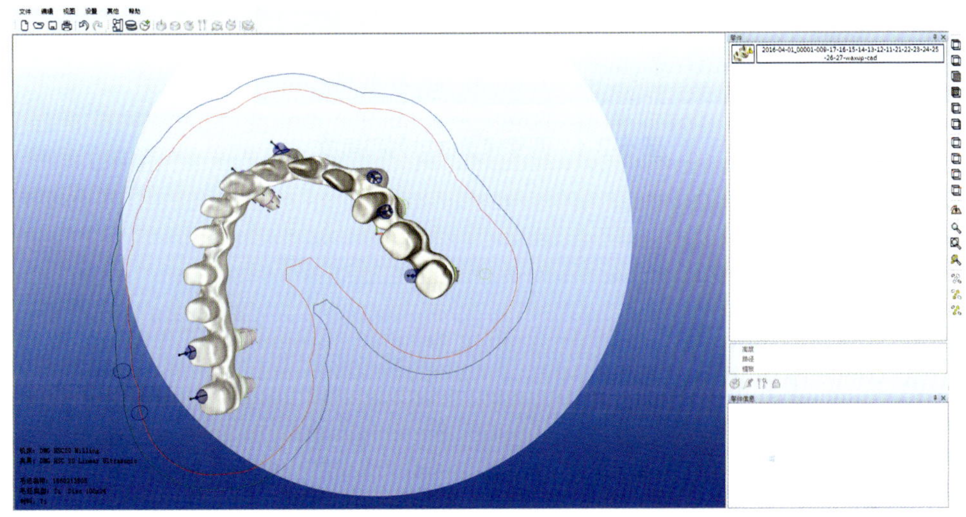

图 5-2-2　选择大小、外形合适的毛坯料

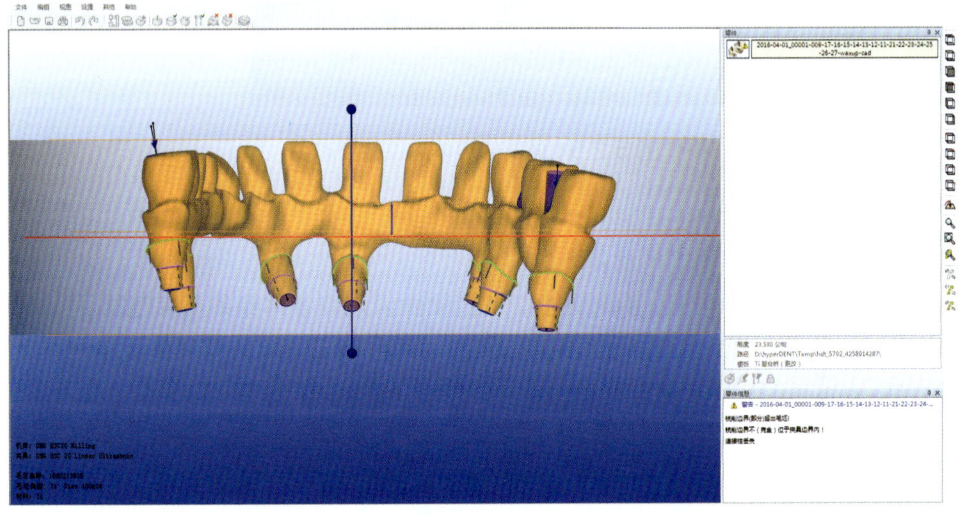

图 5-2-3　检查修复体到毛坯上、下表面的距离

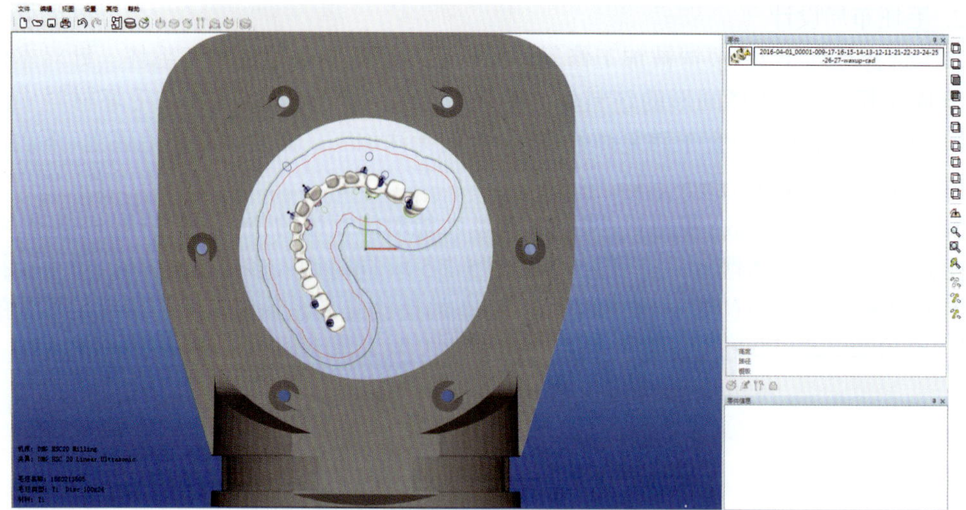

图 5-2-4 调整修复体排列和摆放

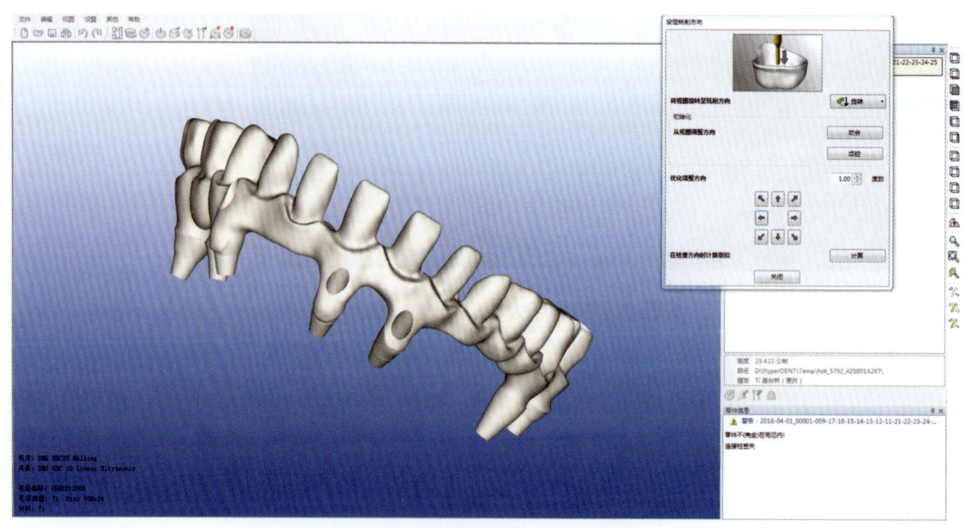

图 5-2-5 调整修复体的位置姿态

撑，保证加工质量，并能节约毛坯材料。

（3）识别修复体边缘线：边缘线是加工工艺软件识别修复体组织面和磨光面分界的标志线，边缘线的识别有助于软件编制针对性工艺，以确保加工完成的修复体边缘与基牙密切吻合。因此，边缘线的识别是重点检查确认的步骤。

使用软件的“识别边缘线”功能，可自动识别边缘线（图 5-2-6）。对于自动识别不满意的情况（边缘线不连续），可对自动识别的结果进行手动修改和连接（图 5-2-7）。

（4）连接柱的设置和调整：连接柱的作用是将修复体与坯料连接固定，保证修复体在切削过程中不会发生掉落和变形。添加连接柱时应注意其位置和直径的设置。

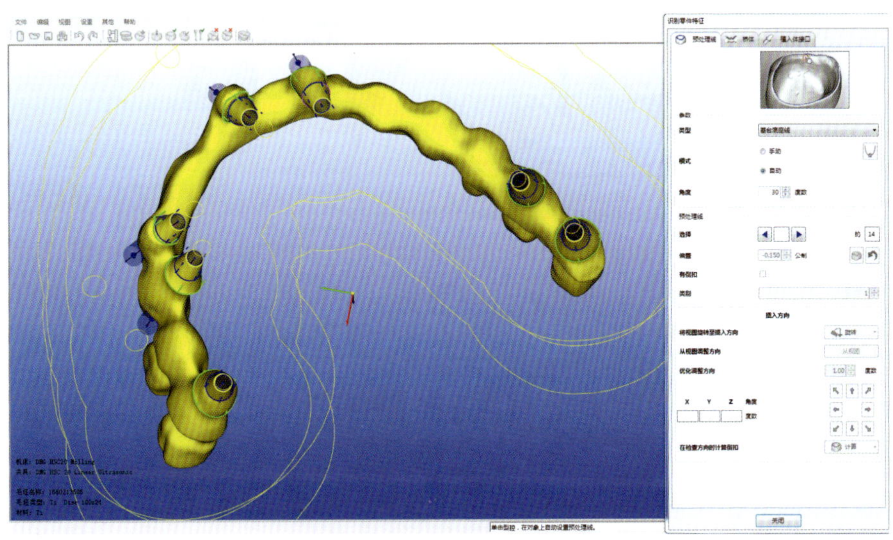

图 5-2-6　自动识别边缘线

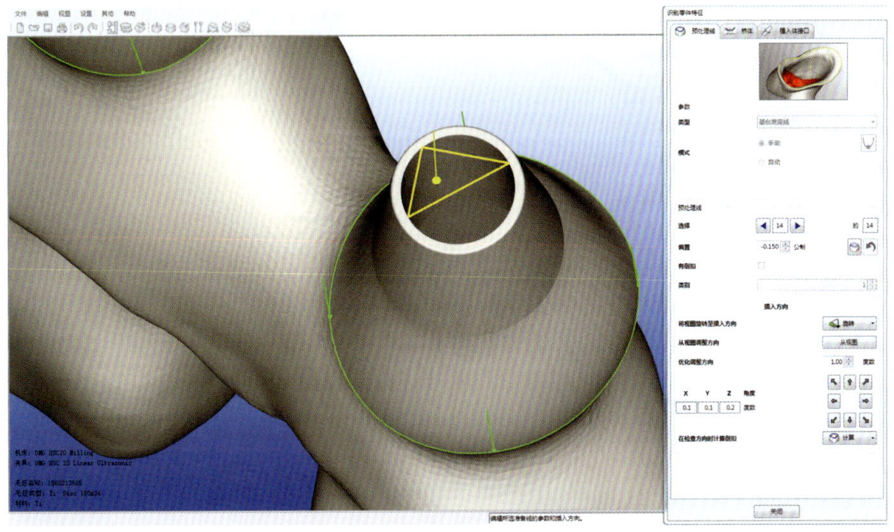

图 5-2-7　手动识别边缘线

自动添加连接柱的功能最为常用，且便捷（图 5-2-8），软件会基于经验，自动给修复体添加连接柱，但其位置、布局往往需要进一步手工调整（图 5-2-9）。手动添加调整连接柱时应注意以下几点：

1）连接柱不能太细，最小直径不应小于 1mm，否则起不到固位作用；

2）修复体上有金属边的位置不能放置连接柱，否则金属边与连接柱之间的部分会因刀具无法进入而无法加工；

3）全冠近远中位置不能放置连接柱，以保证近远中与邻牙的接触关系；

4）修复体组织面不能放置连接柱，以保证组织面与基牙的密合性；

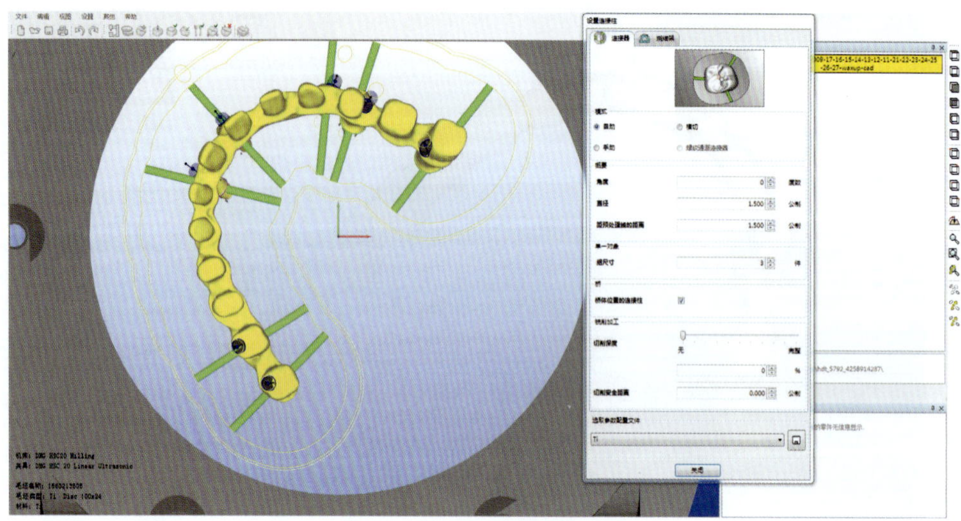

图 5-2-8 自动添加连接柱

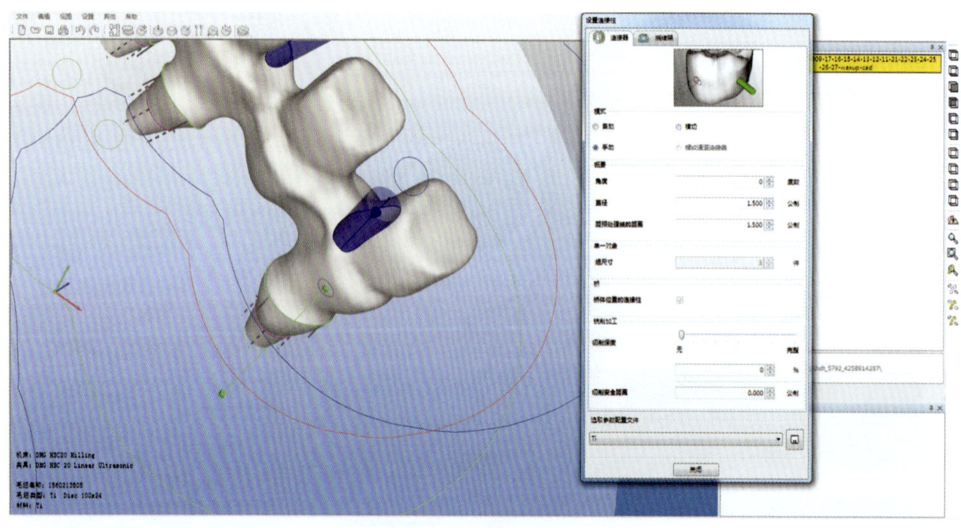

图 5-2-9 手动调整连接柱位置

5）连接柱应与修复体的轴面垂直。

（5）支撑柱的设置：加工氧化锆修复体时，因后期还需进行二次烧结，切削的修复体会在烧结炉内会发生线性体积收缩。因此在加工氧化锆修复体时，一般需要添加支撑柱（图 5-2-10）支撑修复体，防止烧结时修复体因体积收缩在重力作用下引起变形。

3. 规划加工工艺 完成毛坯设计后，还需确定修复体的加工方法、加工路线及切削用量等工艺参数，即规划加工工艺。义齿数控机床生产厂家一般为了简便操作，对不同类型与材质的修复体预先设定出适用的工艺模块以供选择（如氧化锆基底冠、纯钛全冠、瓷嵌体、基牙模型等）。一般来说，在工艺软件中根据修复体的类型及材质选择适合的预成工艺模板最为推荐（图 5-2-11）；对于机床加工经验丰富的技师或工程师，也可根据具体需要自行调整和修改工艺参数（如软件提供相关参数设置功能）。

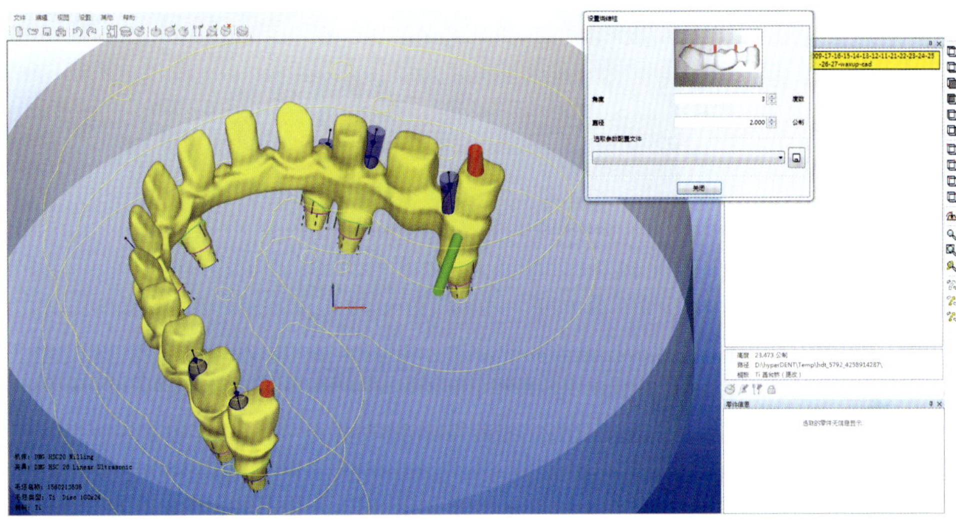

图 5-2-10　设置支撑柱

确定加工工艺后，可运行模拟刀具路径功能，在计算机中虚拟完整的刀具切削过程，可全面检查加工设置并避免碰撞，做到结果的可视化控制（图 5-2-12）。

4. 最终检查　再次检查所排列的修复体位置和设置是否正确（图 5-2-13），有无牙冠重叠或超出边界。如果出现排列和设置上的错误，可能会导致毛坯料上全部修复体的加工失败。

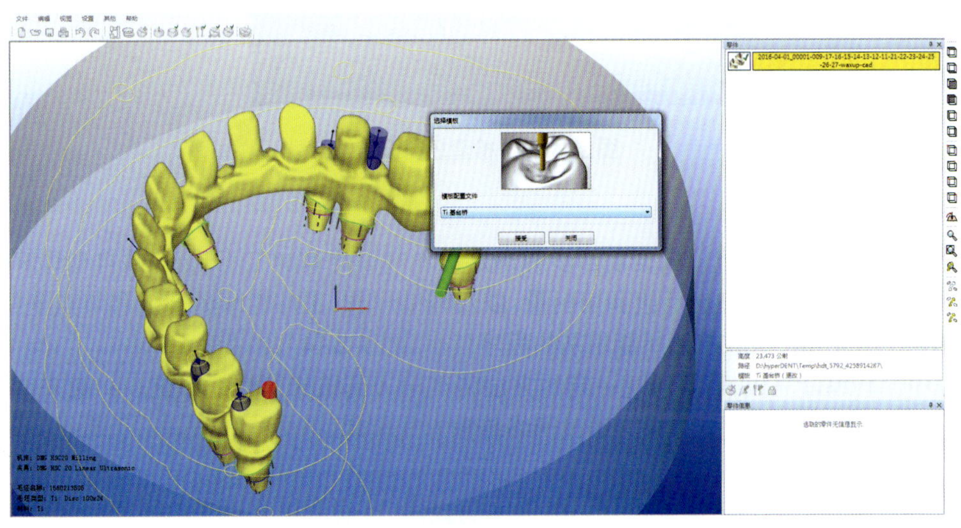

图 5-2-11　选择合适的加工工艺模板

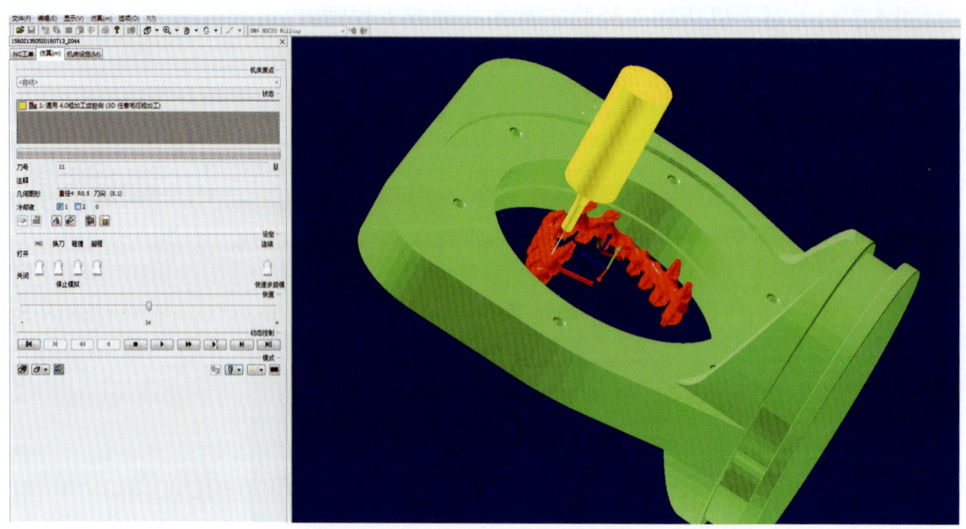

图 5-2-12　模拟刀具切削路径

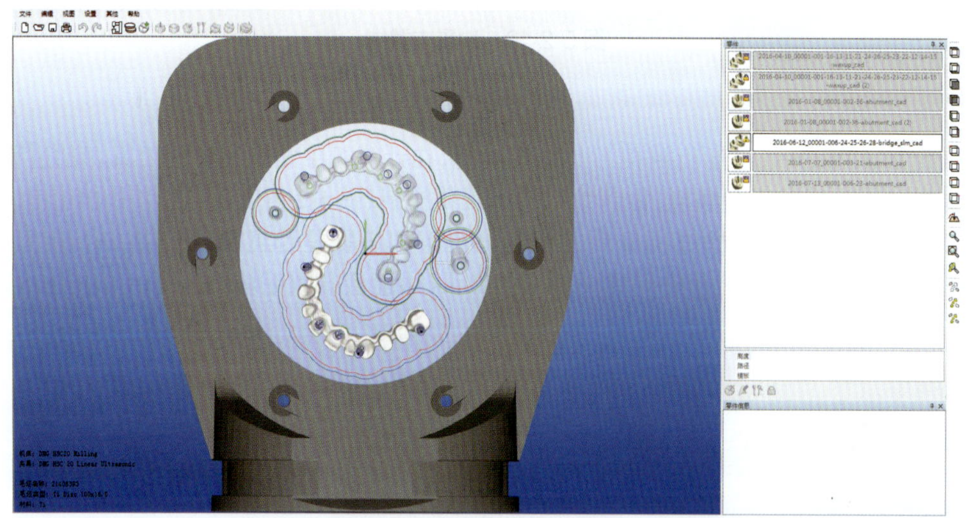

图 5-2-13　检查坯料设置

5. 机床程序代码计算　根据前面步骤确定的坯料设计和加工工艺，软件自动计算数控机床所需的刀具运动轨迹坐标值和切削量，以及辅助动作、工件轮廓的基点和节点坐标，将所需加工的修复体转换成机床所能识别的程序代码（图 5-2-14）。

程序代码编译完成，需要通过一定的方法将其输入到机床的数控系统。一般来说可通过与机床通讯接口电缆直连方式或通过网络传输方式实现。

（二）切削加工

1. 数控机床　数控机床是执行切削程序的载体，目前市场上机床的种类和规格繁多，常见品牌有：灵工、DMG、WILLEMIN、WIELAND、KAVO、LAVA 等（图 5-2-15~图 5-2-18）。按

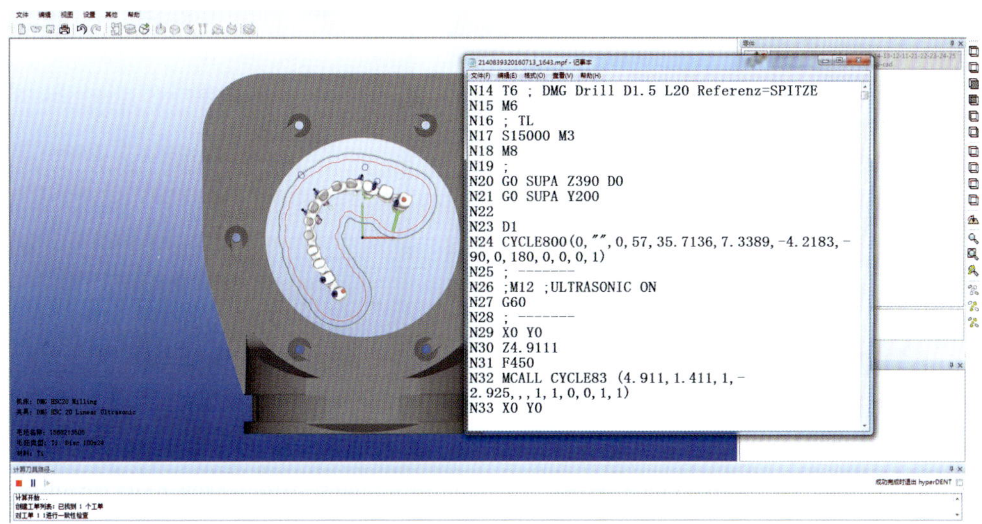

图 5-2-14　生成机床程序代码

照机床的加工能力可分为大型切削机床(如 DMG、WILLEMIN 等)和小型切削机床(如灵工、WIELAND、KAVO 等)。各类机床的使用都应按照厂家的要求进行安全操作。

2. 夹具与刀具　夹具是机床为专用坯料配套的夹持工具,在机加工过程中用来固定加工对象,使之保持稳定不动,以便接受加工或检测(图 5-2-19)。坯料一般需要通过螺丝装夹固定于机床夹具上,夹具则与机床的某一运动轴连接,完成坯料的装载。根据所需夹持的坯料形状不同,需要不同形状的夹具与之配套。

刀具即为切削工具,常用的刀具主要是铣刀(图 5-2-20)。根据加工工艺的要求,修复体加工的不同步骤里需要不同直径和形状(锥状、柱状、阶梯状等)的刀具执行切削任务。如粗加工时需要大量去除坯料,此时往往需要大直径铣刀完成以提高效率;精加工时主要完成修复体表面形态的精细雕刻,往往需要小直径锥形铣刀完成。一个完整的切削过程通常需要

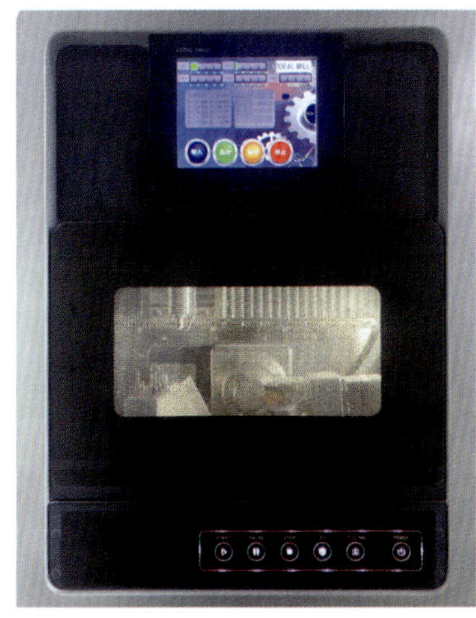

图 5-2-15　灵工五轴机床

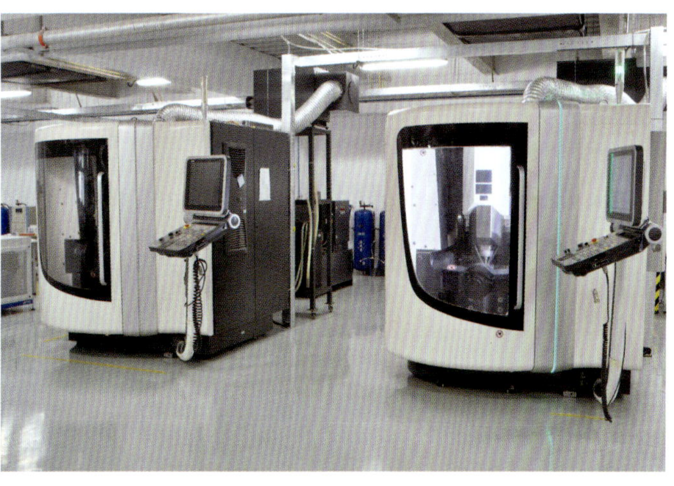

图 5-2-16　DMG 五轴机床

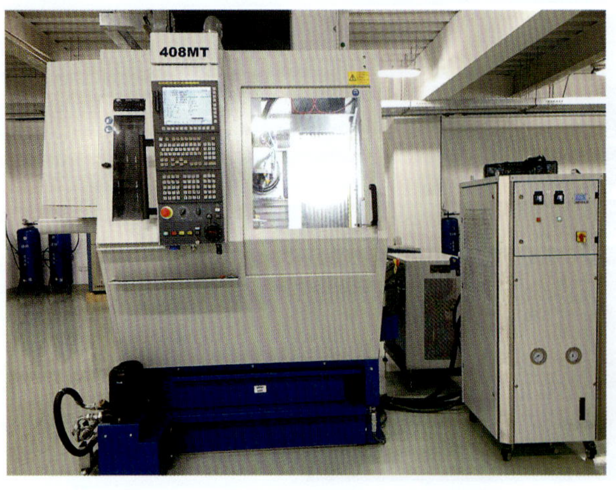

图 5-2-17　WILLEMIN 七轴机床

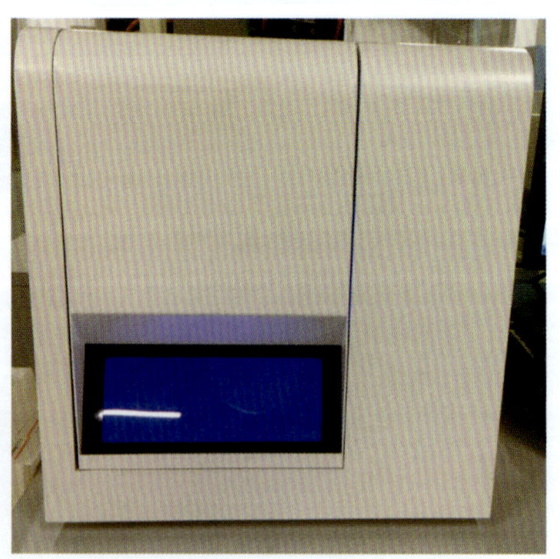

图 5-2-18　WIELAND 四轴机床

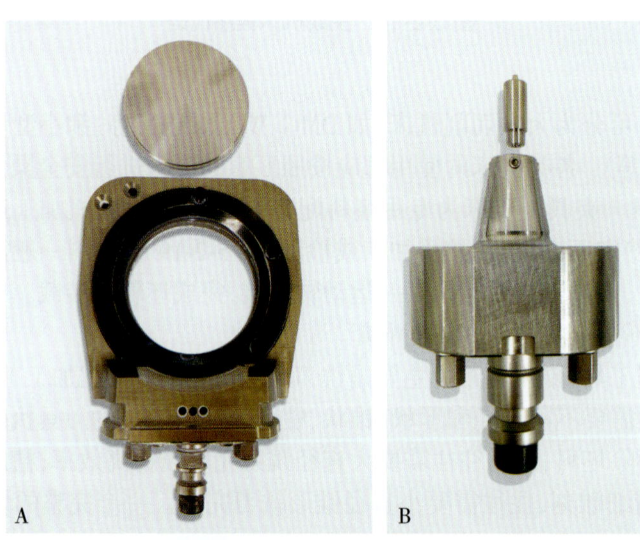

图 5-2-19　机床夹具
A. 饼料配套夹具　B. 棒料配套夹具

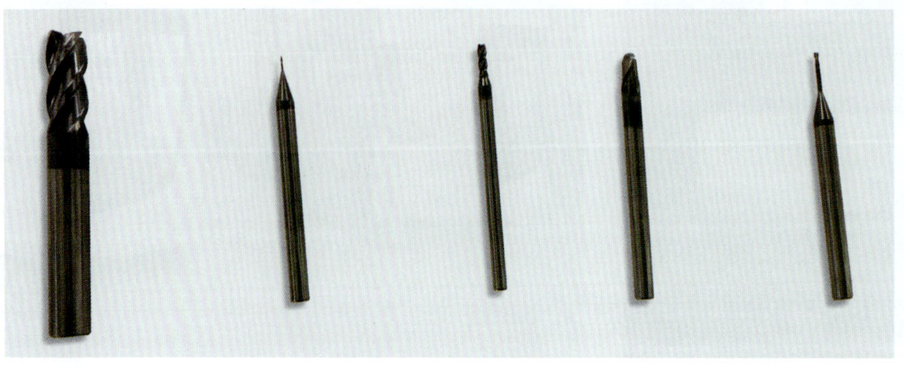

图 5-2-20　机床刀具

多次更换刀具，因此数控机床一般配套有刀库或刀座，储备多把不同型号的备选刀具，以便加工过程中在程序控制下自动更换，提高加工效率。

此外，刀具的寿命是有限的，切削一定数量的修复体后，刀具的磨损会加重，影响切削效率和质量，需要及时更换刀具以保证加工质量。

3. 加工 坯料夹持到位、刀具装载完成、程序代码导入机床后，即可开始正式对修复体进行切削加工，其过程如本章第一节“NC 加工原理”中描述，是将饼形坯料上除修复体形态以外多余材料切除的过程（图 5-2-21，图 5-2-22）。

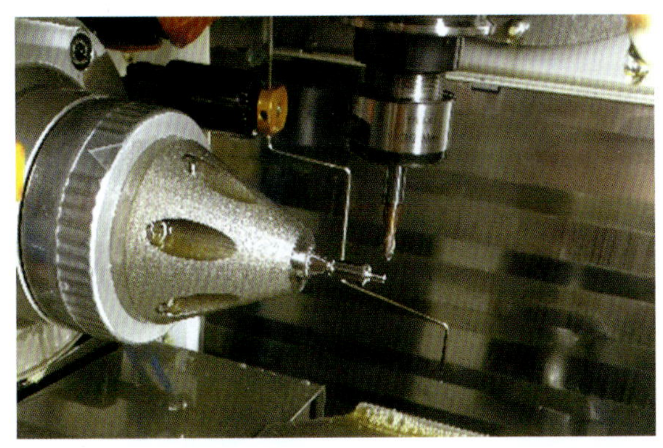

图 5-2-21 数控机床加工柱状坯料

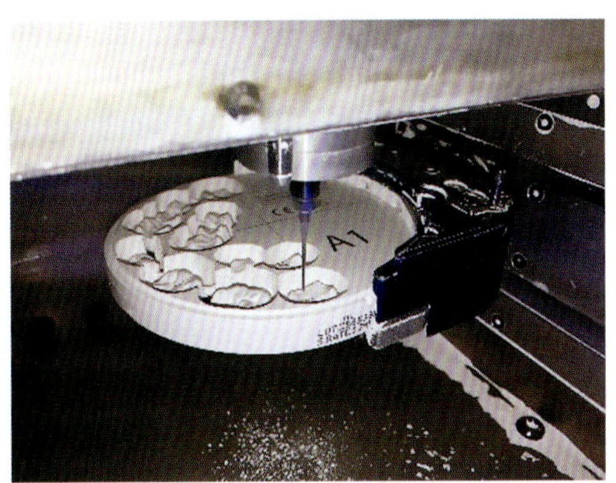

图 5-2-22 数控机床加工饼状坯料

（三）后处理

1. 去支撑 严格按修复体材料厂家的要求，采用专用技工车针规范去除连接柱等支撑结构，尽可能减少这一步骤对修复体形态完整的影响。

2. 烧结或再结晶 数控切削软质氧化锆材料，其切削时为密度疏松的石膏状材料，切削成形后需按不同厂家的材料要求进行二次烧结。在二次烧结过程中，软质氧化锆修复体将产生一定的收缩量，此收缩量应在修复体 CAD 阶段加以参数矫正。烧结之后的氧化锆修复体呈现高强度、高密度的最终形态，抗压强度提升到 1 000MPa 左右，之后仍需打磨、抛光处理。

数控切削的二硅酸锂玻璃陶瓷（以义获嘉 IPS e.max CAD 瓷块为代表），切削阶段为蓝紫色未结晶坯料，强度较低，便于研磨。切削完成后，需在烤瓷炉中经过 850℃、30 分钟的简单结晶处理，修复体便能达到约 400MPa 的强度。此后仍需使用配套的染色剂进行染色和上釉等处理（图 5-2-23）。

3. 研磨抛光 金属修复体切削加工完成后，常规研磨抛光。切削加工并烧结完成的氧化锆修复体（一般针对解剖形氧化锆全冠），需使用白胶轮进行初步抛光，然后使用鬃刷配合抛光膏进行高度抛光（图 5-2-24）。

二、金属 3D 打印工艺

口腔领域常见的金属 3D 打印技术主要采用激光选区熔化技术（SLM 技术），该技术是

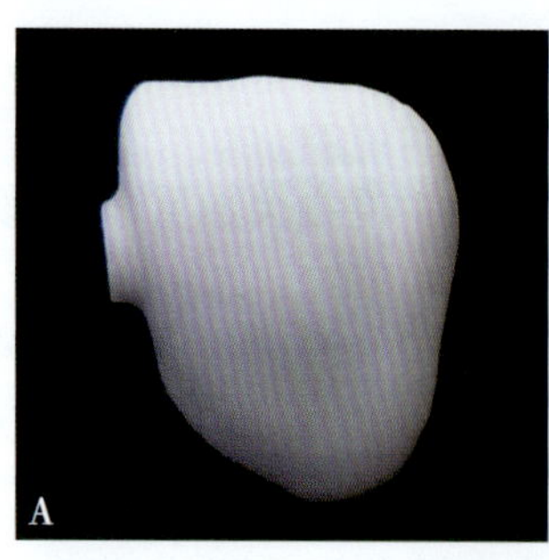
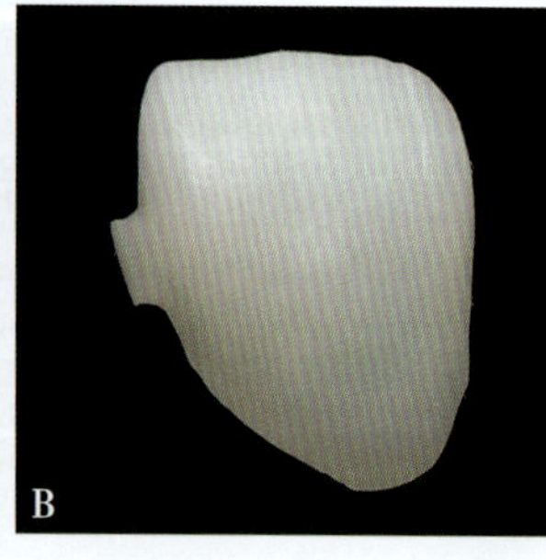
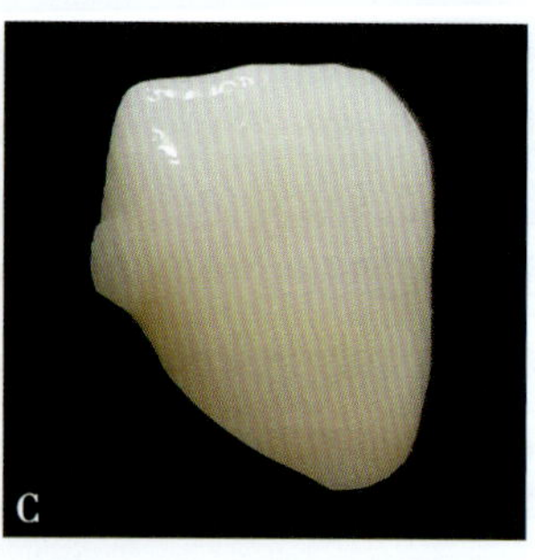

图 5-2-23　二硅酸锂玻璃陶瓷后处理

A. 结晶前　B. 结晶后　C. 染色和上釉处理后

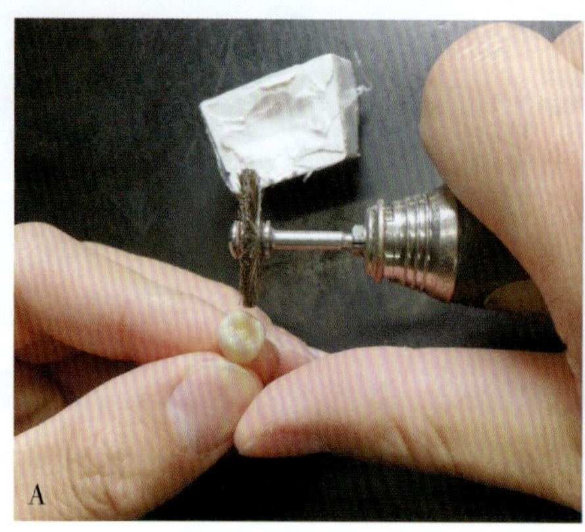
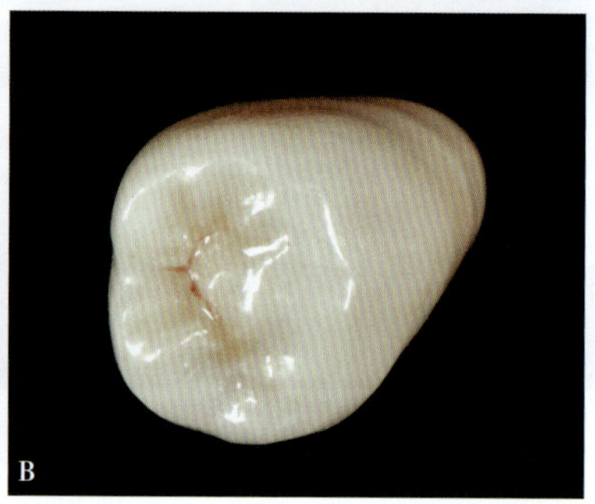

图 5-2-24　氧化锆研磨抛光

A. 技师使用抛光膏进行研磨　B. 抛光后的氧化锆修复体表面光泽

利用金属粉末在激光束的热作用下完全熔化，经冷却凝固而成形的一种技术。为了完全熔化金属粉末，要求激光能量密度超过 106W/cm^2。目前用 SLM 技术的激光器主要有 Nd-YAG 激光器、CO_2 激光器和光纤激光器。这些激光器产生的激光波长分别为 1 064nm、10 640nm 和 1 090nm。在高激光能量密度作用下，金属粉末完全熔化，经散热冷却后可实现与固体金属冶金焊合成形。SLM 技术正是通过此过程，层层累积成形出三维实体的技术。

目前，这项技术可采用加工口腔义齿用钴铬合金、钛合金和纯钛金属材料，可制作出致密度较高的金属修复体，有效解决了纯钛的铸造缺陷问题。SLM 技术在口腔医学中的应用包括：金属基底冠桥、可摘局部义齿支架、髁突关节替代体、个性化种植体等的成形制作。典型的设备有 EOS M270/280 系列和 Concept Laser M1/M2/Mlab 系列金属打印机。目前国产金属 3D 打印机也在应用。

下面以金属基底冠、桥加工为例，介绍技工室金属 3D 打印工艺流程。

（一）编程

与 NC 技术 CAM 编程的目的相似，3D 打印机的 CAM 编程也是为了给加工设备（3D 打印机）提供加工控制代码。如本章第一节介绍 3D 打印原理所述，CAM 软件就是要将修复体的 CAD 三维数据进行分层切片，获得各截面形状的二维信息，并最终将各层二维信息转换成 3D 打印机的激光轨迹路径。这个过程直接决定金属 3D 打印成形的工艺质量，各关键控

制参数的设定至关重要。

可为3D打印机设备提供编程服务的CAM软件有很多种，一般情况下，各厂家都会提供针对设备定制的排版编程软件。市面上常见的通用3D打印编程软件包括：Voxeldance Additive、Magics软件和CAMbridgeCAMbridge软件等。下面以CAMmbridge软件和Magics为例进行介绍。

1. 导入模型数据　将需要打印的修复体数据导入CAMbridge软件，可支持的数据格式为STL，以及3shape公司的DCM格式。Magics支持的数据格式较多，但最常用的数据格式为STL。可同时导入一次打印所需的多个数据进行排版。

2. 排版　CAMbridge软件多适用于排版冠桥，把单冠、桥的数据进行分组，分别摆放在分开的区域，以便后续打印完成后把不需要进行应力释放的单冠单独切割下来。根据单冠和桥架数据选用相应的支承模板进行排版（图5-2-25A）。Magics软件多适用于排版活动支架（图5-2-25B）。

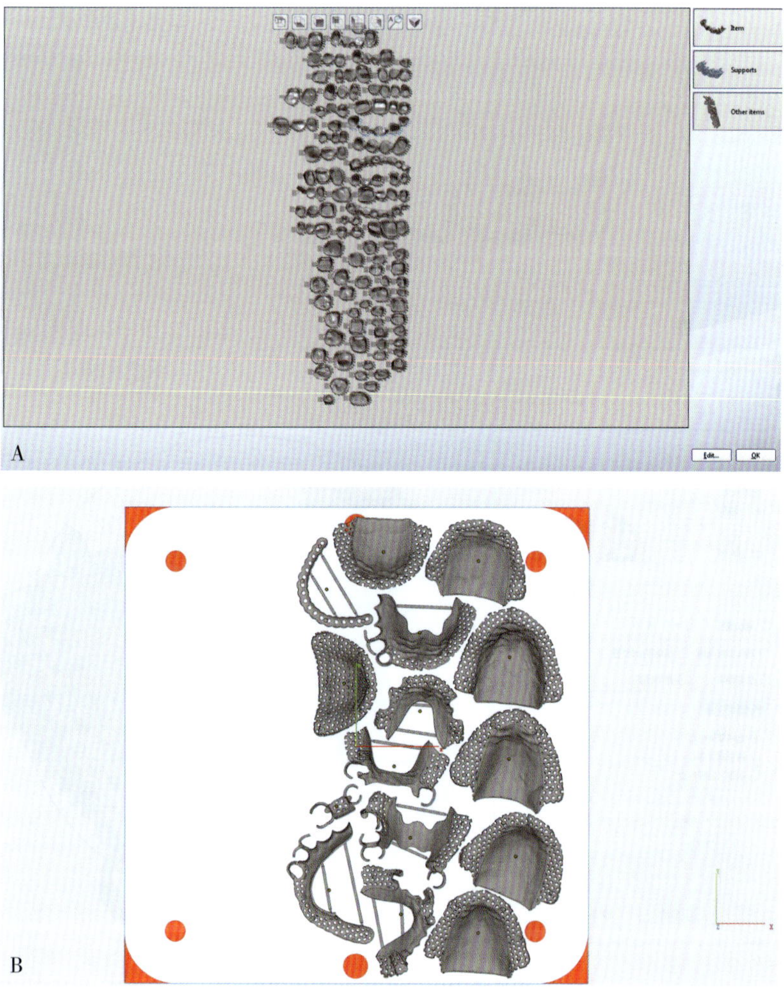

图5-2-25　排版界面

A. CAMbridge　B. Magics

3. 修复体位姿调整　为了保证修复体的最优打印质量，需要使用3D旋转调节工具对每个修复体进行位姿调整（图5-2-26），要求如下：

（1）使一版上各修复体底面到打印基板的高度尽量保持一致。

（2）冠桥模型应组织面朝上、磨光面朝下摆放。活动支架的组织面朝上，花纹面朝下。

（3）前牙基底冠（单冠）尽量呈V字形摆放，考虑后续添加打印支撑的需要，要保证冠边缘都可以放置支撑，颊侧和舌侧壁的倾斜角度尽量均匀。活动支架摆放考虑后续添加支持区域，保证卡环内部无支撑进入。

（4）后牙基底冠（单冠）尽量将就位道方向垂直于打印基板摆放。

（5）桥架整体应尽量保持同一水平高度，颊侧和舌侧的倾斜角度应综合考虑各组件形态。

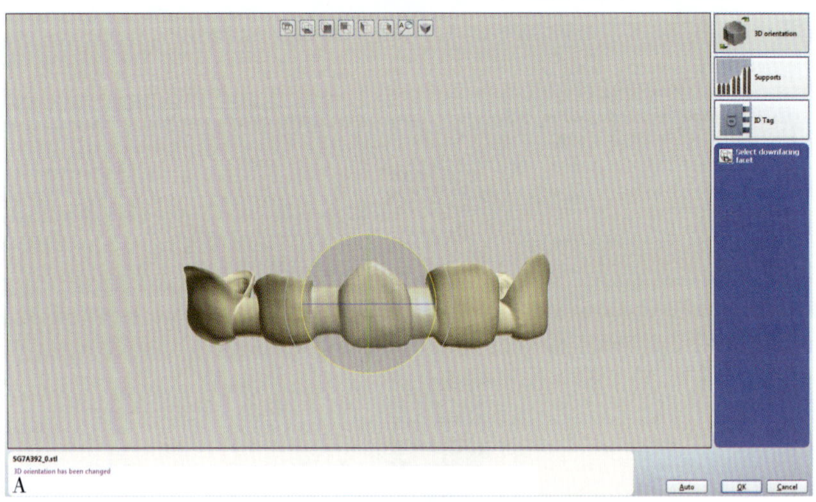

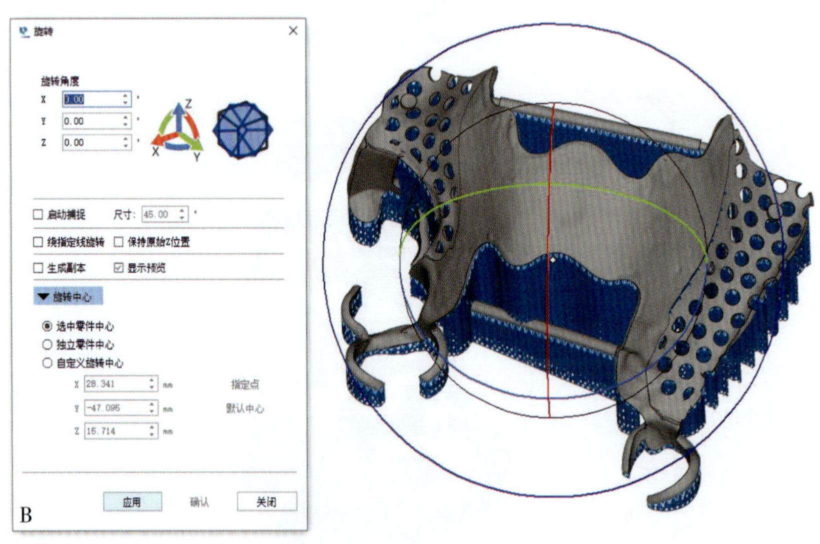

图5-2-26　修复体位姿调整

A. CAMbridge　B. Magics

4. 添加支撑　CAMbridge 和 Magics 软件都具备自动计算并生成支撑的功能，极大地简化了技师的手动添加过程。给模型添加支撑的目的，是要把修复体牢固地固定在打印基板的一定位置上，且要保证结构支撑的稳定和均衡，防止打印过程中因缺少支点而产生的结构坍塌，或是因激光烧结产生收缩力而发生变形（图 5-2-27）。

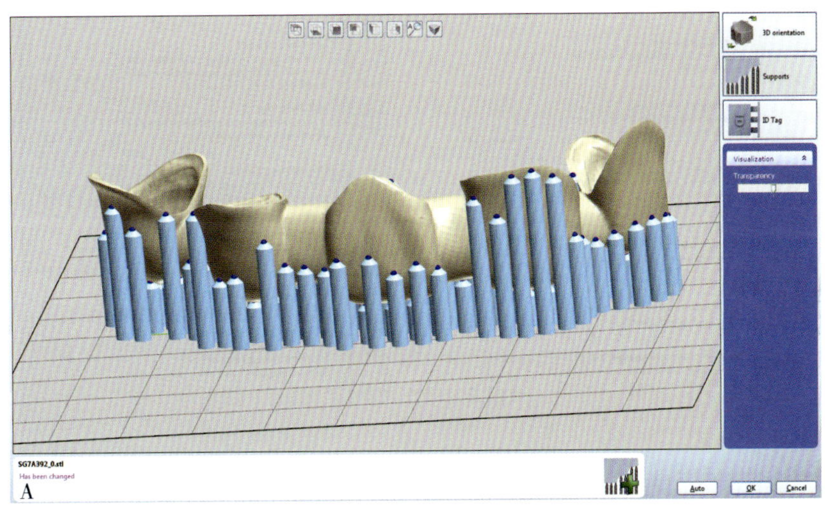

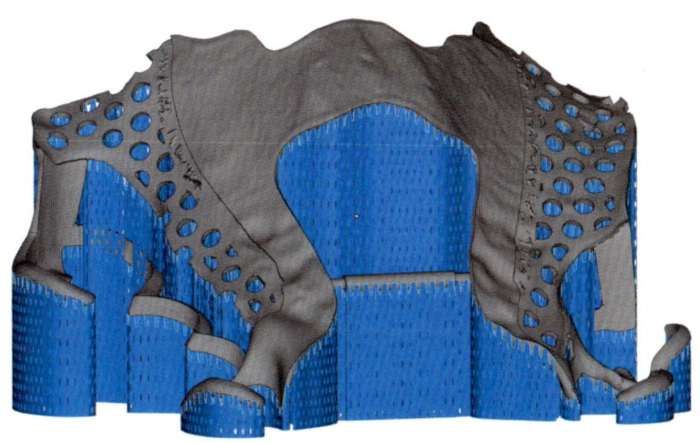

图 5-2-27　自动生成支撑

A. CAMbridge　B. Magics

软件自动生成支撑的前提是需要预先设定好相关支撑控制参数（如支撑类型、厚度、排列密度、接触面积、悬边角度等）。这如同 NC 加工中的工艺规划步骤一样，一般专用软件会提供针对不同材料和修复体的推荐支撑参数，而有经验的技师也可借助通用 CAM 软件的功能修改和自定义支撑参数，形成个性化的支撑结构和布局（图 5-2-28）。

自动添加的支撑往往不能完全满足修复体打印的需要，一般需要进行手动修改（图 5-2-29），修改支撑需要注意以下几点：

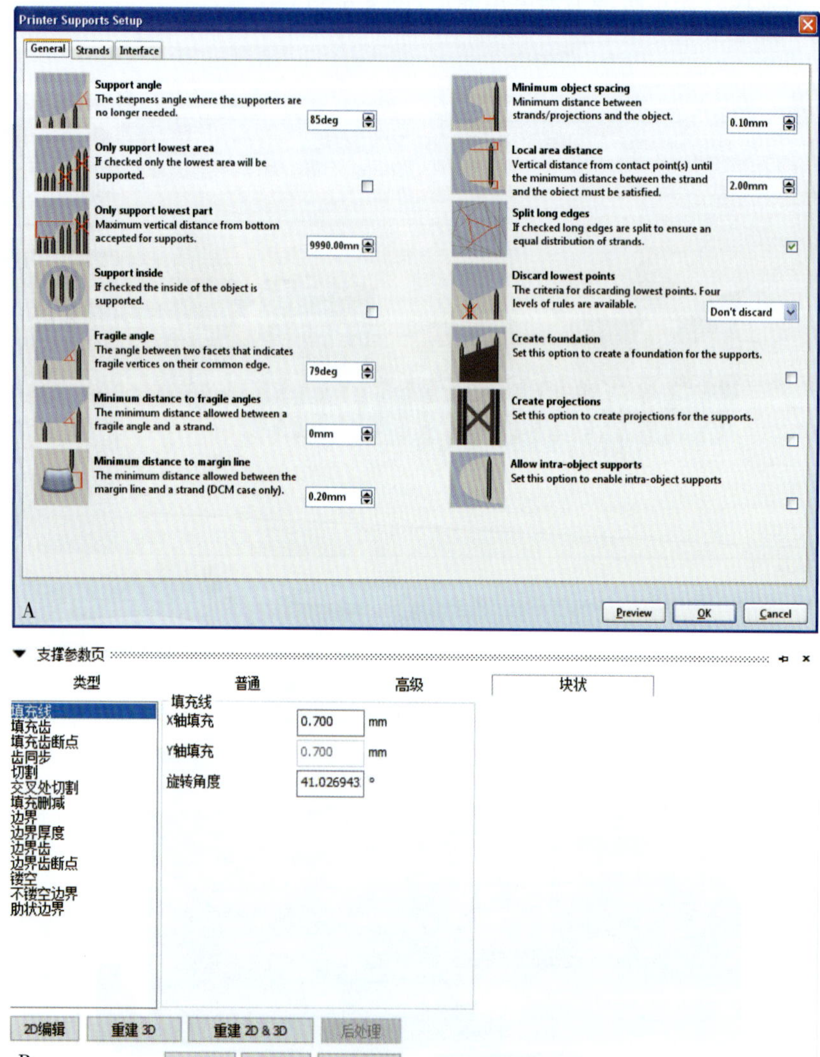

图 5-2-28　支撑参数设置

A. CAMbridge　B. Magics

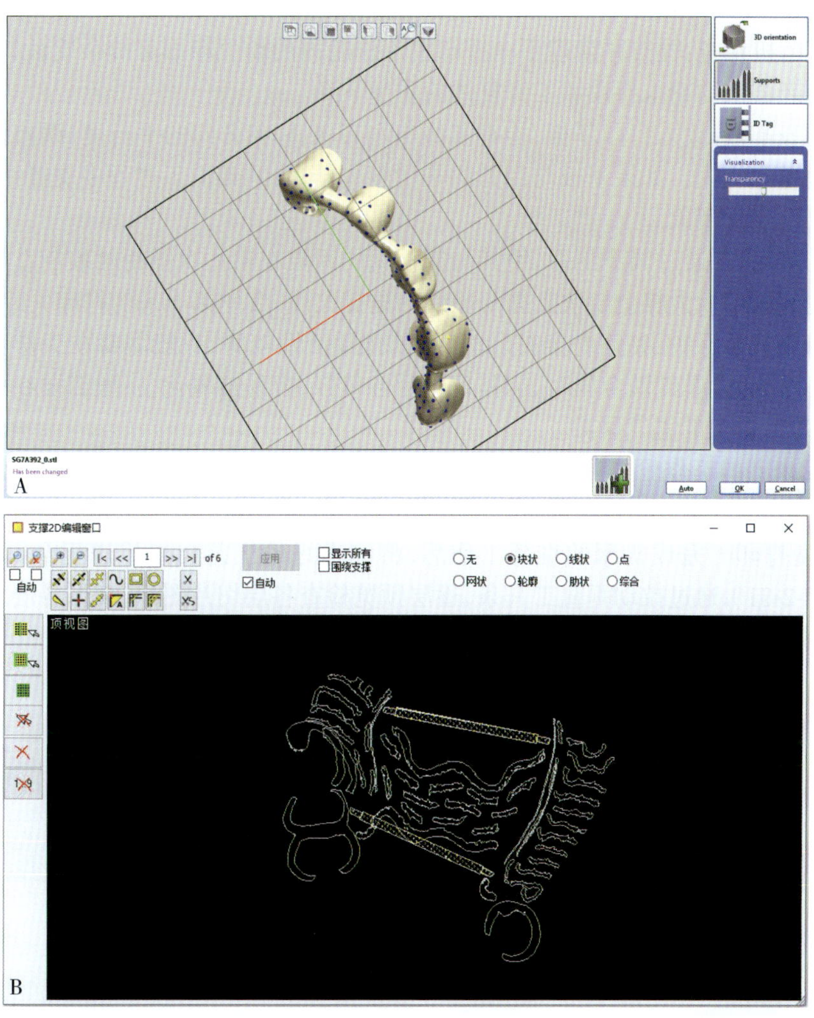

图 5-2-29　手动编辑支撑布局

A. CAMbridge　B. Magics

（1）自动添加支撑往往不够均匀，需要手动在支撑稀疏的地方增加支撑点，在支撑过度密集的地方减少支撑点，保证修复体表面支撑分布均匀。

（2）桥体较多时应适当加粗支撑，使桥架具有更稳定的固位力，确保不发生变形。

（3）小于 45°~60° 的悬边，建议手动适当添加支撑。

（4）模型自身高度差较大时（如垂直摆放可摘局部义齿支架模型），建议在支撑底端增加加强筋结构。

（5）仔细检查模型上的细节结构（如 RPD 的卡环臂），确保有足够的支撑结构。

5. 检查　支撑设置完成后，使用软件分层功能把三维数据转换成二维断层数据，二维数据直接决定牙冠在激光成形时的工艺质量。确认无误后将数据传输到 3D 打印机，即可开始进行激光烧结。

（二）打印成形

1. 打印机准备

（1）打印机检查：检查并清理干净打印机工作舱内的粉尘和烟雾等杂质，以防止在加工过程中污染新添加的粉末导致加工修复体的质量下降。

（2）调节基板：放入打印基板，检查基板与刮刀X、Y和Z向的平行度，误差控制在打印机要求的公差范围内。如果基板与刮刀的平行度欠佳，会导致加工过程中支撑结构断裂，使打印模型出现变形现象。

（3）调节刮刀：通过调节刮刀，使其与基板间的间隙在第一次铺粉时控制在机床要求的公差范围内。间隙太大将会导致支撑与平台的连接欠佳，致使接下来的打印失败。

（4）惰性气体保护：钴铬合金打印时，因其化学活性较弱，一般需要在工作舱内充入氮气保护；打印钛合金及纯钛金属时，因其化学活性较强，容易被氧化，一般需要在工作舱内充入浓度99.99%以上的氩气保护。

通过机床上的工作舱气体成分检测功能，确保工作室内氧气浓度降低到设备和材料允许的指定值以下，方可开始打印进程。

2. 模型打印　完成机床的准备工作后，将编程好的工艺文件传送至金属打印机（图5-2-30，图5-2-31），通过拉动垂直工具条，逐层预览检查各层切片图像，确保各层之间的材料叠加增长、关系正确、无断层。

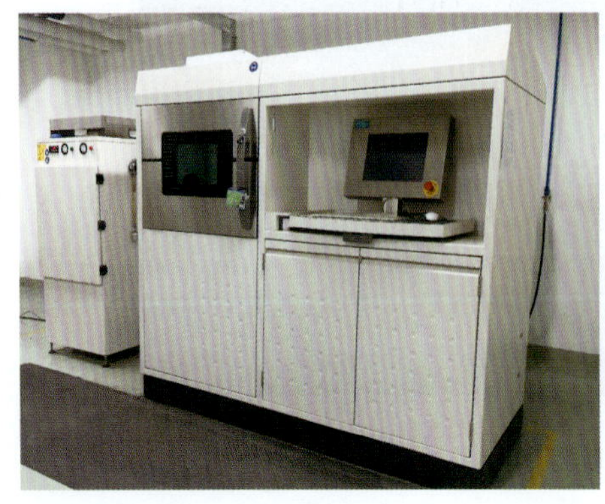

图5-2-30　EOS金属单激光3D打印机

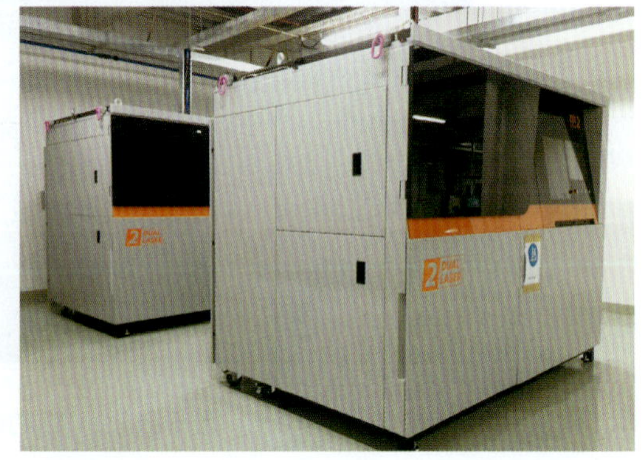

图5-2-31　Concept Laser金属双激光3D打印机

金属3D打印过程为：激光发出的光束在计算机控制下，根据几何形体各层截面的坐标数据有选择地对金属粉末层进行扫描，金属微粒在激光作用的位置上烧结在一起，烧结完一层基板下沉一层，补充铺粉后进行下一层扫描烧结，新的一层和前一层在烧结时自然熔融，最终生成所需的三维实体模型。

加工完毕后升起基板并取出，将粉末舱中未烧结的剩余材料经过筛粉器筛分后，过滤掉打印过程产生的大颗粒后，转存回储存容器中以备下次使用。

3. 模型检查　检查打印完成后基板上的修复体与基板连接是否完整，有无断裂现象（图5-2-32）。若单颗牙冠支撑柱有1~2根断裂为正常现象；若出现整排断裂，则牙冠形态的准确性不能保证，发生变形的可能性很高，必须分析打印失败的原因后，调整打印工艺，重新加工。

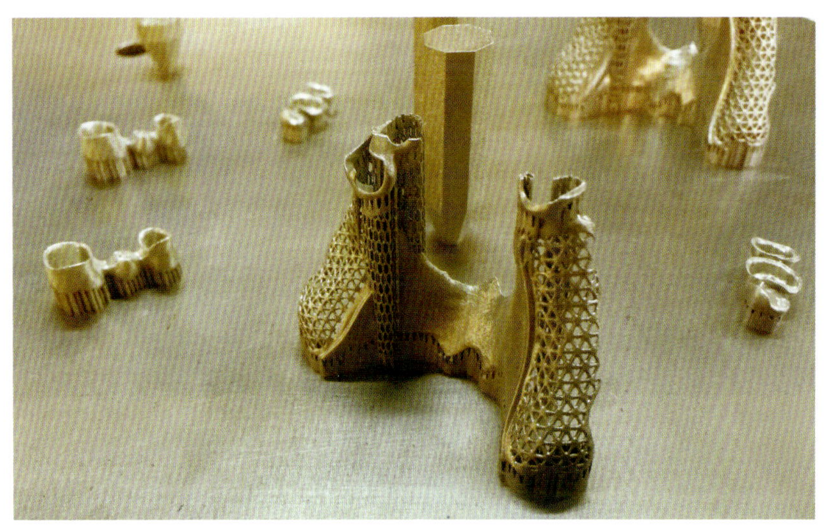

图 5-2-32　打印模型检查

(三) 后处理

后处理的步骤包括:喷砂、应力释放、再喷砂和去支撑,顺序不可颠倒,否则会引起金属修复体的变形。

1. 喷砂　首先,不要着急将修复体从基板上切割下来,需要先进行表面喷砂处理,把残留在修复体表面的金属粉末去除干净,使表面更加光滑。

喷砂完成后,按照金属粉末厂家对于该材料应力释放的要求,可以把不需要应力释放的修复体从基板上切下来。

2. 应力释放　应力释放的目的是要去除修复体中的内应力。在激光烧结成形时,金属粉末在激光束的能量作用下发生熔融,由于存在冷却收缩现象,修复体内部会产生一定的内应力,但由于支撑结构的存在,内应力无法有效地释放出来。在多单位修复体,特别是长桥,内应力问题尤为突出,如不进行应力释放就切割支撑,修复体会因内应力的释放而产生变形。

应力释放一般是通过对修复体进行加热处理,使金属内在的原子结构重新排列,从而消除内应力,防止变形现象。不同品牌金属材料的后处理温度略有不同,建议按金属粉末厂家提供的后处理温度操作,具体操作过程为:

(1) 把需要释放应力的修复体连同金属基板一起放入应力释放炉中,平台在炉中应稳定放置,防止加热变形。

(2) 应力释放炉中充入惰性气体进行保护,一般采用氩气保护。

(3) 使用与加工材料相符合的加热程序及温度设置进行应力释放。

(4) 加热完成后自然冷却,取出基板。

3. 第二次喷砂　平台从应力释放炉中取出后,可放入喷砂机内进行第二次喷砂,去掉加热过程中修复体表面产生的氧化物。

4. 去支撑　可先使用线切割机沿着基板平面切断大面积的支撑结构,取下修复体,之后再用技工车针仔细磨除修复体表面的支撑。

打印后的基板需要进行研磨处理，将附着的支撑去除干净并使基板表面光洁平整，之后对基板进行表面喷砂，以备下次打印使用（图 5-2-33）。

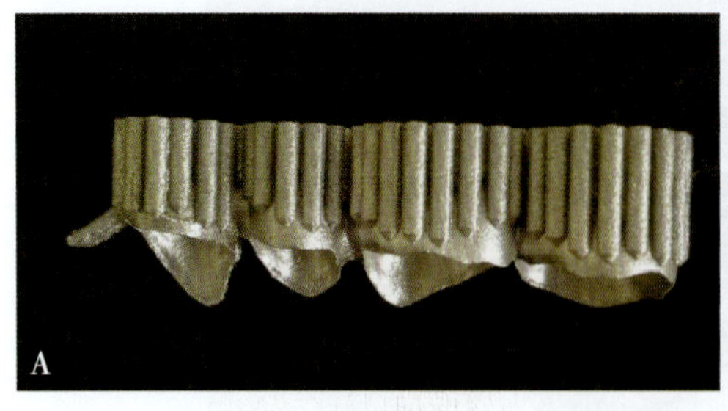

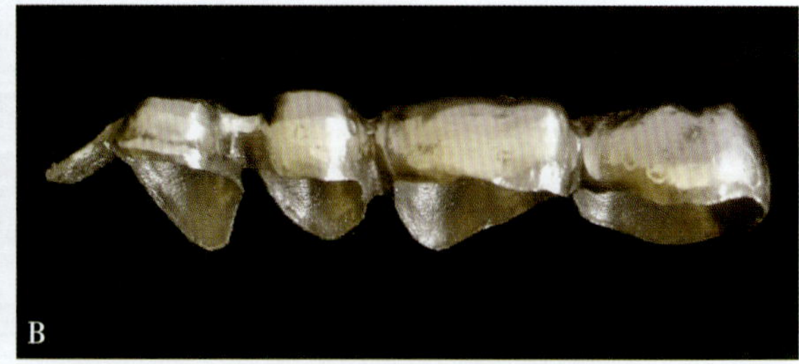

图 5-2-33　金属打印去支撑工艺

A. 支撑前　B. 去支撑后

三、树脂 3D 打印工艺

树脂 3D 打印技术的主要应用包括：基底冠桥蜡型、贋复体蜡型、修复工作模型及代型、临时修复体、种植导板、牙周夹板、正畸诊断模型、树脂殆垫、正畸托槽粘接导板等制作，应用十分广泛。典型设备包括 Objet、EnvisionTEC、3D system、大族激光、灵通、先临三维等树脂 3D 打印系统。

下面以制作修复工作模型为例，介绍 Objet 树脂 3D 打印机的工艺流程。

（一）数据排版

1. 导入模型数据打开 Objet 打印机配套的 Objet Studio 排版工艺软件（图 5-2-34），将设计好的 STL 格式模型数据导入后进行编辑。可同时导入一次打印所需的多个数据进行排版。

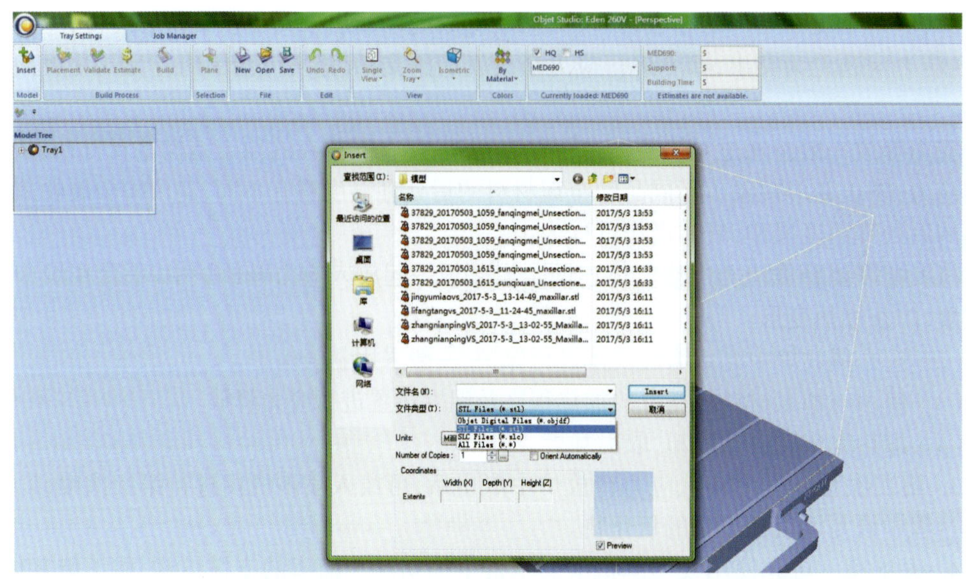

图 5-2-34　Objet Studio 打印排版软件

2. 模型排版　可使用软件的自动排版功能将所有模型自动排列到虚拟成形托盘上（图 5-2-35），排列过程的注意事项如下：

（1）模型排列应尽量集中，以缩短打印喷头的移动路径，提高打印效率。

（2）模型不能超出成形托盘边界，如果超出边界，将以红色提示位置错误。

（3）在多视角视图下观察模型摆放姿态，使模型底部尽量放平，以降低打印高度，节约打印时间。

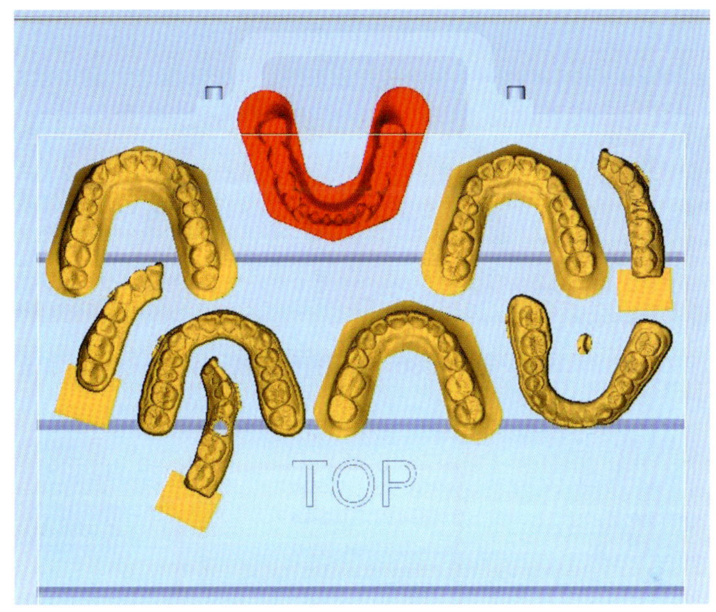

图 5-2-35　模型排版

3. 设置打印表面光洁度　Objet 打印机装载有模型和支撑材料。模型材料用于成形实物模型；支撑材料用于支撑模型底部和悬空部位，并填充模型的空腔部位。通过设置支撑材料的包裹模式可控制打印模型的表面光洁度。软件提供了两种模式选择，根据实际应用需要进行选择。

（1）光洁表面：支撑将包裹模型摆放角度下外形高点轮廓线以下的区域，轮廓线之上没有支撑的部分为高度光洁表面，轮廓线之下包裹支撑的部分为磨砂面效果。

（2）磨砂表面：支撑将包裹模型的全部表面，模型全表面为磨砂面效果。

4. 设置打印品质　根据打印精度和时间期限的具体条件，可选择高速（HS）或高质量（HQ）模式（图 5-2-36）。

5. 预估打印时间和材料消耗　为了了解打印材料消耗情况以便评估打印成本，软件可根据设置完成的数据，初步预估出模型材料的消耗、支撑材料的消耗以及打印所需时间（图 5-2-37）。

6. 检查　全部设置完成后，核对检查各个环节的设置，确保无误后选择开始打印，将排版结果发送给打印机。

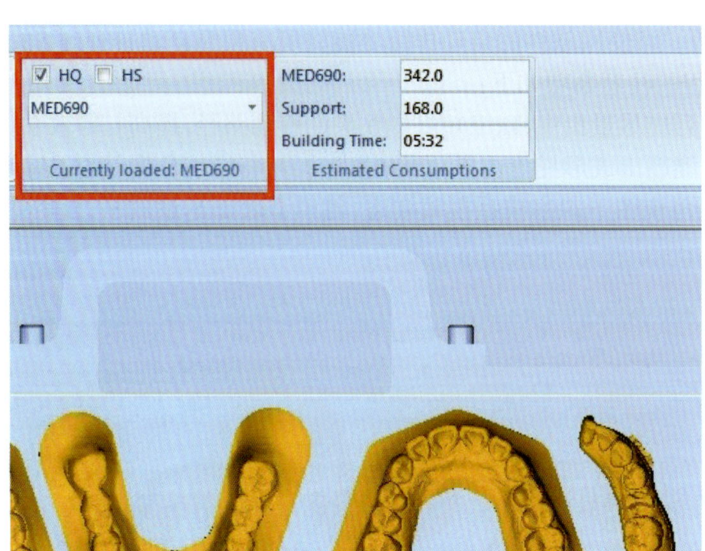

图 5-2-36　设置打印品质

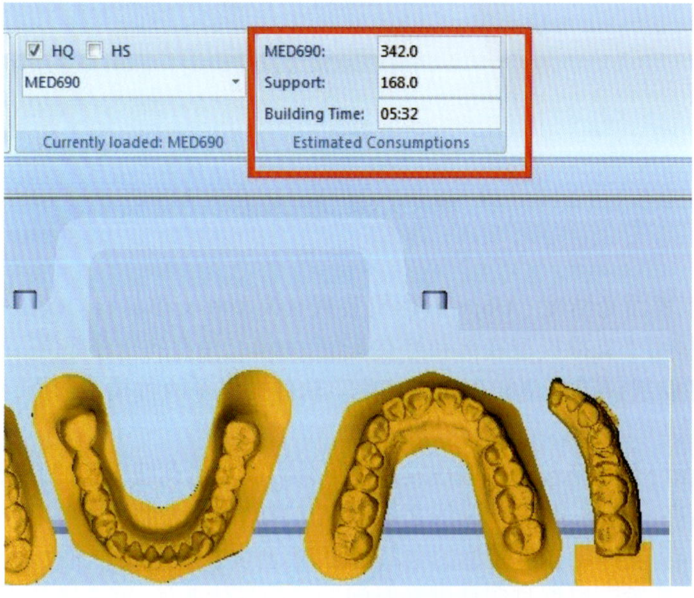

图 5-2-37　预估打印时间和材料消耗

（二）模型打印

本例使用的 Objet Eden 260V 打印机，其工作原理是 Polyjet 技术。Objet 打印机的自动化程度较高，操作比较简便，可在软件中监控整个打印过程。Polyjet 技术的原理：打印设备的打印喷头具有一组密集排列的打印喷嘴，每层打印时，打印喷头沿 X 轴方向移动，同时在精密控制下令所有喷嘴协调运作，同步向成形托盘的相应轮廓位置射出一层大约 0.016mm

的超薄光敏树脂。喷头架上的紫外线灯在树脂喷射的同时发射相应波长的紫外线光，快速固化当前层的光敏树脂，这种同步固化的方案大大提高了打印效率。每打印完成一层后，系统内的成形托盘将下降 0.016mm（一层），反复进行直到模型打印完成。

模型打印的具体操作步骤如下：

（1）打印开始前检查成形托盘的复位情况，确保托盘清洁、无残余的打印材料或异物（图 5-2-38）。

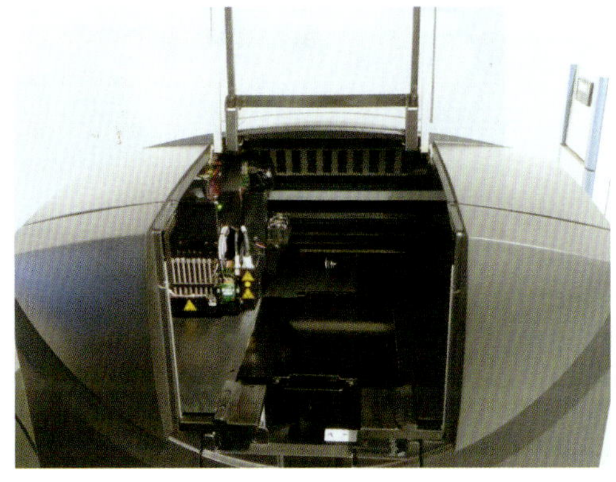

图 5-2-38　打印前的设备硬件检查

（2）打开储料仓，检查模型材料和支撑材料就位情况，通过软件中的剩余材料评估功能，检测储料仓中的材料盒中是否有足够材料剩余（图 5-2-39）。

（3）建议每次打印前进行一次喷嘴检测和喷头清洁操作，喷嘴检测可及时发现堵塞的喷嘴，通过进行喷头清洁可一定程度上疏通堵塞的喷嘴，确保最终打印质量。

（4）点击“开始”按钮，打印机开始预热，静待喷头升温至工作温度，打印机自动开始打印工作。如果打印过程中出现升温差异过大或单侧不升温，应及时检查并调整（图 5-2-40）。

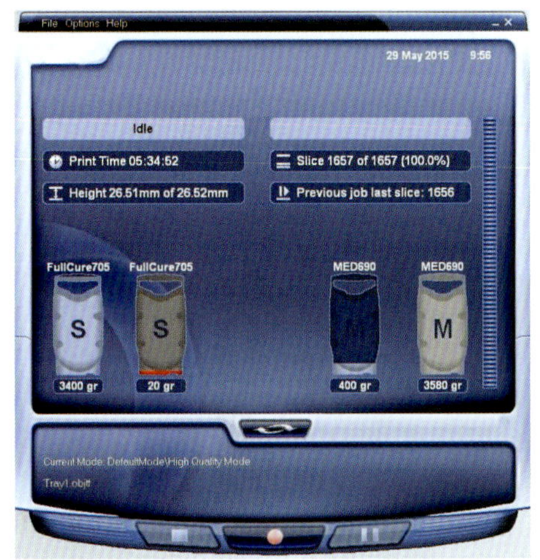

图 5-2-39　检查打印材料剩余量

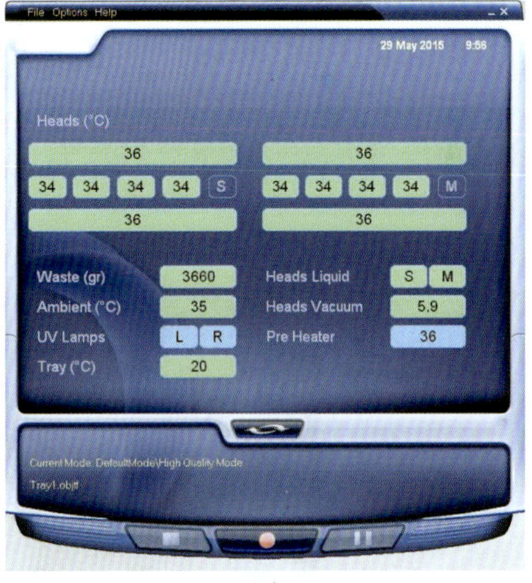

图 5-2-40　打印状态监控

（5）打印完成后（图 5-2-41），使用平铲子将模型和支撑铲下，将成形托盘表面用无水酒精清洁干净，以备下次打印。

（三）后处理

Objet 打印机的支撑材料为水溶性材料，可通过清水清洗（辅助高压水枪）与主体模型大致分离（图 5-2-42），之后将模型浸泡在专用清洗液中浸泡去除残余支撑材料（图 5-2-43），最终完成模型后处理（图 5-2-44）。

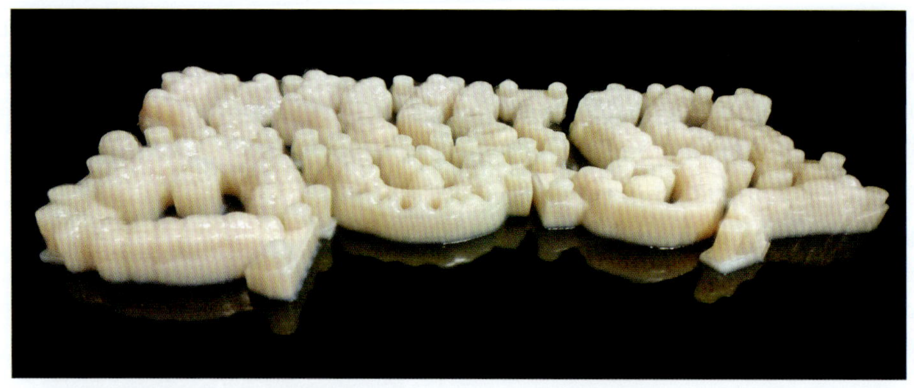

图 5-2-41　打印完成未去支撑的模型

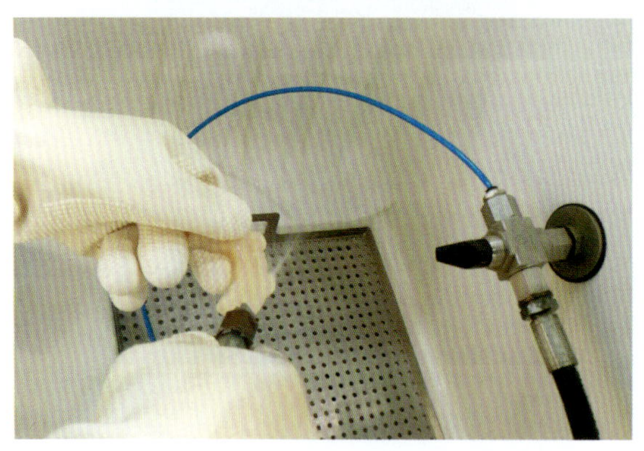

图 5-2-42　使用高压水枪清除支撑材料

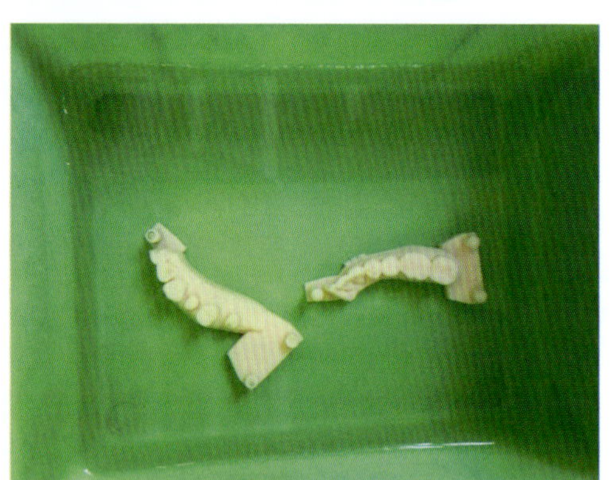

图 5-2-43　使用专用溶剂浸泡模型

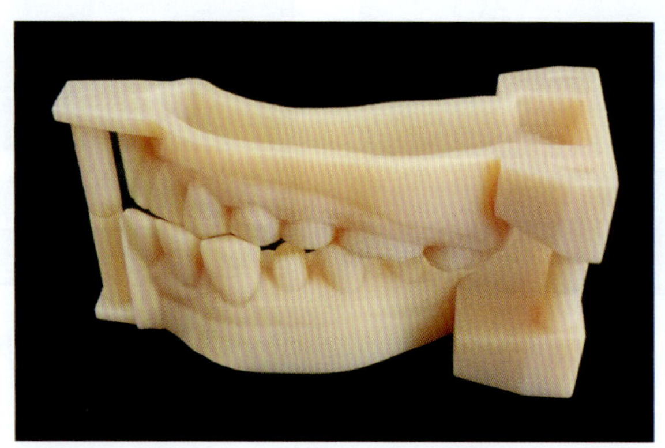

图 5-2-44　处理完毕的打印模型

树脂 3D 打印机需要进行定期校准保养，打印后需对喷头、管道、废液池等进行清理并检查。

（张天亮）

思考题

1. 请简述口腔数字化制造技术的分类。
2. 请简述数控切削设备“自由度”的意义。
3. 请简述 3D 打印技术的基本原理。
4. 请简述数控切削加工中修复体添加连接柱的注意事项。
5. 请简述金属 3D 打印工艺中修复体添加支撑的注意事项。
6. 请简述如何区分和选择树脂 3D 打印工艺中表面光洁度。

第六章　口腔数字化技术应用材料

数字化口腔材料是指用于数字化制作各类义齿、种植体和上部结构、赝复体，以及制作外科手术、治疗操作等的导板、导航附件、美学修复诊断等医疗辅助工具的可数控切削材料块或可快速成形（3D 打印）的材料粉、液等，是数字化工艺技术的重要组成部分和基础。数控切削（NC）也称为减法加工技术，快速成形也称为加法加工或增材制造技术。数字化口腔材料从组成成分方面主要可分为陶瓷类、树脂类、金属类三大类别。

一、陶瓷类

陶瓷材料（ceramics）与天然牙齿最接近，是口腔修复（义齿）的最主要材料类型。目前加工方式主要以 NC 加工为主。可切削口腔陶瓷材料主要有玻璃陶瓷和氧化物两大类，玻璃陶瓷根据其中陶瓷晶体成分的不同，分为长石瓷、二硅酸锂瓷、氟硅云母瓷等。氧化锆陶瓷主要以氧化锆为代表，牙科氧化锆陶瓷致密后成为四方晶体结构，具备优秀的机械性能，强度和硬度高，韧性优于其他陶瓷材料，可直接加工出具有复杂解剖形态的全氧化锆（full contour zirconia，monolithic）口腔修复体，用于后牙区的修复中优势突出，同时通过调节晶体粒径和结构，生产出不同透光度的氧化锆瓷块，也可满足前牙美学修复的要求。CAD/CAM 系统加工氧化锆修复体有两种方法：一是切削完全烧结氧化锆；二是切削部分烧结氧化锆，完成后进行二次终烧结。两种工艺路径各有长处，完全烧结氧化锆质硬，仅次于金刚石，直接切削对刀具的要求过高，几乎不能实现，加工成本很高；切削部分烧结氧化锆，二次烧结为致密氧化锆会有 20% 左右的尺寸收缩，通过软件设计过程中等比放大切削件的三维尺寸数据来保证尺寸的精准，目前是氧化锆陶瓷主流技术工艺。

牙科陶瓷材料的 3D 打印加工工艺可大幅提高材料的利用率，有利于环境保护。近年来氧化锆陶瓷材料的 3D 打印加工工艺不断发展，目前的主流工艺是将高性能的氧化锆陶瓷粉体与含有光感固化有机成分的液体混合制备成浆料（形象地被称为墨水），通过 3D 打印，将浆料打印出复杂形态并固定成形，在一定温度下挥发去除浆料中的有机成分，再烧结为致密的氧化锆。在这个烧结过程中同样会有尺寸的收缩，类似 CAD/CAM 工艺中的二次烧结过程。氧化锆陶瓷材料的粉体直接 3D 打印（SLM），并一次性超高温烧结成型加工工艺目前还在探索研究之中，这种工艺类似金属材料的 3D 打印技术。

玻璃陶瓷主要的加工工艺是 CAD/CAM 技术，用于数控切削的成品玻璃陶瓷瓷块强度较低，目的是提高瓷块的可切削性能，数控切削成形后，经过高温下的析晶过程，瓷块的晶体结构发生变化，形成更多分布均匀的晶体结构，此时成为真正的玻璃陶瓷，达到足够的强度和硬度。值得注意的是不同于氧化物陶瓷的二次烧结，玻璃陶瓷的高温析晶过程不会带来体积的收缩。

二、复合树脂

复合树脂(complex resin)是一种颗粒增强型聚合物基复合材料,或称高分子复合材料,是由有机树脂与无机填料组成的混合物。近年来,纳米填料的应用形成了纳米陶瓷颗粒增强的新型复合牙科修复树脂材料,对改善复合树脂的性能具有显著的效果,主要包括:①提高断裂韧性;②降级聚合应力;③复合增强作用。适用于制作无金属修复体、临时修复体、传统修复牙冠和各类手术导板等。

用于NC加工的可切削复合树脂是一种工业化制作的用于间接修复的预成树脂材料,可切削性能优异,不存在聚合收缩问题,具有均匀一致的聚合程度(图6-0-1)。用于三维打印技术的光固化复合树脂是一种含有光敏材料及少量蜡成分的复合树脂液体(也可不含有蜡成分),可用于制作诊断模型、手术导板以及铸造模型。

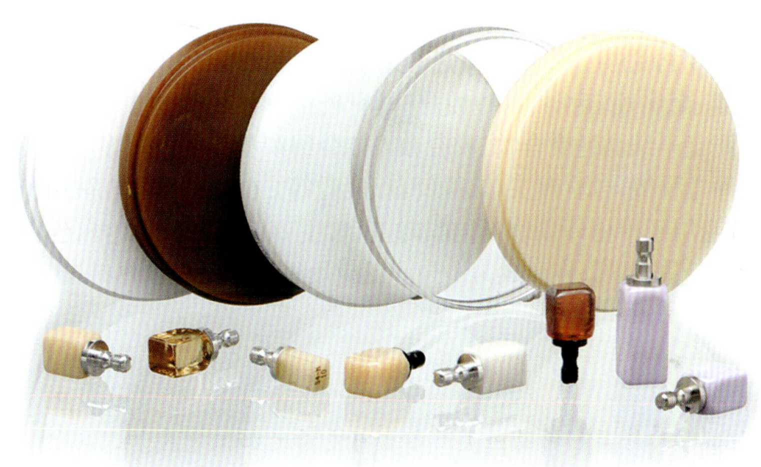

图6-0-1 可切削加工的口腔材料(圆盘、块)

近年来复合树脂类材料发展为陶瓷与高分子材料的复合材料,不同于传统的复合树脂,新型复合材料含有更高比例的陶瓷成分,往往陶瓷成分的比例大于高分子材料的比例,在结构上也有所改变,可以是陶瓷基网状结构作为框架,在陶瓷网状框架的基础上填入高分子材料,因此也称为复合陶瓷材料。对比传统复合树脂具有更高的强度和硬度,同时比较陶瓷材料减少了脆性,具备较好的韧性,主要用于单个牙体缺损的修复或种植体的上部结构。

三、金属材料

口腔修复用金属材料(metal)主要包括镍铬合金、钴铬合金、金合金、含钛合金以及纯钛等。金属材料的NC加工技术较为成熟,精度较高。纯钛是适宜口腔修复要求的一种金属材料,其NC加工需要考虑散热和氧化。金属材料的3D打印是发展较快的一个重要方向,通过直接对金属粉末进行加法加工成形各类口腔修复体或部件,优点是效率极高、精度较高、稳定性高、材料理化性能好,远期成本低,单次可加工多达200个口腔修复体。选择性激光熔融制造(selective laser melting,SLM)技术是主要的金属3D打印技术之一,能制成非常致密的金属部件，其强度达到甚至超过常规铸造或锻造方法生产的部件。

随着设计软件的不断发展，3D 打印金属材料的可摘局部义齿支架应用日益广泛，成为取代失蜡铸造的主流手术，质量一致性好，环境友好。用于体内植入的医用钛支架/钛网的3D 打印，有着明显的技术优势，有望成为常规的技术手段。

纯钛金属的 CAD/CAM 加工，又称为“冷切削”，优于没有铸造工艺或烧结过程可能带来的缺陷以及形变的可能，在加工精度上具备极大的优势，缺点是材料的浪费和加工成本较高，目前普遍用于全口等复杂固定种植修复的上部结构制作，需要配合陶瓷材料的使用，以保证修复体的美观。

四、其他

传统蜡材定制成专用的坯料，可用于机械切削加工；混合一定比例的光固化液态材料，可用于快速成形。加工生成的蜡修复模型与复合树脂材料类似，可用于诊断、方案设计或铸造用模型，CAM 技术的加工精度和效率高手工制作。

聚醚醚酮（简称 PEEK）是口腔领域近年来备受关注的新型材料，PEEK 具有较优异的材料性能，其耐高温、耐腐蚀、耐磨、耐酸蚀，且具有较优异的机械加工性能，可 NC 加工或 3D 打印。PEEK 树脂是半结晶性聚合物，具有和人体骨组织相近的机械强度和较好的生物相容性，已被用于各种骨科植入物（髋关节、椎间盘、股骨等），在口腔领域也被用于义齿制作。目前 PEEK 材料普遍用于种植即刻修复的临时基台，主要优势是颜色为白色，便于临床磨改。随着其色彩色泽工艺的发展，将会成为一种广泛应用的数字化口腔材料。

（王　勇　刘亦洪）

思考题

请简述口腔数字化修复材料的种类及各自可支持的加工方式。

附录:实 训 教 程

实训一 印 模 扫 描

【目的和要求】

1. 熟悉创建订单。
2. 熟悉印模扫描的步骤。
3. 掌握校准方法。
4. 掌握导出数据的方法。

【实训内容】

1. 讲解印模扫描和制作方法。
2. 使用3shape软件及扫描仪示教印模扫描的方法。
3. 学生按示教方法完成印模扫描。

【实训学时】

2学时

【实训用品】

1. 实训设备　3shape扫描仪、3shape扫描软件、电脑。
2. 实训材料　上颌印模、下颌印模、咬合记录、扫描板、蓝丁胶。

【方法与步骤】

1. 启动扫描仪并校准　开启电脑,打开扫描仪电源,双击打开“3shape ScanServer”,此时右下角会有扫描仪小图标闪烁绿光,并能听到扫描仪内轴转动的声音,说明扫描仪和电脑已经保持连接状态。扫描仪应定期校准,建议每周校准1~2次,如长时间未使用或搬动时,使用前请校准。执行扫描软件中校准功能,按提示放入校准块,扫描仪自动进行校准操作,一般需要几分钟即可。

2. 创建订单　打开“3shape Dental System”进入软件主界面,新建订单,依次填写订单号、扫描类型(模型或者印模)、选择牙位、材料及修复类型等信息。

3. 印模预处理　扫描之前必须对印模进行修整,切除遮挡扫描光路的部分印模材。此步骤非常重要。为了获得良好的扫描效果,扫描前在印模表面均匀喷涂显影剂。

4. 扫描

(1)固定印模:使用蓝丁胶将印模托盘粘固于扫描板上,再把扫描板稳固地吸附于扫描仪内的带有磁力的旋转盘上。

(2)扫描上、下颌印模:在初扫图形上标定出基牙,并圈画精扫区域,如基牙、邻牙、对咬

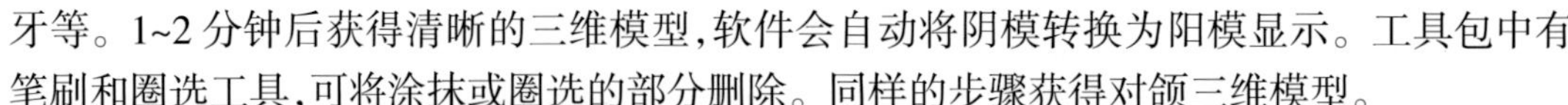

牙等。1~2 分钟后获得清晰的三维模型,软件会自动将阴模转换为阳模显示。工具包中有笔刷和圈选工具,可将涂抹或圈选的部分删除。同样的步骤获得对颌三维模型。

(3) 咬合关系扫描:咬合记录包绕牙体的部分完全暴露,用蓝丁胶粘固于扫描板上,放入扫描仓旋转盘上进行扫描,获得咬合记录图像,然后将上、下颌模型分别与其进行配准。

5. 保存、导出数据关闭扫描界面,扫描数据会自动保存。在软件主界面选中此订单,按"Ctrl"+"E" 键,以压缩包形式整体导出,或者按 "F4" 键,在弹出的文件夹中,找到 "DCM" 格式的上、下颌数字模型,复制即可。

【注意事项】

1. 建单类型要选择正确。

2. 印模反光无法扫描时,需喷涂显影剂后再扫描。

3. 修建印模时注意不要剪到基牙、邻牙和对颌牙。

4. 用蓝丁胶粘固印模或/和咬合记录时,不要用力过大,避免使其变形。

【实训报告与评定】

描述印模扫描的方法步骤及要求。

(赵鹏飞)

实训二　牙颌模型扫描

【目的和要求】

1. 通过光学扫描仪将实体模型转换为数字模型。

2. 掌握扫描软件的操作步骤与方法。

【实训内容】

1. 对单个代型模型进行扫描,以制作 36 氧化锆解剖冠为例进行扫描,扫描前的订单建立及模型检查。

2. 示教 36 氧化锆解剖冠进行工作模型、对颌模型、咬合关系及单个代型的整个模型扫描流程。

【实训学时】

2 学时

【实训用品】

1. 实训设备　扫描仪、扫描软件、电脑、扫描盘、校准器。

2. 实训材料　单个预备体牙颌模型、对颌模型、橡皮筋、蓝丁胶。

【方法与步骤】

扫描单个代型的牙颌模型。

1. 扫描前准备

(1) 需检查工作模型的完整性,代型有无复位到底。

(2) 在扫描软件上建立电子订单,电子订单的内容需要与制作卡片上的内容一致。

(3) 启动扫描仪和扫描软件。

(4) 对扫描仪进行校准。

2. 扫描

(1)用蓝丁胶将工作模型及对颌模型固定在扫描板上(唇颊侧朝向扫描板弓形的前端)。

(2)将固定好工作模型的扫描板放置于扫描仓内,进行初扫,标记牙位,确定扫描区域,精扫并对工作模型底部进行修整,对得到的工作模型数据进行旋转,检查有无空洞和错层。

(3)将固定好对颌模型的扫描板放置于扫描仓内,进行初扫,确定扫描区域,精扫,并对对颌模型底部进行修整,对得到的对颌模型数据,旋转检查其有无空洞和错层。

(4)用橡皮筋固定好咬合关系,再用蓝丁胶固定在扫描板上,放置于扫描仓内对咬合关系进行扫描,并通过 1 点法或者 3 点法将模型与咬合关系进行配准。对配准后的咬合情况进行检查,注意检查有无上、下颌模型咬空或者咬穿现象。

(5)将修复的单个代型用蓝丁胶固定于扫描板中心位置,放置于扫描仓内进行扫描,修整单个代型的高度及平面,检查是否对齐于模型内。

(6)扫描完成,在指定的文件夹中,找到“DCM”或“STL”格式的模型数据,传送给设计人员即可。

【注意事项】

1. 扫描前需要校准扫描仪。

2. 扫描咬合关系或者单个代型配准时,若配准不准确,需用手动通过 1 点法或者 3 点法配准并检查。

3. 用蓝丁胶固定牙列模型时,模型不可在扫描板上晃动。扫描牙列模型以及单个代型时应放置于扫描板的中心位置。

4. 扫描咬合关系时,皮筋应绑牢上、下颌模型,固定于扫描板上,无晃动。

5. 当牙列模型或单个代型扫描不全时,需要喷涂显影剂重新进行扫描。

6. 蓝丁胶不要放置于可插入代型的底部,以免影响就位。

(薛 坤)

实训三 氧化锆解剖冠设计

【目的和要求】

1. 通过 3shape DentalManager 软件中的解剖冠功能制作修复体。

2. 掌握 3shape DentalManager 解剖冠的设计流程以及设计要点。

3. 熟悉 3shape DentalManager 软件中各种工具的功能以及使用方法。

【实训内容】

1. 以制作 36 氧化锆解剖冠为例,进行氧化锆解剖冠订单的建立以及模型的导入。

2. 示教 36 氧化锆解剖冠的设计流程。

【实训学时】

2 学时

【实训用品】

实训设备:3shape DentalManager 软件、电脑。

【方法与步骤】

1. 建立订单　根据技工单信息建立订单,在右键菜单下选择“导入扫描数据”完成第三方数据的导入(数据格式可以是 STL\PLY\DCM)。按照左上角数据导入提示,导入工作模型及对颌模型。

2. 确定就位道方向　在调出的指定牙位基牙上初步勾勒边缘范围之后,软件会根据勾勒的范围自动生成推荐的就位道方向。

3. 确定颈缘线　可以通过右键菜单中的“快速编辑样条”功能,拖动颈缘线上的蓝色圆点进行修整,也可以通过画线的方式快速编辑颈缘的位置。颈缘线一旦进入倒凹区会变成红色(正常为绿色)。

4. 确定间隙剂厚度

(1)根据制作的材料及基牙的聚合角度、殆龈径来确定间隙剂的值。

(2)氧化锆间隙剂的范围:主要是指粘接剂厚度与额外粘接剂厚度。根据基牙的数目,基牙的聚合角度,殆龈径的高低进行调整,对于殆龈径短、聚合角度小的基牙可将间隙剂厚度适当调小;对于较尖锐的基牙(如下颌前牙),可将间隙剂适当增大。间隙剂的大小直接影响设计出的修复体与代型的松紧度,进而直接影响就位。

5. 修复体形态设计　完成上述步骤后,软件会自动生成推荐的修复体形态,此时可根据患者的年龄、性别、同名牙形态和邻牙形态在软件预装的牙冠形态库中选择适合患者的修复体形态。考虑到牙齿形态应是个性化的,故数据库中的牙齿形态往往无法满足实际需要,这时可使用软件“工具雕刻包”中提供的丰富变形调整功能,来进行更为灵活的形态设计。

(1)通过整体和个别转化工具对修复体的大小位置进行调整。

(2)通过牵拉工具将数据库牙冠上的若干变形控制点进行牵拉变形,根据对侧咬合情况及邻接情况适当调整变形幅度的大小,用按压或拖动的形式进行局部形态的调整。

(3)通过蜡刀的加减润滑工具对修复体进行尖、窝、沟、嵴的修整。红色“+”为堆加工具,可修整牙冠的外形高点、三角嵴、咬合接触点和邻接区等;蓝色“–”为削减工具,可修整牙冠殆面形态,进行窝沟形态的修整和走向的调整等;绿色“水滴”为平滑工具,可光滑牙冠各轴面。

(4)通过智能参数工具,按照所设定的参数值,调整牙冠的厚度、咬合接触空间和邻接松紧度。

6. 修复体殆接触设计

(1)确定殆平面:将模型正确放置于数字殆架内,以下颌殆平面为准,将上颌的牙位拖到殆平面上。

(2)优化模型咬合关系:拖动控制点调整模型的摆位,之后点击“优化咬合”按钮,软件重新对齐上、下颌模型咬合关系。

(3)设置数字殆架参数:设置时,可将医师提供的患者个性化测量值输入到相应品牌数字殆架的参数中,若没有提供测量值,也可将殆架设置为平均值(推荐前伸髁导 30°,侧方髁导 15°)。

(4)调整殆曲线:将数字模型的工作侧放置于矢状面观察,根据前后牙及对颌模型,将生成牙冠的纵殆曲线调改至合适。

（5）设计咬合点位置及数量：咬合接触点应位于主动中位结构和被动中位结构上，以使船力沿牙体长轴方向传导。下颌第一磨牙有 8 个咬合接触点，设计时要符合 ABC 三点。根据患者船接触类型确定接触方式，设计时应考虑前止接触和后止接触。

（6）动态咬合分析：在软件数字船架功能中选择与调船相匹配的船架，并勾选“碰撞设计”和“记录接触”，点击“咬合罗盘”按钮，模拟下颌运动时，软件会针对不同运动方向的船干扰，使用不同的颜色对接触进行着色。根据船罗盘国际色码的颜色分区，可分析出此位置在哪个方向运动时有船干扰。通过模拟下颌运动技术来检查修复体咬合接触点的位置、大小、高低是否正确，确定船面牙尖的分布位置及窝、沟、嵴的位置与方向。

7. 邻接区位置的设计

（1）第一磨牙近中接触区在船 1/3 偏颊侧。

（2）第一磨牙远中接触区多在船 1/3 的中 1/3 处。

8. 保存设计结果　用蜡刀的润滑工具将修复体表面进行光顺，对修复体外展隙、外形高点、邻接区进行细微修整，确保修复体与天然牙船缘不形成台阶。保存设计结果数据，完成 CAD 设计。在指定的文件夹中，找到“DCM”或“STL”格式的基底桥数据，传送给铣床工作人员即可。

【注意事项】

1. 建立订单时应严格按照医生提供的设计单选择修复体类型，制作牙位和材料。编码与设计单编码要一致，方便日后查找。

2. 当生成的就位道方向不佳时，可在左侧工具栏中手动调整方向，也可以自定义设定就位道，从船面向颈部观察，看到所有绿色标记点时即可。

3. 设置间隙剂时，对于较尖锐的前牙（如下颌前牙），可将粘接剂厚度适当增大；对于船龈径短、聚合角度小的基牙，可将粘接剂厚度适当调小。

4. 基牙有倒凹时，在不影响边缘密合度的情况下，要勾选“移除倒凹”功能。

5. 设计牙冠时要从纵船曲线和横船曲线分析牙齿的长度和突度。

6. 根据患者船接触类型确定接触方式，设计时应考虑前止接触和后止接触。如果是种植修复或牙周状况不佳，应减少咬合接触点的数量，保证咬合力的方向是轴向传导，可设计成 AB 点接触形式或 BC 点接触形式。

（薛　坤）

实训四　基底桥 CAD

【目的和要求】

1. 熟悉基底桥设计的步骤。

2. 熟悉基底桥的基本结构。

3. 熟悉软件中的各种工具及参数的调改使用。

【实训内容】

1. 展示制作好的基底桥模型，讲解基底桥的组成和制作方法。

2. 使用 3shape 设计软件示教基底桥设计的方法。

3. 学生按示教方法完成基底桥的设计。

【实训学时】

4 学时

【实训用品】

1. 实训设备　3shape 设计软件、电脑。

2. 实训材料　工作模型、自动铅笔(无碳)。

【方法与步骤】

1. 导入数据　双击 “3shape Dental System” 进入软件主界面,导入数据一般分为两种:①按 “Ctrl” + “I” 键整体导入扫描完成的压缩包;②重新创建订单,右键依次导入复制在本地的上、下颌数字模型。

2. 确定共同就位道方向　双击打开进入设计界面,先确定所有基牙的共同就位道方向。软件通过手绘绿点自动计算就位道方向,也可采用从视图观察角度设定就位道的方向。

3. 确定颈缘线　先用铅笔直接在石膏代型上勾画准确的边缘线,然后在数字模型上参照此边缘线用鼠标进行勾画,确保边缘线的准确性。

4. 设置间隙剂厚度　在软件中选择合适的间隙剂,为义齿和预备体之间的粘接剂预留空隙,此数值大小决定着冠的松紧度。

基牙有倒凹时,在不影响边缘密合的情况下,请勾选 “移除倒凹”,软件将自动填除倒凹。如倒凹过大,影响边缘密合度,应及时与医生沟通重新制备。

选择切削加工时,还应勾选 “刀具补偿”,并填写加工车针相关数值。

5. 预期修复体形态设计　首先,从牙齿数据库中选择适合的牙冠形态,调整牙齿位置、大小和倾斜度,建立正常的覆𬌗、覆盖关系。然后使用牵拉工具拖拽桥体部分的牙冠颈部,使之与牙槽嵴贴合,按住 “Ctrl” 键+鼠标滚轮可调整牵动范围,其优点是对牙齿表面细节结构影响相对较小。通过 “智能执行参数” 调整预期修复体的厚度、咬合和邻接,最后使用蜡刀工具进行细节修整,直到最终修复体完成。

6. 回切完成　首先设定 “内冠最小厚度” 数值,也就是保证基底冠的最薄厚度,即使瓷层空间不够也不允许再薄。其次勾选 “解剖型内冠” 和 “应用均匀回切”,并填写 “补偿” 参数,这个参数其实就是瓷层空间参数。最后完成回切。

桥体回切仅有 “补偿” 这一个数值设定,如果需要留出金属舌背时,也可以用上述方法进行涂画。但是,牙槽嵴黏膜为软组织,需要烤瓷牙对其压迫才能贴合,技工室在烤瓷前会在石膏模型上刮出 0.3~0.8mm 的缓冲量,因此桥体回切时,组织面一定要算上刮除的量。

回切完成后,基底冠表面会有凹凸不平之处,用 “雕刻工具包” 中的数字蜡刀,光顺冠表面。

7. 设计连接体　根据天然牙齿的邻面接触区,调整连接体的位置、形态和横截面积。但考虑到前牙的美观,有时往往只能牺牲舌外展隙,保证其强度。在相邻两牙的邻面分别有 6 个蓝色控制点,可通过拖拽的方式调整连接体接触面形态。

8. 完成基底桥设计　连接体设置完成后,软件最后一步将前序步骤设计的所有组件融为一体,用 “数字蜡刀” 光顺融合痕迹,完成基底桥的设计。关闭软件,在指定的文件夹中,找到 “STL” 格式的基底桥数据,传送给铣床工作人员即可。

【注意事项】

1. 边缘的长短一定要与石膏模型一致。

2. 间隙剂的厚薄决定冠的松紧,应严格按照要求进行调整。

3. 牙冠不可太薄。

4. 连接体不可太小,要保证强度。

【实训报告与评定】

1. 描述基底桥的设计步骤及要求。

2. 描述基底桥的基本结构。

(赵鹏飞)

实训五　可摘局部义齿支架 CAD

【目的和要求】

1. 掌握建单扫描牙颌模型方法 。

2. 掌握蜡型雕刻工具的使用方法。

3. 熟悉可摘局部义齿支架数字蜡型各部件的设计制作过程。

【实训内容】

1. 示教建单扫描牙颌模型。

2. 示教可摘局部义齿支架数字蜡型的制作。

3. 学生按照示教内容完成 16 缺失可摘局部义齿支架的设计。

【实训学时】

2 学时

【实训用品】

实训设备:3shape 软件、电脑、3shape D800 以上系列扫描仪。

【方法与步骤】

1. 建单在工作模型上选择 16,设计内容选择“RPD”,确定制作上颌支架。

2. 扫描模型

(1) 用蓝丁胶将工作模型及对颌模型固定在扫描板上(唇颊侧朝向扫描板弓形的前端)。

(2) 将固定好的工作模型的扫描板放置于扫描仓内,进行扫描并对工作模型进行修整。

(3) 将固定好的对颌模型的扫描板放置于扫描仓内,进行扫描并对对颌模型进行修整。

(4) 用橡皮筋固定好咬合关系,再用蓝丁胶固定在扫描板上,放置于扫描仓内对咬合关系进行扫描以及配准。

3. 模型观测

(1) 确定就位道:对数字模型进行模型观测,尽量选择与𬌗平面垂直或接近垂直的就位道。在“插入方向”工具栏中利用方向调整分析杆,调整模型的倾斜方向来确定就位道,也可从视角方向设定就位道。检查模型倒凹的分布情况,确定义齿的最优就位道方向。

(2) 填倒凹:调整倒凹的填充角度,角度越大,义齿在倒凹区离开天然牙或黏膜就越多,义齿就越容易就位。

(3) 确定卡环放置部位,去除多余的倒凹蜡:使用蜡型雕刻工具,将放置卡环尖端部位填补的倒凹蜡适度去除,卡环的坚硬部分不可进入观测后的倒凹区,卡环尖进入倒凹的深度一般约为 0.25mm。

4. 固位网设计　选取所需形式的固位网,在缺隙区牙槽嵴处逐点绘制固位结构的范围,或用快速编辑连续绘制曲线。根据需要,点击固位网边缘的蓝点激活操纵杆工具,拖动中心蓝点进行网孔位置的调整,点击旋转箭头改变网孔排列的方向。

5. 𬌗支托设计　设定𬌗支托的厚度为 1.5mm,在基牙上绘制𬌗支托范围。

6. 大连接体设计　设定腭侧金属基托厚度,同铸造支架的要求。按照实物模型或数字模型上的纹理设计图,在模型上绘制大连接体,并与固位网重叠相连。

7. 卡环设计　卡环设计工具包括邻面板与卡环,选择邻面板连接𬌗支托与固位网。沿模型观测时蜡型修整的边缘放置卡环,并根据卡环长度调整厚度,使其达到弹性要求。

8. 雕刻数字蜡型　用蜡型雕刻工具对数字蜡型进行修整,处理光滑各个部件衔接部分和邻面区域的锐利边缘,使得支架边缘呈连续圆滑的曲线。填平内终止线处支架表面不平整的区域,避免放置外终止线时形成皱褶。

9. 放置外终止线　参考内终止线的位置,与之保持约 2mm 的距离放置外终止线,形成加强带。若需更改终止线方向,右键点击终止线,选择"反转样条"改变方向。点击终止线的蓝点可修改其高度和宽度。

10. 添加附件　可用蜡型雕刻工具再次对蜡型表面进行处理,使各部件移行、光滑。外终止线与连接体结合处及终止线末端与邻面板结合处均应平滑过渡。

11. 保存数据,完成 16 缺失可摘局部义齿支架的设计。

【注意事项】

1. 在模型观测的数字蜡型修整环节中,不可将蜡去除过多,避免卡环进入倒凹过深,导致义齿就位困难。

2. 内外终止线不可处于同一截面位置,避免义齿受力时该处折断。

3. 使用测量工具检测数字蜡型厚度,以确保支架有足够强度。

(吴邵波)

实训六　种植个性化钛基台 CAD

【目的和要求】

1. 熟悉个性化钛基台设计的步骤。

2. 了解个性化钛基台的基本结构。

【实训内容】

1. 展示制作好的个性化钛基台模型,讲解个性化基台的组成和制作方法。

2. 使用 EXOCAD 设计软件示教个性化钛基台设计的方法。

3. 学生按示教方法完成个性化基台的设计。

【实训学时】

2 学时

【实训用品】

1. 实训设备　EXOCAD 设计软件、电脑。

2. 实训材料　预成个性化基台钛柱、制作完成的个性化钛基台、工作模型。

【方法与步骤】

1. 导入模型　开启电脑,双击打开 EXOCAD 设计软件,点击载入选项,选择打开要制作的病例模型,双击 CAD 设计进入软件基台设计界面,事先扫描好的种植数字模型就会显示在屏幕上,其中包括上颌模型、下颌模型、种植体扫描杆、人工牙龈等所有模型信息。

2. 基台种植体连接部分的设计　根据工作模型的种植类型选择软件中相应的扫描杆数据(黄色),将其与实际扫描获得的扫描杆(绿色)进行重合对位,则会得到种植体在模型上的准确位置,并自动获得基台连接部分的结构。

3. 标记人工牙龈袖口轮廓　用鼠标标记出种植体周围人工牙龈的袖口轮廓形态。牙龈袖口轮廓可以指导成形个性化基台穿龈部分的形态,使基台与牙龈实现无缝隙的密合接触,避免基台和牙龈间食物的嵌塞,同时对牙龈进行生理性支持和塑形,维护牙龈的生理健康。

4. 数字排牙　按照软件提示,在种植体近中邻牙和远中邻牙邻接面上各选一点,软件就会自动出现要修复的数字牙齿外形,利用软件选项可以进行数字牙齿预排列。数字排牙的目的在于提前恢复出种植义齿的外形,以便指导个性化基台修复连接部分的设计,并预留出未来种植义齿的修复空间。

5. 基台穿龈部分的设计

(1)将基台穿龈部的边缘放置到牙龈袖口的边缘位置,一般颊侧边缘位于龈下 0.5~1.0mm,近远中和舌侧边缘与牙龈平齐。

(2)将基台穿龈部外形用加减工具塑形至与牙龈袖口轮廓呈接触状态,以便支撑牙龈组织。

(3)如果穿龈部分的外形不够理想,可以在高级模式下,用加减光滑工具对穿龈部分进行自由造型。

6. 设置基台就位方向　设置基台的就位方向,以便将来种植义齿的顺利戴入。

7. 基台修复连接部分的设计

(1)基台的高度一般不低于 4mm,并与对颌牙保持 2mm 左右的咬合空间。

(2)基台轴面外形的倾斜角度一般为 2°,肩台边缘宽度为 0.8~1.0mm,并预留出种植义齿轴面修复空间。

8. 使用自由造型工具进行基台外形的进一步精修,并且可以利用附件功能,完成个性化基台防旋沟和防旋面的设计。

9. 完成个性化钛基台的设计　点击完成基台的设计,并进行数据保存。

【注意事项】

1. 基台的种植体类型要选择正确。
2. 基台的穿龈部要与牙龈袖口保持密合接触,并且不能过度压迫牙龈。
3. 基台的就位方向设置基本与牙长轴保持一致。

【实训报告与评定】

1. 描述个性化钛基台的设计方法步骤及要求。
2. 观察不同就位方向设定对基台外形的影响。

(赵　创)

实训七　数控加工工艺设计

【目的和要求】

1. 了解单冠桥的排版步骤和支撑柱的放置。
2. 了解单冠切削时选择的刀具和注意事项。
3. 了解机床加工过程,观察加工时刀具相对于单冠的切削情况。
4. 实际观察加工完成后的冠试戴和密合程度。

【实训内容】

1. 软件的排版流程和注意事项。
2. 选择切削刀具和夹具,正确检测刀具和安装夹具。
3. 学生两人一组,一人操作另一人监督,相互轮换。

【实训学时】

2 学时

【实训用品】

1. 实训设备　hyperDENT 软件、DMG10 机床电脑。
2. 实训材料　单冠数据、铣刀刀具、圆盘材料、夹具。

【方法与步骤】

1. 软件排版操作

(1) 接收设计完成的单冠 STL 数据,并检查数据是否有破损或者碎片的情况,保证数据是完整的。

(2) 打开软件建立加工所需的机床,导入毛坯的夹具,导入毛坯并检查毛坯的厚度,保证毛坯厚度大于单冠数据至少 1mm 以上。

(3) 在软件中导入单冠数据进行位置的摆放,单冠位置距离夹具和毛坯中已有的数据要保持大于 0.5mm 的间距。

(4) 选择"自动识别边缘线",然后选择自动放置支撑柱再手动调整支撑柱的位置,单冠以 3 根支撑柱为好,支撑柱位置的选择应避开邻接位置距离边缘线 1mm。

(5) 选择加工单冠的模板进行程序运算。

2. 安装坯料

(1) 检查机床上的刀具,按照软件模板中的参数安装在相对应的位置,刀具、刀刃在对刀仪上检测合格。

(2) 把毛坯圆盘安装在夹具中,拧紧螺丝时要对称相互用力,力量适中。

(3) 把安装了毛坯的夹具按照箭头指定的方向安装到机床工作台中,并打开气动开关将夹具固定牢固。

3. 加工义齿

(1) 把软件运算出来的程序传输到机床,启动机床。

(2) 刚启动时,要将机床的速率降低以观察刀具在毛坯中起始位置的情况,便于观察刀具轨迹是否和软件里的数据轮廓一致。无任何问题时,将机床调至正常速率开始加工。

(3) 加工完成后,打开气动开关取出夹具,使用打磨手机将单冠取下,并清洗干净。

4. 义齿检查将实物与数据进行对比,查看边缘的完整性,冠内的轮廓和冠外的形态是否符合数据要求,再戴到模型上,检测密合程度。

【注意事项】

1. 软件排版时一定检查好数据在毛坯中的位置,选择规定的加工模板。
2. 严格按照规定操作使用机床、夹具、刀具。
3. 机床运行中不可以离开工作岗位。
4. 加工出来的冠试戴到模型上时不能用力,防止损伤模型边缘。

【实训报告与评定】

1. 排版的注意事项。
2. 试戴的结果分析。

(张天亮)

实训八　金属 3D 打印工艺设计

【目的和要求】

1. 了解冠桥和活动支架的排版步骤与支撑的放置。
2. 了解满足打印机加工条件的要求。
3. 了解打印机加工的成形过程
4. 实际观察加工完成后的冠试戴和密合程度。

【实训内容】

1. 软件的排版流程和注意事项。
2. 打印机加工前的准备和加工过程的观察。
3. 两人一组,一人操作另一人监督,相互轮换。

【实训学时】

2 学时

【实训用品】

1. 实验设备　CAMbridge 软件、Magics 软件、电脑、多个设计完成的 STL 数据。
2. 实验材料　工作基板 2 块、EOSM270 打印机床或 M2 打印机床。

【方法与步骤】

1. 软件的排版操作

(1) 接收设计完成的 STL 数据,并检查数据是否有破损或者碎片的情况,保证数据是完整的。

(2) 数据导入软件中,选择不同种类分别放置在各自的区域,使用 3D 调整功能检查每个数据相对于工作基板是否保持高度一致。

(3) 自动添加支撑,在陡峭和桥体较厚的位置手动增加支撑柱以防变形。

(4) 调整和添加支撑柱后,软件切片把三维数据转化为二维数据传输至机床准备加工。

2. 机床准备和加工

(1) 工作基板需经过喷砂后,使得表面变成磨砂状态可以让第一层铺粉变得均匀,用打磨工具去除边角的毛刺、倒角以更好地保护刮刀,用乙醇擦拭干净基板表面,使第一层打印可以与基板更好地连接。

（2）清洁干净打印机床工作仓内部表面,将工作基板安装到机床上,螺丝按照对角均匀拧紧,调整微调马达,使用百分表将 X 方向和 Y 方向的平行度误差控制在 0.02 以内,使用塞尺调整刮刀间隙与基板之间的距离,控制在 0.05 以内。

（3）工作仓内开始充氮气或氩气,使得氧气含量降低至机床设定值以下,刮刀预铺粉将工作基板表面均匀铺上第一层粉末。

（4）启动机床开始加工,在加工过程中观察支撑区域的激光扫描路径与数据区域的激光路径的区别。打印完成后取出基板,放到加热炉内完成应力释放。

3. 义齿检查取下牙冠将实物与数据进行对比,查看边缘的完整性,冠内的轮廓和冠外的形态是否符合数据要求,再试戴到模型上,检测密合程度。

【注意事项】

1. 软件排版时一定要仔细检查数据,手动调整支撑柱的密度时要认真。
2. 基板的调整必须在规定的范围内,防止出现第一层打印失败。
3. 加工出来的冠试戴到模型上时不能用力,防止损伤模型边缘。

【实训报告与评定】

1. 排版的注意事项。
2. 基板调节的步骤和控制。
3. 试戴的结果分析。

（张天亮）

教 学 大 纲
（供口腔医学技术专业用）

一、课程性质和任务

《口腔数字化技术》是高等职业教育口腔医学技术专业学生的一门重要课程。本课程的内容主要包括口腔数字化技术基础理论、口腔数字化扫描工艺技术、口腔数字化设计工艺技术、口腔数字化制造工艺技术和口腔数字化修复材料等。通过本课程的学习，使学生了解并掌握口腔数字化技术的基础理论及概念，培养学生熟练使用口腔数字化扫描设备及应用口腔数字化设计软件的能力，培养学生掌握数控加工和3D打印工艺规划流程及相关设备操作要点，从而提高学生的专业综合素质。

二、课程目标

1. 掌握口腔数字化技术的基础理论及概念。
2. 掌握应用模型扫描仪完成印模扫描和牙颌模型扫描的流程及操作。
3. 掌握应用主流义齿CAD软件完成冠、桥、贴面、可摘局部义齿支架、种植基台等数字化设计流程及操作。
4. 掌握技工室数控加工设备的工艺规划及加工流程操作。
5. 掌握技工室3D打印设备的工艺规划及加工流程操作。
6. 了解口腔数字化修复材料的种类和应用。

三、教学内容和要求

理 论 模 块

单元	教学内容	教学要求		
		了解	熟悉	掌握
第一章 绪论	一、义齿制造技术发展史	√		
	二、现代义齿			√
	三、义齿品质与未来		√	
第二章 口腔数字化技术 基础理论	第一节　口腔数字化技术概述	√		
	第二节　口腔修复CAD/CAM技术			
	一、口腔修复CAD/CAM技术简介			√
	二、口腔修复CAD/CAM系统的组成及工作原理			√

续表

单元	教学内容	教学要求		
		了解	熟悉	掌握
第三章 口腔数字化扫描工艺技术	第一节　口腔三维扫描技术原理			
	一、接触式三维扫描技术	√		
	二、光学三维扫描技术		√	
	三、影像学三维扫描技术		√	
	第二节　典型三维扫描工艺流程			
	一、印模扫描工艺		√	
	二、牙颌模型扫描工艺			√
	三、口内扫描工艺	√		
	四、颜面三维扫描技术	√		
第四章 口腔数字化设计工艺技术	第一节　固定修复设计工艺			
	一、解剖冠设计			√
	二、基底冠设计			√
	三、解剖固定桥设计		√	
	四、基底桥设计			√
	五、附着体基底桥设计	√		
	六、贴面设计	√		
	七、贴面的 DSD 设计	√		
	八、桩核设计	√		
	九、嵌体设计	√		
	第二节　活动义齿设计工艺			
	一、可摘局部义齿支架设计		√	
	二、全口义齿数字化设计	√		
	第三节　种植义齿设计工艺			
	一、个性化基台设计			√
	二、种植螺丝固位烤塑桥设计	√		
	三、种植活动覆盖义齿杆卡设计	√		
	四、种植固定义齿马龙桥设计	√		
	第四节　常用口腔辅助治疗装置设计工艺			
	一、种植导板	√		
	二、殆垫	√		
	三、无托槽隐形矫治器	√		
	四、正畸数字化支抗装置	√		
	五、种植基台定位器	√		
	六、个别托盘	√		

续表

单元	教学内容	教学要求		
		了解	熟悉	掌握
第五章 口腔数字化制造工艺技术	第一节　口腔数字化制造技术原理			
	一、数控切削技术		√	
	二、3D 打印技术		√	
	第二节　典型数字化义齿加工的工艺流程			
	一、数控切削工艺			√
	二、金属 3D 打印工艺			√
	三、树脂 3D 打印工艺			√
第六章 口腔数字化技术应用材料	一、陶瓷类		√	
	二、复合树脂		√	
	三、金属材料		√	
	四、其他	√		

实训模块

单元	教学内容	教学要求		
		了解	熟悉	掌握
实训一　印模扫描	1. 印模处理、扫描仪校准 2. 印模扫描	√		
实训二　牙颌模型扫描	牙颌模型扫描的基本方法与步骤			√
实训三　氧化锆解剖冠设计	单个全冠的设计过程			√
实训四　基底桥 CAD	1. 三单位桥的设计方法与注意事项 2. 回切法			√
实训五　可摘局部义齿支架 CAD	可摘局部义齿支架设计流程		√	
实训六　种植个性化钛基台 CAD	个性化钛基台的设计流程		√	
实训七　数控加工工艺设计	数据排版与机床加工	√		
实训八　金属 3D 打印工艺设计	数据排版与机床加工	√		

四、学时安排

单元	教学内容	学时数		
		理论	实训	合计
第一章	绪论	1		1
第二章	口腔数字化技术基础理论	2		2

续表

单元	教学内容	学时数		
		理论	实训	合计
第三章	口腔数字化扫描工艺技术	3	4	7
第四章	口腔数字化设计工艺技术	12	10	22
第五章	口腔数字化制造工艺技术	3	4	7
第六章	口腔数字化技术应用材料	1		1
合计		22	18	40

五、大纲说明

1. 本教学大纲仅供高等职业教育口腔医学技术专业教学使用，总学时 40 学时，其中理论教学 22 学时，实训教学 18 学时。

2. 本课程对理论部分教学要求和实训技能要求，均分为掌握、熟悉、了解三个层次。

结　束　语

口腔CAD/CAM技术是口腔数字化技术的主战场，与椅旁口腔CAD/CAM系统相比，临床取印模翻制工作模型后数字化扫描，或口内扫描直接获取数字印模，再由技工室完成数字化设计制作仍是迄今为止的主流模式。在可以预见的将来，口腔技师在口腔数字化工艺流程中的作用是至关重要的，而熟悉各种口腔CAD/CAM技术的特点并能熟练正确使用，是今后一名优秀口腔技师的基本素质。

现有口腔CAD/CAM技术已能够满足冠、桥、嵌体、贴面和种植个性化基台等修复体数字化设计与制作的常规需求，尚存的不足主要是对于医师和患者某些微妙的个性化需求还不能"数字化"，对于涉及口腔修复体艺术效果的形状、色彩和透明层次等美学特性的表现力不够充分。近年来，基于个体下颌运动的虚拟殆架的口腔修复体功能性咬合面设计得到了较好的发展，开始应用于临床。各商业化的口腔CAD/CAM系统逐渐将义齿设计软件的研发扩展到了活动义齿方面，可摘局部义齿支架的设计与加工已经可以成熟应用，全口义齿的CAD功能已初露端倪。活动义齿在相当一段时间仍会是基层患者口腔修复的有效方式，口腔CAD/CAM技术向活动义齿、赝复体领域发展的趋势是必然的，是由口腔临床对数字化、定量化、智能化义齿制作的需求决定的。

口腔材料也将从单一材料向功能仿生方向发展，功能梯度、结构仿生（如与天然牙相近的磨耗特点）、颜色仿真等均会逐渐实现，为患者提供更好的服务。

全流程数字化修复的理念是伴随口腔CAD/CAM技术的发展而产生的，未来的数字化技工室将不再是仅拥有传统口腔CAD/CAM系统的技工室，网络化、数字化的医技患沟通平台可使技师充分参与临床治疗计划的制订，临床患者的诊断信息（颌面和颞下颌关节的三维影像信息、个体下颌运动信息等）越来越全面，基于大数据的义齿设计专家系统可为技师提供复杂义齿的设计方案参考，三维DSD技术可虚拟患者配戴义齿后的三维面型与微笑情况，牙科陶瓷的3D打印技术将使氧化锆修复体的制作进入一个新的时代……

口腔数字化技术是以口腔修复为基础发展而来，口腔修复也是最早最成熟的应用领域。口腔数字化技术还包括口腔种植、口腔正畸、口腔颌面外科以及牙体牙髓专业等各口腔临床学科应用技术，其技术有相同之处，也有各专业的临床应用情景，口腔技师可以从数据角度理解和掌握数字化技术，举一反三，在口腔医学专业领域发挥数字化技术的作用，为整个口腔行业的发展贡献力量。

总之，数字化技术为口腔医学技术的发展带来了全新的方向与理念，"全数字化"是必然趋势！然而，口腔CAD/CAM技术并不是对传统理论技术的否定，口腔技师多年辛勤积累的知识经验和操作技能也不会失去价值。建立在深厚科学基础和艺术修养之上的口腔医学技术不属于被取代的"夕阳职业"，而恰恰是从某些繁重、重复的劳动环节中解放出来,逐步踏上新的发展平台。这就是我们编写这本书的初衷,希望它对大家的历史性转型有所帮助。

主编　王　勇

2023 年 8 月

参 考 文 献

1. 周永胜,佟岱. 口腔修复工艺学. 2 版. 北京:北京大学医学出版社,2020.
2. 周永胜,冯海兰. 口腔修复学. 3 版. 北京:北京大学医学出版社,2020.
3. GIUSEPPE L,GIAMPIERO C,ALESSANDRO A. 数字化口腔种植学. 满毅,陈琰,陈钢,等,译. 沈阳:辽宁科学技术出版社,2019.
4. 杨雪超,江千舟. 数字化椅旁 CAD/CAM 快速修复技术图解. 北京:人民卫生出版社,2017.
5. 吴哲. 数字化美学修复实操手册. 北京:人民卫生出版社,2017.
6. 赵世勇. 数字化种植导板临床应用技术图解. 北京:人民卫生出版社,2018.
7. 郭吕华. 数字化口腔修复工艺图解. 北京:人民卫生出版社,2018.
8. 王朝俭. 数字化口腔颌面 X 线设备临床应用图解. 北京:人民卫生出版社,2017.
9. 刘峰. 椅旁数字化修复实战:从入门到精通. 北京:人民卫生出版社,2017.
10. MASRI R,DRISCOLL C F. 口腔数字化技术临床应用. 任光辉,董凯,译. 北京:化学工业出版社,2018.
11. 张健. 数字化口腔种植外科技术. 沈阳:辽宁科学技术出版社,2016.
12. 彭伟,游嘉. 口腔种植中的数字化技术. 北京:人民卫生出版社,2015.
13. 陈卫民,胡军武,陶学金. 口腔数字化技术学. 北京:中国医药科技出版社,2006.
14. 中华口腔医学会. 口腔医学交叉学科的数字化词汇和专业术语.(2023-08-01)[2019-12-31]. https://www.ttbz.org.cn/Pdfs/Index/?ftype=st&pms=33355. 2019.
15. 王勇. 全口义齿数字化技术分析. 国际口腔医学杂志,2020,47(01):1-9.
16. 赵一姣,王勇. 从工程技术角度谈口腔医学椅旁数字化技术. 中华口腔医学杂志,2018,53(4):230-235.
17. 孙玉春,李榕,周永胜,等. 三维打印在口腔修复领域中的应用. 中华口腔医学杂志,2017,52(6):381-385.
18. GRANT G T,CAMPBELL S D,MASRI R M,et al. Glossary of digital dental terms:American College of Prosthodontists. J Prosthodont,2016,25(Suppl 2):S2-S9.
19. 王勇. 口腔医学与数字化技术. 中华口腔正畸学杂志,2016,23(2):102-107.
20. 王勇. 口内数字印模技术. 口腔医学,2015(9):705-709,743.
21. SANTOS G C,SANTOS M J,RIZKALLA A S,et al. Overview of CEREC CAD/CAM chairside system.Gen Dent,2013,61(1):36-40.
22. 赵一姣,王勇. 口腔医学与数字化制造技术. 中国实用口腔科杂志,2012,5(5):257-260.
23. MIYAZAKI T,HOTTA Y. CAD/CAM systems available for the fabrication of crown and bridge restorations. Aust Dent J,2011,56(Suppl 1):97-106.
24. BEUER F,SCHWEIGER J,EDELHOFF D. Digital dentistry:an overview of recent developments for CAD/CAM generated restorations. British Dental Journal,2008,204:505-511.
25. TINSCHERT J,NATT G,HASSENPFLUG S,et al. Status of current CAD/CAM technology in dental medicine. Int J Comput Dent,2004,7(1):25-45.

26. HEHN S. The evolution of a chairside CAD/CAM system for dental restorations. Compend Contin Educ Dent, 2001, 22(6 Suppl): 4-6.

27. ENDER A, WIEDHAHN K, MÖRMANN W H. Chairside multi-unit restoration of a quadrant using the new Cerec 3D software. Int J Comput Dent, 2003, 6(1): 89-94.